Inhaltsverzeichnis

1. Einleitung

Anlaß für die Entwicklung des KPT gaben die vielen mit Kollegen (Psychologen, Psychiatern, Psychotherapeuten, Studenten) geführten Gespräche und Diskussionen. Immer wieder tauchten Fragen auf wie: „Was ist, was soll, was kann Psychotherpie?“, „Ist Psychotherapie überhaupt sinnvoll?“, „Ist Psychotherapie Wissenschaft oder Kunst?“ und schließlich „Wo kann man sich ausbilden lassen?“. Der Fachkollege oder Kenner der Materie wird jetzt bereits wissen oder bemerken, daß der Begriff „Psychotherapie“ sowie alles, was damit zusammenhängt, in der Ausbildung an der Universität überhaupt nicht oder nur unzureichend behandelt wird. Das Spektrum der Antworten auf die zitierten Fragen reichte jedenfalls von „Psychotherapie ist fauler Zauber, Scharlatanerie“ über „Psychotherapie ist letztlich sinnlos, da sie die sozialen und krankmachenden Bedingungen nicht verändern kann,“ bis hin zu „Psychotherapie ist das einzige mögliche Mittel, um die Menschheit vor einer Katastrophe zu retten“.

Ohne uns auf Sinnfragen oder erkenntnis- und wissenschaftstheoretische Problemstellungen dieser Art einzulassen, gingen wird pragmatisch vor, indem wir folgende Fragen formulierten: Wieviele psychotherapeutische Verfahren gibt es? Um welche Art von Verfahren handelt es sich dabei? Wo kann man sich in diesen Verfahren ausbilden lassen? Welche Literatur gibt es zu diesen Verfahren?

Unter diesen Fragestellungen begannen wir das Material mit Beschränkung auf den deutschen Sprachraum sowie unter einem holistischen Aspekt zu sichten. Das im Verlauf von zweieinhalb Jahren gesammelte Material nahm einen derartigen Umfang an, daß wir zur Reduzierung gezwungen waren. Ein anderes Problem bestand für uns darin, die Informationsflut zu systematisieren.

Bei der Beschränkung der aufgenommenen Literatur und der Ausbildungsinstitute auf den deutschen Sprachraum leiteten uns jedoch nicht nur die eben genannten Gründe. Wir sind auch der Ansicht und haben selbst die Erfahrung gemacht, daß inzwischen über nahezu alle psychotherapeutischen Verfahren, Schulen oder Begründerpersönlichkeiten Literatur in deutscher Sprache vorliegt und daß die meisten Verfahren in der Bundesrepublik, Österreich und der Schweiz (in einigen Fällen sogar England, Frankreich, Italien und USA) in deutscher Sprache vermittelt werden. Es ist also nicht notwendig, immense Kosten für eine Ausbildung im Ausland und in einer fremden, vom Interessenten unter Umständen nur unvollkommen beherrschten Sprache aufzuwenden.

Unser Ziel war es, zum erstenmal im deutschen Sprachraum — möglicherweise sogar weltweit, da uns kein ähnliches Unternehmen dieser Art oder dieses Umfanges bekannt geworden ist — die sogenannte Psychotherapie-Scene transparent zu machen. Über einen ersten Ordnungs- und Systematisierungsversuch hinaus könnte das KPT so auch zur Grundlage für vergleichende Forschung sowie schulenübergreifende Integration — abwertend auch Eklektizismus genannt — werden und schließlich die Kommunikation zwischen den verschiedenen therapeutischen Schulen und Therapeuten anregen und fördern helfen. Grundlage aller Überlegungen dieser Art ist jedoch für uns die Hoffnung auf Verbesserung und Ausweitung psychosozialer Versorgung, das Wohlbefinden von Klient/Patient und Therapeut, oder anders formuliert: die Erhöhung der Effizienz psychotherapeutischen Handelns.

Wir haben unter diesem Aspekt das KPT für die eingangs genannte Zielgruppe aller Professionellen im psychosozialen Bereich gemacht.

Die Aufnahme der Ausbildungsinstitute in den hier vorliegenden „Führer für Professionelle“ erfolgte unter den Bedingungen, daß keine Werbung um eine potentielle Klientel erlaubt war, daß keine vergleichende Werbung stattfinden durfte, daß eine Selbstdarstellung der Institute zu vermeiden war und daß es sich bei den angebotenen Verfahren ausschließlich um Lehr-, Aus-, Fort- und Weiterbildungsangebote für die obengenannten Berufsgruppen handeln sollte.

Wie bereits gesagt, bestand die Schwierigkeit für uns darin, möglichst viele Informationen übersichtlich zu ordnen, leicht auffindbar und praktisch verwertbar zu machen. Diesem Zwecke diente eine weitere Einschränkung: Wir nahmen — von Ausnahmen abgesehen — nur Literatur ins KPT auf, die sich mit den verzeichneten Verfahren inhaltlich beschäftigt, d.h. — in welcher Form auch immer — deren theoretischen Hintergrund und ihre praktische Anwendung darstellt. Wir machten diese Einschränkung deswegen, weil es in nahezu allen hier genannten Verfahren keine ausgesprochenen Lehrbücher gibt.

Die meisten Verfahren werden in Form von Falldarstellungen, anhand spezifischer nosologischer Kategorien oder über Essays und biographische Aufsätze zu den Gründerpersönlichkeiten mehr oder weniger klar dargestellt.

Trotz dieser Einschränkung hat der Benutzer die Möglichkeit, an eine ungeheure Fülle deutscher und auch fremdsprachiger Literatur zu gelangen, indem er die in allen genannten Literaturangaben verzeichneten Bibliographien heranzieht.

Das Ziel, für jede im KPT genannte Psychotherapie mindestens eine Literaturausgabe zu zitieren, konnten wir nicht erfüllen. Für manche Verfahren waren unter unseren Bedingungen keine (deutschsprachigen) Quellen aufzufinden. Ähnliches gilt für das Ausbildungsangebot: In manchen Verfahren wird zur Zeit noch nicht ausgebildet. Da auf dem Therapiesektor auch hinsichtlich des Angebots, eine große Fluktuation besteht, ist es sinnvoll, sich an die jeweiligen Institute zu wenden, um zusätzliche Angebote in Erfahrung zu bringen. Die Institute bilden entweder in den genannten Therapien selbst aus, ziehen hierzu qualifizierte Therapeuten heran oder vermitteln an qualifizierte Ausbilder.

Was nun die psychotherapeutischen Verfahren selbst betrifft, so haben wir alle von uns gefundenen Therapien ohne Bewertung ins KPT aufgenommen. Auch in den Kurzkommentaren zu den einzelnen Verfahren vermeiden wir zu werten, obgleich manche Verfahren Kritik geradezu herausfordern. Das bedeutet jedoch keineswegs, daß das KPT als Ganzes frei von jeglicher Wertung wäre — doch hierzu später.

Alle verzeichneten Verfahren waren von ihren Begründern ursprünglich als eigenständig und von anderen unabhängig entwickelt worden. Doch dem Fachmann werden viele Methoden aus anderen Zusammenhängen bekannt sein; sie lassen sich in andere Verfahren integriert wiederfinden. Dies ist besonders bei Verfahren auf lern- und verhaltenstheoretischer Basis, bei Entspannungs- und Beruhigungsverfahren (Relaxation) sowie bei hypnosuggestiven Verfahren zu beobachten.

Problematisch war auch die Frage, wie wir mit den verschiedenen Namen des gleichen Verfahrens, mit Inhalts- und Namensänderungen des Verfahrens durch seinen Begründer sowie mit Verfahren, die zwar inhaltlich verschieden waren, jedoch den gleichen Namen hatten, umgehen sollten. Da es bisher keine einheitliche Schreibweise der einzelnen Verfahren gibt (Groß- und Kleinschreibung, Setzung des Bindestrichs oder Getrennt- bzw. Zusammenschreibung, Verwendung und Vermischung verschiedensprachiger (Teil-) Begriffe und Termini), entschieden wir uns dafür, alle Verfahren mit allen von uns gefundenen Namen zu verzeichnen. Der Benutzer des KPT hat so die Möglichkeit, über die ihm jeweils vorliegende Schreibweise an das ihn interessierende Verfahren zu gelangen.

Eine praktikable Lösung schien uns — statt eines Synonymelexikons — ein Verzeichnis der Verfahrensbegründer (Autoren, spezifische Vertreter) zu sein. Über dieses alphabetische Verzeichnis (Kap. 2.3) ist es möglich festzustellen, welche(s) Verfahren der gesuchte Autor entwickelt hat, ob es sich um identische Verfahren handelt, ob er an der Entwicklung weiterer Verfahren beteiligt war und — falls ja — an welchen.

Problematisch war es auch, eine von uns als notwendig und sinnvoll erachtete Kategorisierung aller verzeichneten Verfahren zu finden. Die meisten uns bekannten Kategoriensysteme teilen die Therapien in drei Großgruppen ein: tiefenpsychologische/analytische Verfahren, lern- und verhaltenstheoretische Verfahren und humanistische Verfahren. Diese Einteilung sowie auch die nach Brauchbarkeit bei speziellen Symptomen bzw. Problem- oder Themenkreisen schien uns zu allgemein und eher verwirrend. Wir entschieden uns daher für einen Mittelweg: Wir kategorisieren die im KPT genannten Verfahren sowohl nach den ihnen zugrunde liegenden theoretischen Konzepten als auch nach — den praktisch arbeitenden Therapeuten vermutlich eher interessierenden —therapeutischen Zielen. Etliche therapeutische Verfahren, die zum Teil die verschiedensten Ansätze integrieren, sind aufgrund ihrer Komplexität in mehreren Kategorien gleichzeitig auffindbar.

Der Benutzer des KPT hat so die Möglichkeit, über jeweils verschiedene Fragestellungen an das ihn interessierende Verfahren zu gelangen (siehe: Allgem. Benutzerhinweise, Kap. 1.1 und Benutzerhinweise zum Kategorienverzeichnis, Kap. 3.1/3.2).

Problematisch war für uns besonders die vom Verlag gewünschte „Kurzkommentierung" der Verfahren. Nur schweren Herzens entschlossen wir uns, in wenigen Zeilen die einzelen Verfahren zu kommentieren. Wir nahmen uns vor, zu jedem Verfahren theoretischen Hintergrund, Ziel und technisches Vorgehen anzugeben. Der Fachmann in den einzelnen Verfahren wird in den Kurzkommentaren nicht nur nichts Neues entdecken, sondern unter Umständen „sein" Verfahren mißverständlich dargestellt wiederfinden. Der Laie oder Anfänger wird häufig Wenig-Anschauliches oder Triviales finden. Zwischen diesen beiden Ungeheuern Scylla und Charybdis mußten wir uns jedoch bewegen. Die Kurzkommentare erheben also nicht den Anspruch, ein Verfahren präzise und umfassend zu beschreiben; sie sollen lediglich als Anreiz gesehen werden, sich näher damit zu beschäftigen, sie vermitteln also einen ersten, groben Eindruck. In einigen Fällen war noch nicht einmal dies möglich.

Wir haben in das KPT alle Informationen aufgenommen, ohne sie zu bewerten oder zu vergleichen; wir haben sozusagen „wertfrei" — was immer das sein mag — gearbeitet. Dennoch stellt das KPT insgesamt eine einzige Wertung dar — dies schon alleine durch die Vielzahl und Art der aufgenommenen psychotherapeutischen Verfahren, aber auch durch die von uns als äußerst wichtig erachtete Literaturauswahl, wie sie in Kap. 5.3 verzeichnet ist. Für die therapeutische Arbeit — wie wir sie auffassen und noch erläutern — scheint uns Literatur in jener Richtung von größter Wichtigkeit. Unter diesem Aspekt der „Wertfreiheit" haben wir auch alle anderen Informationen ins KPT aufgenommen: Literatur, Cassetten- und Plattenprogramme, Musik zur Meditation und Entspannung, Filme, Geräte, wichtige Adressen etc. Aufnahmekriterium war der von uns unterstellte Aspekt der Brauchbarkeit in der Psychotherapie.

Es ist möglich, daß das KPT bei seinem Erscheinen in einigen Punkten nicht mehr up to date sein wird, obwohl größtmögliche Aktualität angestrebt wurde; dies läßt sich bei einem „Kursbuch" nicht vermeiden: Züge fallen aus, fahren zu anderen Zeiten, oder die Strecken haben sich verändert. Auch in unserem Bereich wird häufig gefragt „Wie komme ich von ... nach ...?" und „Wo muß ich umsteigen?".

Während der Arbeit am KPT konnten wir beobachten, wie stark die Fluktuation auf allen Ebenen des Psychotherapiesektors ist: oft ändern sich Institutnamen, Adressen, Telefonnummern und Ausbildungsangebot, werden Institute aufgelöst und neue gegründet etc. Dies mag einerseits von vielen bedauert werden, ist andererseits aber auch Ausdruck von Lebendigkeit und Kreativität derer, die sich auf diesem Gebiet betätigen. Das KPT liefert somit eine Art „Momentaufnahme" eines lebendigen Prozesses, also zu einem bestimmten Zeitpunkt und von einem bestimmten Standort aus gesehen.

Abschließend möchten wir — sehr subjektiv und persönlich — zu Inhalt und Form des KPT und dem hierdurch abgesteckten Bereich Stellung nehmen. Wir sind beide Psychotherapeuten (Diplom-Psychol.). Der eine von uns (K.E.) arbeitet in eigener freien Praxis, die andere (I.M.) in psychiatrischen Praxen und mit Privatklienten. In allen Bereichen unseres Lebens — also auch in der therapeutischen Arbeit — vertreten wir einen ganzheitlichen Ansatz. Hierdurch läßt sich auch die Vielseitigkeit der ins KPT aufgenommenen Verfahren erklären. Die Effizienz therapeutischer Arbeit ist — unserer Auffassung nach — von der Persönlichkeit, dem Charakter des Therapeuten weitaus stärker geprägt, als durch seine wissenschaftliche Ausbildung oder das erlernte psychotherapeutische Verfahren („Die Therapie ist der Therapeut"). Deswegen ist es wichtig, daß der (angehende) Therapeut zumindest weiß, welche Verfahren es gibt, um das oder die seiner Persönlichkeit angemessene(n) zu finden.

Das offizielle, an den Universitäten angebotene Repertoire psychotherapeutischer Verfahren beschränkt sich —von Ausnahmen abgesehen — auf tiefenpsychologische (analytische), verhaltenstherapeutische und gesprächstherapeutische Methoden. Es wird so getan, als gäbe es nichts anderes — und schon gar nichts Besseres. Von den zur Genüge bekannten Abgrenzungs- und Diffamierungskampagnen zwischen den Dogmatikern und „Hütern der reinen Lehre" einmal abgesehen, schien das Gebiet der Psychotherapie mit den Slogans „Psychoboom" oder „Psychologisierung der Gesellschaft" abgedeckt und damit abgewertet zu sein. Auch in der Ausbildung von Psychologen, Psychiatern und Medizinern besteht ein „Sprech- und Berührungstabu" bezüglich der Psychotherapie im allgemeinen, und solcher Begriffe wie „Bewußtsein", „Geist", „Seele" im besonderen.

Seit mehr als 80 Jahren ist es das erklärte Ziel einer positivistischen (kritisch-rationalen) Wissenschaft, diese Begriffe als Gegenstand der Forschung zu eliminieren, da sie den gewünschten Anforderungen an „harte Daten" nicht entsprechen. Man beruft sich auf die Physik und vergißt dabei, daß man sich lediglich auf die Mechanik innerhalb der Physik beruft. Der gleichzeitig seit der Jahrhundertwende sich entwickelnden Quantenphysik —mit ihren völlig anderen Denk- und Darstellungsmodellen, ihrem nicht-kausalen Ansatz, mit ihrem holistischen Ansatz — kehren die „harten Naturwissenschaftler" geflissentlich den Rücken. Ein Hauch oder eine Ahnung vom Menschen, seinem Geist oder seiner Seele, überlebt in versteckter Form in den psychodiagnostischen Verfahren, doch lediglich als Ansammlung „harter Daten", von Zahlenwerten also. So kann Wissenschaft zu kabbalistischer Numerologie verkommen, was wir nicht als Diffamierung der Numerologie verstanden wissen möchten.

Inzwischen scheint jedoch auch einiges in der etablierten Wissenschaft in Bewegung geraten zu sein. Etwas verschämt noch, und unter Verwendung von Euphemismen wie „Kognition", „kognitive Wende" etc. scheint es erlaubt, von Bewußtsein (= bewußtes Sein; K. Marx) nicht nur zu reden, sondern sich auch wieder damit zu beschäftigen. Das mühsam Verdrängte feiert so fröhliche Urständ. Freuds These von der Wiederkehr des Verdrängten scheint sich wiedereinmal zu bestätigen. Die sogenannten Human- oder Sozialwissenschaften scheinen ihren Forschungsgegenstand — den Menschen — wiedergefunden zu haben.

Vermutlich wird die etablierte Wissenschaft hierdurch auch in die Lage versetzt, sich mit Fragen, wie etwa der von „Chaoten, Nestbeschmutzern, Spinnern, Systemveränderern und sonstigen Störenfrieden" immer wieder aufgeworfen, zu beschäftigen: Gibt es ein Leben vor dem Tode? „Echte" oder „reine" Psychotherapie — was immer das auch sein mag — hat es nie gegeben und wird es hoffentlich auch nie geben. Wobei dieses „Reinheitsgebot" nicht nur bei Winzern nicht aufrechtzuhalten ist. Um es nach all dem bisher Gesagten vorwegzunehmen: Nein, wir sind nicht gegen Denken, Logik, System, kurz: Wissenschaft, sondern gegen deren reduzierte und menschenleere und damit unmenschliche Form, deren Folgen allenthalber zu beobachten sind.

Unser Verständnis von Psychotherapie bezieht auch Bereiche des menschlichen Lebens ein, wie sie durch Naturheilverfahren, Verfahren der Sinngebung und Sinnfindung menschlichen Daseins bis hin zu spielerischen und kreativen Formen umschrieben werden können. Die historische Situation (politische Lage) und das soziokulturelle Milieu des Klienten, die Prophylaxe sowie philosophische oder religiöse Fragen sollten nach unserer Auffassung in einer „lege artis" durchgeführten Psychotherapie berührt und integriert werden. Verfahren, die der Prophylaxe, der Begleitung der Therapie sowie der Nachsorge dienen, können zur Verhinderung nicht-notwendigen psychischen Leides beitragen.

Unserer hier dargestellten Auffassung entspricht es daher auch, wenn das KPT als ein möglicher Versuch, in dieser Richtung zu wirken, verstanden wird. Von daher sehen wir das KPT auch als Eigentum der „Gemeinschaft der Therapeuten“. Wir suchen und wünschen konstruktive und hilfreiche Kritik, so daß das KPT Abbild der Realität wird, zu einem „Buch, das mit seinen Lesern wächst“, wie es ein Werbeslogan formuliert.

Zu guter Letzt möchten wir nicht versäumen, darauf hinzuweisen, daß wir es uns bei der Abfassung dieser Einleitung zum KPT erlaubt haben, d.h. es nicht unterlassen wollten, Humor, Ironie und Paradoxie an einigen Stellen einfließen zu lassen. Benutzer, die diese Stellen herausfinden und angeben können, erhalten gegen Voreinsendung von DM 24,80 an den Verlag ein Gratisexemplar des KPT mit persönlicher Widmung der Autoren.

Allerdings sind wir auch für sogenannte objektive und sachliche — also wissenschaftliche — Kritik dankbar. Wissen wir doch aus eigener Erfahrung und durch die Arbeit mit unseren Klienten, wie schwer es manchmal fällt, zu sagen, was man wirklich meint, und das dann noch in einer Sprache, die das Gemeinte treffend bezeichnet.

Und — jetzt wirklich — zum Schluß stellen wir uns auch noch das „berüchtigte Lächeln der Auguren vor, die schon immer alles wußten und endlich — aus berufenem Munde — erfahren haben, daß es ihn gibt — den „Psychoboom“.

Lieber Leser,

nur ein aktualisiertes Werk hat praktischen Wert, deshalb bittet Sie die Redaktion um Ihre Mitarbeit. Schicken Sie uns darum:

Adressenänderungen, Adressen neuer Ausbildungsinstitute, Informationen zu neuen Therapieformen, Informationen zu den nicht kommentierten Therapien (s. Seite 121) z. B. Literatur oder sonstige Quellenangaben an unsere Redaktionsadresse: Hermann Weixler Verlag, PF. 170544 in 6000 Frankfurt 1.

1.1 Allgemeine Hinweise zur Arbeit mit dem KPT

Diese allgemeinen Hinweise sollen es dem Benutzer des KPT erleichtern und ermöglichen, alle im KPT enthaltenen Informationen abzurufen. Außerdem wird noch einmal synoptisch der strukturelle Aufbau des KPT dargestellt. Wir weisen darauf hin, daß die Begründung für Inhalt und Form der einzelnen Kapitel teils der Einteilung zum KPT, teils den **jedem Kapitel vorangestellten Benutzerhinweis** zu entnehmen ist.
Von den zwölf Kapiteln des KPT sind vier durch eine Systematik (Kennzahl oder Großbuchstabe) miteinander verbunden; es sind dies die Kapitel 2 bis 5. In die Systematik sind einbezogen:

593 psychotherapeutische Verfahren, Formen, Schulen), die von
533 Autoren (Schulenbegründern) entwickelt wurden. Nach dem von uns entwickelten Kategoriensystem wurden diese psychotherapeutischen Verfahren nach
17 Kategorien gegliedert. Darüberhinaus verzeichnet das KPT die Anschriften von
615 Ausbildungsinstituten, die in den genannten Verfahren aus-, fort- und weiterbilden. Die Institute sind noch einmal gesondert verzeichnet nach

— Instituten, alphabetisch geordnet
— Orten
— Postleitzahlen
— Therapeutischen Verfahren.

Schließlich werden noch
1589 Literaturangaben zu den genannten psychotherapeutischen Verfahren gemacht, die sowohl alphabetisch nach Autoren bzw. Stichwörtern geordnet sind als auch noch einmal über die interessierende Therapieform zu finden sind.

Somit hat der Benutzer des KPT die Möglichkeit, über jeden der genannten Punkte alle anderen mühelos aufzufinden. Über die elf folgenden Fragestellungen oder Ausgangspunkte können alle im KPT enthaltenen Informationen erschlossen werden:

— Welche therapeutischen Verfahren sind im KPT verzeichnet? (Kap. 2.1)

— Um welche Art von Verfahren handelt es sich? (Kap. 2.2)

— Wer ist Begründer/Autor des Verfahrens, und ist er an der Entwicklung weiterer Verfahren beteiligt und wenn ja, an welchen? (Kap. 2.3)

— Nach welchen Kategorien werden alle im KPT genannten Verfahren eingeteilt? (Kap. 3.1)

— Welche psychotherapeutischen Verfahren gehören zu welchen Kategorien? (Kap. 3.2)

— Welche Aus-, Fort- und Weiterbildungsinstitute gibt es? (Kap. 4.1)

— Welche Ausbildungsinstitute befinden sich in welchen Städten? (Kap. 4.2)

— Welche Ausbildungsinstitute befinden sich in einer speziell interessierenden Region (Postleitzahlen-Bereich)? (Kap. 4.3)

— Welche Ausbildungsinstitute bilden in der speziell interessierenden Therapie aus? (Kap. 4.4)

— Welche Literatur gibt es zu den genannten psychotherapeutischen Verfahren und zur Psychotherapie im allgemeinen? (Kap. 5.1)

— Welche Literatur gibt es zum speziell interessierenden Verfahren? (Kap. 5.2)

Die in den Kapiteln 5.3 bis 12 enthaltenen Informationen sind nicht in die Systematik des KPT integriert. Der Benutzer hat die Möglichkeit Zusatzinformationen über spezielle Literatur, über Zeitschriften, Cassetten- und Plattenprogramme, Filme, Apparate und Instrumente, wichtige Adressen und Ausbildungsrichtlinien verschiedener Ausbildungsinstitute zu entnehmen.

Der Leser kann das KPT sowohl von der ersten bis zur letzten Seite durcharbeiten als auch an jedem ihn interessierenden Punkt beginnen, um so an alle verfügbaren Informationen zu gelangen.

2. Psychotherapien

2.1 Alphabetisches Verzeichnis der Psychotherapien

In diesem Kapitel sind alle von uns gefundenen psychotherapeutischen Verfahren alphabetisch geordnet und fortlaufend numeriert verzeichnet.

Die **Zahl vor der Therapie** wird als **Kennzahl** dieser Therapie durchgängig im KPT verwandt. Die hinter den Therapien in Klammern stehenden Namen beziehen sich auf die Schulengründer, herausragenden Vertreter der Verfahren oder auch auf Buchautoren, die die betreffenden Verfahren behandeln. Bei einigen Verfahren fehlen diese Namen. In diesen Fällen konnten wir den Begründer entweder nicht ermitteln, oder es handelt sich um Verfahren, die sich — teilweise über Jahrhunderte oder mehr — in den verschiedenen Kulturen entwickelt haben. Im Autorenverzeichnis (Kap. 2.3) können Sie außerdem feststellen, ob der genannte Autor noch andere Verfahren entwickelt hat bzw. an deren Entwicklung beteiligt war. Die **Großbuchstaben hinter den Therapien** am rechten Rand (Spalte: Kategorie) verweisen auf das **Kategorienverzeichnis** (Kap. 3.1). Dort können Sie entnehmen, um welche Art von Therapie es sich handelt. Einige therapeutische Verfahren sind mehreren Kategorien zugeordnet, d.h., hinter der Therapie können sich zwei und mehrere Großbuchstaben finden. Auf die Begründung hierfür wird in der Einleitung näher eingegangen.

Beispiel:

185 **Arica-Therapie** (O. Ichazo) **B/K/M**

Dieses Verfahren erscheint unter der Kennzahl 185 im gesamten KPT. In Kap. 2.2 finden Sie einen Kurzkommentar dieses Verfahrens; in Kap. 2.3 können Sie feststellen, ob der Autor noch andere Verfahren entwickelt hat oder an deren Entwicklung beteiligt war. Die Großbuchstaben B/K/M verweisen auf Kap. 3.1. Dort können Sie feststellen, daß es sich bei diesem Verfahren um ein Gruppenverfahren handelt, das sowohl körper- und bewegungsorientiert arbeitet als auch meditative Elemente integriert. In Kap. 4.4 können Sie dann feststellen, ob und wo es Institute gibt, die in diesem Verfahren ausbilden und schließlich in Kap. 5.2 nach Literatur zu diesem Verfahren suchen.

	Therapieverzeichnis	Kategorie
10	Abhidhamma	M
11	Ablationshypnose (G. Klumbies/H. Kleinsorge)	F
15	Actualizing Therapy (E.L. Shostrom/D. Montgomery)	B
20	Adaptives Lern-System (P. Gottwald)	D
25	Aggressionstherapie (G.R. Bach)	B
30	AGMAP: Ambulante, gruppenzentrierte, multimodal-integrierte analytische Psychotherapie (U. Derbolowsky)	B/K
35	Aguado-System of Movement Awareness (O. Aguado)	B/K
40	Aktionsanalyse (O. Muehl)	B
45	Aktive Bewegungstherapie (R. Trumpp)	B/K
50	Aktive Entspannungsbehandlung (J. Faust)	G/R
55	Aktive Psychoanalyse (W. Stekel)	A
60	Aktive Psychotherapie (F. Fromm-Reichmann)	A
65	Aktive Technik / Aktive Analyse (S. Ferenczi)	A
70	Aktive Tonusregulation (B. Stokvis)	F/G
75	Aktivitätsgruppentherapie (S.R. Slavson)	K
80	Aktualisierungstherapie (E.L. Shostrom/D. Montgomery)	B
85	Akupunktur	P
90	Alexandertechnik (F.M. Alexander)	B
95	Alpha-Training (H.G. Tietze)	G/M
100	Amica-Therapie (W.E. Mitchell)	D
105	Analyse Corporelle (K.V. Vööbus)	B
110	Analytische Familientherapie (H. Richter)	A/H
115	Analytische Gruppenpsychotherapie (R. Battegay)	A/K
120	Analytische Spieltherapie (M. Klein)	A/J
125	Analytische Therapie (C.G. Jung)	A
130	Anthropologisch-Integrative Psychotherapie (D. Wyss)	A
135	Anthropologische Psychotherapie (W. Bräutigam/V.E.v. Gebsattel/ V.v. Weizsäcker)	A
140	Anthroposophische Therapie (R. Steiner)	B/M
145	Antipsychiatrie (D. Cooper/R.D. Laing/F. Basaglia/G. Jervis)	L
150	Antizipationstherapie (G. Clauss)	D
155	Anweisungstherapie	D/F
160	Appellative Psychotherapie (G. Clauss)	F
165	Appreciation-Method (W. James/J. van Essen)	F/P
170	Aqua-Energetik (P. Bindrim)	B/P
175	Arbeitstherapie (H. Simon)	D
180	Arbus-Psychotherapie (R. Webb)	B/K
185	Arica-Therapie (O. Ichazo)	B/K/M
190	Aroma-Therapie (J. Valnet/R.M. Gattefossé)	P
195	Arousal Reconditioning (C. Lobitz/J. LoPiccolo)	N

		Kategorie
200	Asklepieion (M. Groder)	B/K
205	Assertion Training (M.R. Goldfried/T.J. D'Zurilla/G.C. Davison)	D/K
210	Assertive Training (J. Wolpe)	D
215	Astro-Psychotherapie	M/P
220	Atemtherapien	R
225	Atemtherapie (U. Derbolowski)	R
230	Atemtherapie (B.H. Geba)	R
235	Atemtherapie (V. Glaser)	R
240	Atemtherapie (I. Middendorf)	R
245	Atmungstherapie (L. Johnsons)	
250	Attributionstherapie (M.G. Ross/P.G. Zimbardo/Rodin)	D
255	Augenblicksverfahren (Gelb/L.P. Ullmann)	D/Q
260	Ausdruckstherapie (H. Schwung)	B
265	Autogenes Training (J. H. Schultz)	C/F/G
270	Autohypnose (L.M. LeCron)	F
275	Autohypnotische Technik (W.C. Coe/L.G. Bruckner)	F
280	Autoritätstherapie (E. Stransky)	F
285	Autosuggestive Trainingsmethode (O. Brachfeld)	C/F
290	Aversionstherapie (J. Wolpe)	D
295	Axiodrama-Therapie	K
300	Ayuriaguerra-Methode	
305	Bach-Blütentherapie (E. Bach)	P
310	Balint-Gruppen (M. Balint)	A/K
315	Basic-Id (A. A. Lazarus)	D
320	Basic Skills Training-Group (K.D. Benne/L. Bradford/G.L. Lippitt)	D/K
325	Befreiende Psychotherapie (N. Schipkowensky)	
330	Behaviorale Bibliotherapie (R.E. Glasgow/G.M. Rosen)	D
335	Behaviorale Familientherapie (R.P. Libermann)	D/H
340	Behavioral Rehearsal (J. Wolpe/A.A. Lazarus)	D
345	Bemächtigungstherapie (U. Derbolowski)	B
350	Benson-Methode (H. Benson)	G/M
355	Berührungstherapeutische Maßnahmen (H.C. Hachette/N. Lebert)	
360	Beschäftigungstherapie (H. Simon)	D
365	Bewegungserziehung zur Verbindung von Geist und Körper (M. Feldenkrais)	B
375	Bewegungstherapie (R. Trumpp)	B/K
376	Bewegungstherapie (R.v. Laban/J. Bartenieff)	B
380	Bewegungstrance (D. Akstein)	B/K/M
385	Beziehungsanalyse (T. Bauriedl)	A/B/H
390	Beziehungsfalle, Therapie der ... (Palo-Alto-Gruppe: G. Bateson et al.)	E/F/H
395	Beziehungstherapie (O. Rank)	A
400	Bibliotherapie (E.R. Stoltzenberg)	B
405	Bifokale Familientherapie (R. Schindler)	H

		Kategorie
410	Bildbewußtsein (C. Happich)	C
415	Bild-, Musik- und Bewegungsmeditation (L.M. Boden)	
420	Bildstreifendenken (E. Kretschmer)	A/C
425	Biodynamische Psychologie (G. & M.L. Boyesen)	B
430	Bioenergetische Analyse (A. Lowen)	A/B
435	Bioexistenzielle Therapie (J.E. Dublin)	B
440	Biofeedback-Therapie	D
445	Biogenik (C.N. Shealy)	
450	Biorelease (G. & M.L. Boyesen)	B
455	Biorhythmik (W. Fliess/H. Swoboda)	P
460	Body Dynamics	B
465	Body Mind (K. Dychtwald)	B
470	Breathing-Awareness (M. Proskauer)	R
475	Breath-Therapy (S. Grof)	R
480	Casework (H.H. Perlman)	L
485	Centering	B
490	Charakteranalyse (W. Reich)	A/B
495	Charakterkunde (F. Künkel)	A
500	Chicago-Schule (F. Alexander/T. French et al.)	A
505	Chitamnie (H. Baruk)	F
510	Chromotherapie	B/L
515	Clinical Standardized Meditation (P. Carrington)	M
520	Co-Counseling (D. Eilert/R. Wilms)	B/K
525	Community-Therapy	L
530	Conditioned Reflex-Therapy (A. Salter)	D
535	Confluent Education (M. Stierle)	
540	Conjoint Family-Therapy (V. Satir)	E/H
545	Core-Therapie (J. Pierrakos)	B
550	Coverant Control (L.E. Homme)	D
555	Creative Dream-Therapy (K. Everding/C.L. Donner)	C
560	Creative Therapy (M.F. Keyes/J. Rhyne/H. Petzold/K. Martin)	B/O
565	Cue Controlled Relaxation (D.K. Counts et al.)	D/G
570	DAC (A. Dumont)	G
575	Daseinsanalyse (L. Binswanger/M. Boss/V.E.v. Gebsattel)	A
580	Dehypnotherapie	B/K
585	Differentielle Therapie (R. van Quekelberghe)	D
590	Differenzierungsanalyse (N. Peseschkian)	A
595	Direct Body-Touch-Therapy (M. Brown)	B
600	Direkte Entscheidungstherapie (H. Greenwald)	D
605	Direkte Psychoanalyse (J.N. Rosen)	A/B
610	Direktive Therapie (J.N. Rosen/G. Benedetti/F. Fromm-Reichmann/ M.A. Sechehaye)	A

		Kategorie
615	Double Bind-Therapy (Palo-Alto-Gruppe: G. Bateson et al.)	E/F/H
620	Dramatische Therapie	B/K
625	Drogentherapie	B/D/K
630	Dynamische Atemtherapie (M. Proskauer)	R
635	Dynamische Psychiatrie (G. Ammon)	A/K
640	Dynamische Psychotherapie (A. Dührssen)	A
645	Dynamische Relaxation (L.A. Caycedo)	G/M
650	Eheberatung	H
655	Ehetherapie (J. Haley)	E/H
660	Eidetische Psychotherapie (A. Ahsen/C.S. Jordan/A.A. Sheikh)	C
665	Eklektische Psychotherapie (F.C. Thorne)	D
670	Elektroschlaftherapie (A.A. Wolochow)	D
675	Elektrotherapie (T. Spoerri)	D/F
680	Elementare Autoanalyse (M. Bezzolla)	C/F/G
685	Eltern-Kind-Spieltherapie (M.P. Adronico/L.E. & B.G. Guerney)	H/J
690	Eltern-Kind-Therapie	H/J
695	Emotional Conditioning (R.W. Ramsay/R. Lutz/C. Izard)	D
700	Emotional Flooding (R.W. Ramsay/R. Lutz/C. Izard)	D
705	Encounter-Gruppentherapie (C.R. Rogers/W. Schutz)	K
710	Energielese-Therapie (L. Milzner/M. & W. Teschler)	B
715	Enlightenment Intensive (C. Berner)	B/K/M
720	Entspannungsprogramm (A.C. Turin/S.N. Lynch)	
723	Entwicklungstherapie (T. Hellbrügge)	J
725	Erhellungstherapie (K. Jaspers)	A/F
730	Erikson'sche Analyse (E.H. Erikson)	A
735	Erlebnistherapie (C.A. Withaker/T.P. Malone/E. Emory)	A/B
740	Ermutigungstherapie (L. Losoncy)	F
745	Ernüchterungsverfahren (J.H. Schultz)	F
750	Erumpierungstherapie (H. Schwung)	B
760	EST-Training (W.H. Ehrhard od. J.P. Rosenberg)	F/K
765	Eubiotik (O. Kauders)	B
767	Eurhythmie (R. Steiner)	B/K/M
770	Eutonie (G. Alexander)	B
775	Existentielle Phänomenologie (R.D. Laing)	B/L
780	Existentielle Verhaltensmuster-Analyse (F. English)	A/B
785	Existenzanalyse (L. Binswanger/M. Boss)	A
790	Existenzielle Analyse (A. Maslow/R. May)	A
795	Experiencing (E.T. Gendlin)	B
800	Experiential Therapy (E.T. Gendlin)	B
805	Expositionstherapie (K.H. Ullrich/R. Ullrich de Muynck)	D
810	Expression Corporelle (L. Sheleen-Dropsy)	B/K
811	Expression Scenique (E. Dars/J.C. Benoit)	B
815	Expressive Training (A. Salter)	D/K

		Kategorie
820	Fair-Fight-Kommunikationstherapie (G.R. Bach)	B
825	Familienkonfrontation (B. Luban-Plozza)	
830	Familienkonfrontationstherapie (E. Petzold)	H
835	Familien-Krisentherapie (D. Langsley/D.M. Kaplan)	H
840	Familienrekonstruktion (V. Satir)	H
845	Familien-Skulptur (B. & F. Duhl/D. Kantor/V. Satir)	H
850	Familientherapie - Heidelberger Schule (H. Stierlin) - Italienische Schule od. Mailänder Schule (M. Selvini-Palazzoli) - Palo Alto Schule (G. Bateson/J. Haley/P. Watzlawick et al.)	H
855	Familientherapie im stationären Rahmen (Arbeitsgemeinschaft für Familienforschung und Familientherapie)	
860	Family-Network-Treatment (C.L. Attneave/R. Speck)	H
865	Farbtherapie	B/L
870	Feeling Therapy (J. Binder/R. Corriere/J. Hart et al.)	B/K
875	Feministische Therapie	B
880	Filialtherapie (M.P. Adronico/L.E. & B.G. Guerney)	H/J
885	Finologische Methode (K.v. Sury)	C/D
890	Fixed-Role Therapy (G.A. Kelly)	D/Q
895	Flash-Therapy (E. Balint)	A/Q
900	Flooding (T.G. Stampfl/J. Marks/S. Rachman)	D
905	Focussed Problem Resolution (A. Bodin/J.H. Weakland/R. Fish/P. Watzlawick)	E/H/Q
910	Focusing (E.T. Gendlin)	B/C
915	Focussed Analysis (S. Alexander)	A/Q
920	Fokalisationstechnik (Slocker)	
925	Fokaltherapie (D.H. Malan)	A/Q
930	Fokussierte Aufmerksamkeits-Entspannung (R. Lutz)	D
935	Frauentherapie	B
940	Freizeitandragogik	D
945	Freizeittherapie	D
950	Frostig-Programm (H. Frostig)	
955	Fühl- und Schreitherapie (D. Casriel)	B/K
960	Funktionale Integration (M. Feldenkrais)	B
965	Funktionale Psychotherapie (J. Hart/R.J. Carriere/W. Karle)	B
970	Funktionelle Entspannung (M. Fuchs)	
975	Fuss-Reflexologie	P
980	Ganzheitstherapie	B/M
985	Gedankenstoppen (A. Bain/J. Wolpe)	D
990	Gefühlstherapie (J. Hart/W. Karle/A. Switzer/L. Woldenburg/D. Cirincione)	B/K
995	Gelenkter Wachtraum (R. Desoille)	C
1000	Gemeindepsychologie (J.G. Kelly)	L
1005	Generationstherapie	H
1010	Genogramm (M. Bowen)	H
1015	Gentle Dance	B/C/K

		Kategorie
1020	Gereohygiene (G. Brüschke/U.J. Schmidt)	H
1025	Gerontotherapie	H
1030	Gerson-Therapie (M. Gerson)	
1035	Gesprächspsychotherapie (C. Rogers)	A/B
1040	Gestalt-Familientherapie (F. Perls/W. Kempler)	H
1045	Gestalt-Körpertherapie (F.M. Staemmler)	
1050	Gestalttherapie (F. Perls)	B
1055	Gestaltungstherapie	O
1060	Gestufte Aktivhypnose (E. Kretschmer)	F
1065	Gezielte Analyse (D. Langen)	A
1070	Gordon-Familientraining (T. Gordon)	H
1075	Grapho-Therapie (M. Hippius)	A/C/O
1078	Gruppendynamik und Gruppentherapie	K
1080	Gruppenspiel-Therapie (W.D. Wall)	D/J/K
1085	Gruppentherapie, analytische ... (R. Battegay)	A/K
1090	Habituationstraining (K.H. Ullrich/R. Ullrich de Muynck)	D
1095	Hagiotherapie	M/P
1100	Hakomi-Methode (R. Kurtz)	B
1105	Hammerschlag-Assoziationsverfahren (L. Szondi)	A
1106	Hand Dynamics (D. Batangaris)	
1110	Healing (K. Sherwood)	
1115	Heidelberger Schule der Familientherapie (H. Stierlin et al.)	H
1120	Heileurhythmie (R. Steiner)	B/K/M
1125	Heilung aus der Begegnung (H. Trüb)	A
1130	Holistische Erziehung (W. Schutz)	B
1131	Holonomische Integration (S. & C. Grof)	B/M
1135	Hypnoanalyse (M.T. Orne/L.R. Wolbert)	A/F
1140	Hypnoanalyse (Hadfield)	A/F
1145	Hypnodrama (J.C. Moreno/J. Enneis)	F/K
1150	Hypnokatharsis	A/F
1155	Hypnose-Schlaftherapie (H. Bernheim)	F
1160	Hypnotherapie (M.H. Erickson)	F/Q
1165	Ichanalyse (A. Freud)	A
1170	Identitätstherapie (L. Veelken)	
1175	Ignorierungstherapie (T. Ziehen)	F
1180	Imaginationstherapie (A.A. Lazarus)	C
1185	Impasse-Priority-Therapy (N. Kefir)	A/B
1190	Implosionstherapie (T.G. Stampfl/P. London)	D
1195	Individualpsychologie (A. Adler)	A
1200	Individualtherapie (K. Leonhard)	D
1205	Initiatische Therapie (K.v. Dürckheim/M. Hippius)	A/B/M
1210	Instant Psychotherapy (Gelb/L.P. Ullmann)	D/Q

		Kategorie
1215	Integral-Therapy (C. Naranjo)	B/C/M
1220	Integrale Therapie (C. Naranjo)	B/C/M
1225	Integrationstherapie (O.H. Mowrer)	B/D/K
1230	Integrative Familientherapie (V. Satir/M. Kirschenbaum)	
1235	Integrative Körperpsychotherapie (G. Downing)	
1240	Integrative (Bewegungs-)Psychotherapie (H. Petzold)	B
1245	Integrative Therapie (W.J. Urban)	B
1250	Integrierte Kinderpsychotherapie	
1255	Integrierte Psychotherapie (R. Bastine)	
1260	Integritätsgruppen (O.H. Mowrer)	K
1265	Intensive Psychotherapie (F. Fromm-Reichmann)	A
1270	Interaktionelle Verhaltenstherapie (H. Dziewas/K. Grawe)	D/K
1275	Interaktionistische Psychotherapie (H.S. Sullivan)	A
1280	Intermediäre Verhaltenstherapie (S. Arnold/R.A. Fox/G.M. Rosen)	D
1285	Interpersonale Psychiatrie (H.S. Sullivan)	
1290	Interventionsgerontologie (U. Lehr)	H
1295	Intuitive Methode (T. Reik)	A
1300	Isolierungstherapie (J. Déjérine)	L
1305	Italienische Schule der Familientherapie (Mailänder Schule) (M. Selvini-Palazzoli)	H
1310	Katathymes Bilderleben (H.C. Leuner)	A/C/Q
1315	Kausale Milieutherapie (H. Meyerhoff)	L
1320	Kinesic Therapy (F. & J. Knobloch)	H
1325	Kinetische Trancetherapie (D. Akstein)	B/K/M
1330	Klarträumen (P. Tholey)	
1335	Klientenzentrierte Familientherapie (T. Gordon/B.G. Guerney)	H
1340	Klientenzentrierte Gesprächspsychotherapie (C.R. Rogers)	A/B
1345	Klientenzentrierte Spieltherapie (S. Schmidtchen)	B/J
1350	Körperbewußtsein (K. Dychtwald)	B
1355	Körperzeichnen als Selbstwahrnehmung (DeChiara)	O
1360	Körperzentrierte Psychotherapie (R. Kurtz/H. Prestera)	B/K
1365	Kognitive Ärgerkontrolle (R.W. Novaco)	D
1370	Kognitive Attributionstherapie (J.M. Neale)	
1375	Kognitive Psychotherapie (A.T. Beck)	D
1380	Kognitive Verhaltenstherapie (M. Mahoney/M.R. Goldfried/ D.W. Meichenbaum u.a.)	D
1385	Kollusionstherapie (J.H. Willi)	A/H
1390	Kommunikationstherapie (Palo Alto-Schule: P. Watzlawick/G. Bateson/ D. Jackson)	E
1395	Kommunikative Familientherapie (G. Bateson/M. Selvini-Palazzoli)	E/H/Q
1400	Kommunikative Psychotherapie (C. Kohler)	
1405	Kompensiertes Training (Aiginger)	
1410	Komplexe Aktivtherapie (R. Werner)	

		Kategorie
1415	Komplexe Psychologie (C.G. Jung)	A
1420	Konfrontationsverfahren	D
1425	Konfrontative Therapie (R.J. Corsini)	B/K
1430	Konkordanztherapie (W.D. Gerber et al.)	
1435	Konnotationsanalyse (E.E. Boesch)	
1440	Konstitutionstherapie (B. Aschner)	B
1445	Kontaktpsychologie (E. Speer)	A/B
1450	Kontemplative Aufmerksamkeit (P.E. Levy)	C/F/G
1455	Kontextuelle Therapie (I. Boszormenyi-Nagy)	A/H
1460	Konzentrative Bewegungstherapie (H. Stolze/E. Gindler/J.E. Meyer/ M. Goldberg)	B
1465	Konzentrative Entspannungsübungen (E. Gindler)	G
1470	Konzentrative, Integrative Bewegungsübungsverfahren (Gesslein)	B
1475	Kreative Aggression (G.R. Bach)	B/H
1480	Kreativitätstraining	B
1485	Kreativ- und Gestaltungstherapie (Franzke/M. Naumburg)	O
1490	Krebspsychotherapie (O.C. Simonton/S. Matthews-Simonton)	B/C
1495	Kriminalpsychologie	L
1500	Krisen- Interventionstherapie (F.S. Pittmann/D. Langsley et al.)	H
1505	Krisenmanagement (J.L. Greenstone/S.B. Leviton)	B/Q
1510	Kum Nye (T. Tulku)	B/M/P
1515	Kunsttherapie (R.M. Jessen)	O
1520	Kunsttherapie, analytische ...	A/O
1525	Kustodialtherapie	L
1530	Lambanotherapie (U. Derbolowski)	B
1535	Latihan	M
1540	Lerntheoretische Psychotherapie (J. Dollard/N.E. Miller)	D
1545	Life-Energy-Therapy (S. Sabetti)	B/M
1550	Logotherapie (V.E. Frankl)	A
1555	Lomitherapie (A. & R. Hall/C & R. Hecker/ V. & Z. Regalbuto)	B/K
1560	Lozanov-Methode (G. Lozanov)	F/K
1565	LSD-Psychotherapie (S. Grof)	B/P
1570	Lucid Dreaming (C. Green)	C/M
1575	Mainstreaming (W.M. Mendel/S. Goren)	L
1580	Maitrise Corporelle (J. Dropsy/L. Sheleen-Dropsy)	B/K
1585	Maltherapie (M. Naumburg)	O
1590	Marathon-Encounter (G.R. Bach/F. Stoller)	B/K
1595	Maslow'sche Analyse (A. Maslow)	A
1600	Massiertes Angstbehandlungs-Programm (G. Bartling et al.)	D
1605	Meditative Krebstherapie (A. Meares)	B/F/M
1610	Meditations-Training (R. Wollfolk)	
1615	Meditationsverfahren	M

		Kategorie
1620	Megavitamintherapie (B. Rimland/R. Hoffer/H. Osmond)	P
1625	Mehrgenerationstherapie (G. Spark/M. Bowen)	H
1630	Metamorphosetherapie (R.St. John)	B
1635	Milieu-Therapie (J. & E. Cumming/L.M. French)	L
1640	Minnesota Couples Communications-Programm (S.H. Miller et al.)	E/H
1645	Moralische Abhärtung (B. Stokvis)	F
1650	Moralische Behandlung (J.C. Reil)	B
1655	Morita-Therapie (S. Morita)	B/M
1660	Motologie	B
1665	Multimodale Verhaltenstherapie (A.A. Lazarus)	D
1670	Multiple Familientherapie (H.P. Laqueur)	H
1675	Multiple-Impact-Therapy (R.M. McGregor)	H
1680	Musikmeditation (G. Balan)	B/G/M
1685	Musiktherapie (G. Balan)	B/G/M
1690	Musiktherapie (Willms)	B/G/M
1695	Mutual-Need-Therapy (J. Lair)	B/K
1700	Naikan-Therapie (I. Yoshimoto)	M
1705	Namen-Therapie (B. Derman)	B
1710	Narkoanalyse (J.S. Horsley)	A/P
1715	Narkopsychotherapie (Telesevskaja)	F/G/P
1720	Naturale Meditation (K. Tilmann)	M
1725	Naturmeditation (C. Happich)	C/M
1730	Negative Übung (K. Dunlap)	D
1735	Nein-Sage-Therapie (M.J. Smith)	B/K
1740	Neo-Analyse (H. Schultz-Henke/K. Horney/E. Fromm/A. Kardiner/ T. French/S. Rado et al.)	A
1745	Neokatharsis (S. Ferenczi)	A
1750	Netzwerk-Interventions-Therapie (R. Speck/C.L. Attneave)	H
1755	Neubewertendes Counseling (H. Jackins)	D
1760	Neuentscheidungstherapie (M. McClure-Goulding/R.L. Goulding)	B/K
1765	Neurolinguistisches Programmieren (R. Bandler/J. Grinder)	B/F/Q
1770	Neuropsychologie	
1775	Neuro-visuelles Training (G. Quertant)	
1780	New Identity Group-Process (D. Casriel)	B/K
1785	Nichtdirektive Psychoanalyse (I.H. Paul)	A/B
1790	Nichtdirektive Spieltherapie (V. Axline/C. Moustakas)	B/J
1795	Nonne-Kehrer'sche Methode (Nonne/F.A. Kehrer)	F
1800	Nonprescription-Verhaltenstherapie (R.E. Glasgow/G.M. Rosen)	D
1805	Nootherapie (U. Derbolowski/H. Petzold/V.E. Frankl/R. Assagioli/ K.v. Dürckheim et.al.)	B/M
1810	Ökotherapie (W. Schmidbauer)	B/L/P
1815	Oneirogene Auflockerungstherapie (W.v. Siebenthal)	A/C
1820	Onirotherapie (R. Fretigny/A. Virel)	A/C
1825	Open Focus (L. Fehmi)	

		Kategorie
1830	Operant-Zwischenmenschliche Familientherapie (R.B. Stuart)	D/H
1835	Orff-Musiktherapie (G. Orff)	B/K
1840	Organismic Therapy (M. Brown)	B
1845	Orgontherapie (W. Reich)	A/B
1850	Paartherapie	H
1855	Palo Alto-Schule der Familientherapie (G. Bateson/J. Haley/M.H M.H. Erickson/P. Watzlawick)	E/H
1860	Paradoxe Intention (V.E. Frankl)	A/B
1865	Paradoxe Therapie (Palo Alto-Gruppe)	E/F/H
1870	Parts Party (V. Satir)	H/K
1875	Pastoraltraining	K/P
1880	Patientenzentrierte Therapie (M. Balint)	
1885	Perinatale Psychologie	B
1890	Persönlichkeitsförderung in Gruppen (J.O. Wittern)	
1895	Personal-Construct-Therapy (G.A. Kelly)	D
1900	Personale Analyse (O. Rank)	A
1905	Personale Psychotherapie (E. Carp)	
1910	Personale Psychotherapie (J. Herzog-Dürck)	A
1915	Persuasionstherapie (P. Dubois)	F
1920	Pesso-System (A. & D. Pesso)	B/K
1925	Pharmakotherapie	P
1930	Phasische Familientherapie (C. Gammer)	H
1935	Physiodrama-Therapie	
1940	Physiotherapie	B/P
1945	Pierce-Methode	
1950	Placebotherapie (J.M. Fish)	F
1955	Plissit-Modell (J.S. Annon)	N
1960	Pneotherapie (U. Derbolowski)	R
1965	Poesie-Therapie	B
1970	Polarity-Energy Balancing (R. Gordon)	B
1975	Polarity Therapy (R. Stone/W. Teschler)	B
1976	Positive Imagination (M. Maltz)	C/F
1980	Positive Psychotherapie (N. Peseschkian)	A
1985	Positives Denken (N.V. Peale)	F
1990	Postural Integration (J. Painter)	B
1995	Pränatale Therapie (R.St. John)	B
2000	Präventives Elterntraining	D/H/K
2001	Prana-Therapie	R
2005	Primärbeziehungstherapie (R. Postel)	A/B
2010	Primäre Integration (Broder/Lake/Swartley)	
2015	Primärtherapie (A. Janov)	B
2020	Programm-Therapie (R. Grossarth-Maticek)	D/F

		Kategorie
2025	Progressive Muskelentspannung (E. Jacobson)	D/G
2030	Progressive Relaxation (E. Jacobson)	D/G
2035	Protreptik (W. Kretschmer)	B/F
2040	Provocative Therapy (F. Farrelly)	B
2045	Psychic Massage (R.D. Delong Miller)	B
2050	Psychische Gymnastik (A.G. Odesskij)	
2055	Psychoanalyse (S. Freud)	A
2060	Psychocybernetics (M. Maltz)	C/F
2065	Psychodelische Psychotherapie (S. Cohen)	M/P
2070	Psychodrama (J.C. Moreno)	A/B/K
2075	Psychoeducation	J
2080	Psychogymnastik (F. & J. Knobloch)	B/K
2085	Psychoimaginationstherapie (J.E. Shorr)	C
2090	Psychokatharsis (J. Breuer/L. Frank)	A
2095	Psychokurienz (J. van Essen/W. James)	F/P
2100	Psycholyse (R.A. Sandison)	A/P
2105	Psychomotorische Therapie (A. & D. Pesso)	B/K
2110	Psychoorgastische Therapie (E. & M.L. Boyesen)	
2115	Psychoperistaltische Selbstregulation (G. Boyesen)	
2120	Psychophysische Umerziehung (R. Masters/J. Houston)	B/C/K
2122	Psychoschocktherapie (L. Szondi)	A
2125	Psychosomatische Atemtherapie (M. Ransohoff)	
2130	Psycho-Structural-Balancing (B. Green)	B
2135	Psychosynthese (R. Assagioli)	A/B/C/M
2145	Psychotank (J.C. Lilly)	B/C/M/P
2150	Psychotanz (R. Fine/D. Daly)	B/K
2155	Psychotonik (V. Glaser)	R
2160	Psychotronisches Training (de Winter)	G/P
2165	Pulsing-Methode	B/K
2170	Puppen- und Schauspieltherapie (J.B. Carter/M. Rambert/ S. Blajan-Marcus/G. Woltmann/L. Bender/L. Pope)	B/O
2175	Radikale Psychiatrie (C. Steiner)	K/L
2180	Radix-Gefühlserziehung (C.R. Kelly)	B
2185	Rajneesh-Therapy (Bhagwan Shree Rajneesh)	B/C/K/M
2190	Rational-Emotive-Therapie (A. Ellis)	D
2195	Rationale Psychotherapie (P. Dubois)	F
2200	Rationale Verhaltenstherapie (M.C. Maultsby/A. Ellis)	D
2205	Rationalpsychagogik (W. Neutra)	F
2210	Read'sches Training (G.D. Read)	D/P
2215	Realitätstherapie (W. Glasser)	B
2220	Real-Therapy	
2225	Rebalancing	B

		Kategorie
2230	Rebirthing (L. Orr/S. Ray)	B/R
2235	Recall-Therapy (N.I. Kagan)	D/H/K
2240	Red Therapy (J. Rowan)	
2245	Reflektorische Atemtherapie (L. Brüne)	R
2250	Reflexzonentherapie (W. Fitzgerald)	B/P
2255	Regressive Psychotherapie (A. Friedemann)	
2260	Re-Grief Work (V.D. Volkan)	A/M
2265	Reichtumsbewußtsein (G. Ziegler)	B/K/M
2270	Reine Spieltherapie (H. Zulliger)	A/J
2275	Reinkarnationstherapie (M. Netherton/N. Shiffrin)	F
2280	Reizüberflutungstherapie (T.G. Stampfl/J. Marks/S. Rachman)	D
2285	Relationship-Therapy (K.E. Allen)	H/J
2290	Relaxation Response (H. Benton)	
2295	Relaxationstherapie (A.P. Call/E. Jacobson)	
2300	Rhythmik (E. Jacques-Dalcroze/E. Feudel)	B/K
2305	Rhythmisch-Musikalische Erziehung (E. Jaques-Dalcroze/E. Feudel)	B/K
2310	Role-Therapy (R. Corsini)	
2315	Rolf-Aston-Patterning (I. Rolf/J. Aston)	B/K
2320	Rolfing (I. Rolf)	B
2325	Samadhi-Isolations-Tank (J.C. Lilly)	B/C/M/P
2330	Sanfte Geburt (F. Leboyer/M. Odent)	P
2335	Sangam System of Deep Tissue Body Therapy	B
2340	Sektor-Therapie (F. Deutsch/W.F. Murphy)	A
2345	Selbstbehauptungstraining (A. Salter/M. Hersen/R.M. Eisler)	D
2350	Selbsthypnose (L.M. LeCron)	F
2355	Selbstinstruktionstraining (D. Meichenbaum)	D
2360	Selbstkontrolle (F. Kanfer)	D
2365	Selbstsicherheitstraining (A. Salter)	D
2370	Selbstverbalisationstherapie (D.W. Meichenbaum)	D
2375	Selbstvertrauensspiel (J.V. Flowers/A.R. Marston)	J/K
2380	Sensitive Massage (M. Elke)	
2385	Sensitivity-Training (L. Bradford/J. Gibb/F. Massarik)	D/K
2390	Sensory Awakening (B. Gunther)	B
2395	Sensory Awareness (C. Selver/C. Brooks)	B
2400	Sexualtherapien (W. Masters/V. Johnson/J.L. Rosenberg/ H. Singer-Kaplan/J. Heiman/J. LoPiccolo/C. Lobitz/J. Framo/H. Wendt)	N
2405	Signal-Kontrollierte Entspannung (D.K. Counts et al.)	D/G
2410	Silva-Mind-Control (J. Silva)	C/M
2415	Situationstherapie (V.v. Weizsäcker)	L
2420	Social-Influence-Therapy (J.S. Gillis)	D/F
2425	Soma-Therapie (B.W. Williams/E. Gregory)	B
2430	Sonotherapie	B/G/M

		Kategorie
2435	Sophrologie (L.A. Caycedo)	B/F/P
2440	Soziale Lerntheorie (J. Rotter/A. Bandura)	D/Q
2445	Sozial-Emotionales Lernen	
2450	Sozialpsychiatrie	L
2455	Sozialtherapie	L
2460	Soziodrama-Therapie	
2465	Spektrum-Psychologie (K. Wilber)	B/C/M
2470	Spielalternative (H. Benesch)	D
2473	Spieldiagnostik	D/J
2475	Spieltherapie (V. Axline)	B/J
2480	Spieltherapie - präventive - psychagogische - tiefenpsychologische - verhaltenstherapeutische	A/D/J
2490	Sportpsychotherapie	D
2495	Sprachtherapie	D
2500	Squiggle-Technik (D.W. Winnicott)	D
2505	Subordinations-Autoritäts-Relations-Verfahren (E. Stransky)	
2510	Substitutiv-Supportive-Psychotherapie (P. Fürstenau)	A
2515	Suchttherapie	B/D/K
2520	Sukzessive Familientherapie (V. Satir)	E/H
2525	Superlearning (G. Lozanov)	F/K
2530	Surrogat-Therapie	N
2535	Symbol-Gestalt (U. Olvedi)	
2540	Symbolisch-Experientielle Familientherapie (C. Whitaker)	H
2545	Synanon (C.E. Dederich)	K
2550	Synchrone Beobachtungs-Behandlung (R. Bodack/J. Barten-Wohlgemuth)	
2555	Systematische Desensibilisierung (J. Wolpe)	D
2560	Systematische Kognitive Umstrukturierungstherapie (M.R. Goldfried)	D/K
2565	Systematische Selbstmodifikation (W. Wendtland/H.W. Hoefert)	D
2570	Systemische Therapie (Mailänder Gruppe)	H
2571	Systemtherapie (G. Guntern)	H
2575	Scheidungstherapie (A. Ammann)	H
2580	Schicksalsanalyse (L. Szondi)	A
2585	Schlafentzugstherapie (W. Schulte)	D
2590	Schlaftherapie	D/F
2595	Schöpferische Imagination	
2600	Schöpferische Psychosynthese (J. Bahle)	A
2605	Schreibbewegungstherapie (M. Heermann)	
2610	Schreibtherapie (J. Progoff)	B
2615	Schreitherapie (D. Casriel)	B/K

		Kategorie
2620	Steuernde Analyse (D. Langen)	A
2625	Strategische Therapie (J. Haley/R. Rabkin/C. Madanes et al.)	H
2630	Stress-Management	D/F
2633	Structural (Re-) Balancing	B
2635	Strukturelle Familientherapie (S. Minuchin)	H
2645	Strukturelle Integration (I. Rolf)	B
2650	Strukturelles Gestalten (J. Aston)	B
2655	Strukturierte Lerntherapie (A.P. Goldstein/R.P. Sprafkin/N.J. Gershaw)	D/K
2660	Tactilisation in der Breitbandbehandlung (A.A. Lazarus)	B/D
2665	Tantra	B/M/N
2670	Tanztherapien	B/K
2675	Teleoanalyse (R. Dreikurs)	A
2680	Thanato-Psychologie (S. Grof/J. Halifax/E. Kübler-Ross et al.)	B/M
2685	Themenzentrierte Interaktion (R. Cohn)	B/K
2690	Therapeutisches Lernen (J. Dollard/N.E. Miller)	D
2695	Therapeutisches Theater (V.N. Iljine)	B/K
2700	Therapie der reaktiven Inhibition (N. Malleson)	D
2705	Therapie des direkten Körperkontakts (M. Brown)	B
2710	Terpsichore-Trance-Therapie (D. Akstein)	B/K/M
2715	Thymopraktik (H. Petzold)	B
2720	Tiefenentspannung und Bildern (W. Frederking)	C/F/G
2725	Tomatis-Methode (Tomatis)	B/P
2730	Touch for Health (J.F. Thie)	B/P
2735	Trager-System (Trager)	B
2740	Training Autogéne Modifié (R. Abrezol/A. Dumont)	B/C/G
2745	Training in emotional freedom (A.A. Lazarus)	D/K
2750	Transaktionale Analyse (E. Berne)	A/B
2755	Transaktionale Familientherapie (H. Stierlin)	A/H
2760	Transpersonale Psychologie (A. Maslow/A.J. Sutich/C.T. Tart)	M
2765	Transzendentale Meditation (Maharishi Mahesh Yogi)	M
2770	Transzendenztherapie (A. van Kaam)	M
2775	Trauerwiederholung (V.D. Volkan)	A/M
2780	Traumtherapie (Bunge/Christ/Faraday et al.)	C
2785	Triadische Familientherapie (G.H. Zuk)	H
2790	Triadisches Counseling (P.B. Pedersen)	K
2795	Überflutungstherapie (Polin)	D
2800	Überredungstherapie (P. Dubois)	F
2805	Urschrei-Therapie (A. Janov)	B
2810	Vegetotherapie (W. Reich)	A/B
2815	Vektor-Therapie (F. Alexander)	A
2820	Verbale Verhaltenstherapie (H.A. Storrow)	D
2825	Verhaltensanalyse (B.F. Skinner/D. Shapiro/F. Kanfer)	D

		Kategorie
2830	Verhaltensmodifikation (H.J. Eysenck)	D
2835	Verhaltensprobe (J. Wolpe/A.A. Lazarus)	D
2840	Verhaltenstherapeutische Paar- und Familientherapie (G. Birchler/A. Gurman/N. Jacobson et al.)	D/H
2845	Verhaltenstherapeutisches Rollenspiel (F. Mann)	D/K
2850	Verhaltenstherapie (H.J. Eysenck/J. Wolpe/B.F. Skinner u.a.)	D
2855	Verhaltenstrainingsprogramm zum Aufbau sozialer Kompetenz (J.F. Feldhege/G. Krauthan)	D
2860	Vierundzwanzig-Stunden-Therapie (E.E. Landy)	D/Q
2865	Vipassana	M
2870	Visualisieren (S. Gawain)	C
2875	Visuelle-motorische Verhaltenseinübung (R.M. Suinn)	D
2880	Vittoz-Methode (Vittoz)	
2885	Vorstellung des Körperschemas (Hentschel/Smith)	
2890	Wachstumstherapie	B/H
2895	Weltmerismus (S.A. Weltmer)	F
2900	Will-Therapy (O. Rank)	A
2905	Yoga, verschiedene Schulen	M
2910	Zehn-Minuten-Therapie (E. Balint)	A/Q
2915	Zen-Meditation	M
2920	Zielgerichtete Problemlösung-Therapie (J.H. Weakland/R. Fish/ (P. Watzlawick/A. Bodin)	E/H
2925	Z-Prozeß-Beziehungstherapie (R.W. Zaslow)	B

2.2 Alphabetisches Verzeichnis der kommentierten Psychotherapien

Auf die Bedeutung der Nummer vor dem Verfahren, der Namen hinter dem Verfahren und der am rechten Rand angegebenen Großbuchstaben wurde bereits in Kap. 2.1 hingewiesen.

Die Kurzkommentare sind so konstruiert, daß sie auf die Art des Verfahren, und dessen Ziele, evtl. theoretische Konzepte sowie Übungen und angewandte Techniken hinweisen; in einigen Fällen wird auch auf ähnliche oder verwandte Verfahren verwiesen.

Therapien, zu denen wir keine Angaben finden konnten, wurden aus dem kommentierten Verzeichnis herausgenommen; sie werden in einem gesonderten Verzeichnis im Anschluß an die Kommentare aufgeführt. Wir bitten hierfür um die Mithilfe der Benutzer des KPT: Wer diese Verfahren kennt, spezielle Literatur dazu empfehlen kann oder gar Ausbildungsinstitute weiß, wird gebeten, sich über den Verlag an die Autoren zu wenden. Eine neue, verbesserte und erweiterte Auflage des KPT wird diese Korrekturen berücksichtigen.

10 **Abhidhamma** M

Fernöstliches meditatives Verfahren (Grundlage zu vielen anderen Meditationsverfahren), das sich dem Menschen- und Weltbild des Kulturkreises, in dem es durchgeführt wird, anpaßt.

11 **Ablationshypnose** (G. Klumbies/H. Kleinsorge) F

A., auch Ablösungshypnose, ist eine Hypnotisierung, die über Schallplatte, Tonband etc. unabhängig vom Therapeuten stattfindet.

15 **Actualizing Therapy** (E.L. Shostrom/D. Montgomery) B

AT. ist ein erlebnisorientiertes Verfahren, das als eine kreative Synthese verschiedener Theorien und Methoden zu verstehen ist. Durch dieses Verfahren, das sowohl einzel- als auch gruppentherapeutisch eingesetzt wird, soll der Klient sich besser kennenlernen. Durch Vertrauen zu seiner eigenen Person, zu Gedanken und Gefühlen soll er sein inneres Selbst erkennen und aktualisieren.

20 **Adaptives Lernsystem** (P. Gottwald) D

AL. ist ein lern- und verhaltenstherapeutisches Verfahren (Übungs- und Trainingsprogramm) zur Einübung von sozial angepaßten Verhaltensweisen. Ziel des AL. ist es, Konfliktfelder (Krisenmanagement) innerhalb von Institutionen in Zusammenarbeit mit den Betroffenen den daran Beteiligten zu entspannen sowie den Beteiligten ein tieferes Verständnis „für das System und dessen Umwelt“ zu vermitteln. Neue Problemlösungsstrategien bzw. Handlungsalternativen sollen entwickelt werden. Das AL. wird vorwiegend bei der Bewältigung öffentlicher Aufgaben (z.B. Verwahrung) angewandt.

25 **Aggressionstherapie** (G.R. Bach) B

Psychotherapeutischer Ansatz (auch Fair-Fight-Kommunikationstherapie genannt), der die Aggression therapeutisch einsetzt. Bach wendet sich gegen die klassische Frustrations-Aggressions-Theorie; vielmehr sieht er die Aufgabe von Aggression und Wut in der Katharsis. Menschliche Aggression ist zu ändern, indem der Aggressionsanreiz reguliert oder die Aggressionsäußerungen kanalisiert werden. Mit diesen beiden Methoden arbeitet das Kampftraining der kreativen Aggression, das aus einer Reihe von Übungen in aggressiver Kommunikation besteht.

30 **AGMAP** (= Ambulante, gruppenzentrierte, multimodal-integrierte, analytische Psychotherapie) (U. Derbolowsky) B/K

AGMAP ist ein ganzheitliches, körper- und bewegungsorientiertes Verfahren auf tiefenpsychologischer Grundlage; es wird nur in Gruppen angewandt. Ziel der AGMAP ist es, körperliche und geistig-seelische Blockaden, Fixierungen zu lösen, um so zu größerer Bewußtheit zu gelangen sowie das gesamte menschliche Potential zu entwickeln. Hierzu werden Körper-, Bewegungs- und Atemübungen, Vorstellungs- und Empfindungsübungen sowie Rollenspiele eingesetzt; die hierdurch gemachten Erfahrungen und Erlebnisse werden interpretierend begleitet.

35 **Aguado System of Movement Awareness** (O. Aguado) B/K

AS., auch „The Form“ genannt, ist ein ganzheitliches, körper- und bewegungsorientiertes Verfahren der humanistischen Psychologie. Es wird überwiegend gruppentherapeutisch angewandt und ist sowohl eine Tanztherapie als auch ein „Movement Awareness-System“, bei dem Bewegung zur Bewußtwerdung von Körper, Emotion und deren Ausdruck eingesetzt wird. Neue Bewegungen führen zu neuen emotionalen Erfahrungen/Erlebnissen, so daß das alte Körper- und Verhaltensmuster (Blockaden) aufgegeben/verlernt wird.

40 **Aktionsanalyse** (O. Muehl) **B**

A. ist ein Ausdrucks-, Bewegungs- und Körperverfahren, das auf den Arbeiten von Reich (Charakteranalyse, Orgon- u. Vegetotherapie) und Lowen (Bioenergetische Analyse) basiert. Ziel der A. ist es, den „Körperpanzer" (Charakter-, Muskelpanzer) aufzubrechen (Widerstandsanalyse), um so den Klienten von seinen Blockaden und Fixierungen zu befreien. Ein weiteres Ziel der A. ist die gesamtgesellschaftliche Veränderung (Politik, Ökonomie, Sexualität, Auflösung der Zweierbeziehung und der Kleinfamilie) durch Entwicklung neuer Lebensformen. Die A. wird nur in den Lebens- und Wohngemeinschaften der Aktionsanalytischen Organisation (Anschrift: siehe Ausbildungsinstitute) durchgeführt. Methoden sind: Selbstausdruck und -darstellung vor der Gruppe, Körperarbeit (Berühren durch Gruppe), Ausdruck von Affekten. A. ist teilweise der Janovschen Primär- oder Urschreitherapie verwandt.

45 **Aktive Bewegungstherapie** (R. Trumpp) **B/K**

AB. ist ein körper- und bewegungsorientiertes Verfahren, das überwiegend in Gruppen durchgeführt wird; es basiert auf den Arbeiten von Heyer zur Psychagogik. Als mitverursachend für die Entstehung psychischer Störungen wird eine zu geringe oder unangemessene Bewegungsanforderung gesehen. Es werden sportliche Spiele eingesetzt, die dieses Defizt an Bewegung ausgleichen sollen. Darüber hinaus wird auf die interaktionale/partnerschaftliche Komponente der sportlichen Spiele verwiesen. Es bestehen fließende Übergänge zu sportlichen, heilpädagogischen und künstlerischen Disziplinen.

50 **Aktive Entspannungsbehandlung** (J. Faust) **G/R**

AE. ist ein Relaxationsverfahren, das sich auf die Entspannung der Atmung konzentriert. Ziel ist es, falsches Atmen in bezug auf die Brustatmung, den falschen Kehlkopfschluß und Sprechfehler zu beseitigen.

55 **Aktive Psychoanalyse** (W. Stekel) **A**

AP. ist ein tiefenpsychologisches/neoanalytisches Verfahren, das individualtherapeutisch angewandt wird. Stekel entwickelt die AP. in Abgrenzung zur Psychoanalyse Freuds, die ihm zu zeitaufwendig war, als „Kurzanalyse", wobei die Traumdeutung als besonders wichtiges Instrumentarium verwandt wird.

60 **Aktive Psychotherapie** (F. Fromm-Reichmann) **A**

AP. ist ein tiefenpsychologisches, psychoanalytisches Verfahren, bei welchem — besonders bei Psychosen —die Übertragung intensiv gefördert wird (Kontakte zwischen Klient und Therapeut). AP. zielt darauf ab, unbewußte Inhalte und Konflikte unmittelbar darzustellen. Hierzu werden Spiele, Psychodrama und künstlerische Verfahren verwandt. Die Therapie wird einzeln und in Gruppen durchgeführt.

65 **Aktive Technik/Aktive Analyse** (S. Ferenczi) **A**

AT. oder AA. ist ein tiefenpsychologisches, psychoanalytisches Verfahren, das individualtherapeutisch eingesetzt wird. Es wird davon ausgegangen, daß psychische Störungen durch mangelnde Liebe entstanden sind. Demnach hat der Therapeut eine liebe- und vertrauensvolle Atmosphäre aufzubauen, in der er an den Klienten Forderungen stellen, Anweisungen geben und ihn Aufgaben lösen lassen kann. Ziel ist es, durch diese Techniken den Widerstand des Klienten zu erhöhen, um ihn dann besser bearbeiten zu können.

70 **Aktive Tonusregulation** (B. Stokvis) **F/G**

AT., auch Aktive Tonusregulation genannt, ist ein Entspannungsverfahren (suggestive Relaxation), das auf der Grundlage der Hypnose und des Autogenen Trainings entwickelt wurde. Der Klient wird über suggestive Formeln in die Entspannung des ganzen Körpers geführt, was mit dem Therapeuten eingeübt wird. Darüber hinaus erfolgt zusätzlich eine Suggestion im Sinne des Symtoms (z.B.: „Keine Furcht vor

Schmerzen" etc.) Es werden Suggestionen der zudeckenden Therapie verwandt, wie z.B. Tröstung, Beruhigung, Bagatellisierung.

75 **Aktivitätsgruppentherapie** (S.R. Slavson) **K**

A., auch Aktionsgruppe oder Anwendungsgruppe genannt, ist ein Verfahren, das Menschen mit gleichen Berufen anspricht, die sozial interessiert/engagiert sind und nach Methoden der Veränderung in größeren sozialen Systemen suchen. Das Verfahren entwickelte sich aud den sogenannten T-groups (Trainingsgruppen). An die Gruppenteilnehmer wird zum Teil ergänzendes Lehrmaterial verteilt, es werden Referate gehalten sowie Probleme aus anderen Bereichen analysiert. Ziel der A. ist es, die Verbindung zwischen reinen Trainingsgruppen-Erfahrungen und der konkreten Arbeitsumwelt der Gruppenmitglieder herzustellen, d.h. die dort gemachten Erfahrungen oder erlangten Kenntnisse auf die Arbeitssituation zu übertragen.

80 **Aktualisierungstherapie** (E.L. Shostrom/D. Montgomery) **B**

A. ist ein erlebnisorientiertes Verfahren, das individual- und gruppentherapeutisch durchgeführt wird. Ziel der A. ist es, die den psychischen Störungen zugrunde liegenden verdrängten Erlebnisse und Erfahrungen wieder ins Bewußtsein zu bringen, sie zu aktualisieren, um sie therapeutisch auflösen zu können.

85 **Akupunktur** **P**

A. ist ein Heilverfahren, bei dem Nadeln aus Edelmetall in bestimmte Stellen der Haut (denen bestimmte Organe zugeordnet sind) gestochen werden, um dort vorhandene „Kraftzentren" zu beleben, zu beruhigen oder zu neutralisieren. Mit A. arbeitet die chinesiche Medizin seit ca. 4000 Jahren.

90 **Alexandertechnik** (F.A. Alexander) **B**

Methode der körperlichen Bewußtwerdung und Entspannung. Ziel ist es, den Energiefluß im Körper wahrzunehmen, um so funktionelle Spannungen zu lösen. Der Lernende soll den krankmachenden und falschen Gebrauch des Körpers im positiven Sinne verändern. Alle Handlungen, Bewegungen sollen mit einem Minimum an Energieaufwand und einem Maximum an Effektivität ausgeführt werden.

95 **Alpha-Training** (H.G. Tietze) **G/M**

AT. ist ein ganzheitliches Verfahren, das sowohl individual- als auch gruppentherapeutisch eingesetzt wird. Ziel des AT. ist es, über Relaxation und meditative Übungen Alpha-Wellen im Gehirn zu erzeugen, um so zu mehr Entspanntheit, Gelöstheit und Ausgeglichenheit zu gelangen; dies manifestiert sich sowohl geistig-seelisch als auch körperlich. Es werden Suggestionen, Musik und auch Biofeedback-Geräte eingesetzt.

100 **Amica-Therapie** (W.E. Mitchell) **D**

A., auch Freundschaftstherapie genannt, ist ein lern- und verhaltenstherapeutisch orientiertes Verfahren, das individual- und gruppentherapeutisch eingesetzt wird. Ähnlich der „Intermediären Verhaltenstherapie" geht die A. davon aus, daß der Therapeut seine Rollenfunktion zu der eines „intermediären Helfers" umfunktioniert, in der er mehr Freund als Therapeut ist.

105 **Analyse Corporelle** (K.V. Vööbus) **B**

AC. ist ein ganzheitliches, tiefenpsychologisch fundiertes und körperkonzentriertes Verfahren, das indivi dualtherapeutisch angewandt wird. Das Verfahren basiert auf der Reichschen Charakteranalyse, Orgontherapie sowie Vegetotherapie sowie auf Arbeiten von Lowen und Perls und integiert sie. Es werden neben der analytischen Arbeit Atmung, Stimme und Muskulatur des Klienten in die therapeutische Arbeit eingezogen, deren Ziel es ist, die Blockaden (Charakterpanzerung) aufzulösen. Siehe auch: **Bioenergetische Analyse** (430), **Charakteranalyse** (490), **Gestalttherapie** (1050), **Orgontherapie** (1845) und **Vegetotherapie** (2810).

110 **Analytische Familientherapie** (H. Richter) **A/H**

Die Theorie geht von der Annahme aus, daß die elterlichen Erwartungen an das Kind sein Verhalten bestimmen und es in eine bestimmte sozialpsychologische Rolle drängen (Ersatzrolle, Abbildrolle, Idealrolle, Negativrolle, Bundesgenossenrolle). Familienneurosen können die Folge sein, wobei Symptomneurosen (ein Mitglied der Familie fungiert als Symptomträger) und Charakterneurosen (durch einen unbewältigten Konflikt ändert sich das Kollektiv-Ich der Familie) unterschieden werden. Entsprechend diesen Vorstellungen werden die Eltern als Patient in die Therapie integiert.

115 **Analytische Gruppenpsychotherapie** (R. Battegay) **A/K**

Psychoanalytisch orientierte Gruppenmethoden basieren auf der psychoanalytischen Theorie psychogener Krankheiten und ihrer Therapie. DIe Gruppen sind klein (maximal acht Personen); auf Homogenität hinsichtlich psychogener Symptomatik, Persönlichkeitsstruktur, Alter, Geschlecht und Beruf wird geachtet, wobei sowohl eine unveränderte Zusammensetzung der Gruppenmitglieder (geschlossene Gruppe) als auch eine durch die verschiedene Behandlungsdauer einzelner Mitglieder bedingte, wechselnde Zusammensetzung (offene Gruppen) möglich ist.

120 **Analytische Spieltherapie** (M. Klein) **A/J**

Die Theorie geht von der Annahme aus, daß Kinder in ihren Spielsachen Menschen, z.B. Familienmitglieder sehen, wobei das Spiel als Symbol für „irgendetwas" steht (Gegensatz zum Ansatz Anna Freuds). Im Sinne der Psychoanalyse werden den Kindern symbolische Objektbesetzungen zugetraut und die Interpretationen mitgeteilt. Aus der Art der Reaktion werden therapeutische Rückschlüsse gezogen.

125 **Analytische Therapie** (C.G. Jung) **A**

In der AP., auch komplexe Psychologie genannt, werden Introversion und Extraversion als übergreifende Persönlichkeitsdimensionen gesehen und durch die psychischen Funktionen des Denkens, Fühlens, Empfindens und Intuierens differenziert. Vom Dogma der sexuellen Ätiologie der Neurosen wird Abstand genommen; es wird durch die Komplextheorie ersetzt. Der Komplexbegriff bezeichnet aktive, energiegeladene Assoziationsbündel, die vom Bewußtsein abgespalten sind und den psychischen Haushalt stören. Kultur wird in der AP. nicht als ein von außen introjiziertes Überich gesehen, sondern als eingeborenes „archetypisches Erbe". Damit wird der Mensch als Ergebnis der Lebensgeschichte und der Menschheitsgeschichte verstanden, die sich in allen Menschen gemeinsamen Urbildern (Archetypen) aufzeigt. Die Archetypenlehre hat eine Erweiterung der Lehre vom Unbewußten zur Folge: man spricht vom persönlichen Unbewußtsein und vom kollektiven Unbewußtsein. Aus der Archetypentheorie ergeben sich Konsequenzen für die Behandlung: die Assoziationstechnik wird durch das Verfahren der Amplifikation ergänzt. Auch die aktive Imagination, das freie Gestalten aus dem Unbewußten und die Deutung auf der Subjektstufe sind zum Teil Folge des Archetypenkonzeptes.

130 **Anthropologisch-Integrative Psychotherapie** (D. Wyss) **A**

AIP. ist ein tiefenpsychologisch/psychoanalytisch fundiertes Verfahren, das indivdualtherapeutisch angewandt wird. Es bildet eine Synthese, d.h. es integriert verschiedene tiefenpsychologische Konzepte (Schulden) auf anthropologisch-existentialontologischer Basis. Die Therapeut-Klient-Beziehung wird als „symmetrische Partnerschaft" verstanden. Ziel der AIP. ist es, dem Kranken seinen Leidensdruck zu erleichtern, unter Umständen zu nehmen, ihn den Anforderungen seiner jeweiligen Gesellschaft oder Gruppe anzupassen und ihm die Kommunikation mit sich selbst wie auch mit seiner Umgebung zu ermöglichen. Voraussetzung der Existenzbewältigung ist die Existenzerhellung.

135 **Anthropologische Psychotherapie** (W. Bräutigam/V.E. von Gebsattel/V. von Weizsäcker) A

AP. sind ganzheitliche, tiefenpsychologische, psychoanalytisch fundierte Verfahren, die überwiegend individual-therapeutisch eingesetzt werden. Das theoretische Spektrum für die Entstehung psychischer Störungen, speziell Psychosen, reicht von überwiegend genetischen und Milieubedingungen (Bräutigam) über daseinsanalytische, phänomenologische und existentialistische (Gebsattel) Begründungen bis zur „Gestaltkreislehre" (Weizsäcker), in der sich Medizin, Biologie, Psychologie und Philosophie verbinden. Den Verfahren der AP liegt ein gemeinsames humanistisches/christliches Menschenbild (Anthropologie) zugrunde.

140 **Anthroposophische Therapie** (R. Steiner) B/M

AT. ist ein ganzheitliches Verfahren, das auf den Arbeiten Steiners zur Anthroposophie beruht. Steiner geht davon aus, daß jedes Lebewesen drei miteinander in Verbindung stehende dynamische Systeme hat: 1. Gehirn, Nerven und Sinnesorgane bilden das denkende System mit seiner Kontrolle des geistigen Bewußtseins und des Denkens. 2. Herz, Lunge und Hauptblutgefäße bilden das zweite System, das seinen Sitz in der Brust hat. Es ist rhythmisch und verbreitet Lebensbewußtsein im ganzen Körper. Darüber hinaus sorgt es für den Ausgleich zwischen dem ersten und den dritten System, die sonst in Konflikt geraten würden. 3. Stoffwechsel, Fortpflanzung und Bewegung bilden das dritte System; es stellt die physiologische Lebensgrundlage dar.
Nach Steiners Auffassung ist jedoch für die völlige Gesundheit eines Menschen vor allem sein Gefühlsleben entscheidend. Er fordert deswegen, daß vor jeder körperlichen Behandlung die seelische Behandlung zu stehen habe. Er entwickelte hierzu körperliche und künstlerische Verfahren, die über die physiologischen und ernährungsbezogenen Methoden hinausgehen bzw. diese integrieren. Die von Steiner entwickelte Bewegungskunst „Eurhytmie" (siehe dort) spiegelt mimisch und mit Gebärden das wider, was als Ausdruck auch der Sprache und Musik innewohnt. Das Verfahren wurde in zwei Richtungen entwickelt: als Kunstform und als Therapie (siehe: Heileurhythmie). Ziel ist die Aufgabe des Körperpanzers, d.h. der falschen Körperhaltung und Bewegung, die wir uns, speziell unter Streß, angewöhnt haben. Darüber hinaus werden auch eine Maltherapie und andere gestalterische Techniken sowie eine Veränderung der Ernährung eingesetzt.

145 **Antipsychiatrie** (D. Cooper/R.D. Laing/F. Basaglia/G. Jervis) L

A. ist ein Begriff, der von Kritikern dieser Richtung eingeführt wurde; die betroffenen Therapeuten haben die Etikettierung „Antipsychiater" immer abgelehnt. Sie verstehen sich trotz unterschiedlicher Auffassung als Psychiater. A. wird individual- und gruppentherapeutisch angewandt. Sie entwickelte sich aus der Praxis, besonders in psychiatrischen Anstalten, und hier wiederum speziell im Umgang mit schizophrenen Patienten. Die Ursache psychischer Störungen wird in sozialen, politischen und familiären Zuständen gefunden. So wird von der A. auch konsequent gefordert, nicht nur den Kranken, sondern auch dessen Umwelt auf allen Ebenen mit zu verändern. Auf diesem Hindergrund arbeiten Antipsychiater, indem sie sowohl aufklären, schulen, medizinisch betreuen als auch den Kranken in seinen Wahn hinein begleiten, um ihn behutsam und einfühlsam wieder aus diesem herauszuführen. Gleichzeitig wird das gesamte Personal- auch das nichtärztliche- mit in dieses Konzept einbezogen. Ziel der A. ist es, die psychiatrischen Anstalten aufzulösen, den Kranken und Betreuern in ihrer gewohnten Umwelt, Lebens- und Arbeitsmöglichkeiten zu verschaffen, und sie ambulant medizinisch zu versorgen. In Italien wurde dies zum Teil gesetzlich verankert und wird bereits in mehreren Städten durchgeführt (Stichwort: Decarceration = Auflösung der psychiatrischen Institutionen).

150 **Antizipationstherapie** (G. Clauss) D

A. ist ein auf lern- und verhaltenstherapeutischen Konzepten beruhendes Verfahren, bei dem besonders der kognitive Aspekt hervorgehoben wird. Das Verfahren wird sowohl individual- als auch gruppentherapeutisch angewandt. Man versucht, durch phantasiertes oder faktisches Probehandeln positive Einstellungen zu einer zukünftigen Erlebnis- und Handlungssituation aufzubauen.

155 **Anweisungstherapie** **D/F**

A. ist ein elektrisches Verfahren, das individualtherapeutisch angewandt wird. Gestützt auf seine Autorität, erteilt der Therapeut Anweisungen, gibt Suggestionen. Er lenkt die Wahrnehmung des Klienten dahin, daß dieser eine bestimmte Beschreibung seines eigenen Zustandes als wahr akzepiert. Teilweise werden auch Imagination, (Verhaltens-) Training oder Hypnose, unter Umständen auch Placebos eingesetzt.

160 **Appellative Psychotherapie** (G. Clauss) **F**

AP., ein psychagogisches Verfahren, betont „das Moment des Anrufens, des Mahnens, des Aufrüttelns, des An-das-Gewissen-Apellierens". In geringem Maße angewendet, stellt sie eine Erinnerung für eine positive Eigensteuerung dar. Nichtdirektive Verfahren lehnen diese Art der Therapie aufgrund der schädlichen Wirkung von Appellen (z.B. in der Abusustherapie) strikt ab.

165 **Appreciation-Method** (W. James/J. van Essen) **F/P**

Siehe: **Psychokurienz** (2095)

170 **Aqua-Energetik** (P. Bindrim) **B/P**

A. ist ein Verfahren, das neuromuskuläre Blockierungen des Menschen, die den Atemfluß und den Fluß der Lebensenergie hemmen, wieder öffnet: die „Lebendigkeit" des Menschen erfährt eine Steigerung, es kommt damit zur Selbstverwirklichung und Kreativität. Um diese Ziele zu erreichen, wird ein Pool mit angewärmtem Wasser eingesetzt, das die Lockerung von Muskelverspannung und den natürlichen Atmungsprozeß fördern soll. Der Klient regrediert in dem uterusähnlichen Umfeld; unterdrückte und schmerzhafte Gefühle werden freigesetzt. Außerdem erfolgen zur Unterstützung wöchtentliche Einzelsitzungen.

175 **Arbeitstherapie** (H. Simon) **D**

A., auch Beschäftigungstherapie genannt, ist ein nichtverbales Verfahren, das mit handwerklichen, künstlerischen und industriellen Techniken arbeitet. Im Bereich der Psychotherapie, Psychiatrie und Psychosomatik hat die A. Methode entwickelt, die vor allem die Medien Farbe, Papier, Ton und Bewegung umfassen. Ziel der Therapie ist es, dem Klienten durch zielgerichtete geistige und körperliche Arbeit/Beschäftigung zu helfen, seine Störungen zu bewältigen und wieder in das gesellschaftliche Leben integriert zu werden.

180 **Arbus-Psychotherapie** (R. Webb) **B/K**

Die AP. ist ein ganzheitliches Verfahren der humanistischen Psychologie. Sie wird überwiegend in Gruppen durchgeführt. Ziel der Therapie ist es, dem Klienten seine Zugehörigkeit, seine Verwurzelung (arbus = [lat.] der Baum), sein Wachstum aufzuzeigen, um ihm so ein bewußtes, verantwortliches Leben zu ermöglichen. Es werden Bewegungs-, Körper- und Meditationstechniken hierfür eingesetzt.

185 **Arica-Therapie** (O. Ichazo) **B/K/M**

A. ist ein transpersonales, spirituelles Verfahren, das in Gruppen durchgeführt wird. Es integriert östliche und westliche Meditationsformen, Yoga, Sufi, asiatische Kampftechniken, Schamanen-Praktiken südamerikanischer Indianer. Es werden Atemtechniken, Meditation, Körperübungen, Massagen, Relaxationsübungen angewandt. Das Programm umfaßt ein vierzehntägiges Training in einem der Arica-Zentren, die weltweit — auch in Europa — verbreitet sind.

190 **Aromatherapie** (J. Valnet/R.M. Gattefossé) **P**

A. ist ein ganzheitliches Verfahren, das individualtherapeutisch angewandt wird. Das Verfahren basiert auf naturheilkundlichen Konzepten. Pflanzliche Essenzen (ätherische Öle), deren Wirkung weit stärker ausgeprägt ist als die der Mittel der üblichen Pflanzenheilkunde, werden innerlich und äußerlich appliziert. Die Essenzen wirken über Organe, Gehirn, Nervensystem und Sinnesorgane, wobei die therapeutische Wirkung der Essenzen auf einer höheren, subtileren Ebene erfolgt als die der ganzen Pflanze oder ihres Extraktes.

195 **Arousal Reconditioning** (W.C. Lobitz/J. LoPiccolo) **N**

AR. ist ein sexualtherapeutisches Verfahren, das individualtherapeutisch bzw. mit Paaren oder Paargruppen durchgeführt wird. Lern- und Verhaltenstherapeutische Annahmen bilden die Basis des Verfahrens.

200 **Asklepieion** (M. Groder) **B/K**

A. wird überwiegend in Gruppen durchgeführt. Das nach dem griechischen Gott der Heilkunst benannte Verfahren integriert kommunikationstherapeutische Ansätze mit Transaktionaler Analyse. Ziel des A. ist es, Bewußtsein zu verändern, wobei Denken, Fühlen, Körper und Verhalten angesprochen werden. Darüber

205 **Assertion Training** (M.R. Goldfried/T.J. D'Zurilla/G.C. Davison) **D/K**

AT. ist ein kognitives Verfahren, das auf lern- und verhaltenstheoretischen Konzepten beruht. Es wird überwiegend in Gruppen angewandt. Ziel des AT. ist es, dem Klienten beim Suchen nach und Einüben von Problemlösungsstrategien behilflich zu sein, um so „learning sets" — kognitive Strategien zur Lösung von Problemen — zu entwickeln und aufzubauen. So wird die Unabhängigkeit des Klienten und seine Fähigkeit zur Selbstkontrolle gesteigert. Hierzu wird das ganze Repertoire an kognitiv-emotionalen Techniken eingesetzt.

210 **Assertive Training** (J. Wolpe) **D**

Ziel des Trainings ist die Verminderung sozialer Ängste bzw. die Erhöhung sozialer Kompetenz. Dazu werden drei Techniken verwandt: 1. Ermunterung zur Selbstbehauptung (in Beziehung zu Anamnese-Daten) und Lob bei Erfolgen; 2. Rollenspiele, in denen der Therapeut die Rolle einer gefürchteten Person übernimmt; 3. Lebenskunst, d.h. der Klient erkennt, wann und wo direkte Selbstbehauptung angebracht ist und erlernt subtilere Vorgehensweisen.

215 **Astro-Psychotherapie** **M/P**

A. ist der Versuch, astrologische Persönlichkeitstherorien (Typologien) mit psychologischen/tiefenpsychologischen Theorien (Persönlichkeitslehren, Konstitutionsmodellen etc.) und Biorhythmen zu integrieren. Das meist vom Therapeuten erstellte Horoskop sowie die psychologisch-diagnostischen Verfahren (Tests, Fragebögen) werden interpretiert und mit dem Klienten bearbeitet. Die Bearbeitung und Deutung des Horoskops bzw. der psychodiagnostischen Verfahren, werden diagnostisch, handlungsanweisend und als eigenständiges Therapeutikum eingesetzt.

220 **Atemtherapien** **R**

Durch Atemschulen soll bewußtes Atmen erreicht werden, so daß Verspannungen, funktionelle Störungen und die gesamte Lebenshaltung sich verändern. Jede Tätigkeit/Handlung hat ihr eigenes Atemmuster, das in den meisten Fällen nicht gelernt bzw. früh gestört wurde. Der Zusammenhang zwischen dem Atemmuster, körperlicher und geistiger Wahrnehmung und Befindlichkeit soll bewußtgemacht werden.

225 **Atemtherapie** (U. Derbolowsky) **R**

A. ist ein ganzheitliches Verfahren, das in Einzel- und Gruppensitzungen durchgeführt wird. Der Atem wird unter folgenen Aspekten eingesetzt: Beziehung zwischen Atem und Bewußtsein, Wechselwirkung zwischen Atem und Stimme, Beziehung zwischen Atem, Sprache, Gesang. A. setzt folgende Übungen ein: Übungen zur Qualität des bei der Atmung stattfindenden Gaswechsels, Übungen zur Qualität des Gaswechsels, Übungen zur Atemfrequenz, Übungen zum Atemtyp (Atemmuster) sowie Übungen zum Atemrhythmus. Zusätzlich werden auch Übungen zur Bewegung und Haltung einbezogen.

230 **Atemtherapie** (B.H. Geba) **R**

Die A. von Geba ist ein ganzheitliches, körper- und erlebniszentriertes Verfahren, das sowohl individual- als auch gruppentherapeutisch angewandt wird. GEBA bedeutet: Gestalt-Body-Awareness (Gestalt-Körper-Bewußtheit). Das Verfahren basiert auf Gestalttherapie und Sensory Awareness, verschiedenen anderen Verfahren der humanistischen Psychologie sowie Atemtechniken der unterschiedlichsten Schulrichtungen und integrierte diese. Ziel der A. ist es, Bewußtwerdung und Erweiterung des Bewußtseins über Körpererfahrung zu erlangen sowie die Fähigkeit zu erlernen, lebenswichtige Körperfunktionen zu beeinflussen und Haltungen, Einstellungen zu ändern, so daß der Klient in die Lage versetzt wird, seine ihm angemessene Lebensweise zu formen. Hierzu hat Geba ein Programm entwickelt, das in fünf Wochen vermittelt und erlernt wird.

235 **Atemtherapie** (V. Glaser) **R**

A., auch Psychotonik genannt, ist ein ganzheitliches, körper- und atemzentriertes Verfahren. Es wird sowohl individualtherapeutisch als auch in Gruppen angewandt. Ziel der Therapie ist das „Wohlbefinden im psychosomatisch ganzheitlichen Sinne“. Es werden Körper- und Atemübungen, verbunden mit einer speziellen Massage, eingesetzt. Die Persönlichkeit des Therapeuten stellt hier das wichtigste therapeutische Instrument dar. Der Atem wird als „Theragnostikum“ eingesetzt.

240 **Atemtherapie** (I. Middendorf) **R**

A. ist ein ganzheitliches, körperorientiertes Verfahren, das sowohl einzeln als auch in Gruppen durchgeführt wird. Ziel der A. ist es, bewußtes Erleben und Erfahren zu ermöglichen, um so Wachstum und Integration zu erreichen. In der A. werden Dehnungsübungen, Druckpunktübungen, Vokalraumübungen, „schweigendes Tönen“ und Bewegung aus dem Atem angewandt.

250 **Attributionstherapie** (M.G. Ross/P.G. Zimbardo/Rodin) **D**

A., auch Re-Attribuierungstherapie oder Semantische Therapie genannt, ist ein lern- und verhaltenstherapeutisches Verfahren, das einzeln oder in Gruppen durchgeführt wird. Da psychischen Störungen falsche Attribuierungen zugrunde liegen, wird über Re-Attribuierung deren Korrektur herbeigeführt. Der Bewertungsprozeß des Klienten wird modifiziert. Vom Primärurteil ausgehend, wird über ein Sekundärurteil eine Neubewertung (Umstrukturierung des Bewertungsurteils) herausgebildet.

255 **Augenblicksverfahren** (Gelb/L.P. Ullmann) **D/Q**

A., auch Instant Psychotherapy, ist ein kurztherapeutisches und elektrisches Konfrontationsverfahren, das individualtherapeutisch angewandt wird.

260 **Ausdruckstherapie** (H. Schwung) **B**

A., auch Erumpierungstherapie genannt, ist ein psychagogisches Verfahren und geht von der Annahme aus, daß eine Hemmung schon in einem Alter einsetzt, in dem das seelisch-geistige Erleben kaum von Bedeutung ist, oder aber daß die Ausdrucksformen später abhanden gingen und ein Regreß einsetzte. Mit Hilfe biologischer Zweckübungen, wie Ausdrucksbewegungen von Armen, Beinen und Gesicht, sollen diese Deprivationen beseitigt werden. Affektive Spannungen werden abreagiert, emotionale Konflikte im entäußerten Tun bewältigt, und eine Harmonisierung des Körperlebens setzt ein.

265 **Autogenes Training** (J.H. Schultz) **C/F/G**

Grundlage der konzentrierten Selbstentspannung (AT.) sind autosuggestive Maßnahmen und psychosomatische Entspannung. An das physiotrope Entspannungsverfahren, das aus sechs körperbezogenen Unterstufen-Übungen (Schwere-, Wärme-, Herz-, Atem-, Sonnengeflecht- und Stirnkühle-Übungen) besteht, schließt sich die Oberstufe an, die eine Weiterführung der Unterstufen-Übungen auf der meditativen Ebene darstellt.

270 **Autohypnose** (L.M. LeCron) **F**

Siehe: **Selbsthypnose** (2350)

275 **Autohypnotische Technik** (W.C. Coe/L.G. Bruckner) **F**

AT. ist ein suggestives Entspannungsverfahren, das individualtherapeutisch angewandt wird. Neben der Einübung von suggestiven Formeln durch den Therapeuten, erhält der Klient eine gleichfalls suggestiv aufgebaute Instruktion, die es ihm ermöglicht, selbst neue autosuggestive Formeln — je nach Problematik —zu entwickeln.

280 **Autoritätstherapie** (E. Stransky) **F**

A. gehört zur Gruppe der Suggestionsverfahren. Der Therapeut übernimmt eine führende väterliche überlegene Position und appelliert an die Selbstwertgefühle des Klienten. Dabei steht der Klient dem sitzenden Therapeuten gegenüber und wird von ihm geduzt. In der sogenannten Moralischen Abhärtung wird der Klient gezwungen, Abscheu und Ekel zu überwinden, Kaltwasserbehandlungen, Meereseinwirkungen auf der Haut bis zur Ekstase zu ertragen, wobei die Behandlung für den Betroffenen sowohl vorhersehbar als auch überraschend stattfinden kann.

285 **Autosuggestive Trainingsmethoden** (O. Brachfeld) **C/F**

AT. ist eine Modifikation östlicher Versenkungstechniken in Kombination mit psychophysiologischen Übungen. Das Verfahren ähnelt dem gelenkten/nichtgelenkten Tagtraum.
Siehe auch: **Gelenkter Wachtraum** (995), **Imaginationstherapie** (1180), **Katathymes Bilderleben** (1310).

290 **Aversionstherapie** (J. Wolpe) **D**

A. ist eine verhaltenstherapeutische Methode mit dem Ziel, unerwünschte Verhaltensweisen zu beseitigen. Ein bestimmter Reiz wird durch die zeitliche Koppelung mit einem unangenehmen Reiz selbst negativ affektbesetzt. Die am meisten angewandten aversiven Reize sind übelkeitserregende Drogen und Elektroschocks. Da dieses Verfahren oft zur Beseitigung von unerwünschtem Alkoholgenuß eingesetzt wird, spricht man auch von einer Alkoholiker-Aversionstherapie. Gemäß dem klassischen und operanten Konditionieren wird ein unangenehmer Reiz mit Alkohol assoziiert, bis eine aversive Reaktion schon beim Anblick des Alkohols erfolgt (aversive Gegenkonditionierung).

295 **Axiodrama-Therapie** **K**

A. ist ein gruppentherapeutisches Verfahren, das auf dem Psychodrama Morenos basiert. Ziel des Verfahrens ist die Vermittlung, Verdrängung und Betonung ethischer Werte.

305 **Bach-Blütentherapie** (E. Bach) **P**

Mit Hilfe des Einsatzes der Energie wildwachsender Bäume und Pflanzen soll das Ziel erreicht werden, eine „schlechte“ Gemütsstimmung positiv zu beeinflussen. Man unterscheidet 38 unterschiedliche Gemütsverfassungen. Sind sie negativ, können sie sich in Neidverhalten, Unsicherheit und Kritiksucht äußern, sind sie positiv, als Ausgeglichenheit, Selbstvertrauen und Offenheit. Jedem dieser 38 Grundtypen ist eine Heilpflanze zugeordnet, die die guten Seiten stärken soll.

310 **Balint Gruppen** (M. Balint) **A/K**

BG. sind Selbstverfahrensgruppen auf tiefenpsychologischer/neoanalytischer Grundlage. In BG. wird die Beziehung zwischen Körpermedizin und Psychosomatik/Psychoterapie thematisiert. Die Gruppenmitglieder (Ärzte und klinisches Personal) bearbeiten die Beziehung des einzelnen Gruppenmitgliedes zu seinem Patienten, der der Gruppe nicht persönlich bekannt ist. Die einzige Information ist die Darstellung des Berichtenden. Ziel der BG. ist „die Erhöhung der individuellen psychosomatischen Kompetenze“.

315 **BASIC-ID** (A.A. Lazarus) **D**

Die Theorie geht davon aus, daß die Funktionen des Fühlens, Denkens, Empfindens etc. auf einem hochentwickelten Substrat mit biochemischen und neurophysiologischen Prozessen basiert. Faßt man das Fundament an biochemischen neurologischen Faktoren unter dem Begriff „Medikamente“ zusammen und nimmt die Modalitäten Verhalten, Affekte, Sinnesempfindungen, Vorstellungsbilder und Kognitionen hinzu, so erhält man das Akronym BASIC-ID (Behavior, Affect, Sensation, Imagery, Cognition-Interpersonal, Drug). Jede Modalität des BASIC-ID steht für sich und wirkt auf die anderen ein, d.h. eine Veränderung der einen Modalität beeinflußt durch eine Art „Welleneffekt“ alle anderen Modalitäten. Da jede Modalität auch ihre spezifischen Grenzen und Funktionen hat, erfordert eine umfassende therapeutische Veränderung die spezifische Intervention in jeder Modalität. Informationen werden in ein Modalitätsprofil gebracht, so daß jeder Bereich des BASIC-ID Fehlanpassungen und Defizite erfaßt. In der Therapie soll jeder Problembereich „in Ordnung gebracht werden“. Allgemeine diagnostische Etiketten und deskriptive Persönlichkeitsmerkmale werden vermieden. Der multimodal orientierte Therapeut bedient sich des BASIC-ID-Modells nicht nur bei der Diagnose und Exploration, sondern während der gesamten Therapie, um so eine systematische und gründliche Intervention zu gewährleisten. Die begriffliche Untermauerung der Therpie setzt sich aus der allgemeinen Systemtheorie, der Theorie des sozialen Lernens und der kognitiven Verhaltenstherapie zusammen.
(Siehe auch: **Multimodale Verhaltenstherapie** [1665])

320 **Basic Skills Training-Group** (K.D. Benne/L.P. Bradford/G.L. Lippitt) **D/K**

BS. ist ein gruppentherapeutisches Verfahren, das auf lern- und verhaltenstheoretischen Konzepten beruht. Ziel ist das Erlernen und Einüben sozialer Fertigkeiten, um Konflikfähigkeit und Kooperationsbereitschaft zu erlangen. In der Gruppe lernt und übt der Klient, Probleme zu diagnostizieren sowie Lösungsstrategien in Krisen-, Konflikt- und Problemsituationen zu entwickeln. Er wird hierbei durch den Therapeuten und die Gruppenmitglieder unterstützt und erhält in kritischen Situationen Hilfestellung.

330 **Behaviorale Bibliotherapie** (R.E. Glasgow/G.M. Rosen) **D**

Siehe: **Nonprescription-Verhaltenstherapie** (1800)

335 **Behaviorale Familientherapie** (R.P. Libermann) **D/H**

BF. basiert auf verschiedenen Lern- und Verhaltenstheorien. Ziel der BF. ist es, Veränderungen familiärer Konflikte über die Veränderung der Kontingenzen zu erreichen. Der Therapeut hilft der Familie, schlecht angepaßte Verhaltensweisen bewußtzumachen sowie vernünftigere oder angemessenere Verhaltensweisen zu entdecken und zu wählen. Dieses Ziel wird durch den Einsatz von Aufgaben, Training, Problemlösungen etc. unter der Führung des Therapeuten erreicht, der sehr dirigistisch arbeitet.

340 **Behavioral Rehearsal** (J. Wolpe/A.A. Lazarus) D

BR. ist ein Verfahren, das auf lern- und verhaltenstheoretischen Konzepten beruht; es wird individual- und gruppentherapeutisch angewandt. Ziel des BR. ist der Aufbau sozialer Kompetenz. Zu den Techniken des Verfahrens gehören Verhaltensübungen, Rollenspiele etc., da zu den wichtigsten Verhaltensweisen in sozialen Situationen das wiederholte Einüben notwendig ist. Die Übungen werden sowohl institutionell (Klinik, Praxis) als auch in vivo durchgeführt. Die innerhalb des therapeutischen Rahmens erlernten neuen Verhaltensweisen werden in realen Situationen überprüft und gefestigt.

345 **Bemächtigungstherapie** (U. u. G. Derbolowsky) B

B., auch Lambanotherapie genannt, ist ein ganzheitliches, nonverbales, körperorientiertes Verfahren, das einzeln und in Gruppen angewandt wird. Ziel der B. ist es, dem Klienten zu helfen, Bemächtigungsarbeiten zu leisten oder nachzuholen, um ihn so von psychischen Störungen zu befreien. Annahme der B. ist es, daß jeder Mensch in der frühen Kindheit Bemächtigungs- (Lambano-) Prozesse durchläuft und sich so der Umwelt bemächtigt. Alles, was das Interesse erweckt, wird erfaßt, in den Mund genommen, gekaut und zerkratzt oder das Kind spielt und übt damit. Werden diese frühkindlichen Prozesse gestört, so verläuft die Entwicklung konflikthaft und führt früher oder später zu psychischen Störungen. Der Therapeut hilft dem Klienten, diese Phase noch einmal zu durchleben und sich so davon zu lösen. Der Therapeut repräsentiert die Beziehungsperson der frühen Kindheit des Klienten. Er stellt keine Aufgaben, liefert jedoch alle Bedingungen, die zur Durcharbeit nötig sind.

350 **Benson-Methode** (H. Benson) G/M

B. ist ein Verfahren ganzheitlicher, humanistischer Psychotherapie; sie wird individual- und gruppentherapeutisch angewandt. Es handelt sich um ein Entspannungsverfahren, das auf der Grundlage der Transzendentalen Meditation (siehe dort) weiterentwickelt und standardisiert wurde. Die B. ist frei von irgendwelchen religiösen, spirituellen oder sonstigen kulturspezifischen Vorstellungen — sie ist eine „nichtkultische Meditationstechnik". Zunächst wird der Körper von Kopf bis Fuß über entsprechende Formeln entspannt, dann wird das Ausatmen mit dem Wort „one" (engl.: eins) oder auch einem anderen Mantra koordiniert, so daß das Mantra den Atem kontrolliert.

360 **Beschäftigungstherapie** (H. Simon) D

Siehe: **Arbeitstherapie** (175)

365 **Bewegungserziehung zur Verbindung von Geist und Körper** (M. Feldenkrais) B

B., auch Funktionale Integration genannt, ist ein Verfahren, das Übungen für Haltung, Bewegung, Augen, Imagination etc. einsetzt, mit dem Ziel, bessere Körpergewohnheiten aufzubauen und das Selbstbewußtsein zu stärken. Eingefahrene bzw. gewohnte Denk-, Fühl- und Bewegungsmuster bewirken eine Einengung des neurologischen Programms, was zu Problmen, Konflikten und Krisen führt. Die Übungen zielen darauf ab, diese festgefahrenen Muster aufzulösen und neue adäquatere auszubilden.

375 **Bewegungstherapie** (R. Trumpp) B/K

Siehe: **Aktive Bewegungstherapie** (45)

376 **Bewegungstherapie** (R. v. Laban/I. Bartenieff) B

B. ist ein ganzheitliches, körperorientiertes Verfahren, das sowohl individual- als auch gruppentherapeutisch angewandt wird. Es geht auf die Arbeiten zur Bewegungsanalyse und -beobachtung (Tanztherapie) von Laban zurück. Das von Laban entwickelte „effort-shape-system" stellt ein konsistentes Instrument zur

Analyse von Bewegungsverhalten dar. Entscheidend für die Beurteilung ist nicht das Was einer Bewegung, sondern deren Wie, wobei besonders auf die individuellen Unterschiede bei der Ausführung der gleichen Bewegung durch verschiedene Individuen geachtet wird. Irmgard Bartenieff führte dieses System ihres Lehrers Laban in den USA ein. Sie bildet dort Therapeuten in der Beobachtung und Korrektur von Bewegungen aus.

380 **Bewegungstrance** (D. Akstein) **B/K/M**

Siehe: **Kinetische Trance-Therapie** (1325), **Terpsichore-Trance-Therapie** (2710)

385 **Beziehungsanalyse** (T. Bauriedl) **A/B/H**

B. ist ein tiefenpsychologisches/psychoanalytisches Verfahren, eine „dialektisch-emanzipatorische Psychoanalyse"; B. wird individual-, familien- und gruppentherapeutisch angewandt. Da allen psychischen Störungen „Beziehungsstörungen" zugrunde liegen, ist es für die therapeutische Arbeit wesentlich, diese gleichfalls als Beziehung aufzufassen. Der interaktionale und dynamische Ansatz legt Wert auf Beschreibungskategorien für Beziehungen und lehnt dementsprechend statische „Etiketten" ab. Ebenso werden technische Handlungsanweisungen, die sich nicht auf die Beziehung zwischen den am Prozeß Beteiligten beziehen, abgelehnt. Die Beteiligung des Therapeuten am Zustandekommen dessen, was während und durch die Therpie geschieht, wird besonders hervorgehoben. Jegliche Manipulation — „Spiele" im transaktionsanalytischen Sinn — wird als erpresserisch und damit die Beziehung störend oder unmöglich machend zurückgewiesen. Beziehungs- und Verhaltensebenen werden als eine Einheit gesehen.

390 **Beziehungsfalle, Therapie der** (Palo Alto-Gruppe: G. Bateson et al.) **E/F/H**

Siehe: **Double-Bind-Therapy** (615)

395 **Beziehungstherapie** (O. Rank) **A**

B., auch Personale Analyse oder Will-Therapy genannt, ist ein tiefenpsychologisch/psychoanalytisch fundiertes Verfahren, das individualtherapeutisch angewandt wird. Es geht davon aus, daß die neurotische/psychotische Angst der Urangst bei der Geburt (Geburtstrauma) entspricht. Um diese verdrängten/unbewußten Ängste wieder ins Bewußtsein zu heben, setzt der Therapeut zum Teil ser intensive, speziell Trennungsangst induzierende, Reize ein, indem er z.B. den Abbruch der Therapie angekündigt. An Verfahren werden die üblichen psychoanalytischen Techniken wie beispielsweise Assoziaten, Erinnern und Träume angewandt.

400 **Bibliotherapie** (E.R. Stoltzenberg) **B**

B. stellt ein Verfahren dar, bei dem „geeignete Bücher" psychotherapeutisch eingesetzt werden. Dem Klienten wird Gelegenheit geboten, zwischen den einzelnen therapeutischen Sitzungen auf eine konstruktive Art über seine Probleme nachzudenken und sie zu verbalisieren. Ferner erhält er Einblick in die Denkweise und das psychologische Vokabular des Therapeuten. Eine Auswahl der betreffenden Bücher erfolgt nach den Kriterien „Auffassungsmöglichkeit" und „Behandlungsziel".

405 **Bifokale Familientherapie** (R. Schindler) **H**

BF. nennt zwei Foci: a) der Patient ist Mitglied der Klientengruppe, b) die Angehörigen befinden sich in einer Angehörigengruppe. In jeder der beiden Gruppen werden Widerstände, irrationale Erwartungen und Übertragungsphänomene in ihren Funktionen erarbeitet.

410 **Bildbewußtsein** (C. Happich) **C**

B. ist ein imaginatives Verfahren auf tiefenpsychologischer Grundlage, das individualpsychologisch angewandt wird. Ziel des B. ist es, über Vorstellungen an unbewußte/verdrängte Inhalte heranzukommen. Zum Teil tritt die Lösung verdrängter Konflikte bereits durch das „Vorstellen" (Imaginieren) selbst spontan auf, was immer mit Erlebnissen verbunden ist, zum Teil auch erst durch das Durcharbeiten mit dem Therapeuten. Die jedem Menschen zugängliche Stufe des Bewußtseins stellt sich spontan nach Aufforderung durch den Therapeuten ein. Der sitzende oder liegende Patient wird gebeten, sich einen gewissen Inhalt vorzustellen. Der Begriff „vorstellen" ist besonders wichtig. Der Therapeut bietet vage formulierte Motive an.

420 **Bildstreifendenken** (E. Kretschmer) **A/C**

B. baut auf dem autogenen Training auf. Der Patient konzentriert sich mit geschlossenen Augen im Zustand der Entspannung auf Vorstellungen, die bildhaft auftreten und zum Teil in der Art eines Films ablaufen. So können Erlebnisse aktiviert werden, die im therapeutischen Gespräch und in der freien Assoziation nicht erreichbar sind. Sie dienen als Material für die analytische Arbeit.

425 **Biodynamische Psychologie (G. u. M.L. Boyesen)** **B**

Siehe: **Biorelease** (450)

430 **Bioenergetische Analyse** (A. Lowen) **A/B**

BA. stellt sowohl eine Körpertherapie als auch ein analytisches Verfahren dar. Sie löst Wachstumsprozesse mit Hilfe eines Systems von körperlichen Übungen aus, die zu vertiefter/bewußter Wahrnehmung führen. Ziel der B. ist es, zu größerem Selbstbewußtsein und Selbstausdruck zu gelangen sowie zu einem ursprünglicheren, natürlichen und nicht-neurotischen Verhalten zurückzukehren. Blockierte Energie soll wiederentdeckt und mobilisiert werden.

435 **Bio-Existentielle Therapie** (J.E. Dublin) **B**

BT. ist eine ganzheitliche, körperorientierte Synthese von vier psychotherapeutischen Schulen, in der Aspekte der Gestalttherapie (F. Perls) und der Bioenergetischen Analyse (E. Berne) integriert werden. Die BT. wird sowohl einzeln als auch in Gruppen durchgeführt. Die angewandten Übungen sind teilweise den obengenannten Psychotherapien entnommen.

440 **Biofeedback-Therapie** **D**

Unter Biofeedback (Rückmeldung) versteht man eine Kombination psychologischer, lerntheoretischer und technologischer Methoden, mit deren Hilfe bestimmte Körperfunktionen (Blutdruck, Körpertemperatur etc.) willkürlich kontrollierbar gemacht werden. In der BT., einer apparativen Körpertherapie, wird die abgeleitete Körperfunktion in meist optische und akustische Signale umgewandelt und dem Patienten über Bildschirm oder Lautsprecher rückgemeldet, was zu einer Veränderung der körperlichen Prozesse beitragen soll.

450 **Biorelease** (G. u. M.L. Boyesen) **B**

B., auch Biodynamische Psychologie genannt, ist eine Weiterführung der Reichschen Vegetotherapie. Sie befaßt sich mit dem vegetativen Nervensystem und setzt an der glatten Muskulatur (Viscera/Eingeweide) an. Bestimmte Massagetechniken und Techniken, die psychomotorische Spannung bewirken, werden eingesetzt.

455 **Biorhythmik** (W. Fliess/H. Swoboda) **P**

B. basiert auf der von Fliess (Schüler und Freund Freuds) entwickelten Periodizitätslehre. Ausgehend vom weibl. Menstruationszyklus entwickelte Fliess die Theorie, nach der Frauen und Männer von der Geburt bis zum Tod einem bisexuellen Rhythmus von 28 Tagen bei der Frau bzw. 23 Tagen beim Mann unterliegen. Dieser Zyklus bestimmt Wachstumsphasen, Reifung und Erkrankungen, auch psychischer Art. Entsprechende Krisen können relativ genau zeitlich vorherbestimmt werden. Swoboda — ein Schüler Freuds —entwickelte diese Theorie weiter. Anhand von seriösem Material konnte er die Periodizität bestimmter Krankheiten nachweisen. Der Bestimmung des Biorhythmus wird das genaue Geburtsdatum zugrunde gelegt, wonach per Tabelle oder Computerprogramm kritische bzw. günstige Tage für einen bestimmten Zeitraum berechnet werden. Gestützt werden diese Annahmen durch Untersuchungsergebnisse von Biorhythmen an Tieren und Pflanzen, durch Erkenntnisse der (Astro-) Physik etc.

460 **Body Dynamics** **B**

BD. ist ein ganzheitliches, körperorientiertes Verfahren der humanistischen Psychologie; es wird individual- und gruppentherapeutisch angewandt. Das Verfahren integriert unterschiedliche fernöstliche und westliche (Bio-) Energiekonzepte. Ziel der BD. ist die Entwicklung und Erhöhung des (Körper-) Bewußtseins, wozu eine Reihe von Übungen (Atem, Bewegung, Körperwahrnehmung) aus den verschiedensten Verfahren eingesetzt wird.

465 **Body Mind** (K. Dychtwald) **B**

BM., auch „Körperbewußtsein“, ist ein ganzheitliches, körperorientiertes Verfahren der humanistischen Psychologie; es wird individual- und gruppentherapeutisch angewandt. BM. integriert die Arbeiten von Reich, Rolf, Perls, Lowen, Kurtz, Kelemann, Feldenkrais, Schutz et al. und östliche Verfahren (z.B. Yoga). Das Ziel dieses Verfahrens ist es, die Beziehung zwischen Körper und Bewußtsein aufzuzeigen. Über eine Vielzahl an Körper-, Bewegungs-, Vorstellungs- und Wahrnehmungsübungen lernt der Klient, seinen Körper zu „lesen“ (Body Reading), was ihm dazu verhilft, sein Potential kennenzulernen, zu nutzen und weitestgehend zu verwirklichen.

470 **Breathing-Awareness** (M. Proskauer) **R**

Siehe: **Dynamische Atemtherapie** (630)

475 **Breath-Therapy** (S. Grof) **R**

B., auch Holotropische Therapie genannt, ist ein ganzheitliches körper- und atemorientiertes Verfahren der transpersonalen Psychologie; es wird individual- und gruppentherapeutisch angewandt. Ziel der B. ist es, den Klienten Emotionen empfinden sowie stereotype Formen der muskulären Panzerung wahrnehmen zu lassen. Nachdem der Klient sich (sitzend oder liegend) mit geschlossenen Augen entspannt hat, lenkt der Therapeut die Wahrnehmung des Klienten auf Atem- und Körperempfindungen. Der Klient wird dann aufgefordert, seinen Atem zu beschleunigen und zu intensivieren (Hyperventilation, ähnlich dem „Rebirthing“). Der Klient soll eine nichtanalysierende, akzeptirende Haltung einnehmen und aufkommende Erfahrungen vertrauensvoll und urteilslos annehmen. Dies entspricht der Einstellung bei der Zen-Meditation: auftauchende Erfahrungen beobachten, zur Kenntnis nehmen, sie loslassen. Hierdurch baut sich die Wahrnehmung von muskulärer Panzerung und Emotionen zunehmend stärker auf, bis sie spontan in Auflösung und Befreiung übergeht.

480 **Casework (H.H. Perlman)** **L**

C., auch Einzelfallhilfe, Vertiefte Einzelhilfe, Soziale Einzelfallhilfe, Hilfe zur Selbsthilfe genannt, ist eine von vielen Methoden im Rahmen der modernen Sozialarbeit. Neuere Methoden, wie soziale Gruppenarbeit, Gemeinwesenarbeit etc. sind in den Techniken und Zielen weitgehend vom Casework beeinflußt worden.

Diese Methode basiert in erster Linie auf den Erkenntnissen der Tiefenpsychologie und geht im besonderen von den emotionalen und materiellen Grundbedürfnissen des Menschen aus. In intensiver fürsorgerischer Arbeit wird der Klient durch zweckgebundene und gezielte Aussprachen sowie mit Hilfe der in seiner Beziehung zum Sozialarbeiter gewonnenen Sicherheit in die Lage versetzt, seine Probleme aktiv zu meistern, seine Bedürfnisse umfassender zu erfüllen und in zwischenmenschlichen Beziehungen angemessener zu handeln.

485 **Centering** **B**

C. ist ein ganzheitliches, körper- und erlebniszentriertes Verfahren der humanistischen Psychologie; es wird individual- und gruppentherapeutisch angewandt. Ziel des C. ist es, das Bewußtsein des Klienten zu erweitern. Um dies zu erreichen, werden sogenannte Stop-Techniken eingesetzt, die zum Ziel haben, den Klienten den Unterschied zwischen Bewußtsein und Bewußtseinsinhalte erfahren zu lassen. Stop-Techniken dienen dem Klienten dazu, den Verhaltensfluß (Ausdruck, Gestik, Mimik, Sprache, Bewegung) an irgendeiner Stelle zu unterbrechen und sich der gerade stattfindenden Gedanken und Gefühle bewußt zu werden. Stop-Techniken sind z.B. Fragen wie: „Was tust du eben?“; „Wie fühlst du dich eben?“.

490 **Charakteranalyse** (W. Reich) **A/B**

Die C. ist ein tiefenpsychologisches, psychoanalytisches Verfahren, das individualtherapeutisch angewandt wird. Reich ging davon aus, daß der Patient der Analyse einen starken Widerstand entgegensetzt. Der Widerstand wird durch den Charakter des Klienten, der sich auf neurotischer Basis entwickelt hat, hervorgerufen. Ziel der C. ist es, diesen Charakterpanzer aufzubrechen. Das geschieht, indem der Therapeut in mehr passiver Haltung des Hauptaugenmerk den Fragen zuwendet, welchen aktuellen Sinn das Benehmen des Kranken hat, warum er zweifelt, zu spät kommt, hochtrabend oder verworren spricht, nur jeden dritten Gedanken mitteilt, die Analyse kritisiert oder ungewöhnlich viel und tiefes Material bringt. Erst nach dieser Widerstandsanalyse kann mit der eigendlichen Analyse begonnen werden. Später setzte Reich den „Charakterpanzer“ mit dem „Muskelpanzer“ gleich, worauf viele spätere Körpertherapien aufbauen.
Siehe auch: **Organtherapie** (1845), **Vegetotherapie** (2810).

495 **Charakterkunde** (F. Künkel) **A**

In der C. wird der Charakter als Erstarrung (Psychosklerose) verstanden, die es therapeutisch aufzulösen gilt. Diese Charaktermaske soll über den Weg der Charakteranalyse aufgelöst werden. Die C. integriert und entwickelt weiter: Individualpsychologie (A. Adler), Wir-Kunde (F. Künkel), Stammespsychologie der Primitiven, Analytische und Komplexe Psychologie (C.G. Jung), christlichen Glauben. Die Persönlichkeit entwickelt sich in der Biopolarität von „Ichhaftigkeit“ und „Sachlichkeit“. Im Mittelpunkt der Persönlichkeitsentwicklung steht die Gemeinschaft, das „Wir“. Fehlende Liebe in der Umwelt des Kindes ist die Abnormität, die zu psychischen Störungen führt. Künkel unterscheidet „Verweichlichte“ und „Verhärtete“ sowie — nach dem Grad der Subjekthaftigkeit — Menschen, die entweder nur Objekt oder nur Subjekt sein wollen. Beide wollen der Bipolarität entgehen und sich so der Verantwortlichkeit dem Leben gegenüber entziehen. Auf diesem Hintergrund entwickelte Künkel vier Charaktertypen, die alle auf eine Krise zutreiben: Cäsar, Star, Heimchen, Tölpel.

500 **Chicago-Schule** (F. Alexander/T. French/H. Kohut et al.) **A**

C. ist der Sammelbegriff für unterschiedliche theoretische und therapeutische (neo-analytische) Konzepte. Hierunter fallen „stadtpsychologische“ (Park, Burgess, McKenzie), psychoanalytische (T. French), sozialpsychologische und psychoanalytische (F. Alexander) wie auch ich-analytische-/ich-psychologische Ansätze (H. Kohut). Allen Auffassungen gemeinsam ist die Integration tiefenpsychologischer und psychoanalytischer Konzepte mit denen der Sozialpsychologie und Soziologie. Darüber hinaus wurden viele psychoanalytische Ansätze aufgegeben bzw. anders bewertet. Wesentliche Veränderungen waren die Verringerung der Anzahl der Sitzungen und die aktive/intensive Handlungsweise des Therapeuten.

505 **Chitamnie** (H. Baruk) **F**

C. stellt ein elektrisches Verfahren dar, das sich „direkt" an den Klienten wendet. Dabei wird intensiv an die moralischen Kräfte des Kranken appelliert. Dem Kontakt zwischen Therapeuten/Arzt und Patient kommt dabei eine größere Bedeutung zu als der Methode selbst.

510 **Chromotherapie** **B/L**

C., auch Farbtherapie oder Colortherapie, ist ein ganzheitliches Verfahren, das individual- und gruppentherapeutisch angewandt wird. Die C. wird sowohl diagnostisch als auch therapeutisch eingesetzt. Ausgehend von den bekannten und inzwischen gut untersuchten Phänomenen der Farbwirkung auf psychophyische Vorgänge und damit auf das Gefühls- und Stimmungsleben des Menschen, stellt der Farbtherapeut fest, an welchen Farben der Klient Mangel leidet bzw. Überschuß besitzt. Dies geschieht mit dem Kilner-Schirm, zwei Glasscheiben, zwischen die eine indigoviolett gefärbte Flüssigkeit gebracht wurde. Weitere Farbdiagnosen werden über die Farbanalyse des Augapfels, der Finger- und Fußnägel, des Urins und Stuhls gestellt. Verordnet werden dann Pflanzen, Klänge, Orte und Farbmeditationen, die den Farbausgleich wiederherstellen. C. wird auch zur farblichen Gestaltung der Umwelt milieu- und sozialtherapeutisch eingesetzt, wobei zum Teil auf die obengenannten Erkenntnisse zurückgegriffen wird.

515 **Clinical Standardized Meditation** (P. Carrington) **M**

CSM. wurde auf der Grundlage der klassischen indischen Mantra-Meditationsform entwickelt, für den Westen modifiziert und standardisiert, so daß sie sich als Entspannungstechnik eignet. Das Verfahren wird individual- und gruppentherapeutisch angewandt. Bei der CSM., die zum Teil der Transzendentalen Meditation ähnelt, wird dem Klienten eine Liste von Mantren vorgelegt, aus denen er das ihm zusagende auswählen muß. Darüber hinaus werden klientenspezifische Meditationszeiten ermittelt. Das Verfahren ist einfach zu erlernen, es wird in zwei Unterrichtsstunden vermittelt und ist frei von religiösen Begriffen irgendeiner Glaubenslehre. Es werden auch keine esoterischen Begriffe wie „transzendent", „kosmisches Bewußtsein" etc. verwendet. Die wesentlichen Vorzüge dieser Methode sind ihre Standardisierung, ihre Flexibilität und ihre Rücksichtnahme auf die besonderen Bedürfnisse der verschiedenen Menschen, die sie erlernen.

520 **Co-Counseling** (D. Eilert/R. Wilms) **B/K**

C. (wechselseitige Beratung) ist ein kathartisches Verfahren der humanistischen Psychologie, das gruppentherapeutisch angewandt wird. Das Ziel ist es, sich gegenseitig helfen zu lernen, ohne einen Berufstherapeuten hinzuzuziehen. Da psychische Störungen verleugnete oder unterdrückte Emotionen (Wut, Verlassenheit, Minderwertigkeit) zugrunde liegen, die ins Unbewußte verdrängt wurden, sollen diese freigesetzt werden. Auf Abreaktion von Gefühlen wird besonders Wert gelegt. Jeder Teilnehmer ist eine Weile Klient, während ein anderer die Rolle des Beraters übernimmt. Nach Ablauf der vereinbarten Zeit wechseln die Teilnehmer die Rollen. Die anzuwendenden Techniken werden in einem vierzigstündigen Trainingskurs vermittelt.

525 **Community-Therapy** **L**

Siehe: **Gemeindepsychologie** (1000)

530 **Conditioned Refelx-Therapy** (A. Saiter) **D**

Siehe: **Selbstsicherheitstraining** (2365)

540 **Conjoint-Familiy-Therapy** (V. Satir) **E/H**

CFT. (conjoint = vereint, verbunden, gemeinsam) ist ein familientherapeutisches Verfahren der humanistischen Psychologie. Es integriert kommunikationstheoretische Ansätze (Palo Alto-Schule) mit anderen familientherapeutischen Verfahren. Das Ziel ist es, individuelle Reifung und ein befriedigendes Zusammenleben durch den Aufbau neuer Verhaltensmuster zu entwickeln. Hierzu werden verbale und nonverbale Techniken eingesetzt. Die Familie wird als therapeutische Einheit gesehen, da das Verhalten ein Ergebnis der zwischenmenschlichen Erfahrung und der innerpsychischen Kräfte ist.

545 **Core-Therapie** (J. Pierrakos) **B**

C., auch Core-Energetics genannt, ist ein ganzheitliches, körperzentriertes Verfahren, das einzeln auch in Gruppen angewandt wird. Es geht davon aus, daß der Körper energetisch geladen ist (Core-Energetics) und diese Energie u.a. auf das Funktionieren des Ganzen zentriert ist, und außerdem dafür sorgt, daß verletzte Teile (physich/psychisch) geheilt werden (Selbstheilungskraft des Organismus). Blockaden der Core-Energie bzw. deren ungeordnete(r) Fluß und Verteilung führen zu bestimmten Charakterstrukturen, die zum Teil mit großen psychischen/physichen Störungen einhergehen. Ziel der C. ist es, diese Blockade aufzuheben und den freien Energiefluß anzuregen. In der C. werden Atem-, Bewegungs- und Körpertechniken eingesetzt.

550 **Coverant-Control** (L.E. Homme) **D**

CC. stellt eine Form verdeckter Therapie dar. Der Begriff „coverant" dient der Beschreibung und Analyse verdeckter Aktivitäten, wie z.B. Gedanken, Vorstellungen, Selbstverbalisationen. Diese „coverants" gehen als Glied einer Verhaltenskette dem Zielverhalten voraus. Die Methode der CC. geht davon aus, daß Reize, die früher unangemessene „coverants" auslösten, zu „cues" (Hinweisreizen) für „coverants" werden, die mit dem erwünschten Zielverhalten unvereinbar sind. Für die Änderung der unerwünschten „coverants" wird die Verstärkerhypothese von Premack verwendet.

555 **Creative Dream-Therapy** (K. Everding/C.L. Donner) **C**

CD. ist ein ganzheitliches, transpersonales Verfahren der humanistischen Psychologie, das individual- und gruppentherapeutisch angewandt wird. Ziel der CD. ist die Verwendung des „Traum-Potentials" zur Verbesserung, Erhöhung oder Entwicklung der Kreativität, Erweiterung des Bewußtseins und damit zur Integration verdrängter/abgespaltener Teile des Bewußtseins. Die Klienten lernen und üben in Traumgruppen, mit dem Träumen umzugehen, Träume zu induzieren, sowie Techniken die dazu dienen, die Trauminhalte zu erinnern, zurückzurufen, aufzuzeichnen und zu deuten.

560 **Creative Therapy** (M.F. Keyes/J. Rhyne/H. Petzold/K. Martin) **B/O**

CT. ist ein ganzheitliches Verfahren, das gestalterische und gestalttherapeutische Ansätze integriert; es wird sowohl einzeln als auch in Gruppen durchgeführt. Ziel der CT. ist die Integration abgespaltener und verleugneter Persönlichkeitsanteile. Die CT. verläuft in zwei Phasen. In der ersten Phase werden Verlust, Trauer, Protest, Verzweiflung bis zur Ablösung und Reorganisation gestalterisch (Ton, Farben, Collagen, Rollenspiel) bearbeitet, erlebt und dargestellt bzw. ausgedrückt. In der zweiten Phase werden die Produkte der ersten Phase gestalttherapeutisch bearbeitet: der Klient identifiziert sich mit ihnen, läßt sie sprechen und tritt in einen Dialog mit ihnen ein.

565 **Cue Controlled Relaxation** (D.K. Counts) **D/G**

CCR. (Signal-Kontrollierte Entspannung) ist ein Relaxationsverfahren auf lern- und verhaltenstheoretischer Grundlage; es wird individual- und gruppentherapeutisch angewandt und dient der Konditionierung von Entspannungsreaktionen. Ähnlich dem Autogenen Training werden vom Klienten durch selbstinduzierende Signalreize Entspannungszustände provoziert. Ein Teil des Verfahrens ähnelt der Progressiven Relaxation. Auch dem CCR.-Training wird eine Phase der Muskelentspannung vorgeschaltet, jedoch in geringerem

Maße als beim Jacobsonschen Verfahren. Dieser Wechsel von leichter Anspannung zu Entspannung erleichtert das Einüben der Relaxation.

570 **DAC** (A. Dumont) **G**

Das DAC ist ein Entspannungsverfahren, das die verschiedensten Relaxationsverfahren integriert und weiterentwickelt; es wird individual- und gruppentherapeutisch angewandt. Ziel des DAC ist die Vertiefung der beim Autogenen Training erlebten Emfpindungen und ein Bewußtwerden der Bewegungen, Spannungen und Entspannungen der verschiedenen Körperteile. Es werden wechselweise suggestive und nichtsuggestive Techniken angewandt. Das aus sechs Übungen bestehende Verfahren — im Stehen, Liegen und Sitzen ausgeführt — soll den Klienten dazu befähigen, ständig und in jeder Situation in der Entspannung zu leben.

575 **Daseinsanalyse** (L. Binswanger/M. Boss/V.E. von Gebsattel) **A**

D. ist ein ganzheitliches, tiefenpsychologisches Verfahren, das individualtherapeutisch durchgeführt wird. D. grenzt sich jedoch von der Freudschen Psychoanalyse (später auch von den kognitiven, behavioristischen und verhaltenstherapeutischen Verfahren) ab. Es wird angenommen, daß das Verstehen des Menschen (verstehende Psychologie) — auch das wissenschaftliche — nur auf der Grundlage von Liebe möglich ist. Psychische Störungen werden nicht als Abspaltung oder Mechanismen verstanden, sondern als „eine Weise in der Welt zu sein — des Menschseins“. Der Verlust des Selbst führt zu Depersonalisation und Derealisation, zu einem „Reflexionskampf“, was wiederum zu einer neurotischen Behinderung der Selbstverwirklichung führt. Ziel der D. ist es, diese gestörte Selbstreflexion aufzuheben. Hierzu muß die „Desintegration“ der Person aufgehoben werden. Es gibt kein allgemein anwendbares Verfahren, vielmehr wird jeweils persönlichkeitsspezifisch gearbeitet. Die therapeutische Beziehung wird als „Begegnung zweier Subjekte“ gesehen.

580 **Dehypnotherapie** **B/K**

D. ist ein ganzheitliches, transpersonales Verfahren, das aus den Lehren von Rajneesh Bhagwan entwickelt wurde; es wird meist gruppentherapeutisch angewandt. Ziel der D. ist es, die durch Erziehung, Umwelt und Kultur entstandene Rigidität des Bewußtseins (= Hypnose, nach Bhagwan) aufzuheben, um so das kreative Potential des Menschen freizusetzen (dehypnotisieren). Hierzu werden Atem-, Bewegungs- und Körpertechniken eingesetzt, die zum Teil aus westlichen psychotherapeutischen Verfahren bekannt sind.

585 **Differentielle Therapie** (R. van Quekelberghe) **D**

DT., eine eklektische Therapierichtung, stellt eine Kombination einsichts-verhaltenstherpeutischer Ansätze mit Problemlösestrategien dar. Diagnostisches Schwergewicht liegt dabei auf Problembeschreibung, Problem- und Zielanalyse, Erfolgsbeschreibung, Bewertung und Analyse von alternativen Handlungsplänen. Ziel der Therapie ist die Erziehung des Klienten zum selbständigen Problemlösen.

590 **Differenzierungsanalyse** (N. Peseschkian) **A**

D., eine eklektische Therapierichtung, findet Anwendung, wenn die Aktualfähigkeiten (Pünktlichkeit, Sauberkeit, Geduld, Glaube u.a.) eines Klienten und die seines Partners differieren. Die daraus entstehenden Konfliktpotentiale können durch Psychotherapie verändert werden. Man spricht auch von Umerziehung. Ziel ist nicht ein „Erklären“, sondern die Anregung zur aktiven Selbsthilfe.

595 **Direct-Body-Touch-Therapy** (M. Brown) **B**

D., auch Psychotherapie des direkten Körperkontaktes genannt, ist ein körperbezogenes und direktes Verfahren, das einzeln und in Gruppen durchgeführt wird. Es wird davon ausgegangen, daß psychische

Störungen aller Art auf emotionale Fixierung der frühen Eltern-Kind-Beziehung zurückzuführen sind. Ziel der Therapie ist es, Kindheitserfahrungen intensiv und lebendig wiedererleben zu lassen. Dies wird durch teilweise aggressive Techniken erreicht, die darauf abzielen, den Klienten physischen Schmerz und Zorn fühlen und erleben zu lassen, was häufig durch Schreien ausgedrückt wird.

600 **Direkte Entscheidungstherapie** (H. Greenwald) **D**

DE., eine eklektische Therapierichtung, konfrontiert den Klienten mit Entscheidungen. Dabei ist diejenige Entscheidung, zu der der Klient aus eigenem Antrieb kommt, die wertvollste. Der Klient lernt nicht nur die Auseinandersetzung mit seinen unmittelbaren Problemen, sondern auch mit seinem persönlichen Lebensstil. Wichtig ist die Differenzierung zwischen dem Wunsch der Veränderung und der Entscheidung für die Umsetzung dieses Wunsches. Das Aufschreiben der Probleme und der Situation, die Prüfung von ehemaligen Lösungsversuchen und Alternativen sowie des damaligen Ergebnisses können als Hilfe für Entscheidungen eingesetzt werden.

605 **Direkte Psychoanalyse** (J.N. Rosen) **A/B**

Methode, die in den 40er Jahren entstand, auf Erkenntnissen von Freud basiert, sich jedoch nicht nur mit der Beobachtung befaßt. Psychische Störungen werden nicht auf organische Gehirnschädigungen oder Vererbung zurückgeführt, sondern als Dysfunktion des Geistes gesehen. Aufgabe des Therapeuten ist es, die Bedeutung des manifesten Inhalts der Aussagen eines psychisch Kranken und Traummaterialien zu verstehen. Der Therapeut zeigt eine beschützende, liebende Haltung, stellt sozusagen eine idealisierte Mutter dar, die den Patienten „großzieht". Schock- und Gruppentherapie, Medikamente und Lobotomie werden abgelehnt.

610 **Direktive Therapie** (J.N. Rosen/G. Benedetti/F. Fromm-Reichmann/M.A. Sechehaye) **A**

DT. ist ein tiefenpsychologisches, neo-analytisches Verfahren, das individualtherapeutisch angewandt wird. Der Therapeut soll dem Klienten ein liebender, omnipotenter Beschützer und Versorger sein. Die Übertragung soll aktiv provoziert werden. Die hierdurch beim Klienten entstehenden Ängste und Aggressionen werden vom Therapeuten — unter Umständen mit sanfter physischer Gewalt — besänftigt.

615 **Double-Bind-Therapy** (G. Bateson/Palo Alto-Gruppe) **E/F/H**

DB., auch Therapie der **Beziehungsfalle** (390) oder auch Zwickmühle genannt, ist ein kommunikationstherapeutisches Verfahren, das zunächst an und für Psychotiker (speziell Schizophrene) und deren Familien entwickelt wurde. Es wird überwiegend in Paar- und Familientherapie angewandt, läßt sich jedoch auch individualtherapeutisch einsetzen. Das „Doppel-Bindungs-Konzept" geht davon aus, daß die Ursache psychischer Störungen in den gestörten Formen der Interaktion und Kommunikation liegt. Die Beteiligten sind nicht in der Lage, klar und unmißverständlich (eindeutig) auf den beiden Kommunikationskanälen (analog/digital; Inhalt/Beziehung) zu kommunizieren. Jede Art der Kommunikation wird so mißverstanden; auch ein Ausweg durch Flucht aus der Situation wird nicht gesehen. Es ist (meist) nicht auszumachen, wer der Verursacher der Beziehungsfalle ist; alle sind an deren Aufrechterhaltung beteiligt. In der DB. wird diese paradoxe Kommunikationsart aufgedeckt. Der Therapeut setzt zum Teil „Gegen-Doppelbindungen" ein, um so zu einer neuen Sicht/Lösung zu gelangen (Metakommunikation). So wird z.B. der Klient aufgefordert, sich durch Nichtändern zu ändern, was zu einer für ihn unhaltbaren Situation führt.

620 **Dramatische Therapie** **B/K**

DT., auch Dramatherapie, wird als Sammelbegriff für die verschiedensten Verfahren, die sich vom Psychodrama herleiten lassen, verwandt. Das Psychodrama hat im Verlaufe seiner Verbreitung Veränderungen erfahren, und es haben sich divergierende Konzepte und Methoden entwickelt. Daneben gibt es auch andere Formen der DT., die sich unabhängig vom Psychodrama entwickelt haben oder von ihm nur am Rande beeinflußt wurden. Zu nennen wären die Gestalttherapie von Perls, die Fixed-Role-Therapy von Kelly und Formen analytischer und nondirektiver Spieltherapie.

625 **Drogentherapie** **B/D/K**

Siehe: **Suchttherapie** (2515)

630 **Dynamische Atemtherapie** (M. Proskauer) **R**

DA., auch Breathing Awareness genannt, ist ein ganzheitliches, körper-, speziell atemorientiertes Verfahren, das sowohl einzeln als auch in Gruppen angewandt wird. Ziel der DA. ist es, Blockierungen, Verspannungen und Verdrängungen bewußtzumachen. Dies erfolgt über das „Umlernen", welches über das „Umlernen" des Atems zu einem ganzheitlichen, integrierten Persönlichkeitsbild führt und dem Klienten zu gesteigerter Wahrnehmungsfähigkeit und Bewußtheit verhilft. Über den Umgang mit dem Atem, dem Körper und dessen Funktionen lernt der Klient, sein Wesen zu integrieren.

635 **Dynamische Psychiatrie** (G. Ammon) **A/K**

Die DP. ist ein tiefenpsychologisches/neo-analytisches Verfahren, das überwiegend in Gruppen durchgeführt wird. Unter Einbeziehung psychischer, soziologischer und somatischer Aspekte in Diagnose und Therapie geht es um das Verständnis der Gesamtdynamik des Krankengeschehens. Grundlage aller psychischen Störungen — von der leichtesten neurotischen Störung bis zu Zwängen und Schizophrenie — ist die Dauer und Intensität der frühen gestörten Mutter-Kind-Beziehung. Konstitutionelle, hereditäre und biologische Faktoren werden als Verursacher psychischer Störungen von der DP. zurückgewiesen. Es werden sowohl tiefenpsychologische als auch gruppentherapeutische und -dynamische Verfahren eingesetzt. Über die rein therapeutische Arbeit hinaus versucht die DP. beratend und vorbeugend auch für den gesunden und konfliktfreien Menschen und dessen Familie zu wirken. Ein weiteres Gebiet der DP. ist die vorbeugende Psychiatrie (Preventive Psychiatry).

640 **Dynamische Psychotherapie** (A. Dührssen) **A**

DP. ist ein neo-analytisches, tiefenpsychologisch fundiertes Verfahren, das sowohl einzeln als auch in Gruppen (überwiegend bei Jugendlichen) angewandt wird.

645 **Dynamische Relaxation** (L.A. Caycedo) **G/M**

DR. ist ein ganzheitliches Entspannungsverfahren, das fernöstliche (hinduistische, tibetanische, Zen-) Methoden integriert und für den Westen modifiziert; sie wird individual- und gruppentherapeutisch angewandt. Es werden spezifische Atemtechniken, Suggestionen, Körper- und Bewegungsübungen eingesetzt. Ziel der DR. ist völliges Bewußtwerden des Körpers, eine Aktivierung der EEG-Wellen, um so zu einer Erhöhung des Bewustseins zu gelangen.

650 **Eheberatung** **H**

E. stellt ein unterschiedlich gehandhabtes Verfahren dar, das bei kommunaler oder kirchlicher Trägerschaft vielfältige Konzepte aufweist. E. wird von Psychologen, Ärzten und Juristen durchgeführt, um biologische, psychohygienische und rechtliche Folgen, vornehmlich für Ehekandidaten, zu klären. Außerdem dient E. als Hilfe zur Bewältigung von Ehekrisen.

655 **Ehetherapie** (J. Haley) **E/H**

E. geht von der Annahme aus, daß durch eine „bessere Einsicht" keine Veränderung/Verbesserung in der Partnerbeziehung zu erreichen ist. Vielmehr werden paradoxe Ratschläge angewandt, d.h. der Therapeut ermuntert die Betroffenen zu einer Fortsetzung ihrer Leiden. Gleichzeitig teilt er ihnen auf einer anderen

Ebene mit, daß er über das Leiden hinweghelfen wird. Als Weiterführung der Ehetherapie dient die Scheidungstherapie, die sich den einzelnen Partnern nach einer Scheidung bzw. Trennung durch den Tod widmet.

660 **Eidetische Psychotherapie** (A. Ahsen/C.S. Jordan/A.A. Sheikh) **C**

Die Basis der ED. ist das Hervorrufen und Manipulieren eidetischer Anschauungsbilder, die als synthetisierende Zellkerne in der Psyche fungieren, die Persönlichkeitsentwicklung steuern und die Herstellung der Ganzheit von Leib und Seele bewirken. Natürliche Anschauungsbilder werden exakt benutzt, um sehr schnell Konflikte zu lösen und kreative Persönlichkeitsveränderungen zu fördern.

665 **Eklektische Psychotherpie** (F.C. Thorne) **D**

Das Verfahren von Thorne geht von klientenzentrierten Annahmen aus und verursacht eine Integration mit mehreren anderen Methoden. Der Therapeut stellt hier weder neue therapeutische Verfahren auf, noch übernimmt er ein anderes. Vielmehr wählt er aus verschiedenen psychotherapeutischen Verfahren das ihm passend erscheinende aus. Der Therapeut hat somit die Möglichkeit, bei der Behandlung auf verschiedene Therapiemöglichkeiten zurückzugreifen.

670 **Elektroschlaftherapie** (A.A. Wolochow) **D**

E. stützt sich auf die Verlangsamung der bioelektrischen Energie beim Schlaf. Durch das Durchströmen des Gehirns mit Impulsströmen von niedriger Frequenz und geringer Stromstärke werden Dauerschlafzustände erreicht. Es wird davon ausgegangen, daß der Impulsstrom dem Wesen nach ein Auslösemechanismus der kortikalen Hemmung ist, die durch den Effekt der elektrischen Impulse als schwache rhythmische Stimulierung der Rindenzellen eintritt.

675 **Elektrotherapie** (T. Spoerri) **D/F**

E. ist als „Übertragung von heilungsfördernden Vorstellungen und Impulsen für massive hysterisch-psychogene Krankheitssymtome bei primitiven Persönlichkeiten empfohlen". Bei der E. wird die Anode an einer bestimmten Körperstelle befestigt, die Kathode ist ein Stab. Der Therapeut suggeriert die heilende Kraft des elektrischen Stroms und reizt die betroffene Körperstelle mit der aktiven Elektrode. Dabei wird die Stromstärke langsam bis zur schmerzhaften Wirkung gesteigert. Zugleich erfolgt eine Aufforderung zur Bewegung und eine Unterstützung mit entsprechenden Stromstößen.

680 **Elementare Autoanalyse** (M. Bezzolla) **C/F/G**

Die EA. ist ein autosuggestives Verfahren, das individualtherapeutisch angewandt wird. Ziel der EA. ist die Relaxation. Es werden autosuggestive Vorstellungen eingesetzt, wobei innere Bilder (z.B. das Erleben eines Meeresstrandes) vom Klienten produziert und kathartisch erlebt werden. Währenddessen oder im Anschluß daran erfolgen Interpretationen des Therapeuten.

685 **Eltern-Kind-Spieltherapie** (M.P. Adronico/L.E. & B.G. Guerney) **H/J**

Siehe: **Filialtherapie** (880)

690 **Eltern-Kind-Therapie** **H/J**

Unter EKT. faßt man die verschiedenen pädagogisch-therapeutischen Ansätze zusammen, die versuchen, dem „gestörten", verhaltensauffälligen Kind zu helfen, indem man seine Familie in die Therapie miteinbezieht. Man unterscheidet: Eltern- und Familienbildung (Bemühung, in Büchern, Zeitschriften etc. Erkenntnisse über Entwicklungspsychologie und Entwicklung zu vermitteln), Sozialarbeit (Hilfe bei sozialen Problemen), Eltern als Kotherapeuten, Familientherapien und EKT. im engere Sinne. EKT. stellt somit ein Programm dar, dem verschiedene Methoden zur Verfügung stehen.

695 **Emotional Conditioning** (R.W. Ramsay/R. Lutz) **D**

EC., auch Emotional-Training oder Emotional-Flooding genannt, ist ein Verfahren, das auf lern- und verhaltenstherapeutischen Prinzipien basiert. Ziel des EC. ist es, Ängste abzubauen und positive Emotionen zu evozieren. Ausgangspunkt der Therapie ist eine positive unbedingt-reflektorische Basis-Emotion (Begeisterung, Freude, Zufriedenheit, Entspanntheit) oder eine feste bedingt-reflektorische Emotion (z.B. Meeresrauschen für angenehme Urlaubsgefühle oder Schlager aus der Jugendzeit für erotische Stimmungen).

700 **Emotional Flooding** (C. Izard/R.W. Ramsay/R. Lutz) **D**

Siehe: **Emotional Conditioning** (695)

705 **Encounter-Gruppentherapie** (C.R. Rogers/W. Schutz) **K**

EG. erfolgt in Selbsterfahrungsgruppen oder Kontaktgruppen, die das persönliche Wachstum, die Verbesserung der interpersonalen Kommunikation und Beziehung durch einen Erfahrungsprozeß hervorheben. Recht unterschiedliche Gruppen verstehen sich als Encounter. Gemeinsam ist ihnen die ganzheitliche Sichtweise, das Bemühen um ehrliche, fassadenfreie und risikobereite Interaktion und die Betonung des unmittelbaren Erlebens im „Hier und Jetzt".

710 **Energielese-Therapie** (L. Milzner/M. & W. Teschler) **B**

ET. ist ein ganzheitliches, körperorientiertes Verfahren, das im allgemeinen individualtherapeutisch angewandt wird. ET. integriert fernöstliche und westliche (Bio-) Energiekonzepte. Ziel ist es, die bewußte Erfahrung von Körper und Bewegung als Grundlage eines erweiterten Bewußtseins zu erreichen. Psychischen Störungen liegt der Stau von Bioenergie zugrunde, was sowohl zu physischer als auch psychischer Rigidität und damit zu einem eingeschränkten Bewußtsein führt. Die Sensibilität und Intuition des Therapeuten machen es möglich, diese energetischen Blockaden (Charakterpanzer, Muskelpanzer) zu „lesen" und durch Übungen mit dem Atem, der Bewegung, der Vorstellung sowie der Berührung durch den Therapeuten aufzulösen.

715 **Enlightenment-Intensive** (C. Berner) **B/K/M**

EI. ist ein ganzheitliches, transpersonales Verfahren der humanistischen Psychologie, das in Gruppen angewandt wird. Das Verfahren integriert fernöstliche (indische) und westliche Konzepte zur Entwicklung/Erweiterung/Erhöhung des Bewußtseins. Es werden Atem-, Bewegungs-, Körper- und Meditationstechniken der verschiedensten Herkunft angewandt. Ziel der EI. ist das Erlangen von „Erleuchtung" (enlightenment) und von spirituellen, transpersonalen bis hin zu mystischen Erfahrungen.

723 **Entwicklungstherapie** (T. Hellbrügge) **J**

Die E. ist ein sozialpädiatrisches Verfahren der Kindertherapie, das individualtherapeutisch angewandt wird. Ziel der E. ist es, bei Kindern — im allgemeinen während der ersten drei Lebensjahre — mögliche Entwicklungsrückstände, die später zu unaufholbaren Deprivationen führen können, frühzeitig zu erkennen und zu korrigieren.

725 **Erhellungstherapie** (K. Jaspers) **A/F**

E. ist ein individualtherapeutisch angewandtes Verfahren, mit dem Ziel, den Klienten durch Appelle an dessen Willen, durch Überredung, Bagatellisieren und Aufmuntern zur Aufgabe seines neurotischen Verhaltens zu bewegen.

730 **Eriksonsche Analyse** (E.H. Erikson) **A**

EA. ist ein teils psychoanalytisches, teils neo-analytisches Verfahren auf tiefenpsychologischer Grundlage. Die Anwendung erfolgt individualtherapeutisch. Der EA. liegt ein entwicklungspsychologisches Sieben-Phasen-Modell zugrunde, das hauptsächlich anhand von Beobachtungen des kindlichen Spiels entwickelt wurde. Es werden Ähnlichkeiten zwischen den Strukturen des kindlichen Spiels und des Traums festgestellt, wie z.B. „Weiterleben von Vergangenem im Spiel, Spiel als Spiegel der aktuellen Situation, Spiel als Ausdruckswunsch, Spiel als Darstellung". Auf den sieben Stufen des Modells entwickelt sich die „Ich-Identität" auf der Grundlage dreier Komponenten: Urvertrauen, Entwicklung des autonomen Willens und Initiative. Ursache psychischer Störungen sind Beeinträchtigungen dieser Komponenten bzw. Entwicklungsphasen, z.B. durch Mißtrauen oder Schuldgefühle, wodurch eine später wichtig werdende Identifikation mit Objekten der sozialen Umwelt mißlingt. Ziel der Therapie ist die Erlangung der „Ich-Identität", die dem „Selbst" einer Persönlichkeit gleichgesetzt wird.

735 **Erlebnistherapie** (C.A. Withaker/T.P. Malone/E. Emory) **A/D**

Der E. liegen analytische Therapieformen zugrunde. Es wird versucht, verdrängte Erlebnisse mittels emotionaler Erfahrungen zu integrieren. Ziel ist der Abbau von Reifungsdefiziten.

740 **Ermutigungstherapie** (L. Losoncy) **F**

Entsprechend der Annahme, daß es sich bei Psychotherapie in erster Linie um eine Ermutigung handelt, versucht der Therapeut das Handeln des Klienten zu motivieren, indem er dessen Verantwortung und Vertrauen fördert. Der Klient wird „ermutigt", Wahrnehmungsalternativen zu entwickeln, wobei durch die neue Wahrnehmung seiner eigenen Person, anderer Menschen und der Realität die Beziehung zwischen Denken, Sagen, Empfinden und Handeln erkannt wird. Durch das entstandene Gefühl der Selbstkontrolle und des Selbstwertes wird der Klient zu positiven Veränderungen motiviert.

745 **Ernüchterungstherapie** (J.H. Schultz) **F**

E. ist ein verhaltenssteuerndes Verfahren auf tiefenpsychologischer Grundlage; es wird individualtherapeutisch eingesetzt. Um den Klienten zur Aufgabe neurotischer Verhaltensmuster zu bewegen, werden Überredungen, suggestives Einreden etc. direkt eingesetzt.

750 **Erumpierungstherapie** (H. Schwung) **B**

Siehe: **Ausdruckstherapie** (260)

760 **EST (W.H. Ehrhard od. J. Rosenberg)** **F/K**

EST (Erhard-Seminar-Training), eine eklektische Therapierichtung, arbeitet mit Massenveranstaltungen von 200-250 Personen. In Anlehnung an gestalttherapeutische Maßnahmen, Transzendentale Meditation u.a. wird der sogenannte Masseneffekt genutzt, um durch Belehrungen, Entbehrungen, suggestive Verfahren und verschiedene Übungen ein neues, gewandeltes Bewußtsein zu erlangen.

765 **Eubiotik** (O. Kauders) **B**

E. ist ein Verfahren, in dem verschiedene Lebensregeln erstellt werden, die ein gesundes körperliches und geistiges Leben gewährleisten.

767 **Eurhythmie** (R. Steiner) **B/K/M**

Siehe: **Heileurhythmie** (1120)

770 **Eutonie** (G. Alexander) **B**

E. ist ein ganzheitliches körpertherapeutisches Verfahren und wird sowohl einzeln als auch in Gruppen durchgeführt. Eutonie bedeutet eine durch Ausgleich der Körperspannungen erreichbare optimale Spannungsbalance. Ziel der E. ist es, körperliche Prozesse bewußt zu erleben, die Wahrnehmung bewußter und damit sinnlicher zu machen. Hierzu werden in der E. Übungen eingesetzt, die speziell auf die Wahrnehmung des Muskeltonus und der hierdurch erzielten erlebbaren körperlich-geistigen Veränderung abzielen.

775 **Existentielle Phänomenologie** (R.D. Laing) **B/L**

Die EP. ist ein Verfahren der sogenannten „Antipsychiatrie", das auf der Philosophie des Existentialismus (Kierkegaard, Binswanger, Husserl, Heidegger, Jaspers, Tillich, Sartre et al.) sowie der Phänomenologie beruht. Hervorgegangen ist die Methode aus den Forschungen Laings an Schizophrenen und deren Familien. Das Verfahren wird individual- und gruppentherapeutisch angewandt. Ziel der EP. ist es, die Art und Weise, auf die der Patient er selbst in seiner Welt ist, zu rekonstruieren, obwohl in der therapeutischen Beziehung die Einstellung auf die Art des Mit-mir-Seins des Patienten gerichtet ist. Aufgabe des Therapeuten ist es zu artikulieren, was des anderen „Welt" ist und seine Art des In-ihr-Seins. Der Therapeut „vergeudet" auch dann nicht seine Zeit, wenn er stundenlang mit einem schweigenden Katatoniker zusammensitzt, der alle Anzeichen zeigt, daß er seine Existenz nicht erkennt.

780 **Existentielle Verhaltensmuster-Analyse** (F. English) **A/B**

EVA. ist ein tiefenpsychologisch fundiertes Verfahren, das Konzepte der Gestalttherapie, der Transaktionalen Analyse, der Analytischen/Komplexen Psychologie mit existentialphilosophischen, hinduistischen und tantrischen Ansätzen integriert. Es werden Techniken der genannten Verfahren eingesetzt, zusätzlich meditative Techniken und hypnotische Verfahren. Die Therapie zielt besonders auf die therapeutische Arbeit mit dem Widerstand und den Abwehrmechanismen des Klienten ab.

785 **Existenzanalyse** (L. Binswanger/M. Boss) **A**

Die E. bezieht sich auf Edmund Husserl (Phänomenologie) und Martin Heidegger (Existenzphilosophie). Ihr Anliegen ist methodischer Natur. Mit Hilfe der „Phänomenologischen Methode" werden allgemeine und individuelle Weltentwürfe/Daseinsmodi zu finden versucht (ähnlich Adlers „Lebensstil"). Theoretische Voreingenommenheit und Reduktionismus auf Triebe oder Symbole werden zurückgewiesen.

790 **Existentielle Analyse** (A. Maslow/R. May) **A**

Die EA., auch „Existentialanalyse", ist ein ganzheitliches, transpersonales Verfahren der humanistischen Psychologie; es wird individual- und gruppentherapeutisch eingesetzt. Konzepte der EA. liegen vielen anderen humanistischen Verfahren zugrunde. Ihr Ziel ist das persönliche Wachstum des Klienten, wobei der Therapeut behilflich ist, an die hierfür notwendigen inneren Ressourcen/Potentiale heranzukommen. Grundlage der Beziehung zwischen Therapeut und Klient sind die Bedürfnisse nach Gewährung von Sicherheit, Liebe, Zugehörigkeit, Selbstachtung und Respekt — die „basische therapeutische Medizin" (A. Maslow). Dem Klienten werden Einsichten vermittelt und sein unbewußtes Verlangen, seine Triebe,

Verdrängungen und Gedanken über genetische Analyse, Charakteranalyse, Widerstandsanalyse, Übertragungsanalyse bewußt gemacht. Psychotherapie wird nicht als Behandlung, sondern als „wesentliche Begegnung mit der eigenen Existenz" gesehen, als „Konfrontation mit der eigenen Existenz" (R. May).

795 **Experiencing** (E.T. Gendlin) **B**

E. oder Emotinales Durcharbeiten, stellt eine als wesentliches Prozeßmerkmal angesehene Variable dar. Sie überschneidet sich zum Teil mit der Variablen „Selbstexploration". Es handelt sich dabei eher um einen Prozeß des Fühlens als um einen des Denkens, Wissens oder Verbalisierens. Äußerungen des Therapeuten werden dann als wirksam betrachtet, wenn sie sich auf das unmittelbare gegenwärtige Fühlen des Klienten beziehen, diesen Prozeß verstärken oder häufig auslösen. Eine adäquate Äußerung liegt dann vor, wenn sie die gefühlte, implizite Bedeutung der gegenwärtigen Erfahrung des Klienten formuliert, d.h. das verbalisiert, was dem Klienten in einer noch nicht verbalisierten Form bewußt ist.

800 **Experiential Therapy** (E.T. Gendlin) **B**

ET., auch Erlebnistherapie genannt, ist ein ganzheitliches, körper- und erlebnisorientiertes Verfahren der humanistischen Psychologie; es wird sowohl einzeln als auch in Gruppen durchgeführt. Ziel der ET. ist es, über körperbezogene Übungen (auch Atem und Imagination) Erlebnisse, Erfahrungen und Empfindungen auszulösen bzw. zu reaktivieren, um sie dann therapeutisch bearbeiten zu können. Der ET. liegen fünf Prinzipien zugrunde: Betonung des Hier und Jetzt, Authentizität, Partnerschaft des partizipierenden Leiters, Einbeziehung des Körpers, Schaffung von veränderungsfördernden Situationen.

805 **Expositionstherapie** (K.H. Ullrich & R. Ullrich De Muynck) **D**

Siehe: **Habituationstraining** (1090)

810 **Expression Corporelle** (L. Sheleen-Dropsy) **B/K**

EC. wurde auf der Grundlage der Arbeiten von Laban, Graham, Jung, Moreno sowie des klassischen modernen und des ethnischen Tanzes entwickelt. EC. ist ein ganzheitliches, körper-, bewegungs- und ausdrucksorientiertes Verfahren, das überwiegend in Gruppen durchgeführt wird. Ziel der EC. ist es, den leidenden und kranken Menschen — jedoch nicht nur diesen — wieder mit seinen Gefühlen für den Körper zu verbinden, mit seiner Energie und seinem Erleben für Raum und Zeit. Im Mittelpunkt der Arbeit stehen die Bewegungseinrichtungen des Körpers, die nach „kosmischen, absoluten, persönlichen und horizontalen Richtungen" eingeteilt werden.

811 **Expression Scénique** (E. Dars/J.C. Benoit) **B**

ES. ist ein auf der dramatischen Ausdruckskunst des Theaters basierendes Verfahren, das sowohl individual- als auch gruppentherapeutisch angewandt wird. Ausgehend von den Erfahrungen, daß ästhetischen Schöpfungen eine verhaltensändernde Wirkung innewohnt und daß Schauspieler beim Sprechen ihrer Texte und bei deren Darstellung auf der Bühne häufig die ganze Skala menschlicher Empfindungsweisen äußerst affektiv erleben, wird dem Klienten ein Text — je nach Symptomatik — von ca. 1-1,5 Seiten zum (lauten) Lesen mitgegeben. Die Beschäftigung mit dem Text zwischen den Sitzungen sowie dessen Darstellen und sprachlich-stimmlicher Ausdruck dienen als Grundlage der therapeutischen Areit. Mit Hilfe der Texte werden Gefühle evoziert. Der Ausdruck soll so natürlich wie möglich sein, Theatralik ist zu vermeiden. Die Arbeit an den Texten — lautlich, ästhetisch, affektiv — und der therapeutische Dialog verbinden sich und unterstützen sich wechselseitig.

815 **Expressive Training** (A. Salter) **D/K**

ET. ist ein auf lern- und verhaltenstheoretischen Annahmen beruhendes Verfahren, das überwiegend in Gruppen angewandt wird. Um die den psychischen Störungen zugrunde liegenden Hemmungen und Blockaden aufzulösen, setzt Salter spezielle Ausdrucksübungen ein, so z.B. gefühlhaftes Sprechen, mimisch expressiven Ausdruck, Widersprechen und Angreifen, gezielte Verwendung des Pronomens „Ich" etc.

820 **Faire-Fight-Kommunikationstherapie** (G.R. Bach) **B**

F. bezieht sich auf das System der kreativen **Aggression** von Bach (25). In ihr werden aggressionskanalisierende Verfahren eingesetzt, die eine konstruktive Form der Aggression bewirken.

830 **Familienkonfrontationstherapie** (E. Petzold) H

Bei der F. sind die behandelten Familienmitglieder nicht gleichzeitig anwesend. Der Therapeut stellt einen neutralen Dritten dar und konfrontiert die Betroffenen mit den von ihm vertretenen Interessen des nicht präsenten Familienmitgliedes. Durch eine direkte Konfrontation, bei der dann alle Familienmitglieder zugegen sind, wird die sogenannte „Aussöhnungsarbeit" ergänzt.

835 **Familien-Krisentherapie** (D.G. Langsley/D.M. Kaplan) H

Ziel der FK. ist es, in kurzer, unmittelbarer Intervention direkt lösbare Probleme in Angriff zu nehmen. Die Konflikte, die aus den Krisen resultieren, werden in mehreren Schritten so interpretiert, daß der Zusammenhang geklärt wird, der zur Störung/Dekompensation eines Mitgliedes der Familie geführt hat.

840 **Familienrekonstruktion** (V. Satir) H

Bei der F. werden zunächst die zeitgeschichtlichen, realen und persönlichen Daten in eine Zeitliste eingetragen und ein Familienstammbaum mit objektiven und persönlichen Daten erstellt. Zusätzlich werden aus der Familie erinnerte Sprüche, Regeln, Geschichten, Mythen etc. gesammelt. Sobald in der Gruppe Sicherheit und Vertrauen vorhanden sind und zwischen Therapeut und Hauptperson guter Kontakt besteht, wird mit dem Eintauchen in die Familiengeschichte begonnen. Die Hauptperson wählt die Rollenspieler für die Angehörigen aus. Der Leiter hält während des gesamten Ablaufes einen engen Kontakt zu der Hauptperson und den Rollenspielern und achtet sowohl auf eine genaue Rekonstruktion vergangener Geschichts- und Sozialisationsdarstellung, als auch auf jede sichtbare und hörbare Reaktion der Hauptperson. Der Protagonist hört, sieht, fühlt, denkt neu und wird in die Lage versetzt, Ereignisse zu verstehen und Bilder, Regeln etc., die er als Kind wahrgenommen hat, zu korrigieren; alte Muster brechen zusammen und neue Verhaltensspielräume öffnen sich. Dabei finden verschiedene therapeutische Interventionstechniken ihre Anwendung (Atem- und Körpertherapie, Psychodrama, Gestalt etc.). Das Ende des Therapieprozesses ist durch eine behutsame, genaue Rollenentlastung mit anschließendem Erfahrungsaustausch von Rollenspieler und Beobachter gekennzeichnet.

845 **Familien-Skulptur** (B. & F. Duhl/D. Kantor/V. Satir) H

Zur Erfassung von Beziehungsformen in der Familie und zur Sichtbarmachung des Charakteristischen ihrer Beziehung, ließen die Autoren die Partner nonverbal ihre Idealbeziehung körperlich darstellen. Beide Partner stehen eng zusammen, umarmen sich, wobei sich Brust und Bauch berühren. In einem folgenden Gespräch wird nun die Bedeutung dieses Bildes von dem Paar besprochen. Diese Beziehungsbilder wurden zu einem wichtigen Handwerkzeug der humanistisch orientierten Familientherapeuten. Durch die Skulptur ist die zeitliche und räumliche Darstellung der Prozesse möglich geworden und durch Hinzufügen der Bewegung die Veränderbarkeit, Gleichzeitigkeit und Kreisförmigkeit von Beziehungen sichtbar gemacht worden. Durch die Nichtangewiesenheit auf die sprachliche Komponente ist die Skulpturarbeit bei allen Altersgruppen, sozialen Schichten und Nationalitäten anwendbar.

850 **Familientherapie** H

F. stellt eine Sonderform der Gruppentherapie dar, bei der die Familie als präformierte Gruppe behandelt wird. Die unterschiedlichen Konzepte der F. basieren auf Erfahrungen der Psychoanalyse, Verhaltenstherapie, Transaktionsanalyse etc. und beziehen sich auf Kommunikations-, Informations-, Spiel- und Systemtheorien. Allgemeine Voraussetzung ist die Annahme, daß Änderungen des familiären Beziehungssystems zu Modifikationen im Verhalten und Erleben der einzelnen Mitglieder der Familie führen. Es gibt Therapieformen, bei denen alle Familienmitglieder präsent sind, und andere, bei denen sich der Therapeut nacheinander auf familiäre Untergruppen oder einzelne Familienmitglieder konzentriert. Auch Zahl, Dauer und Abstand der Familiensitzungen variieren erheblich.

860 **Family-Network-Treatment** (C.L. Attneave/R. Speck) H

Siehe: **Netzwerk-Interventionstherapie** (1750)

865 **Farbtherapie** B/L

Siehe: **Chromotherapie** (510)

870 **Feeling Therapy** (J. Binder/R. Corriere/J. Hart et al.) B/K

FT., auch Gefühlstherapie genannt, ist ein ganzheitliches, körperorientiertes Verfahren, das in Kombination von Einzel- und Gruppensitzungen durchgeführt wird. Ziel der FT. ist es, die Desorientierung — entstanden durch die Trennung des Menschen von seiner Körpererfahrung und im Kern jeder psychischen Störung stehend — aufzuheben, indem sie dem Klienten hilft, affektive und kognitive Tendenzen zu integrieren. FT. setzt zahllose Techniken und Methoden ein, um jeweils klientenspezifisches Therapieprogramm zu entwickeln. Klienten und Therapeuten sind zur fortlaufenden Therapie verpflichtet; alle Klienten werden zu Kotherapeuten ausgebildet; Therapeuten-, Helfer- und Klientenrolle werden getauscht.

875 **Feministische Therapie** B

Der FT., auch Freundschaftstherapie genannt, liegt ein philosophischer Ansatz zugrunde, in dem verschiedene Methoden und Techniken vereint werden. Die Grundregeln für die Therapie wurde aus der Ideologie des politischen Feminismus und der Frauenbewegung entwickelt. Die Therapie ist als Reaktion auf das Modell der traditionellen Psychotherapie zu sehen, das zu sehr auf die Bedürfnisse der Männer gerichtet ist. Neue Erkenntnisse über Probleme der Sexualität, geschlechtsspezifisches Rollenverhalten, Depressionen, Aggressionen, Gewalttätigkeit etc. werden therapeutisch umgesetzt. Ziel ist es, dem Klienten/der Klientin bei der Trennung von äußeren und inneren Zwängen zu helfen und ihn/sie zu Verantwortung und Veränderung zu ermutigen.

880 **Filialtherapie** (M.P. Adronico/L.E. & B.G. Buerney) H/J

F., auch klientenzentrierte, simultane Eltern-Kind-Spieltherapie genannt, behandelt nicht die Betroffenen selbst, sondern überträgt bestimmte therapeutische Aufgaben an die Angehörigen des Patienten, die somit sowohl als „Therapeut“ als auch als Vorbild (Modellernen) fungieren.

885 **Finologische Methode** (K. von Sury) C/D

Die FM. ist ein Verfahren der kognitiven Therapie, das sowohl lern- und verhaltenstheoretische als auch imaginative und transpersonale Elemente integriert. Eines der Ziele der FM. ist die Verknüpfung der Gegenwart des Klienten mit seiner „Endlichkeit“ (= finologisch).

890 **Fixed-Role Therapy** (G.A. Kelly) **D/Q**

FRT. ist ein Verfahren zur Aktivierung der Persönlichkeitsveränderung. Die Therapie gehört zu den Kurzpsychotherapien, basierend auf Kelly's Psychologie der personalen Konstrukte. Die Klienten spielen mehrere Wochen lang die festgelegte Rolle (fixed role) einer imaginären Person. Kelly verstand seine Therapie als Forschungsunternehmen, bei dem der Klient die Funktion des Forschers, der Therapeut die des Forschungsbetreuers innehat. Am Ende des experimentellen Spielens, bei dem bestimmte Probleme des Klienten erleuchtet werden, wertet der Klient seine gesamten Erfahrungen aus.

895 **Flash-Therapie** (M. Balint) **A/Q**

FT., auch Zehn-Minuten-Therapie genannt, besteht hauptsächlich darin, sich auf den Patienten „einzustimmen", seine Mitteilungen zu verstehen und so zu beantworten, daß er sich verstanden fühlt. Dieser „Einsatz" des Verständnisses als therapeutisches Mittel führt zu einem „flash", einer blitzartigen Erhellung des konflikthaften Hintergrundes einer Situation. Diese aufblitzende Erleuchtung wird dadurch gefördert, daß sich der Therapeut der Führung durch den Patienten überläßt und eine Identifizierung mit dem Klienten erfolgt.

900 **Flooding** (T.G. Stampfl/J. Marks/S. Rachmann) **D**

Siehe: **Reizüberflutungstherapie** (2280)

905 **Focussed Problem Resolution** (A. Bodin/J.H. Weakland/R. Fish/P. Watzlawick) **E/H/Q**

FPR. ist ein kurztherapeutisches Verfahren auf kommunikationstheoretischer Grundlage, das an der Palo Alto-Schule entwickelt wurde. Das Verfahren wird ausschließlich familientherapeutisch angewandt. Die Ursache psychischer Störungen wird als soziales Phänomen betrachtet, d.h. der Klient und dessen Umwelt sind an der Aufrechterhaltung des Problems/Konflikts/Symptoms beteiligt. Demnach gilt es, das problemerhaltende Verhalten zu ändern. Hierzu genügen bereits zunächst unbedeutend erscheinende Änderungen des äußeren Verhaltens bzw. deren verbalen Etikettierung. Das therapeutische Vorgehen ist rein symptomorientiert (focussed). An therapeutischen Interventionen werden Verhaltenssubstitution, Wandel durch Einsicht, Paradoxe Intervention, Umdeutung (Reframing) etc. verwendet. Die Dauer einer therapeutischen Behandlung liegt bei maximal zehn Sitzungen.

910 **Focusing** (E.T. Gendlin) **B/C**

F. ist ein ganzheitliches, körper- und imaginationsbezogenes Verfahren der humanistischen Psychologie; es wird individual- und gruppentherapeutisch angewandt. F. wurde im Rahmen der **klientenzentrierten Psychotherapie** von Rogers (1035/1340) entwickelt. Ziel des F. ist Bewußtwerdung und Bewußtseinserweiterung, wobei Fühlen, Denken und Empfinden im Zeitraum stehen. Das Verfahren, das aus sechs Hauptteilen besteht, wird in wenigen Sitzungen vermittelt und erlernt. Der Klient lernt, in entspanntem Zustand auf seine Empfindungen — seine innere Stimme — zu hören; er stellt sich Fragen im Zusammenhang mit seinem Problem/Symptom/Konflikt und „empfängt" bzw. erlebt spontan Lösungswege.

915 **Focussed Analysis** (S. Alexander) **A/Q**

FA. ist ein tiefenpsychologisch/neo-analytisch fundiertes Verfahren, das individualtherapeutisch angewandt wird. Aus (zeit-)ökonomischen Gründen, d.h. um die Dauer und Anzahl der Sitzungen abzukürzen, wird durch aktives, steuerndes Verhalten des Therapeuten der Fokus auf den Kern des Problems/Konfliks/Symptoms gerichtet. Der Therapeut versucht beim Klienten zunehmende Übereinstimmung zwischen aktuellen innerseelischen und der Vergangenheit entstammenden Erlebnissen herzustellen. Durch kurzfristige Gegensteuerung gegen den Leidensdruck (tentative temporary interruptions) schafft der Therapeut ein entspanntes Klima freundlicher Aufgeschlossenheit. Das Verfahren gehört zu den Kurztherapien.

925 **Fokaltherapie** (D.H. Malan) **A/Q**

F. gehört zu den tiefenpsychologischen Verfahren und stellt eine Kurztherapie dar. Vor Therapiebeginn erfolgt eine gezielte Auswahl derjenigen Klienten, die bereits in der Lage sind, ihre eigenen Gefühle zu reflektieren. Der Therapeut konzentriert sich in einer intensiven Kommunikation mit dem Klienten auf zentrale Probleme und stellt eine Hypothese über den störungsbedingenden Konfliktherd (Fokus) auf, von dessen Sanierung günstige Auswirkungen für den Klienten erwartet werden. Voraussetzung ist, daß sich ein Konfliktherd abgrenzen läßt, dem man auch tatsächlich Störwirkungen zuschreiben kann.

930 **Fokussierte Aufmerksamkeits-Entspannung** (R. Lutz) **D**

FAE. ist ein lern- und verhaltenstheoretisch fundiertes Verfahren, das individualtherapeutisch angewandt wird. Ziel der Therapie, die häufig bei Zwängen der verschiedensten Art eingesetzt wird, ist die Ablenkung der Wahrnehmung auf einen anderen Fokus der Wahrnehmung. Auf diese Weise wird die dem Symptom zugrunde liegende Verhaltenskette unterbrochen, wodurch es zu temporärer und im Verlauf der Therapie sich verstärkender Entspannung des Kliensten kommt. Hierzu werden die verschiedensten verhaltenstherapeutischen Techniken eingesetzt.

935 **Frauentherapie** **B**

Siehe: **Feministische Therapie** (875)

940 **Freizeitandragogik** **D**

Siehe: **Freizeittherapie** (945)

945 **Freizeittherapie** **D**

F., ein psychagogisches Verfahren, greift das Freizeitverhalten (Bewegungs-, Interessen-, Gruppenverhalten) auf. Mangelndes Freizeitbewußtsein soll sowohl auf individueller als auch auf politisch-gesellschaftlicher Ebene dort verändert werden, wo es die Bereitschaft für psychische Störungen schafft bzw. schon Ausdruck psychischer oder sozialer Störungen ist.

955 **Fühl- und Schreitherapie** (D. Casriel) **B/K**

FS. ist ein gruppentherapeutisches Verfahren, das erfahrungs- und erlebnisorientiert ist. Sein Ziel ist es, dem Klienten Empfinden, Erleben und Erkennen seiner Situation (Konflikt, Problem, Symptom) zu ermöglichen. Da Schreien Emotionen freisetzt, die seit der Kindheit verdrängt sind, ist es eine wesentliche Voraussetzung dafür, entscheidende und positive Persönlichkeitsveränderungen einzuleiten. Schreie — wie „Ich bin zornig!", „Ich habe Furcht!", „Ich bin eine Frau!" usw. — enden häufig in kreischenden oder wimmernden Lauten, die ohne Worte dem tiefsten Schmerz, dem Zorn, der Furcht oder dem Verlangen nach Liebe entspringen.

960 **Funktionale Integration** (M. Feldenkrais) **B**

Siehe: **Bewegungserziehung zur Verbindung von Geist und Körper** (365)

965 **Funktionale Psychotherapie** (J.T. Hart/R.J. Carriere/W. Karle) **B**

FP. basiert eher auf einem Erziehungsmodell und weniger auf einem Krankheitsmodell, da die Zielgruppe dieser Psychotherapie nicht nur gestörte, sondern auch gesunde Personen sind. Ziel der Therapie ist eine

Veränderung der Persönlichkeit. Der Klient soll neue Fähigkeiten/Fertigkeiten entwickeln und damit größte psychische Funktionsfähigkeit erreichen (psychische Fitness). Im Persönlichkeitstraining lernt der Klient, wie er sein Verhalten mit seinen inneren Empfindungen in Einklang bringen kann.

975 **Fuß-Reflexologie** (...) **P**

F. ist ein auf fernöstlichen Körpertechniken (Akupunktur, Akupressur, Shiatsu) beruhendes ganzheitliches Verfahren; es wird individualtherapeutisch angewandt. Ähnlich den Meridianen bzw. Punkten der Akupunktur und Akupressur werden Punkte auf der Fußsohle stimuliert, um so gestaute Energie/Blockaden zu lösen und für einen freien energetischen Fluß zu sorgen. Das Verfahren wird sowohl zur allgemeinen, unspezifischen Entspannung und Harmonisierung als auch bei psychischen Störungen verschiedenster Genese angewandt. Es werden tiefe emotionale Erlebnisse ausgelöst, die konfliktlösend oder symptombeseitigend sein können.

980 **Ganzheitstherapie** **B/M**

G. ist ein Oberbegriff für die verschiedensten holistischen (ganzheitlichen) therapeutischen Konzepte. Unter Ganzheitlichkeit wird ein therapeutischer Ansatz verstanden, der die gesamte Persönlichkeit des Klienten auf allen Ebenen und in allen Facetten seines Wesens behandelt. Verfahren dieser Art setzen daher Techniken der verschiedensten Methoden therapeutisch ein: Atem-, Bewegungs- und Körperübungen, Meditation, kreative Verfahren (Gestaltung, Malen, Darstellen, Tanzen), suggestive und hypnotische Techniken, körpermanipulative (Massagen etc.) und (bio-)energetiche Konzepte bis hin zu allgemeinen psychohygienischen Veränderungen des Lebens des Klienten (Ernährung, Arbeit, Freizeit etc.). Der Klient erhält Informationen über Zusammenhänge (Körper, Seele, Geist) und entscheidet selbst darüber, welchen Weg er einschlagen will.

985 **Gedankenstoppen** (A. Bain/J. Wolpe) **D**

Bei dieser verhaltenstherapeutischen Technik geht es um die Veränderung verdeckten Verhaltens (z.B. Zwangsgedanken) durch verdeckte Reize. Der Therapeut leitet den Klienten an, beim Auftreten der störenden Selbstverbalisation sich selbst den verdeckten Befehl „Stop!" zu geben. Die Methode wird in mehreren Schritten eingeübt: der Klient wird aufgefordert, absichtlich die unerwünschten Kognitionen herbeizuführen und dem Therapeuten zu zeigen, wann sie auftreten. Genau in diesem Moment schreit der Therapeut: „Stop!". In mehreren Übungsdurchgängen lernt der Klient, den Stop-Befehl leise zu sich selbst zu sagen.

990 **Gefühlstherapie** (J. Hart/W. Karle/A. Switzer/L. Woldenburg/D. Cirincione) **B**

G., auch Feeling-Therapy genannt, ist eine eklektische Therapierichtng, ein Verfahren, das dem einzelnen helfen soll „zu fühlen und von diesen Gefühlen zu leben". Ziel ist es, daß der Klient so lebt, wie er innerlich fühlt. Er soll lernen, seine wahren Gefühle den Personen in seiner Umgebung mitzuteilen und somit sein Leben zu transformieren (Transformative Therapie).

995 **Gelenkter Wachtraum** (R. Desoille) **C**

GW., auch Tagtraumtherapie, ist ein ganzheitliches, tiefenpsychologisch fundiertes, imaginatives Verfahren; es wird individualtherapeutisch angewandt. Unter suggestiver Anleitung des Therapeuten produziert der Klient „autosuggestive Vorstellungen", die kathartische Wirkung haben. Darüber hinaus werden die Inhalte der Vorstellungen etc. vom Therapeuten interpretiert. Diese Bildvorstellungen, ausgelöst durch die Konfrontation mit Symbolen, dienen der schrittweisen Überwindung bedrohlicher und ängstlicher Vorstellungen, die den psychischen Störungen bzw. Symptomen zugrunde liegen.

1000 Gemeindepsychologie L

G., auch Community Therapy genannt, beschäftigt sich weniger mit individuellen als vielmehr mit gesellschaftlichen Problemen. Folgende Aufgabenbereiche innerhalb der Gemeindepsychologie, die Berührungspunkte zur Psychotherapie haben, können genannt werden: Beschreibung, Analyse und Verminderung psychosozialer Probleme; Beschreibung, Analyse und Erhöhung psychosozialen Wohlbefindens. Zu den wichtigsten Problemfeldern, in denen gemeindepsychologische Projektarbeit geleistet wird, gehören: Erziehungs- und Bildungsbereich, Projektarbeit mit Risikogruppen, Prävention von Kriminalität, auf Resozialisierung bezogene Maßnahmen, ökologische Problemfelder in ihren Auswirkungen auf die Lebensqualität.

1005 Generationstherapie H

G., auch Mehrgenerationstherapie, ist ein familientherapeutisches Verfahren, wobei Kinder, Eltern und Großeltern (mehrere Generationen) in den therapeutischen Prozeß einbezogen werden. Da psychischen Störungen häufig tradierte Verhaltensweisen zugrunde liegen („Familienmythen"; „Verfügungen" und „Skripts" in der Transaktionalen Analyse), erscheint es sinnvoll, nicht nur die Eltern des Klienten, sondern auch deren Eltern — unter Umständen sogar andere Verwandte — in die Therapie einzubeziehen.

1010 Genogramm (M. Bowen) H

G. ist ein familientherapeutisches Verfahren, in dessen Verlauf eine über mehrere Generationen reichende Familienkonstellation grafisch dargestellt wird. Dies dient als Grundlage für den therapeutischen Prozeß. Alle möglichen Konstellationen, die Positionen der einzelnen Familienmitglieder, Geschwisterreihen, Krankheiten, Symptome, Todesfälle sowie die spezifische Position des Klienten innerhalb der familiären Struktur sind so deutlich zu fassen.

1015 Gentle Dance B/C/K

GD. ist ein ganzheitliches, körper- und bewegunsorientiertes Verfahren der humanistischen Psychologie; es wird überwiegend in Gruppen angewandt. Ziel des GD. ist es, Begrenzungen im Denken, Fühlen und Wahrnehmen, die sich in der Bewegung spiegeln, aufzuheben; der Klient vermag einen neuen und intelligenteren Umgang mit sich und der Welt zu erlernen, ihn zu vertiefen und so mehr Wahlmöglichkeiten (Freiheiten) zu haben. Der Körper wird als Instrument, die Bewegung als Medium hierfür eingesetzt. In den Übungen, die teils alleine, teils mit Partner oder Gruppe durchgeführt werden, wird mit Bewegung, Malen, Schreiben, Singen und **Visualisieren** (2870) experimentiert. Den Übungen geht eine Einführung in Anatomie, Bewegung und Kinesiologie voraus.

1020 Gereohygiene (G. Brüschke/U.J. Schmidt) H

G. stellt eine Therapie des höheren Lebensalters dar. Ziel ist die Erstellung und Einführung bestimmter Maßnahmenprogramme, die zur Erhaltung von Leistungsfähigkeit und psychischer/physischer Gesundheit bis ins hohe Alter dienen. Präventive Aufgabenbereiche stehen im Vordergrund, so z.B. konfliktfreie Übergänge von der Berufstätigkeit zur Pensionierung.

1025 Gerontotherapie H

G., auch Altersth., stellt eine Therapie des höheren Alters dar. Ziel ist die Erarbeitung und Einführung von Maßnahmenprogrammen, um Gesundheit und Leistungsfähigkeit bis ins hohe Alter zu erhalten (Prävention, z.B. Maßnahmen zur Bewältigung des Überganges vom Berufsleben zur Pensionierung). G. steht auch in einer engen Beziehung zur Familientherapie, die dann indiziert ist, wenn es darum geht, einer Vereinsamung und Ausstoßung, wie sie oft bei kranken, alten und sterbenden Menschen der Fall ist, entsprechend entgegenzuwirken.

1035 **Gesprächspsychotherapie** (C. Rogers) **A/B**

G. ist ein klassisches Psychotherapieverfahren der humanistischen Psychologie, bekannt als nichtdirekte, klientenzentrierte Therapie. Rogers geht davon aus, daß bei psychischen Störungen das Streben nach psychischem Wachstum, Reife und Selbstverwirklichung „verlorengegangen" ist. Es entsteht eine Diskrepanz zwischen dem Selbstkonzept und wichtigen Körper- und Sinneserfahrungen, die geleugnet werden. Das Selbstkonzept erstarrt, die Wahrnehmung ist selektiv und verzerrt. Um eine Revidierung der Selbststruktur zu erreichen, wird eine bestimmte Therapeut-Klient-Beziehung aufgebaut, in der der Therapeut die Fähigkeiten der Empathie, der unbedingten positiven Wertschätzung und der Echtheit-Selbstkongruenz als sogenannte „Therapeutenvariablen" aufweisen muß.

1040 **Gestalt-Familientherapie** (F. Perls/W. Kempler) **H**

GF. basiert auf den Prinzipien der Gestalttherapie: direkte Kommunikation, Erleben aktueller Prozesse, Integrierung des gesamten Feldes, Förderung von Selbstregulation und Verantwortung sowie deren Einbeziehung in die Kommunikation der Familienmitglieder. Ziel der Therapie ist es „die sichtbare Familie als kollektives, eingeborenes Du für jedes ihrer Mitglieder wiederherzustellen oder zu entwickeln".

1050 **Gestalttherapie** (F. Perls) **B**

Das Verfahren der G., das der humanistischen Psychologie zugeordnet wird, ist als Abwandlung von Psychoanalyse, Reichscher Körpertherapie, Gestaltpsychologie und Ansätzen des Zen-Budhismus zu verstehen. G. wird in Einzel-, Gruppen- und Familienarbeit angewandt. Sie geht von einem ganzheitlichen Modell aus, in dem Organismus und Umwelt ein Feld bilden. Vergangenheit und Zukunft werden lediglich in ihrer Auswirkung auf das Hier und Jetzt konkretisiert. Der therapeutischen Beziehung kommt dabei eine große Bedeutung zu.

1055 **Gestaltungstherapie** **O**

G., eine Form der Psychagogik, konzentriert sich heute mehr auf den künstlerischen oder tänzerischen Ausdruck. Ziele der Therapie sind die Erweckung gestalterischer Kräfte, die Absorbierung überschüssiger Kräfte und die Schaffung von Ausdrucksmöglichkeiten, um einen psychischen Ausgleich zu erreichen. Dazu werden die Methoden des Knetens, Schnitzens, Zeichnens, Fingermalens, Papierreißens etc. verwendet.

1060 **Gestufte Aktivhypnose** (E. Kretschmer) **F**

Das Verfahren basiert auf den Grundübungen des Autogenen Trainings. Es folgt eine suggestiv forcierte Konvergenzhaltung der Augen, indem die Fingerspitze fixiert wird, was einen hypnoseähnlichen Zustand bewirkt. Dabei werden sowohl autosuggestive Übungen als auch verbalsuggestive Maßnahmen durch den Therapeuten angewandt.

1065 **Gezielte Analyse** (D. Langen) **A**

Siehe: **Steuernde Analyse** (2620)

1070 **Gordon-Familientraining** (T. Gordon) **H**

GF. ist ein auf den Prinzipien der **klientenzentrierten Gesprächsterapie** von Rogers (1035/1340) beruhendes Verfahren der Familientherapie. In Eltern-Kind-Gruppen („Therapiegruppen für Normale" im Sinne der Encounter-Gruppen) wird den Familienmitgliedern — hauptsächlich den Eltern — vermittelt, wie sie Konflikte vermeiden bzw. adäquat lösen können. Es werden beispielsweise vermittelt und trainiert: a) aktives Zuhören, wozu Wertschätzung, freundliche Zuwendung und das Reflektieren von Gefühlen gehören; b) sogenannte „Ich-Botschaften" zu geben, d.h. eigene Gefühle und Wünsche zu äußern; c) Konflikte und

Probleme ohne Niederlage für die Beteiligten zu lösen (niederlagenlose Methode). Hierdurch soll autoritäres, dirigistisches und damit abwertendes Erteilen von Befehlen und indirekten Botschaften als Ursache für Konflikte vermieden werden.

1075 **Grapho-Therapie** (M. Hippius) **A/C/O**

G. ist ein ganzheitliches Verfahren der transzendentalen/initiatischen Therapie bzw. der transpersonalen Psychologie; es wird individual- und gruppentherapeutisch angewandt. Ziel der G. ist es, über graphische Ausdrucksformen (Schreiben, Zeichnen, Malen) unbewußte Inhalte archetypischer Art zu evozieren und zum Ausdruck zu bringen. Die hierbei erlebten, erfahrenen und ausgedrückten Inhalte (Bilder, Emotionen, Symbole, Erinnerungen) werden tiefenpsychologisch aufgearbeitet. Das Verfahren dient nicht nur als Diagnostikum, sondern hat selbst bereits therapeutischen Wert.

1078 **Gruppendynamik und Gruppentherapie** **K**

Gruppendynamik ist der Oberbegriff für Methoden und Techniken, die eine Verbesserung der Fremd- und Selbstwahrnehmung, der Kommunikations- und Kooperationsfähigkeit sowie des Verständisses sozialer Prozesse zum Ziel haben. Der Begriff entstammt der Lewinschen topologischen Psychologie, wo er gruppeninterne Prozesse/Kräfte (Dynamik) bezeichnet. Unter Gruppentherapie versteht man Verfahren, die auf Pratt, Moreno, Slavson u.a. zurückgehen. Ziel der G. ist die verhaltens- und einstellungskorrigierende Einflußnahme innerhalb von und durch Gruppen. Die therapeutische Wirksamkeit gegenseitiger Identifizierungen, das spontane Feedback und die fortlaufende spontane Neuverteilung gruppendynamischer Funktionen unter den Gruppenmitgliedern ist hervorzuheben. G. können die unterschiedlichsten schulischen/-theoretischen Ansätze haben und zu den verschiedensten Zwecken eingesetzt werden.

1080 **Gruppenspiel-Therapie** (W.D. Wall) **D/J/K**

G. ist ein kindertherapeutisches Verfahren, das auf lern- und verhaltenstheoretischen Konzepten beruht. Es wurde ursprünglich für 6-13 jährige lerngestörte Kinder entwickelt, wird jedoch auch für andere Kindergruppen eingesetzt. Ziele der G. sind die Verbesserung des Selbstkonzepts, die Erhöhung der Motivation sowie eine allgemeine positive Verhaltensänderung.

1085 **Gruppentherapie, Analytische** (R. Battegay) **A/K**

Siehe: **Analytische Gruppentherapie** (115)

1090 **Habituationstraining** (K.H. Ullrich/R. Ullrich-De Muynk) **D**

H., auch Expositionstherapie genannt, ist ein Kombinationsverfahren mit dem Ziel, durch eine systematische Schulung die Habituation (Eingewöhnung) in eine andere Verhaltensweise zu erlangen. In Anwesenheit des Therapeuten wird der Klient mit der Angst auslösenden Situation extrem lange konfrontiert, wobei die erfolgte emotionale Reaktion durch Beachtung/Nichtbeachtung, Selbstkontrolle etc. gering gehalten wird.

1095 **Hagiotherapie** **M/P**

H., ein psychagogisches Verfahren, stellt eine Krankenbehandlung mittels Beschwörungen, Gebeten und Reliquienverehrung dar. Das „Heilige" als angewandte Religionspsychologie wird psychagogisch genutzt.

1100 **Hakomi** (R. Kurtz) **B**

H. ist ein ganzheitliches, körperorientiertes Verfahren der humanistischen Psychologie. Körperhaltung, Proportion, energetische Ladung, Stoffwechsel und Krankheitssymptome des Klienten werden „gelesen"

(Body Reading) und geben Auskunft über charakterliche Prägungen. Auch fernöstliche Verfahren der Selbstwahrnehmung werden verwandt. Widerstand wird unterstützt und bewußtgemacht.

1105 **Hammerschlag-Assoziationsverfahren** (L. Szondi) **A**

HA., auch **Psychoschock-Therapie** (2122), ist ein neoanalytisches Verfahren, das individualtherapeutisch angewandt wird. In einer aktiven analytischen Technik, die bis zur Schock-Methode ausgedehnt wird, wird der Klient dazu veranlaßt, ein Reizwort — im allgemeinen dem Traummaterial oder den Assoziationen entnommen — so lange zu wiederholen, bis er seinen Widerstand aufgibt.

1115 **Heidelberger Schule der Familientherapie** (H. Stierlin et al.) **H**

HS., auch **Transaktionale Familientherapie** (2755), ist ein Sammelname für familientherapeutische Verfahren, die von H. Stierlin et at. an der Heidelberger Universitätsklinik entwickelt und erprobt wurden. Die Vefahren integrieren psychoanalytische und systematische Ansätze und führen sie fort. Der Fokus der therapeutischen Arbeit liegt weniger auf der innerpsychischen als vielmehr auf der innerfamiliären Dynamik. Das Modell basiert auf fünf grundlegenden Gesichtspunkten: 1. der bezogenen Individuation, d.h. Entwicklung ist nur möglich durch die Ausbildung individueller Eigenschaften und Grenzen (Individuation) sowie der „Bezogenheit auf ein Gegenüber“; 2. den Interaktionsmodi von Bindung und Ausstoßung, d.h. der Trennungsdynamik der Loslösung des Kindes von den Eltern; 3. der Delegation, d.h. das Kind bekommt von einem der beiden Elternteil(en) unterschwellig Erwartungen übermittelt, die es erfüllen soll; 4. der Mehrgenerationenperspektive von Verdienst und Vermächtnis, d.h. einer transgenerationalen Ausweitung des Delegationsprinzips, einer über mehrere Generationen wirkende Bindung, einer Verpflichtung oder einem Zwang der Rechenschaft; 5. dem Status der Gerechtigkeit, d.h. einer Beziehungsart, die Bateson als „symmetrische Eskalation“ bezeichnet. Hier ist vor allem die negative Gegenseitigkeit — der „maligne Clinch“ — gemeint, der bei schweren Beziehungsstörungen häufig zu beobachten ist. „Das Tun des einen ist stets auch das Tun des anderen“ (H. Stierlin).

1120 **Heileurhythmie** (R. Steiner) **B/K/M**

H. ist ein ganzheitliches, körper- und bewegungsorientiertes Verfahren auf anthroposophischer Grundlage und wird überwiegend in Gruppen angewandt. Es werden Elemente, wie z.B. Laute, Töne, Vokale, Konsonanten, Rhythmen etc., einzeln geübt; andere Übungen beziehen gymnastische Geräte mit ein. Ziel der H. ist es, über diese Übungen die körperlichen und geistigen Funktionen des Klienten zu verändern.

1125 **Heilung aus der Begegnung** (H. Trüb) **A**

H. ist ein tiefenpsychologisches/neo-analytisches Verfahren, das in Abgrenzung zu Freuds Psychoanalyse und Jungs Analytischer bzw. Komplexer Psychologie entwickelt wurde. Es wird individualtherapeutisch angewandt. Ziel der H. ist es, in „partnerischer Begenung“ zwischen Therapeut und Klient, diesem zu einer „neuen Weltbegegnung“ zu verhelfen, um so dessen wesentliche Bestimmung — „Begegnungsfähigkeit und Begegnungsbereitschaft zur Welt hin“ — zu erreichen. Trüb wirft der Psychoanalyse vor, am Kern psychotherapeutischer Arbeit vorbeizugehen, da sie die psychotherapeutische Situation einem naturwissenschaftlichen Experiment gleichsetze. Erst die echte persönliche Zuwendung des Therapeuten zum Klienten jedoch „schließe diesen für die Heilung auf“. Therapeutische Arbeit an und mit der Übertragung machen den Klienten erst aufgeschlossen und befreit für eine echte und kommunikative Begegnung.

1130 **Holistische Erziehung** (W. Schutz) **B**

HE. geht von der Annahme aus, daß der Mensch (physisch, spirituell, emotional, intellektuell, sozial, ästhetisch) ein „ganzer“ Organismus ist. Ziel der Therapie ist die Erreichung einer integren Persönlichkeit. HE. ist ein Verfahren, in dem ein Erzieher (Therapeut o.a.) Bedingungen schafft, unter denen ein Lernender (Klient o.a.) die Entscheidung zum Lernen treffen kann. Der Therapeut, der ein großes Repertoire von Methoden besitzt, kann die ihm am geeignetsten erscheinende Behandlungsmethode auswählen.

1131 **Holonomische Integration** (S. u. C. Grof) **B/M**

HI., auch Holotropische Therapie genannt, ist ein ganzheitliches, transpersonales Verfahren, das einzeln und in Gruppen durchgeführt wird. Ziel der HI. ist es, ohne Einsatz von psychodelischen Substanzen (z.B. LSD) die gleiche Wirkung zu erzielen, wie sie bei der Verwendung dieser Substanzen zu beobachten ist: die Bewußtwerdung muskulärer Panzerung (Blockaden) sowie das Empfinden und bewußte Erleben intensiver Emotionen. Zu diesem Zweck werden in der HI. folgende Techniken verwendet: kontrollierter Atem, Hyperventilation, fokussierte Körperarbeit, Mandala-Zeichnen, evokative Musik usw. Hierdurch wird das gleiche Erfahrungssprektrum induziert, wie dies bei psychodelischen Stoffen der Fall ist. Es kommt zu progressiver Entspannung, einem Gefühl von Weite mit Visionen von Licht und überirdischer Schönheit.

1135 **Hypnoanalyse** (M.T. Orne/L.R. Wolberg) **A/F**

Bei der H. handelt es sich um ein tiefenpsychologisches Verfahren, das individualtherapeutisch angewandt wird. Zum Zwecke der Verringerung des Widerstandes und der damit einhergehenden Erleichterung der therapeutischen Arbeit wird der Analyse eine Hypnose vorausgeschickt. Die hierdurch induzierte Entspannung, die Beruhigung und das Wohlbefinden erleichtern es dem Klienten, rascher und intensiver an unbewußtes/verdrängtes Material heranzukommen. Häufig werden Altersregressionen gezielt eingesetzt.

1140 **Hypnoanalyse** (Hadfield) **A/F**

Siehe: **Hypnoanalyse** (1135)

1145 **Hypnodrama** (J.C. Moreno/J. Enneis) **F/K**

Beim H. handelt es sich um eine Variante des Psychodramas, das ebenfallls nur in Gruppen durchgeführt wird. Der Unterschied zum Psychodrama besteht darin, daß der „Protagonist" zuvor hypnotisiert wird. Moreno nahm an, daß der Effekt, der bei Gruppenhypnose im allgemeinen zu beobachten ist, sich auf das Psychodrama intensivierend auswirkt.

1150 **Hypnokatharsis** **A/F**

H. basiert auf tiefenpsychologischen Konzepten; sie wird individualtherapeutisch angewandt. Ihr Ziel ist es, über Beruhigung und Entspannung des Klienten, die durch Hypnose induziert werden, direkter und unter geringerem Zeitaufwand an verdrängtes/unbewußtes Material heranzukommen. Das Verfahren wird jedoch auch als unspezifische Beruhigungshypnose angewandt.

1155 **Hypnose-Schlaftherapie** (H. Bernheim) **F**

HS. ist ein tiefenpsychologisches fundiertes Suggestionsverfahren, das individualtherapeutisch angewandt wird. Man unterscheidet: Schlaftherapie durch Fremdhypnose (als „echter Schlaf" eingeleitet, entspricht dem Somnambulismus), Schlaftherapie durch Selbsthypnose (nach Anleitung erteilt sich der Klient die Selbstsuggestion), Hypnosebehandlung mit Schlaftherapie.
Siehe auch: **Schlaftherapie** (2590)

1160 **Hypnotherapie** (M.H. Erickson) **F/Q**

H. ist ein Verfahren der humanistischen Psychologie, das meist individualtherapeutisch angewandt wird. Da häufig nur eine bzw. wenige Sitzung(en) notwendig sind, wird das Verfahren auch zu den Kurztherapien gerechnet. Die H. geht, abweichend von klassischen Hypnoseverfahren weder von einer expliziten Theorie der Hypnose aus, noch geht es ihr lediglich um Symtombeseitigung. Hypnoseinduktionen (Art des therapeutischen Vorgehens) werden jeweils fallspezifisch entwickelt. Auch die von Erickson entwickelte Technik der „Utilisation" ist abhängig vom jeweiligen Klienten, der Situation sowie der Kreativität des Therapeuten. Ziel der H. ist es, den Klienten zu veranlassen, eigene Problemlösungsressourcen zu mobilisieren, d.h. sein Verhaltenspotential zu erweitern. Erkenntnisse oder Einsicht in die Ursache des Problems sind für die H. irrelevant; die Lösung wird dem Unbewußten des Klienten überlassen. Dieser führt eine Art inneren Dialog mit den verschiedensten Aspekten seiner unbewußten Persönlichkeit. Der Therapeut induziert hierzu eine „Suchhaltung" beim Klienten bzw. dessen Unbewußtem, die es diesem ermöglicht, seine eigenen kreativen Möglichkeiten der Problemlösung zu finden.

1165 **Ich-Analyse** (A. Freud) **A**

IA. ist ein tiefenpsychologisches/neo-analytisches Verfahren, das individualtherapeutisch angewandt wird. A. Freud beschäftigt sich überwiegend mit dem vom Vater Freud vernachlässigten Ich der Instanzlehre (Es—Ich—Überich). In ihrem Werk „Das Ich und die Abwehrmechanismen" behandelt sie die Abwehrversuche des Ich zentral. Sie unterteilt diese Abwehrmechanismen nach drei Kategorien: 1. Abwehr der Ängste, die vom über-ich ausgehen; 2. Abwehr der Realangst; 3. Abwehr der Angst vor der Triebstärke. Ziel der Ich-Analyse ist die Aufdeckung der Art der Ich-Abwehr und deren Zuordnung zu bestimmten Angstsituationen, um so den Zusammenhang zwischen ursprünglichem Erlebnis und spezifischer Abwehrform herzustellen; dies ist die Voraussetzung therapeutischer Bearbeitung und des „Durcharbeitens" mit dem Klienten.

1175 **Ignorierungstherpie** (T. Ziehen) **F**

I. ist ein Suggestionsverfahren, das individualtherapeutisch angewandt wird. Ziel der I. ist es, durch appellative Ein- und Überredungsversuche bei gleichzeitiger Ignorierung des Problems/Konflikts/Symptoms den Klienten von den Annahmen und Überzeugungen, die nach Meinung des Therapeuten dem Problem zugrunde liegen, abzubringen. Psychische Störungen werden als eine Art „logischer Defekt" verstanden.

1180 **Imaginationstherapie** (A.A. Lazarus) **C**

In der I. wird von Vorstellungsbildern ausgegangen, die jeder Mensch hat und die in bestimmten Situationen störend sein oder auch wie sich selbst erfüllende Prophezeihungen wirken können. Die I. geht davon aus, daß man durch die Veränderung dieser Vorstellungsbilder psychische Störungen beseitigen sowie Selbstsicherheit, Energie, Ausdauer und neue Fähigkeiten/Fertigkeiten erlangen kann. Folgende Methoden zur Selbsthilfe werden genannt: Steigerungstechnik, Selbstsensibilisierung, das ideale Selbst, die Kluft überbrücken, das fehlende Zwischenglied und übertriebenes Rollenspiel.

1185 **Impasse-Priority-Therapy** (N. Kefir) **A/B**

IPT., eine Variante der Adlerschen Individualpsychologie, geht von der Annahme aus, daß der Mensch ein kreatives, selbstbestimmendes und entwicklungsfähiges Wesen ist. Ziel der Therapie ist es, Menschen aus einer „Minussituation" in eine „Plussituation" zu bringen. Zu Störungen kommt es, wenn „impasses" (Sackgassen) entstehen, die auf Defizite im sozialen Lernen zurückzuführen sind. In der Therapie, die aus vier Phasen (Einzelsitzungen, Intensivmarathon, Workshop-Programm, Aktivierung des sozialen Interesses) besteht, wird der Sozialisierungsprozeß der Kindheit nochmals durchgeführt. Soziale Interessen werden geweckt und ein neuer Lebenstil entdeckt.

1190 **Implosionstherapie (T.G. Stampfl/P. London)** **D**

I. stellt eine lerntheoretisch begründete psychodynamische Verhaltenstherapie dar. Der Therapeut erstellt zunächst eine Liste, in der furchterregende Stimuli je nach Grad der Vermeidung/Verdrängung, angeordnet sind. Indem der Therapeut Angst auslösende Reize vorführt, versucht er, bei dem Klienten maximale Angst auszulösen; er beendet die Darbietung der Reize erst, wenn eine signifikante Intensitätsminderung der Angst erkennbar ist. Heute wird I. meist als Variante von Reizüberflutungstechniken gesehen.

1195 **Individualpsychologie** (A. Adler) **A**

Die I. geht von der Annahme aus, daß der Mensch eine unteilbare Einheit darstellt. Der Mensch ist aus seinem „Lebensplan“ zu verstehen, der aus dem Streben nach sozialer Anerkennung und nach dem Ausgleich von Minderwertigkeitsgefühlen besteht. Durch Geltungs- und Machtstreben wird dieser Minderwertigkeitskomplex zu kompensieren versucht, wobei es auch zur Überkompensation kommen kann. Ist der „Lebensplan“ fehlerhaft, scheitert die Kompensation. Liegt eine Störung des Gemeinschaftsgefühls vor, so kommt es zu dem neurotischen Erscheinungsbild. Das individualpsychologische Vorgehen in der Psychotherapie dient der Überwindung von Minderwertigskeitsgefühlen, dem Aufbau von Selbstvertrauen und Kompetenz.

1200 **Individualtherapie** (K. Leonhard) **D**

I., ein verhaltenstherapeutisches Konfrontationsverfahren, das der Reizüberflutungstherapie ähnelt, besteht aus einem zweiteiligen Therapieprozeß. Der erste Teil beinhaltet ein Stoppverfahren, d.h. der Klient erlernt die Unterbrechung von zwanghaften Gedanken und Zwangsritualen sowie die Ersetzung dieser durch angenehme Gedanken. Der zweite Teil umfaßt eine Lebenslaufanaylse mit suggestiven Ermunterungen.

1205 **Initiatische Therapie** (K. von Dürckheim/M. Hippius) **A/B/M**

IT. ist ein ganzheitliches, transpersonales, transzendentales Verfahren, das in Einzel- und Gruppensitzungen durchgeführt wird. IT. integriert östliche und westliche Mystik, Religiosität, Philosophie und Anthropologie. Ziel der IT. ist es, „das Tor zum Geheimen zu öffnen, das der Mensch in seinem Wesen ist“. Es werden Atem-, Bewegungs- und Körperübungen sowie bildnerische und gestalterische Mittel eingesetzt, darüber hinaus — als wichtigstes Verfahren — die Meditation. Initiatische Erfahrungen ähneln Erfahrungen mystischer Art (Satori, Samadhi, Unio Mystika) und sind der Beginn einer Wieder- bzw. Neugeburt (Reinkarnation). Diese Erfahrungen können vor allem in vier Bereichen gemacht werden: in der Natur, in der Kunst, in der Erotik und in Kult/Religion. IT. schafft mit ihren Verfahren „Bedingungen, unter denen die Chance einer Seinserfahrung oder Seinsfühlung wächst und der Mensch auf den Augenblick vorbereitet wird, in welchem die ihm immanente Transzendenz ihn überwältigend, beglückend und verpflichtend zu einem neuen Leben erweckt.“

1210 **Instant Psychotherapie** (Gelb/L.P. Ullmann) **D/Q**

Siehe: **Augenblicksverfahren** (255)

1215 **Integrale Therapie** (C. Naranjo) **B/C/M**

IT., auch „Integral Therapy“, ist ein ganzheitliches, transpersonales Verfahren; es wird individual- und gruppentherapeutisch angewandt. Ziel der IT. ist eine Bewußtseinssteigerung bis hin zu spirituellen und transpersonalen (mystischen) Erfahrungen. Es werden Atem-, Bewegungs- und Körpertechniken, meditative und imaginative Verfahren — teilweise auch medikamentöse Applikationen (Halluzinogene, psychodelische Drogen) — eingesetzt.

1220 **Integral Therapy** (C. Naranjo) **B/C/M**

Siehe: **Integrale Therapie** (1215)

1225 **Integrationstherapie** (O.H. Mowrer) **B/D/K**

I., auch Integrationstherapie oder Integritätsgruppen, ist ein gruppentherapeutisches Verfahren, das auf zwei Ebenen angewandt wird: in nichtakademischen Gruppen, die in der Gemeinde arbeiten, und in akademischen Gruppen. Letztere entsprechen etwa Ausbildungsgruppen für Studenten, die die verschiedensten psychosozialen Berufe ansteuern. Der Klient ist — neben Anteilen der Erziehung und Umwelt — für seine Störung verantwortlich; das Problem ist stärker verhaltensgesteuert als emotional verursacht. Das Hauptproblem psychischer Schwierigkeiten sieht Mowrer in der „asozialen/untersozialisierten" Verhaltensweise des Klienten, der ständig die Normen seiner Bezugsgruppe bricht. Da der Klient sich und anderen ständig etwas vormacht, fühlt er sich zu Recht schuldig, was sich in Symptomen, Angst und Entfremdung äußert. Diese Symptome führen zu einer Identitätskrise. Mowrer zieht den Begriff „Soziose" dem der Neurose vor. Der direkte Weg, aus diesem Konflikt herauszukommen, liegt in der Teilnahme an offenen und ehrlichen Transaktionen in einer Gruppe von in gleicher Weise betroffenen Menschen. Von den Gruppenmitgliedern wird erwartet, daß sie sich die Prinzipien Ehrlichkeit, Verantwortung und Anteilnahme zu eigen machen. Die Mitglieder üben in der Gruppe Selbstöffnung, Konfrontation und emotionale Unterstützung. Darüber hinaus verpflichtet sich jedes Gruppenmitglied, die „Ge- und Verbote", d.h. Richtlinien, in welchen das Verhalten innerhalb und außerhalb der Gruppe festgelegt ist, einzuhalten. Es werden sowohl tiefenpsychologische und lern- und verhaltenstherapeutische Verfahren als auch solche der humanistischen Psychologie eingesetzt. Ziel der I. ist es, Menschen durch eine Wiederherstellung ihrer persönlichen Integration und Identität dabei zu helfen, gegen Entfremdung anzugehen.

1240 **Integrative (Bewegungs-)Psychotherapie** (H. Petzold) **B**

IP. ist ein ganzheitliches, körper- und bewegungszentriertes Verfahren, bei dem Erleben und Erfahen im Vordergrund stehen. In die IP. sind Elemente der Gestalttherapie (F. Perls), der Vegetotherapie (W. Reich), der Bioenergetischen Analyse (A. Lowen), des Therapeutischen Theaters (Iljine), der Expression Corporelle (Dropsy) und der Psychomotorischen Therapie integriert. Es werden Übungen und Techniken des Tanzes, der Meditation und der Pantomime verwandt. Ziel der IP. ist es, dem Klienten therapeutische Veränderungen zu ermöglichen und Lernprozesse anzuregen, wodurch Veränderungen körperlicher, psychischer und kognitiver Art bewirkt werden.

1245 **Integrative Therapie** (W.J. Urban) **B**

IT. geht von der „Person als Ganzes" aus; sie hat keine eigene Persönlichkeitstheorie. Vielmehr ermöglicht sie es dem Therapeuten, verschiedene therapeutische Methoden anzuwenden, d.h. er entscheidet, zu welchem Zeitpunkt der Einsatz welcher Technik den größten Erfolg für den Klienten bringen wird. Ziel ist es, die „natürliche Energie" des Menschen freizusetzen: das Selbstbild ändert sich; Kreativität, Verantwortungsgefühl, höhere Entscheidungs-, Arbeits- und Liebesfähigkeit entstehen.

1260 **Integritätsgruppen** (O.H. Mowrer) **K**

I. sind Selbsthilfegruppen, die ein „gemeindenahes Unterstützungssystem" bieten. Die zentrale Annahme ist, daß Menschen von sich und anderen entfremdet werden, wenn sie Ehrlichkeit, Verantwortung und Vertrauen nicht gezeigt/geschätzt haben. Der Klient ist in seinem Verhalten gegenüber andern „untersozialisiert". Durch die Übungen ehrlichen, verantwortlichen und anteilnehmenden Verhaltens in der Gruppe kann der Klient seine „neuen" Verhaltensweisen auf die Interaktionen mit anderen Menschen, die diese Handlungen dann verstärken, übertragen. Entstehen dabei Schwierigkeiten, bietet die Gruppe Rückhalt, gibt Feedback und stellt einen Ort dar, an dem auch alternative Reaktionen ausprobiert werden können. Ziel ist es, in Gemeinschaft mit anderen das Gefühl persönlicher Integration zu erleben.

1265 **Intensive Psychotherapie** (F. Fromm-Reichmann) **A**

Siehe: **Aktive Psychotherapie** (60), **Direktive Therapie** (610)

1270 **Interaktionelle Verhaltenstherapie** (H. Dziewas/K. Grawe) **D/K**

IV. ist ein zweiteiliges Einzel- und Gruppentherapieverfahren. Das Hauptgewicht liegt auf den Gruppenproblemen; Einzelprobleme werden durch individuelle Therapiepläne ergänzt. Regelmäßige Planungsbesprechungen, in denen die Ereignisse der letzten Sitzung, die Verfolgung der unterschiedlichen Therapieziele und neue sinnvolle Maßnahmen für folgende Sitzungen besprochen werden, sind von besonderer Bedeutung.

1275 **Interaktionistische Psychotherapie** (H.S. Sullivan) A

IP., auch Interpersonale Psychiatrie genannt, ist ein tiefenpsychologisch/neo-analytisches Verfahren, das individualtherapeutisch angewandt wird. Genetische Psychologie und behavioristische Ansätze werden zu einer Psychiatrie der zwischenmenschlichen Beziehungen integriert. Psychische Vorgänge werden als Spannungen und Energieumwandlungen verstanden, die empirisch beobachtbar sind. Unter Behaviorismus versteht Sullivan, diese Spannungen und Energieumwandlungen nach Zielen, Tendenzen und Impulsen zu untersuchen.

1280 **Intermediäre Verhaltenstherapie** (S. Arnold/R.A. Fox/G.M. Rosen) D

Bei der IV. handelt es sich um ein lern- und verhaltenstherapeutisches Verfahren, das einzeln und in Gruppen durchgeführt wird. Bei dieser Therapie „im natürlichen Umfeld" werden geeignete Personen aus der Umgebung des Klienten als Hilfstherapeuten (Meditatoren) eingesetzt. Ziel der IV. ist es, hierdurch eine interaktionale Intensivierung der Einwirkung therapeutischer Maßnahmen im Dreieck von Klient, Meditor und Therapeut zu erreichen.

1290 **Interventionsgerontologie** (U. Lehr) H

Unter I. versteht man die Zusammenfassung von Maßnahmen gegen vermeidbare psychische Altersfolgen, wie soziale Hilflosigkeit, Familienverlust und verbale Isolation, durch Selbstkontrolltechniken. Präventive Arbeit steht hier im Hintergrund, vielmehr sollen schon eingetretene Deprivationen durch die Erhaltung bzw. durch den Einsatz familiärer Unterstützung kompensiert werden.

1295 **Intuitive Methode** (T. Reik) A

IM. ist ein tiefenpsychologisch/neo-analytisches Verfahren, das individualtherapeutisch angewandt wird. Unter IM. versteht Reik die bis ins einzelne gehende Selbstanalyse des Therapeuten, so daß die inneren Erlebnisse und Erfahrungen des Analytikers während der Therapie wiedergegeben werden. Das Verfahren ist „unsystematisch", zwischen Psychoanalyse und Neo-Analyse hin und her pendelnd; es wird stärker phänomenologisch gearbeitet, der genetische Aspekt der Psychoanalyse ist aufgegeben.

1300 **Isolierungstherapie** (J. Déjérine) L

I. ist ein älteres Verfahren der Milieutherapie, bei dem durch Beeinflussung von abnormen und krankhaften Seelenzuständen durch Einwirkungen auf das soziale Milieu eine „Milieugestaltung" betrieben wird.

1305 **Italienische Schule (Mailänder Schule) der Familientherapie** (M. Selvini-Palazzoli) H

Selvini-Palazzoli baut grundlegend auf den Erkenntnissen der Palo Alto-Gruppe auf, entwickelt jedoch ein anderes Vorgehen und betont bestimmte Aspekte des systematischen Denkens. Zirkuläre Befragungen werden durchgeführt, d.h. jedes Familienmitglied muß reihum zu seinen Ansichten über den anderen Auskunft geben. Auch wird mit Paradoxen Interventionen gearbeitet. Für die Mailänder Gruppe ist spezifisch, daß nicht nur das Problemverhalten selbst verschrieben, sondern auch die Konstellation der Beziehungen in die Verschreibung einbezogen wird. Erforderlich ist ein gut ausgebildetes Therapeutenteam, das die Familie behandelt. Dabei stehen ein oder zwei Therapeuten in direktem Kontakt zur Familie, während die anderen hinter einer Einwegscheibe das Geschehen beobachten. In den Therapiepausen finden dann Interaktionsanalysen, Interventionsplanungen etc. statt.

1310 **Katathymes Bilderleben** (H.C. Leuner) A/C/Q

KB. ist dem Bereich der Imaginativen Psychotherapie, der Kurztherapien und der Krisenintervention zugeordnet. Das theoretische Konzept dieses Verfahrens beruht auf der Tiefenpsychologie, vor allem der jüngeren Entwicklung. KB. besteht aus verschiedenen Methoden zur Handhabung des gelenkten Tagtraumes. Die Bildervorstellungen dienen der Symbolkonfrontation und der Überwindung neurotischer Vorstellungen.

1315 **Kausale Milieutherapie** (H. Meyerhoff) **L**

Ziel der KM. ist es, durch einen Begriff in die Umwelt des Klienten eine Art „Milieubereinigung" zu erreichen. Unter Umwelt versteht Meyerhoff die drei Lebenskreise Beruf, Familie, Freizeit, wobei er davon ausgeht, daß die therapeutische Arbeit auf einem oder mehreren Gebieten gleichzeitig ansetzen muß.

1320 **Kinesic Therapy** (F. u. J. Knobloch) **H**

KT. ist ein familientherapeutisches Verfahren, das auf den Arbeiten von Birdwhistle und Scheflen zur nonverbalen Kommunikation beruht. „Kinesic" beschäftigt sich mit der Mikroerforschung menschlicher Kommunikationsmuster in sozialen Kontexten. Ziel der KT. ist die Analyse und Aufdeckung der versteckten Kommunikationsmuster, die meist nonverbal in der familiären Kommunikation und Interaktion enthalten sind. Es werden Video-Aufzeichnungen und Einwegspiegel zur Analyse eingesetzt.

1325 **Kinetische Trance-Therapie** (D. Akstein) **B/K/M**

Siehe: **Bewegungstrance** (380), **Terspichore-Trance-Therapie** (2710)

1335 **Klientenzentrierte Familientherapie** (T. Gordon/B.G. Guerney) **H**

KF. basiert auf der von C. Rogers entwickelten Gesprächspsychotherapie (Klientenzentrierte Psychotherapie, nichtdirekte Psychotherapie). Die dort entwickelten Konzepte werden auf die familientherapeutische Arbeit übertragen, wobei Kinder und Eltern gemeinsam in ausgewählten Gruppengesprächen behandelt werden.

1340 **Klientenzentrierte Gesprächspsychotherapie** (C.R. Rogers) **A/B**

Siehe: **Gesprächspsychotherapie** (1035)

1345 **Klientenzentrierte Spieltherapie** (S. Schmidtchen) **B/J**

KS. (Client-Centered Play Therapy), ist ein Verfahren der humanistischen Psychologie, das auf den Arbeiten von Rogers und Axline basiert; sie wird bei Kindern sowhl individual- als auch gruppentherapeutisch angewandt. Auf der Grundlage des von Rogers postulierten Therapeutenverhaltens (nichtdirektiv, empathisch, kongruent) werden Spiele und Spielmaterialien eingesetzt, die sowohl diagnostische als auch therapeutische Funktion haben. Im allgemeinen werden auch Bezugspersonen (Eltern, Lehrer) in die therapeutische Arbeit einbezogen.

1350 **Körperbewußtsein** (K. Dychtwald) **B**

Siehe: **Body Mind** (465)

1355 **Körperzeichen als Selbstwahrnehmung** (DeChiara) **O**

K. ist ein auf tiefenpsychologischen Erkenntnissen beruhendes, ganzheitlisches, kreatives Verfahren; es wird individual- und gruppentherapeutisch angewandt. Da psychischen Störungen auch ein geringes Gefühl für den eigenen Körper zugrunde liegt (mangelnde oder falsche Selbstwahrnehmung), wird die Selbstwahrnehmung über das Zeichnen des Körperschemas des Klienten evoziert bzw. verändert, so daß es zu größerer Bewußtheit kommt.

1360 **Körperzentrierte Psychotherapie** (R. Kurtz/H. Prestera) **B/K**

Die KP. ist ein körperorientiertes Verfahren der humanistischen Psychologie, das überwiegend in Gruppen angewandt wird. Das Verfahren ist erfahrungs- und erlebnisorientiert (nonverbal), wobei der Klient seine körperlichen Verspannungen und Blockaden bewußt wahrnimmt, um sie dann mit Hilfe des Therapeuten auflösen zu können. Kurtz/Prestera haben darüber hinaus ein Verfahren entwickelt, das ebenfalls im therapeutischen Prozeß eingesetzt wird: das Körperlesen (Body-Reading). Dieses dient dem Therapeuten als Diagnostikum verborgener/verdrängter Erfahrungen des Klienten, was vom Therapeuten aufgegriffen und in die therapeutische Arbeit einbezogen wird. Der KP. liegen Konzepte der Reichschen und Lowenschen Arbeiten zugrunde.

1365 **Kognitive Ärgerkontrolle** (R.W. Novaco) **D**

KÄ. ist ein Verfahren der kognitiven Verhaltenstherapie, das Konzepte der „Rational-Emotiven Therapie" von Ellis integriert; es wird individual- und gruppentherapeutisch angewandt. Ziel der KÄ. ist die Selbstregulation. Dies wird über das Erlernen und Einüben von Entspannungstechniken sowie Übungen zur Selbstkontrolle erreicht. Darüber hinaus werden auch „Hausaufgaben" eingesetzt. KÄ. ist eines der Reattribuierungsverfahren, das durch den Einsatz verschiedener verhaltenstherapeutischer Techniken verbale Auslöschung und kognitive Restrukturierung erreicht.

1375 **Kognitive Psychotherapie** (A.T. Beck) **D**

Ziel der Therapie, die bei depressiven Patienten eingesetzt wird, ist es, die Gedanken, die die Depression aufrechterhalten und fördern, den Motivationsmangel und den geringen Aktivitätsgrad des Patienten zu verändern. In der ersten Therapiephase werden verhaltenstherapeutische Verfahren (aktivierende Stundenpläne, Hausaufgaben etc.) eingesetzt; nachfolgend lehrt der Therapeut den Klienten, seine „automatischen Gedanken" (negative Sicht der eigenen Person, der Umwelt, der Zukunft) zu identifizieren. Der Therapeut formuliert nun seine Hypothesen und stellt sie dem Klienten zur Verfügung. Die Veränderung der „automatischen Gedanken" findet in dreifacher Hinsicht statt: logische Analyse (Auflösung der Übergeneralisierung), empirische Analyse (Informationssuche, um zu neuen Anschauungen zu gelangen) und pragmatische Analyse.

1380 **Kognitive Verhaltenstherapie** (M. Mahoney/M.R. Goldfried/D.W. Meichenbaum u.a.) **D**

Mahoney, Goldfried und Meichenbaum gehören zu den Pionieren und Hauptvertretern der kognitiven Verhaltenstherpie (VT.). Gegenstand der kognitiven Ansätze innerhalb der VT. ist das Wahrnehmen und Denken, das innere oder verdeckte Sprechen, die Informationsaufnahme und -verarbeitung. Diese Prozesse wurden in der frühen Verhaltenstherapie zwar nicht geleugnet, aber doch als unwichtig erachtet, da sie lediglich als Mediatoren (Vermittler) zwischen den äußeren Reizbeziehungen und dem offenen, beobachtbaren Verhalten angesehen wurden. Das mediatorische Modell wurde in den letzten Jahren zugunsten der weitergehenden Annahme verworfen, daß den kognitiven Prozessen eine echte Steuerungs- und Kanalfunktion für das Verhalten zukommt. Als Hauptvertreter der kognitiven Verhaltenstherapie sind Beck, Ellis, Meichenbaum, Lazarus und Mahoney zu nennen.

1385 **Kollusionstherapie** (J. Willi) **A/H**

K. ist ein tiefenpsychologisch fundiertes Verfahren zur Therapie von Beziehungs-, Ehe- oder Paarproblemen. Die Ursache aller Beziehungsstörungen ist in der von beiden Beziehungspartnern unbewußt und stillschweigend getroffenen neurotischen Übereinkunft (Kollusion) zu suchen, die sich auf der bewußten Ebene konflikthaft manifestiert. Ziel der K. ist es, diese, der Störung zugrunde liegende Kollusion, aufzudecken, um sie so auflösen zu können.

1390 **Kommunikationstherapie** (Palo Alto-Schule: P. Watzlawik/G. Bateson/D. Jackson) E

Die Theorie der K. geht davon aus, daß es „nicht möglich ist, nicht zu kommunizieren" und daß zwei Ebenen der Kommunikation unterschieden werden müssen: die Inhalts- und die Beziehungsebene. Falls die Kommunikationspartner den Unterschied dieser zwei Ebenen nicht kennen bzw. sich auf der „falschen Ebene" bewegen, kommt es zu Störungen. Auch wird betont, daß die wechselseitige Abhängigkeit der Interaktion nur willentliche Setzungen eines Anfangs erlaube (Interpunktion). Weiterhin unterscheidet man analoge und digitale Kommunikation sowie symmetrische und komplementäre Interaktion. In der Therapie wird das Kommunikationssystem selbst zum Angriffsziel.

1395 **Kommunikative Familientherapie** (G. Bateson/M. Selvini-Palazzoli) E/H/Q

KF. geht auf die Arbeit der Palo Alto-Schule zurück. Zugrunde liegen ihr die allgemeine Systemtheorie von Bertalanffy, Kybernetik (Wiener) sowie kommunikationstheoretische Modelle, wie sie besonders von P. Watzlawick et al. dargestellt wurden. Dieser an Familien psychotrischer Klientenentwickelte Ansatz arbeitet hauptsächlich mt Paradoxen Interventionen und Double-Bind-Techniken. Hierdurch wird das pathologische Familiensystem in die Lage versetzt, neue bzw. angemessenere Formen der Interaktion und Kommunikation zu entwickeln. Der KF. liegt die Annahme zugrunde, daß die Ursache psychischer Störungen in fehlerhafter, unverständlicher oder mehrdeutiger Kommunikation und Interaktion zu suchen ist. Aufgabe des Therapeuten ist es, diese gestörten Kommunikationsmuster aufzulösen. Hierzu sind meist nur wenige —Interventionen des Therapeuten manchmal nur eine — nötig, so daß die KF. zu den Kurztherapien gerechnet wird. In Europa wurde dieser Ansatz von Selvini-Palazzoli und Mitarbeitern (Mailand/Italien) weiterentwickelt.

1415 **Komplexe Psychologie** (C.G. Jung) A

Siehe: **Analytische Therapie** (125)

1420 **Konfrontationsverfahren** D

K. stellt einen Sammelbegriff für Verfahren dar, bei denen ein forcierter Kontakt mit dem Angstreiz systematisch angestrebt wird, um so Angstreaktionen zu erzeugen. Beim Auftreten der Angstreaktion wird die Konfrontation — im Gegensatz zur systematischen Desensibilisierung — nicht unterbrochen, sondern über eine bestimmte Zeit hinweg aufrechterhalten bzw. bis zum Nachlassen der Angst fortgesetzt. Folgende Gemeinsamkeiten der Konfrontationsverfahren sind zu nennen: volle Intensität und verlängerte Darbietung der Reize, Verhinderung von Vermeidungsverhalten und die Nichtanwendung von Entspannungsverfahren.

1425 **Konfrontative Therapie** (R.J. Corsini) B/K

KT. auch Immediate Therapy, geht von der Annahme aus, daß Menschen unter geeigneten Bedingungen plötzliche und anhaltende positive Persönlichkeitsänderungen erfahren können. KT. wird überwiegend in der Gruppe durchgeführt, wobei die Technik des Psychodramas und/oder die „Hinterdem-Rücken-Technik" benutzt wird. Die Therapie eignet sich besonders für den Strafvollzug.

1440 **Konstitutionstherapie** (B. Aschner) B

Die K. integriert tiefenpsychologische, ganzheitlich körperorientierte Methoden mit naturheilkundlichen Aspekten. Das Verfahren wird (stationär) individualtherapeutisch angewandt. Es werden sowohl Körper- und Bewegungsübungen, Bäder, eine spezifische — vom jeweiligen Krankheitsbild abhängige — Ernährung, als auch therapeutische Gespräche angewandt.

1445 **Kontaktpsychologie** (E. Speer) **A/B**

K. ist ein ganzheitliches, tiefenpsychologisch fundiertes Verfahren, das individualtherapeutisch angewandt wird. Kontaktfähigkeit (= Liebesfähigkeit) ist die Voraussetzung einer gesunden Entwicklung, die zur Reife führt. Wurde diese Kontakt-/Liebesfähigkeit in der Kindheit nicht oder nur verkümmert ausgebildet, kommt es später zu psychischen Störungen. Psychoanalytische Techniken werden so gut wie nie angewandt; wichtiger ist die emotionale Zuwendung des Therapeuten. Hierdurch erlebt der Klient erstmals oder wieder, was es bedeutet, Kontakt zu haben, in Kontakt zu sein. Lebenslauf, Familienfotos, Auskünfte von nahen Verwandten etc. werden zur therapeutischen Arbeit herangezogen; nur in besonders schwierigen Fällen wird mit Trauminhalten und Wachphantasien gearbeitet. Ziel der kontakttherapeutischen Arbeit ist es, dem Klienten sein verlorenes Selbstgefühl zurückzugeben.

1450 **Kontemplative Aufmerksamkeit** (P.E. Levy) **C/F/G**

KA. ist ein autosuggestives Entspannungsverfahren, das individualtherapeutisch angewandt wird. Über Vorstellungsbilder, die vom Therapeuten vorgegeben werden, gelangt der Klient zu tiefer Entspannung. Nach einer Einübungsphase ist er in der Lage, unabhängig vom Therapeuten Entspannungszustände zu induzieren.

1455 **Kontextuelle Therapie** (I. Boszormenyi-Nagy) **A/H**

KT. ist ein familientherapeutisches Verfahren auf psychoanalytischer/tiefenpsychologischer Grundlage. Ursachen psychischer Störungen, d. h. der Familienproblematik, werden im familiären Kontext gesehen, vor allem in den unbewußt verinnerlichten Modellen, die von Toten oder abwesenden Figuren bezogen wurden — gewöhnlich den Großeltern des auffälligen Kindes (Objektbeziehungstheorie). In der Therapie wird versucht, jene früheren Erlebnisse bewußtzumachen, die den gegenwärtigen Projektionen und Verzerrungen zugrunde liegen.

1460 **Konzentrative Bewegungstherapie** (H. Stolze/E. Gindler/J.E. Meyer/M. Goldberg) **B**

Bei der KB. handelt es sich um ein tiefenpsychologisch orientiertes Verfahren, das sowohl einzeln als auch in Gruppen durchgeführt wird. Es ist ganzheitlich, körper- und erfahrungsorientiert und läßt sich auch mit anderen klinischen oder analytischen Methoden verbinden. KB. zielt auf eine Veränderung des inneren Verhaltens ab, im Gegensatz zu verhaltenstherapeutischen Strategien. Sie arbeitet mit Verfahren, die die Atmung, die Stimme, die Bewegung und gestalterische Mittel einbeziehen. Erlebnisstörungen des Klienten werden gleichzeitig im Psychischen und Körperlichen angegangen.

1465 **Konzentrative Entspannungsübungen** (E. Gindler) **G**

KE. ist ein ganzheitliches, körperzentriertes Verfahren, das individual- und gruppentherapeutisch angewandt wird. Sein Ziel ist die geistige Sammlung und passive Aufmerksamkeit für körperliches Geschehen (Atem, Herz etc.). Um eine Hinwendung des ganzen Menschen (sinnlich, geistig, körperlich) auf sich und seine Umwelt zu erreichen, werden eine Reihe von Übungen, bei denen der Klient die Augen geschlossen hält, durchgeführt.

1470 **Konzentrative und Integrative Bewegungsübungsverfahren** (Gesslein) **B**

KI., eine Körpertherapie, stellt ein funktionales Verfahren dar, das auf die Förderung/Verbesserung psychophysischer Funktionen ausgerichtet ist. Das Körperleben, der Bezug zum eigenen Leib, die Prägnanz des Körperschemas, die Sensibilität und die Fähigkeit zur Relaxation wird gefördert. Dabei kommen den funktionalen Methoden der Bewegungs-, Atem- und Entspannungstherapie große Bedeutung zu.

1475 **Kreative Aggression** (G.R. Bach) B/H

KA., auch Aggressionstherapie oder Fair-Fight-Therapy genannt, ist ein Verfahren, das Aggression positiv als „kreatives Potential" einsetzt. KA. wird bei Paaren, Familien und in Gruppen angewandt. Techniken der Konfrontation, entschiedene Stellungnahme, Ritualisieren des Aggressionsausbruchs, Aufdecken und Themafixieren versteckter Aggression sowie Einüben positiver „Aggressions-Release"-Techniken finden hier ihre Anwendung. Ziel der Therapie ist es, Aggression kreativ und kommunikativ einzusetzen und die Aggressionstoleranz zu vergrößern.

1480 **Kreativitätstraining** B

Die Kreativitätsförderung ist ein Zweig der kogniativen Therapien, die als Ziel die Steigerung der schöpferischen Strategie angibt. Die Fähigkeit, Probleme adäquat zu lösen, wird in den kogniativen Therapieansätzen weitgehend als zentrales Therapieziel gesehen und als Erfolg der Therapie gewertet. Eine Schulung der Kreativität erfolgt mit verschiedenen Methoden, wie Brainstorming, gemeinschaftlicher Ideenproduktion, „synectics", „Fremdes vertraut und Vertrautes fremd machen" etc.

1485 **Kreativ- und Gestaltungstherapie** (M. Naumburg/Franzke) O

Siehe: **Maltherapie** (1585)

1490 **Krebspsychotherapie** (O.C. Simonton/S. Matthews-Simonton) B/C

K., auch Visualisations-Therapie oder Positive Mental Images oder Life-Safing-Self-Awareness-Technique genannt, ist ein ganzheitliches, körperbezogenes transpersonales Verfahren, das speziell für Krebskranke und deren Angehörige entwickelt wurde; es wird individual- und gruppentherapeutisch durchgeführt. Ziel der K. ist es, dem Kranken zu helfen, seine Abwehrkräfte zu entwickeln und zu stärken, um die Krankheit entweder zum Stillstand zu bringen oder gar bis zu vollständigen Heilung zurückzubilden. Hierzu wird das jeweilige „Glaubens- oder Weltanschauungssystem" eines Patienten, d.h. dessen Motivation zur Genesung, eruiert. Im Verlauf von einigen Orientierungssitzungen, zu denen der Klient Familienmitglieder, Verwandte, Freunde mitbringen kann, vermitteln die Therapeuten ihr Konzept von Krankheit und Gesundheit; gleichzeitig wird eine Entspannungs- und Visualisierungstechnik vermittelt. Darüber hinaus werden Biofeedback, Autogenes Training und Meditation eingesetzt. Der Patient erhält Tonband-Cassetten mit nach Hause, die spezifische Anweisungen seines Therapeuten enthalten. Alle Patienten nehmen zweimal wöchentlich an einer Gruppensitzung teil.

1495 **Kriminalpsychologie** L

Die Kriminalpsychologie stellt ein Teilgebiet der Angewandten Psychologie dar. Sie formuliert Hypothesen und Theorien zur Beschreibung und Erklärung von normabweichenden (Verstöße gegen die Rechtsnorm) Verhaltensweisen. Die Motive bestimmter Delikte und die Ursachen der Neigung zur Kriminalität überhaupt werden untersucht. Die Kriminaltherapie stellt ein sozialtherapeutisches Therapieangebot im Strafvollzug dar. Ihr Ziel ist die Aneignung/Korrektur von Lebensbewältigungstechniken, die die Konflikte zwischen gesellschaftlichen Normen und den individuellen Bedürfnissen beseitigen sollen. Eine strafgesetzliche Unauffälligkeit durch eine Veränderung der Persönlichkeit und der Verhaltensweisen soll erreicht werden.

1500 **Krisen-Interventionstherapie** (F.S. Pittmann/D. Langsley et al.) H

K. ist ein familientherapeutisches Verfahren, das zum Ziel hat, die Hospitalisierung des Indexpatienten (identifizierter Patient, das Familienmitglied, das sich als hauptsächlicher Problemträger zeigt bzw. als solcher angeboten wird) zu verhindern. Ein therapeutisches Team ist täglich 24 Stunden verfügbar; außerdem werden Hausbesuche gemacht, bei welchen Interventionen eingesetzt werden, um unmittelbare Änderungen in der Familie zu erzielen. In manchen Fällen werden auch Medikamente zur Beruhigung und Spannungslösung an eines oder mehrere Familienmitglieder verabreicht.

1505 **Krisenmanagement** (J.L. Greenstone/S.B. Leviton) **B/Q**

K. heißt, eine geschickte Exploration zu dem Zeitpunkt einzusetzen, in dem der Klient aufgrund starker Spannungen und großen Stresses — entstanden durch unerwartete Ereignisse — nicht mehr in der Lage ist, sein Leben so zu führen, wie es in einer krisenfreien Zeit möglich gewesen wäre. Ziel ist die Abwendung einer äußerst destruktiven Situation, bevor körperliche und/oder emotionale Schäden eintreten.

1510 **Kum Nye** (T. Tulku) **B/M/P**

KN. ist ein altes tibetanisches, geistig-körperliches Entspannungsprogramm, das von Tulku für den Westen aufbereitet und strukturiert wurde. Es wird einzeln oder in Gruppen durchgeführt. Ziel ist es, Harmonie, inneres Gleichgewicht, Ruhe sowie körperliches und geistiges Wohlbefinden zu erreichen. Hierzu werden Atem-, Bewegungs- und Körpertechniken sowie meditative Übungen eingesetzt.

1515 **Kunsttherapie** (R.M. Jessen) **O**

K. ist ein ganzheitliches, kreatives Verfahren, das auf tiefenpsychologischen Annahmen basiert; es wird individual- und gruppentherapeutisch angewandt. Ziel der K. ist es, dem Klienten die Möglichkeit zum Ausdruck unbewußter Inhalte zu geben, wobei die kreative Beschäftigung diagnostische und therapeutische Funktion hat. Weitere Ziele der K. sind: das Leben des Klienten zu bereichern, bei Aufbau/Entwicklung von Kunstbetrachtung behilflich zu sein, allgemeine Ausdrucksförderung, sinnvolle Lebensgestaltung.

1520 **Kunsttherapie, Analytische** **A/O**

K. ist ein diagnostisches und therapeutisches Verfahren, das auf psychoanalytischen/tiefenpsychologischen Annahmen basiert; es wird individual- und gruppentherapeutisch angewandt. Ziel der K. ist es, auf nonverbalem Wege unbewußte Inhalte — auch Träume — zu objektivieren, um sie deuten/interpretieren zu können. Die Deutung/Interpretation erfolgt je nach Schulenzugehörigkeit des Therapeuten. Malen, Modellieren und Zeichnen sind die wichtigsten Verfahren der K. In neuerer Zeit werden auch darstellerische Ausdrucksformen (Psychodrama, Multimedia, Tanz, Bewegung) mit einbezogen.

1525 **Kustodialtherapie** **L**

Siehe: **Kriminalpsychologie** (1495)

1530 **Lambanotherapie** (U. u. G. Derbolowsky) **B**

Siehe: **Bemächtigungstherapie** (345)

1535 **Latihan** **M**

L. ist ein fernöstliches meditatives Verfahren, bei dem — im Gegensatz zu anderen Meditationsverfahren — nicht Kontemplation, sondern expressiver Bewegungs- und Körperausdruck angestrebt wird. Durch die hierdurch erfolgende Dynamisierung und Energetisierung gelangt der Meditierende zu transpersonalen, spirituellen oder mystischen Erfahrungen.

1540 **Lerntheoretische Psychotherapie** (J. Dollard/N.E. Miller) **D**

LP., auch Therapeutisches Lernen genannt, ist ein verhaltenstherapeutisches Verfahren auf lerntheoretischen und tiefenpsychologischen Grundlagen, das sowohl einzeln als auch in Gruppen angewandt wird. LP. wird überwiegend für „Soziales Lernen" verwandt; teilweise werden auch Biofeedback-Geräte eingesetzt.

1545 **Life-Energy-Therapy** (S. Sabetti) **B/M**

LET. ist ein ganzheitliches, spirituell und körperzentriertes, aus östlichen und westlichen Energiekonzepten entwickeltes Verfahren, das einzeln oder in Gruppen durchgeführt wird. Die Ursache aller psychischen Störungen, wie z.B. existentieller Angst, Verwirrung oder auch sozialer Unruhen, ist in der Dysfunktion von Lebensenergie zu suchen. Krankheit wird sowohl als Ausdruck blockierter Energie als auch als Versuch, diese zu entladen, gesehen. Schwierigkeiten und Konflikte im Leben sind „Spuren-Probleme", die auf tieferliegende „Energiemuster" auf den verschiedensten Ebenen des menschlichen Wesens hinweisen. Durch spezifische Körperbewegungen (Mikrobewegungen) sowie Kontakt mit dem „Heilkanal" wird diese Lebensenergie zur Vibration, zum freien und funktionalen Fluß angeregt. Das Ziel der LET. ist es, größeres Bewußtsein, „essentielle Wahrnehmung" sowie Ganzheit von Geist, Seele, Körper und Gefühlen zu erreichen.

1550 **Logotherapie** (V.E. Frankl) **A**

Die L. zählt zu den existentiellen Therapieformen, die den Klienten zu einer geistigen Auseinandersetzung mit den Grundbedingungen des Daseins führen wollen. Die Frage nach dem Sinn des Daseins wird als Urmotiv des Menschen gesehen. Viele Neurosen werden als „Sinnkrankheiten" bezeichnet. Nicht so sehr die sexuellen und aggressiven Triebe verfallen der Verdrängung, sondern die ethisch-religiösen: Der Mensch verdrängt sein Urgewissen und seine Gottessehnsucht. Ziel der Therapie ist es, die Entfremdung des Patienten aufzuheben und ihn in seinem Bemühen um Selbst- und Sinnfindung zu unterstützen. In der Logotherapie wird der Patient mit Hilfe der Paradoxen Intention mit extremen Situationen konfrontiert, die eine Entscheidung von ihm fordern.

1555 **Lomi-Therapie** (A. u. R. Hall/C. u. R. Hecker/V. u. Z. Regalbuto) **B/K**

L. ist ein ganzheitliches, körpertherapeutisches Verfahren, in das Methoden zur Selbsterfahrung integriert sind. Es wird in Gruppen durchgeführt. Ziel ist es, dem Klienten zur Bewußtseinserweiterung zu verhelfen, was mit Entwicklung und Reife identisch ist. Zu den Methoden der L. gehören Atemtechniken, bewußte Bewegung, Spüren der Energie, Gestaltübungen, Hata-Yoga, Aikido, bewußte Ernährung. Drüber hinaus werden Konzepte der Familientherapie, des Feminismus sowie Konzentrations- und Meditationsübungen angewandt.

1560 **Lozanov-Methode** (G. Lozanov) **F/K**

Die LM. auch Superlearning genannt, ist ein ganzheitliches Entspannungs- und Lernsystem auf autosuggestiver Basis. Das Verfahren wird überwiegend gruppentherapeutisch angewandt. Das Ziel ist die Harmonisierung von Körper und Geist sowie eine Bewußtseinsveränderung und -erweiterung, womit Lernen von Neuem auf allen Gebieten (Schule, Beruf, Uni etc.) verbunden ist. In einer Vorstufe lernt der Klient, sich zu entspannen, sowie eine spezifische Atemtechnik (synchronischer Rhythmus). In einer weiteren Stufe werden Übungen erlernt, die es ermöglichen, sich sowohl vollkommen zu entspannen als auch hochkonzentriert zu sein — eine Voraussetzung für das Lernen; es wird eine meditative Konzentration erlernt. Im Anschluß hieran werden die Übungen zur Atmung und Entspannung mit Musik, die eine spezifische rhytmische Qualität haben muß, verbunden. Man setzt die Methode über die Möglichkeit von Harmonisierung und Ruhe hinaus häufig zur Leistungssteigerung (Erlernen von Fremdsprachen, Leistungssport etc.) ein, da durch die LM. bei einem Minimum an Zeit ein Maximum an Stoff gelernt wird (Mentales Training/Mental Imagery).

1565 **LSD-Psychotherapie** (S. Grof) **B/P**

Die LP., auch Psychodelische Therapie, ist ein ganzheitliches Verfahren der humanistischen und transpersonalen Psychologie; sie wird überwiegend individualtherapeutisch angewandt. Grof hat eine Spezialform der LP. entwickelt, die bei Schwerkranken (Krebs) und Sterbenden angewandt wird (Thanato-Psychologie). Das Ziel der LP. ist es, dem Klienten zur Erweiterung und Veränderung seines Bewußtseins zu verhelfen. Die Kombination von Meditations- und Entspannungstechniken (neben anderen Übungen) mit LSD (Halluzinogene, psychodelischen Drogen) führt zu Erfahrungen und Erlebnissen transpersonaler, spiritueller oder auch mystischer Art.

1570 **Lucid Dreaming** (C. Green) **C/M**

LD. ist ein ganzheitliches, transpersonales Verfahren, das individualtherapeutisch angewandt wird. Ausgehend von Erfahrungen, wie sie in allen Kulturen zu allen Zeiten bekannt waren und sind, dient das Verfahren dazu, das kreative Potential des Traums zur Bewußtseinserweiterung zu verwenden. Es werden luzide (bewußtseinserweiternde) Träume interpretiert; außerdem lernt der Klient, luzide Träume zu induzieren. Ziel ist die Erhöhung und Erweiterung des Bewußtseins bis hin zu transpersonalen, spirituellen und mystischen Erfahrungen (Erleuchtung).

1575 **Mainstreaming** (W.M. Mendel/S. Goren) **L**

M. ist eine Technik, die zur Unterstützung von chronisch und schwerkranken, desorganisierten Menschen dient. Die Patienten lernen, die üblichen und gewöhnlichen Hilfsmöglichkeiten der Gemeinde, die nicht zum Gesundheitswesen gehören, zu nutzen. Im M. lernen sie Techniken zu entwickeln, um in der „normalen Welt" selbständig leben zu können.

1580 **Maitrise Corporelle** (J. Dropsy/L. Sheleen) **B/K**

MC. ist ein ganzheitliches, körperzentriertes Verfahren, das überwiegend in Gruppen durchgeführt wird. Es wurde zur Verwendung bei funktionalen Störungen, Beziehungsschwierigkeiten und psychomotorischen Störungen entwickelt. Der MC. geht es weniger um die Erlangung neuen Wissens als um neue Erfahrungen/Erlebnisse. Die Übungen werden als Mittel zur Erlangung einer bewußten, sich ständig verfeinernden Integration des gesamten psychomotorischen Wesens eingesetzt. MC. verwendet Verfahren der verschiedensten therapeutischen Schulen: Tanz- und Bewegungstherapie, Heilgymnastik, asiatische Bewegungs- und Körpertechniken, Psychodrama, Schauspiel und Gruppendynamik.

1585 **Maltherapie** (M. Naumburg) **O**

M. ist ein ganzheitliches, künstlerisches Ausdrucksverfahren, das auf Annahmen der Tiefenpsychologie beruht; es wird individual- und gruppentherapeutisch angewandt. Ziel der M. ist es, über die Beschäftigung mit dem Material dem Klienten dazu zu verhelfen, unbewußte Inhalte (Träume, Phantasien) nichtsprachlich auszudrücken und darzustellen. M. wird diagnostisch eingesetzt, wirkt jedoch bereits selbst therapeutisch.

1590 **Marathon-Encounter** (G.R. Bach/F. Stoller) **B/K**

ME. ist ein aus der Encounter-Therapie von Rogers und Schutz hervorgegangenes und weiterentwickeltes Verfahren. Ein ME. dauert im allgemeinen ein Wochenende bis eine Woche, wobei die Gruppenmitglieder täglich im Gruppenraum anwesend sind — die Essens- und Schlafzeiten ausgenommen; teilweise wird auch mit Schlafentzug gearbeitet. Ziel des ME. ist es, in möglichst kurzer Zeit wesentliche Veränderungsprozesse einzuleiten, wofür sonst wochen-, monate- oder gar jahrelange Therapien nötig sind. Die ständige Konfrontation, das Erleben von konflikthaften Auseinandersetzungen und emotional-affektiven Ausbrüchen dienen dazu, Widerstände abzubauen und die Erlebnisintensität zu erhöhen.

1595 **Maslowsche Analyse** (A. Maslow) **A**

Siehe: **Existentielle Analyse** (790)

1600 **Massiertes Angstbehandlungs-Programm** (G. Bartling et. al.) **D**

MAP. ist ein verhaltenstherapeutisches, konfrontatives Verfahren, das aus einem Intensivtraining von drei Tagen à sechs Stunden besteht. Im Training werden in unmittelbarer oder graduierter Konfrontation Angst auslösende Situationen aufgesucht. Man unterscheidet vier Phasen: Exploration, Erklärung von Verhaltensanalyse und Therapie, Intensivtraining und Selbstkontrollphase.

1605 **Meditative Krebstherapie** (A. Meares) **B/F/M**

MK., auch Intensivmeditation, beruht auf den Arbeiten von Meares zur Hypnose und Meditation und dem dort entwickelten Begriff der „atavistischen Regression". MK. wird individual- und gruppentherapeutisch angewandt. Unter „atavisierter Regression" versteht Meares eine Art Rückfall in den Geisteszustand, in dem wir uns lange vor der Entwicklung der Verstandeskräfte befunden haben. Diese Regression führt beim Klienten auf Selbstheilungsinstinkte zurück, die besser funktionieren als seine rationalen Überlegungen. Während dieses Zustandes sind Klienten in der Lage, genau zu diagnostizieren, was ihnen fehlt, und einen entsprechenden Behandlungsplan zu entwickeln. MK. verwendet Relaxation, Hypnose, Meditation, Visualisation usw. zur Erreichung dieses Zieles.

1615 **Meditationsverfahren** **M**

Meditationen sind Selbstversenkungsmethoden mit dem Ziel, zu neuen tiefen Einsichten in das Wesen geistiger Prozesse zu gelangen, ein Eindringen in die Tiefe der Wahrheit und Wiederfinden des Selbst bzw. Einswerden mit dem Wirklichen zu erreichen. M. gehen von der Annahme aus, daß es noch „höhere" Bewußtseinszustände gibt, und daß diese durch Schulung erreichbar sind. M. eignen sich bei einer Vielzahl von psychischen und psychosomatischen Störungen. Ihr Vorteil liegt in dem geringen finanziellen Aufwand, in der Tatsache, daß sie eine Selbsttherapie darstellen und in ihrer hilfreichen Ergänzung für die traditionelle Psychotherapie.

1620 **Megavitamintherapie** (B. Rimland/A. Hoffer/H. Osmond) **P**

M .ist ein Verfahren der Orthomolekularen Psychatrie, deren Vertreter annehmen, daß die Ursache aller psychischen Störungen in Stoffwechselstörungen zu suchen und nicht psychogenetisch, interaktional oder milieubedingt ist. Ziel der M. ist es, durch hohe Dosen von Vitaminen — die je nach Art der Störung und Persönlichkeit des Klienten verabreicht werden — diese Stoffwechselstörung positiv zu beeinflussen, um so die psychische Störung aufzulösen. M. wird sowohl individual- als auch gruppentherapeutisch angewandt.

1625 **Mehrgenerationstherapie** (G. Spark/M. Bowen)

Die M., auch Generationstherapie genannt, ist ein familientherapeutisches Verfahren, welches Kinder, Eltern, Großeltern in den therapeutischen Prozeß einbezieht. Die psychischen Störungen werden als Ausdruck und Folge einer Problematik verstanden, die über etliche Generationen hinweg entwickelt und weitergereicht wurde. Dort sind Verhaltens- und Interaktionsmuster der Familie des gestörten Klienten bereits angelegt und vorgeformt. Ziel der therapeutischen Arbeit ist es, allen Beteiligten zu Differnzierung und Wachstum zu verhelfen.

1630 **Metamorphosetherapie** (R.St. John) **B**

M. ist eine ganzheitliche, körperorientierte und transpersonale Therapieform, die individualtherapeutisch angewandt wird. Auf der Grundlage der altchinesischen Reflexzonentherapie (Zone Therapy) aufbauend, stellte John in langjähriger Arbeit fest, daß es Zonen am Fuß gibt, die mit der Wirbelsäule korrespondieren und gleichzeitig eine Entsprechung zur pränatalen Zeit dieser Korrespondenz aufweisen. In dieser Zeit, der formativen Periode, wird nicht nur der Körper gebildet, sondern werden bereits auch Schwächen oder Mängel der mentalen und physischen Struktur fixiert. Ziel der M. ist es, diese Fixierungen zu lösen und zu verändern. Das geschieht durch Behandlung der Fußreflexzonen: dort gelöste Fixierungen greifen über auf Fixierungen der pränatalen „formativen Periode". Da es durch diese physikalische Behandlungsart zu einer vollständigen Umwandlung der Lebensweise und Einstellung kommt, nennt John sein Verfahren M. Wichtig ist die geistige Haltung bzw. Einstellung des Therapeuten: Seine positive, kreative und aktive Art soll auf den Klienten übergehen, so daß sich letztlich, in Wechselwirkung zwischen Therapeuten und Klient, beide verändern.

1635 **Milieutherapie** (J. u. E. Cumming/L.M. French)

Milieutherapeutische Ansätze gehen davon aus, daß das Verhalten durch soziale Interaktionsstrukturen bestimmt wird. Man unterscheidet drei Ansätze: M., die sich die Beseitung von Milieuschäden zum Ziel setzen, M., die eine Änderung des gesamten Milieus erreichen wollen, und M., die durch eine neue Umwelt dem Klienten alternative Lebensformen zeigen wollen (therapeutische Wohngemeinschaften etc.).

1640 **Minnesota Couples Communications-Programm** (S.H. Miller et al.) E/H

Das MP. ist ein kommunikationstherapeutisches Verfahren der Familientherapie, bei dem der Systemcharakter der Beziehung besonderns betont wird. In einem Trainingsprogramm werden Techniken vermittelt und eingeübt, die die Klienten in die Lage versetzen, sich gegenseitig besser zu verstehen, effektiver zu kommunizieren sowie auf allen Ebenen des privaten und sozialen Lebens konfliktfreier und flexibler zu handeln und sich zu verhalten.

1645 **Moralische Abhärtung** (B. Stokvis) F

Die MA. ist ein suggestives und konfrontatives Verfahren der sogenannten „Autoritätstherapie"; es wird individualtherapeutisch angewandt. Der Therapeut appelliert an das Selbstwertgefühl des Klienten. Dieser wird zum Teil gezwungen, Abscheu und Ekel zu überwinden. Hierzu wird er entweder direkt mit der Abscheu oder Ekel auslösenden Situation konfrontiert, oder er muß sich diese möglichst drastisch und intensiv vorstellen. Panik oder Ekstase (Hypobulität) des Klienten werden in Kauf genommen.

1650 **Moralische Behandlung** (J.C. Reil) B

Die MB. ist ein älterer Vorläufer der gesprächspsychotherapeutischen Verfahren (19. Jahrhundert); es wurde individualtherapeutisch angewandt. Reil, der „Vater der Psychotherapie", setzte „freundliche Aufgeschlossenheit, Übungen, Spiele (dem Psychodrama ähnlich)" und kathartische Verfahren ein.

1655 **Morita-Therapie** (S. Morita) B/M

M. ist ein stationäres Behandlungsverfahren speziell für Neurosen, das in Japan praktiziert wird und im Buddhismus verankert ist. Durch verbale Instruktionen und gesteuerte Aktivitäten lehrt der Therapeut den Klienten die Symptome der Angst etc. zu akzeptieren. Gefühle und Einstellungen werden als Teil der Realität des Klienten gesehen, die weder negativ noch positiv bewertet werden und auch nicht zu kontrollieren sind. Durch die Realisierung dreier Prinzipien (Erkennen des Ziels, Akzeptieren von Gefühlen, Kontrolle des Verhaltens) versucht der Klient nicht nur eine Reduzierung seiner Symptome zu erreichen, sondern auch seinen Charakter zu formen.

1660 **Motologie** B

M. ist sowohl eine eigenständige Therapieform als auch ein Sammelbegriff für psychotherapeutische Verfahren, die hauptsächlich Körperbewegung, Sensibilisierung und Körperwahrnehmung mit dem Ziel der Bewußtseinsveränderung (Symptomfreiheit/Konfliktlösung) einsetzen.

1665 **Multimodale Verhaltenstherapie** (A.A. Lazarus) D

Die MV., die als pädagogischer Prozeß anzusehen ist und einen umfassenden systematischen und ganzheitlichen Ansatz darstellt, umfaßt sieben interaktive Modalitäten: zwischenmenschliche Beziehungen, Verhalten, Vorstellung/Kognition, Affekt, Empfindung, biologische Faktoren (BASIC-ID-Modell). Mittels eines Interventionsplanes, der diese Modalität beinhaltet, kann der Therapeut eine dauerhafte Veränderung von abweichenden Reaktionsmuster auf effiziente und wirksame Art erreichen. Ziel ist die Erlangung von adäquaten Reaktionsweisen. Der Therapeut geht eklektisch vor, d.h. er übernimmt Techiken aus verschiedenen Methoden ohne deren theoretische Grundlagen zu übernehmen.

1670 **Multiple Familientherapie** (H.P. Laqueur) **H**

M.F. stellt eine Verbindung von individueller Familientherapie und Gruppentherapie dar. Man unterscheidet zwei Grundmodelle. Im 1. Modell wird eine Familie therapeutisch behandelt, während andere Familien als Zuschauer fungieren. Im wöchentlichen Wechsel wird nun eine Familie aus den Reihen der „Zuschauer" therapiert, die anderen Familien schauen zu und übernehmen die Rolle von Kotherapeuten. Im 2. Modell geht es um die Verstärkung von Gruppeninteraktion und Gruppenprozeß.

1675 **Multiple-Impact-Therapy** (R.M. McGregor) **H**

MIT. ist ein familientherapeutisches Verfahren — ähnlich der Multiplen Familientherapie von Laqueur. Um fixiertes Fehlverhalten aufbrechen zu können, setzt der Therapeut aufgeteilte Interventionen, etwa mit Mutter und Tochter oder mit Vater und Sohn, ein.

1680 **Musikmeditation (G. Balan)** **B/G/M**

M. ist ein ganzheitliches meditatives Verfahren, das individual- und gruppentherapeutisch eingesetzt wird. Ziel der M. ist Entspannung, Ruhe, Harmonie. Durch den Einsatz bestimmter Musiken (Klang, Rhythmus, Instrumentierung) wird die körperliche und psychische Harmonisierung erleichtert und beschleunigt, wozu die Alpha-Wellen induzierende Musik wesentlich beiträgt.

1685 **Musiktherapie** (G. Balan) **B/G/M**

M. dient allgemein als Medium zur Reaktivierung von Erlebnisqualitäten und Entwicklung von psychischer/physischer Stabilität/Flexibilität. M. ist sowohl eine eigenständige Therapieform als auch ein ergänzendes Verfahren zur Tanztherapie, konzentrativen Bewegungstherapie, Atemtherapie, Entspannung und Körperwahrnehmung. Sie wird in Einzel- und Gruppensitzungen durchgeführt. Man unterscheidet die aktive Musiktherapie, in der Therapeut und Klient ihre Musik selbst produzieren, und die rezeptive Musiktherapie, in der schon produzierte Musik vorhanden ist.

1690 **Musiktherapie** (Willms) **B/G/M**

Siehe: **Musiktherapie** (1685)

1695 **Mutual-Need-Therapie** (J. Lair) **B/K**

MNT., ein synthetischer Ansatz, versucht in ein allgemeingültiges System umzusetzen, was in den „Zwölf-Stufen-Gruppen" (Anonyme Alkoholiker etc.) geschieht. MNT spricht von einem physischen, spirituellen und mentalen Bereich des Menschen. Besteht ein Ungleichgewicht in diesen Dimensionen, kommt es zu „Krankheit". Ziel der Therapie ist es, die gesamte spirituelle, intellektuelle und behaviorale Erfahrung des Menschen zu vervollkommnen. Der Therapeut fungiert weder als Leiter, noch hat er die Rolle des „Doktors" inne, vielmehr ist er Mitbeteiligter.

1700 **Naikan-Therapie** (I. Yoshimoto) **M**

N. ist eine japanische, meditative Behandlungsform, in der der Klient durch Selbstreflektion über seine Vergangenheit die Erkenntnis darüber entwickelt, was andere Personen für ihn getan haben, was er ihnen gegeben hat und wielviel Sorgen er den anderen bereitet hat. Ziel der Therapie ist es, Schuldbewußtsein zu bilden mit einem gleichzeitigen Gefühl des Geachtet- und Geliebtwerdens. Eine neue Lebensperspektive entsteht.

1705 **Namentherapie** (B. Derman) **B**

N. ist ein ganzheitliches Verfahren der humanistischen Psychologie; es wird individual- und gruppentherapeutisch angewandt. Derman versteht seine N. als eine etwas ausgeweitete und leichter zugängliche Form der Gestalttherapie, eine Methode der Selbstentdeckung. Das Ziel ist die organismische Selbstregulation sowie die Erweiterung des Bewußtseins und des kreativen Persönlichkeitspotentials. Dies wird erreicht, indem der Therapeut dem Klienten dazu verhilft, möglichst viele „Subpersönlichkeiten" (Persönlichkeitsaspekte) in sich zu entdecken, zu beobachten, zu erleben und beschreiben, zu achten und akzeptieren, um ihnen schließlich einen Namen zu geben. Durch diesen Prozeß erfährt der Klient seine Persönlichkeit in all ihren Facetten, was es ihm wiederum ermöglicht, diese „Subpersönlichkeiten" zu integrieren.

1710 **Narkoanalyse** (J.S. Horsley) **A/P**

N., auch Narkosynthese genannt, ist ein tiefenpsychologisch fundiertes und individualtherapeutisch angewandtes Verfahren. Zur Unterstützung der tiefenpsychologischen/analytischen Arbeit bei besonders schwierigen Klienten werden Narkotika injiziert oder inhaliert (ursprüngl. Nembutal, später auch: Sodium, Cyanid, Kohlendioxid-Sauerstoffgemische, Barbiturate, Äther, Methedrin, Evipan, Pentothal, Sodium Amythal etc.). Der Klient wird daraufhin — entweder spontan oder auf Fragen — seine Ängste zeigen und es so ermöglichen, traumatische Begebenheiten in der Vergangenheit wiederzuerleben und zu bearbeiten.

1715 **Narkopsychotherapie** (Telesevskaja) **F/G/P**

N. ist eine Variante der Schlaftherapie. Das Verfahren wird sowohl individual- als auch gruppentherapeutisch angewandt. Es integriert und erweitert Konzepte des Heilschlafs, der Entspannungs- und Suggestionsverfahren, der Gesprächspsychotherapie und setzt zusätzlich Narkotika ein.

1720 **Naturale Meditation** (K. Tillmann) **M**

NM. stellt eine religiös nicht festgelegte Glaubensmodalität dar. Man spricht von einer gegenständlichen (Personen, Natur- oder Kunstgegenstände), bzw. einer ungegenständlichen (Atmung, Haltung des Körpers, Versenkungswert) Meditation und von Existenzmeditation (Themen der Daseinsbefindlichkeit). Vier Stufen des Verfahrens werden unterschieden: 1. Einführung über verborgene Meditationsverfahrungen, 2. Grundübung, biblische Textmeditation, 3. naturale und Existenzmeditation (Meditieren über einer Blume etc.), 4. eigentliche Glaubensmeditation.

1725 **Naturmeditation (C. Happich)** **C/M**

N. ist ein ganzheitliches Verfahren auf tiefenpsychologischer Grundlage, das fernöstiche Meditationstechniken integriert. N. kann auf drei Arten angewandt werden: 1. Spaziergänge in der Natur, Betrachten einer Landschaft, eines Sees/Flusses oder einer Pflanze bei höchster Bewußtheit und passiver Aufmerksamkeit können als Meditationsobjekt verwendet werden; 2. der Meditierende provoziert durch suggestive Imaginationen Bildvorstellungen, wobei er so verfährt, als befände er sich tatsächlich in den vorgestellen Situationen an den vorgestellen Plätzen; 3. der Meditierende kombiniert beide Formen, so z. B. evoziert er Imaginationen beim Betreten einer Kapelle.

1730 **Negative Übung (K. Dunlap)** **D**

NÜ., ein verhaltenstherapeutisches Verfahren, besteht darin, daß das unerwünschte Verhalten von Patienten fortlaufend wiederholt werden muß. In der Wiederholung wird das kognitive Erlebnisfeld des Klienten so modifiziert, daß er in der therapeutischen Situation erkennt, daß sein Verhalten ein Fehlverhalten darstellt und deshalb aufgegeben werden sollte. NÜ. wird vorwiegend bei Sprachstörungen eingesetzt.

1735 **Nein-Sage-Therapie** (M.J. Smith) **B/K**

NST. ist ein gruppentherapeutisches Verfahren, das auf der Aggressionstherapie von Bach basiert. In einem Trainingsprogramm lernt der Klient, verschiedenen Gruppenmitgliedern gegenüber Forderungen zu stellen, besonders jedoch Forderungen anderer klar und unmißverständlich zurückzuweisen, also nein zu sagen. Ziel des Verfahrens ist der Aufbau und die Erweiterung von Selbstbewußtsein und -sicherheit.

1740 **Neo-Analyse** (H. Schultz-Hencke/K. Horney/E. Fromm/A. Kardiner/ T. French/S. Rado et al.) **A**

Neo-analytische Verfahren sind keine einheitlichen Verfahrenstechniken. Gemeinsam ist ihnen jedoch die Abgrenzung von der klassisch-orthodoxen Psychoanalyse. Im Gegensatz hierzu wird der Triebtheorie, dem Instanzen-Modell sowie der Sexualität weniger Bedeutung beigemessen bzw. ein anderer Bedeutungsrahmen zugeordnet. Der kindlichen Störung liegt nach der N. als verursachend das frühkindliche Milieu zugrunde. N. geht — im Gegensatz zur klassisch-orthodoxen Psychoanalyse — von einem positiven Menschenbild aus, wobei es Ziel der therapeutischen Arbeit ist, dem Menschen zu helfen, sich zu entwickeln und zu reifen, um so zu einem autonomen, bewußten, „freien“ Selbst zu gelangen. Der Therapeut in der N. nimmt eine aktive, teilnehmende Haltung dem Klienten gegenüber ein.

1745 **Neokatharsis** (S. Ferenczi) **A**

N. ist ein psychoanalytisches Verfahren, das individualtherapeutisch angewandt wird. Im Gegensatz zur klassisch-orthodoxen Psychoanalyse wird versucht, die Behandlungsdauer durch erhöhte Aktivität des Therapeuten abzukürzen. Man geht davon aus, daß der Klient echte Liebe des Therapeuten empfangen sollte, um die durch Liebesmangel entstandenen psychischen Störungen leichter beheben zu können. Dieses Ziel der N. wird durch Wiedererleben und Abreagieren (Katharsis) erreicht.

1750 **Netzwerk-Interventionstherapie** (C.L. Attneave/R. Speck) **H**

NI., auch Familiy-Network-Treatment oder Systemtherapie genannt, stellt eine Großfamilienbehandlung im Heim dar. Auch Personen, die nicht zur Familie gehören, und „Netzwerk-Intervenierende“ werden in die Gruppe aufgenommen. Der Therapeut muß ein Gefühl für emotionale Höhepunkte, für Gruppenstimmungen etc. mitbringen, wobei er nicht im Mittelpunkt stehen sollte.

1755 **Neubewertendes Counseling** (H. Jackins) **D**

NC. geht von einer Theorie des menschlichen Verhaltens aus und verwendet eine Reihe von Verhaltensweisen, die zur „Eliminierung menschlicher Irrationalität“ führen. Klient und Therapeut bzw. zwei Partner nehmen abwechselnd die Rolle eines Counselors ein, der dem anderen gegenüber Mitgefühl, Interesse und Aufmerksamkeit zeigt. Schmerzhafte Gefühle werden freigesetzt, und es erfolgt eine „Neubewertung“ zurückliegender schmerzhafter Erfahrungen.

1760 **Neuentscheidungstherapie** (M.McClure-Goulding u. R.L. Goulding) **B/K**

N. (Redecision Therapy) ist ein Verfahren der humanistischen Psychologie, das auf der Transaktionalen Analyse von Berne beruht und Konzepte der Gestalttherapie von Perls sowie teilweise auch verhaltenstherapeutische Ansätze integriert und weiterführt. N. wird überwiegend in Gruppen angewandt. Es werden Techniken der obengenannten Verfahren eingesetzt, darüber hinaus Phantasie- und Vorstellungsübungen. Ziel der N. ist es, den Klienten erleben und erfahren zu lassen, daß er für seine Gefühle und Handlungen selbst die Verantwortung übernehmen kann und muß und daß er die Fähigkeit besitzt, alte, in der Kindheit verwurzelte Konflikte zu lösen und neue Entscheidungen zu treffen.

1765 Neurolinguistisches Programmieren (R. Bandler/J. Grinder) **B/F/Q**

NP. ist ein Verfahren, das auf den therapeutischen Konzepten von Perls, Erickson, Satir und anderen beruht. Aus der Beobachtung und Analyse der Arbeit dieser Therapeuten entwickelten Bandler/Grinder ihr Verfahren. Ziel des NP. ist es, ähnlich der Ericksonschen Hypnotherapie, beim Klienten eine Umstrukturierung zu erreichen, wodurch der Konflikt/das Symptom/das Problem sich auflöst. Dies geschieht über eine Art „Geheimtherapie" (Bandler/Grinder), d.h. der Klient — aber auch der Therapeut — erkennt nicht, was wann wie wirkt. Es werden suggestiv-hypnotische Techniken eingesetzt, wobei Vorstellungen, Gefühle etc. durch bestimmte Stimulationen am Körper des Klienten durch den Therapeuten „verankert" werden. Aufgrund der Technik werden häufig nur einige wenige Sitzungen, manchmal nur eine, benötigt, weshalb das NP. auch zu den Kurztherapien zu rechnen ist.

1780 New Identity Group-Process (D.M. Casriel) **B/K**

NIP., auch Schreitherapie genannt, ist ein Verfahren, bei dem übermäßige Emotionen über Schreien freigesetz werden. Ziel ist die Veränderung der emotionalen, kognitiven und behavioralen Reaktionen des Menschen, wobei hier das Augenmerk auf „Lust im Hier und Jetzt" gelenkt wird. Negative Emotionen sind nur insofern interessant, als diese die Aufnahme von Lust und Liebe verhindern. Es geht hier nicht um Anpassung als solche, sondern um Glück, da ein glücklicher Mensch selbständig, erfolgsgewohnt, realistisch, liebevoll etc. ist.

1785 Nichtdirektive Psychoanalyse (I.H. Paul) **A/B**

NP. integriert klassische Psychoanalyse und klientenzentrierte Therapie und ist sowohl ein interpretatives als auch ein nichtdirektives Verfahren. Um Nichtdirektivität zu erreichen, zeigt der Therapeut eine strenge, unpersönliche Haltung. Auf zentrale Prozesse der Psychoanalyse (Widerstand, Regression, Übertragung, Katharsis) wird zurückgegriffen. „Nichtdirektivität" bedeutet hier, der Klient bestimmt weitgehend, was in den Sitzungen geschieht, wobei der Therapeut die Autonomie des Klienten voll respektiert und somit die Wirksamkeit zentraler Prozesse der Therapie unterstützt.

1790 Nichtdirektive Spieltherapie (V. Axline/C. Moustakes) **B/J**

Siehe: **Spieltherapie** (2475)

1795 Nonne-Kehrersche Methode (Nonne/F.A. Kehrer) **F**

NKM. ist ein suggestives Verfahren der sogenannten „Autoritätstherapie". Um den Klienten von seiner Symptomatik abzubringen, wurden „Überraschung, Dressur sowie rücksichtslose Überwältigung aller inneren und äußeren Widerstände" eingesetzt. Der Klient wurde „niedergebrüllt" und „angeschnauzt". Nonne/Kehrer entwickelten das Verfahren während des Ersten Weltkrieges (Militärpsychiatrie). Sie empfahlen die Verlegung psychisch Kranker aus den Kliniken in Kriegslazarette an der Front, wovon sie sich eine heilende Wirkung versprachen. Außerdem schlugen sie vor, psychisch kranke Soldaten entsprechend ihrer Symptomatik (z.B. Bettnässer) in speziellen Kompanien zusammenzufassen.

1800 Nonprescription-Verhaltenstherapie (R.E. Glasgow/G.M. Rosen) **D**

NV. stellt ein Selbsthilfeverfahren dar, dessen Durchführung unter minimaler bzw. keiner Anleitung durch einen Therapeuten erfolgt. Diese Techniken werden auch als Behaviorale Bibliotherapie zusammengefaßt. Man versteht hierunter den Einsatz literarischer oder medialer Instruktionsprogramme mit allgemeinen oder speziellen klinisch-psychologischen Problemstellungen. Unterweisungen zur Angstreduktion, zum Prüfungsversagen, zur Selbstbehauptung, bei sexueller Dysfunktion, zur Rauchertherapie etc. gehören zu den Programmen für den speziellen Problembereich.

1805 **Nootherapie** (U. Derbolowski/H. Petzold/V.E. Frankl/ R. Assagioli/K. von Dürckheim u. a.) **B/M**

N. ist ein ganzheitliches, transpersonales Verfahren, das überwiegend individualtherapeutisch angewandt wird. Ziel der N. ist es, dem Klienten die Auseinandersetzung mit Grenzerfahrungen des Lebens, mit existentiellen Themen zu ermöglichen. Die N. richtet sich mehr auf den geistigen (noùs = [gr.] Geist) Bereich des Menschen, um eine integrierte Existenz zu ermöglichen. Sie setzt u. a. folgende „Verfahren" ein: meditative Techniken, Übungen zur Besinnung, Betrachtung, Versenkung sowie Auseinandersetzung mit den Fragen nach Lebenssinn und -zielen, nach den Werten, der Liebe, dem Tod, der Transzendenz.

1810 **Ökotherapie** (W. Schmidbauer) **B/L/P**

Ö. ist ein tiefenpsychologisch fundiertes ganzheitliches Verfahren der humanistischen/transpersonalen Psychologie; es wird individual- und gruppentherapeutisch angewandt. Wesentlich am Verfahren ist die Einbeziehung ökologischer, sozialer (politischer) Überlegungen in das therapeutische Handeln. Der Ökotherapeut sieht sich in einer gestörten Welt lebend, in der die Beziehungen zwischen Mensch und Natur von Profit, Zweckmäßigkeit, Rationalität bestimmt und damit letztlich feindseliger Art sind. Die Kreativität und Kraft des Unbewußten, die dem Körper näher als das Bewußtsein ist, sowie das Gefühl, erhalten entscheidenden Stellenwert in der therapeutischen Arbeit.

1815 **Oneirogene Auflockerungstherapie** (W. von Siebenthal) **A/C**

OA. ist ein individualtherapeutiches Verfahren auf tiefenpsychologischer/psychoanalytischer Grundlage. Aufgabe des Klienten ist es, seine Träume lückenlos und genau zu erzählen, ohne daß über sein persönliches Leben — mehr als notwendig — gesprochen wird. Der große Vorteil dieser Methode liegt darin, daß der Kranke trotz seiner Preisgabe verhüllt bleibt. Die dem Konflikt zugrunde liegenden Ursachen werden über den Weg der Interpretation der Träume aufgedeckt und bewußt gemacht.

1820 **Oneirotherapie** (R. Frétigny/A. Virel) **A/C**

O. basiert auf den Arbeiten von Desoille, integriert jedoch den gegenwärtigen Forschungszustand der elektrophysiologischen Gehirnfunktionen, der Träume, des Schlafzyklus, der Psychoanalyse und der Jungschen Psychologie. Die Autoren entwickelten eine Klassifikation der verschiedenen Arten menschlicher Imagination. Der Klient wird — in entspannter Lage und unter Vorgabe bestimmter Motive — ermuntert zu imaginieren. Zusätzlich wird das Traummaterial des Klienten verwertet. Wichtigster Bestandteil der mentalen imaginativen Technik ist das „Oneirodrama": die dramatische Konfrontation mit den wichtigen Problemen des Klienten in der Imagination. Darüber hinaus wird — von einzelnen Fällen, in denen LSD als Katalysator der Imagination eingesetzt wird, abgesehen — neo-analytisch verfahren.

1830 **Operant-Zwischenmenschliche Familientherapie** (R.B. Stuart) **D/H**

OF. geht von dem Austausch von Verstärkern aus, die vorher zwischen den Partnern besprochen werden. Der Therapeut fordert die Ehepartner auf, differenzierte Verstärkerverträge miteinander einzugehen. Die Bemühungen des einen Partners werden durch Verstärkungen mit Bemühungen des anderen bekräftigt.

1835 **Orff-Musiktherapie** (G. Orff) **B/K**

OM. ist ein ganzheitliches, erlebnis- und bewegungsorientiertes Verfahren (multisensorisch), in dessen Vordergrund der musikalische Ausdruck steht. Das Verfahren wird überwiegend gruppentherapeutisch angewandt; es eignet sich besonders bei schweren psychischen Störungen. Es werden musikalische Mittel, wie phonetisch-rhytmische Sprache, freier und gebundener Rhythmus, Bewegung, Melos in Sprache und Singen sowie das Handhaben von Instrumenten, therapeutisch eingesetzt. Ziel des Verfahrens ist die freie Äußerung in spontaner/kreativer Zusammenarbeit sowie deren sozialbezogene Anwendung. OM. ist sowohl als eigenständige Therapieform anzuwenden als auch mit anderen Verfahren kombinierbar.

1840 **Organismic Therapy** (M. Brown) **B**

Siehe: **Direct Body-Touch-Therapy** (595), **Therapie des direkten Körperkontakts** (2705)

1845 **Orgontherapie** (W. Reich) **A/B**

Die Theorie der O. geht von der Annahme aus, daß Gesundheit auf dem freien und kräftigen Fließen biologischer Energie (Orgon) im Körper beruht, wobei der Orgasmus einen wichtigen Regulierungsmechanismus dieser Energie darstellt. Bei neurotischen Personen ist dieses Lebens-Energie-Fluidum blockiert. Ziel ist die Erreichung des ungehinderten Fließens der biologischen Energie. Da Veränderungen in der Körperhaltung von Veränderungen der Charakterzüge begleitet werden, werden in der Therapie sowohl Körpermethoden als auch charakteranalytische Techniken angewandt.

1850 **Paartherapie** **H**

Man unterscheidet folgende drei theoretischen Therapiemodelle: das transaktionale, das psychodynamische und das lerntheoretische. Sie weisen zahlreiche Varianten auf und werden vielfach kombiniert. Wichtig sind die Erfahrung und die theoretische Richtung des Therapeuten, der in der Paartherapie meist durch einen Kotherapeuten anderen Geschlechts unterstützt wird. Einige in der Praxis angewandten Paartherapien sind: die Ehepaar-Gruppentherapie (Preuss), die Zwei-Wochen-Paartherapie (Richter), die kurzfristige Ehepaar-Gruppentherapie (Markowitz, Kadis), Therapie sexueller Störungen (Master, Johnson) u. a.

1855 **Palo Alto-Schule der Familientherapie** (G. Bateson/J. Haley/ M.H. Erickson/P. Watzlawick et al.) **E/H**

Die PS. entwickelte individual- und familientherapeutische Verfahren auf der Grundlage der Kommunikationstheorie, der Spieltheorie, der Kybernetik und der Systemtheorie. Auf diesem Hintergrund integrierte man die verschiedensten therapeutischen Ansätze und Strategien; hauptsächlich jedoch wurden die Arbeiten von Bateson und Erickson zugrunde gelegt. Psychische Störungen werden nicht mehr auf persönliche Eigenschaften, sondern auf bestimmte Kommunikationsstrukturen oder -modi der Familie oder eines sonstigen sozialen Kontextes zurückgeführt. An technischen Verfahren werden die Paradoxe Intervention, die Double-Bind-Technik sowie das Umdeuten (Reframing) usw. eingesetzt. Durch diese Techniken wird der einzelne oder die Familie einer kontradiktorischen Handlungsanweisung ausgesetzt. Daraus ergibt sich eine logisch nicht lösbare Situation für den Klienten oder die Familie, wodurch diese(r) gezwungen ist, auf eine Metaebene zu gehen und dort Lösungen für den Konflikt zu finden.

1860 **Paradoxe Intention** (V.E. Frankl) **A/B**

PI. stellt eine psychotherapeutische Technik zur Überwindung von Angst- und Zwangszuständen dar. Der Therapeut verordnet dem Klienten seine Symptome — d.h. der Klient wird aufgefordert, das zentrale Element des bisherigen Problem-Verhaltens unverändert weiterzuführen, — ironisiert sie und sucht sie so zu beseitigen. PI. stellt insofern ein Konfrontationsverfahren dar, als dem Klienten die Möglichkeit gegeben wird, den sogenannten Verstärkerzirkel aufzubrechen.

1865 **Paradoxe Therapie** (Palo Alto-Gruppe: G. Bateson et al.) **E/F/H**

Siehe: **Beziehungsfalle, Therapie der** (390), **Double-Bind-Therapy** (615), **Palo Alto-Schule der Familientherapie** (1855)

1870 **Parts Party** (V. Satir) **H/K**

PP. ist ein gruppentherapeutisches Verfahren, das dem Klienten mittels Rollenspielen in einer partyähnlichen Interaktion die Entwicklungsmöglichkeiten seiner verschiedenen Persönlichkeitsanteile aufzeigt. Der Protagonist benennt drei abstoßende bzw. faszinierende Frauen und Männer aus dem öffentlichen Leben. Jeder Persönlichkeit wird eine Eigenschaft zugeordnet und ein passender Rollenspieler ausgewählt; die Rollenspieler werden entsprechend ihrer Aufgabe vom Therapeuten vorbereitet. Im ersten Teil der Party, bei dem sich die Persönlichkeiten begegnen, wohnt der Gastgeber nur als Beobachter bei; im folgenden Prozeß kann der Gastgeber beobachten, wie seine Persönlichkeitsanteile miteinander agieren. Ein Protokoll hält fest, wie die einzelnen Anteile in bestimmten Situationen und Begegnungen ihre Eigenschaft ändern. Während des gesamten Prozesses begleitet der Therapeut den Gastgeber und bittet ihn, das mitzuteilen, was er von seinen eigenen Prozessen im Spielablauf wiedererkannt hat. In einem nachfolgenden Ritual teilen alle ihre gemachten Erfahrungen dem Gastgeber mit.

1875 **Pastoraltraining** **K/P**

P. (Clinical Pastoral Education) ist ein gruppentherapeutisches Verfahren für kirchliche Mitarbeiter (Priester, Pfarrer, Nonnen, Mönche etc.), in dem sozial- und tiefenpsychologische Voraussetzungen für die seelsorgerische Beratung und Betreuung vermittelt und trainiert werden. Methodisch wird eklektisch vorgegangen, teils themenzentriert, teils rollenbezogen oder auch nonverbal.

1885 **Perinatale Psychologie** **B**

PP. geht von der Annahme aus, daß die Zeit kurz vor, während oder nach der Geburt prägenden Einfluß auf die Entwicklung eines Menschen hat. Die PP. untersucht diese Einflüsse und greift dabei auf zum Teil ältere Auffassungen anderer historischer Zeitabschnitte oder Kulturen zurück (z.B.: Geburtstrauma/O.Rank; Rebirthing; Primär- bzw. Urschreitherapie; Nidationstrauma der befruchteten Eizelle/R.D. Laing). Durch lebende Rückerinnerung wird diese Traumatisierung aufgelöst, so daß der in seiner Entwicklung blockierte oder gestörte Mensch sein gesamtes kreatives Potential zu seiner Entwicklung aktivieren kann.

1895 **Personal-Construct-Therapie** (G.A. Kelly) **D**

Der Theorie und Therapie liegt das Modell von der „Person als Wissenschaftler" zugrunde: jeder Mensch entwickelt/übernimmt Theorien über die Welt. Je nach Angemessenheit/Unangemessenheit dieser Theorie ist das Leben eines Menschen erfüllt oder mit Konflikten, Leid und psychischen/physischen Krankheiten verbunden. Der Therapeut ermuntert den Klienten zu experimentieren und neue Hypothesen zu überprüfen. Durch Validierung neuer Hypothesen, sowohl in der Therapiesitzung durch den Therapeuten als auch im Alltag, ändert sich das Konstruktsystem des Klienten. Ziel der PCT. ist konstruktive Veränderung.

1900 **Personale Analyse** (O. Rank) **A**

Siehe: **Beziehungstherapie** (395) und **Will-Therapy** (2900)

1910 **Personale Psychotherapie** (J. Herzog-Dürck) **A**

PP. ist ein ganzheitliches, transpersonales Verfahren auf tiefenpsychologischer Grundlage; es wird individualtherapeutisch angewandt. Ziel der PP. ist es, den psychisch gestörten Menschen nach dem Sinn und Sein seines Lebens fragen zu lassen. Als wesentliches Intrument der PP. wird das therapeutische Gespräch gesehen. Der Klient liefert das Thema, den Stoff des Gesprächs, um den sich der therapeutische Dialog dreht. Der Therapeut steuert zwar das Gespräch, jedoch nicht auf einen bestimmten Punkt zu. Der Dialog wird im Laufe der Therapie zu einem „Dreiergespräch", d. h. die durch die Therapie induzierten Träume, Phantasien oder Vorstellungen werden ebenfalls zum Gesprächspartner. Das Verfahren integriert Konzepte der **Analytischen** und **Komplexen Psychologie** Jungs (125/1415) und existenzielle Ansätze wie z. B. Frankls **Logotherapie** (1550)

1915 **Persuasionstherapie** (P. Dubois) F

Siehe: **Überredungstherapie** (2800)

1920 **Pesso-System** (A. u. D. Pesso) B/K

P. auch Psychomotorische Therapie genannt, ist ein ganzheitliches, körper- und bewegungszentriertes Verfahren, das in kleinen Gruppen durchgeführt wird. Ziel des P. ist es, dem Klienten zu ermöglichen, seine Gefühle gegenüber den wesentlichen Figuren seiner Vergangenheit zu erforschen und zu verdeutlichen. Hierzu werden verbale und nonverbale Ausdrucksformen herangezogen. In Rollenspielen werden vergangene oder phantasierte Ereignisse gespielt. Gefühle der Übertragung werden als Medium zur Veränderung bewußt eingesetzt; es wird jedoch versucht, sie möglichst zu vermeiden.

1925 **Pharmakotherapie** P

P., gesamttherapeutisch gesehen die am häufigsten angewandte Psychotherapie, versucht psychische Erkrankungen mittels Psychopharmaka zu beeinflussen. Die Beschreibung von Psychopharmaka kann nach Klassifikationssystemen (d. h. nach einer psychischen Wirkung, nach der therapeutischen Zielsetzung, nach dem psychologischen System) oder nach Disziplinen (chemisch, psychoanalytisch etc.) erfolgen. Zu den wichtigsten Substanzgruppen zählen: Antidepressiva, Neuroleptika, Sedativa und Hypnotika, Stimulantia, Tranquilizer und Psychosomimetika.

1930 **Phasische Familientherapie** (C. Gammer) H

PF. integriert die verschiedensten familientherapeutischen Konzepte und entwickelt sie weiter, so z. B. Psychodrama, Gestalttherapie, Körpertherapie, Paradoxe Intervention etc. PF. verläuft in drei Phasen: Resolutionsphase, Extensionsphase, Intimitätsphase. Ziel der PF. ist die Beseitigung des dargebotenen Symptoms, die Stabilisierung der Familie, daß kein anderes Familienmitglied Symptomträger wird und den Kindern der Familie als Erwachsene die Gründung „symptomfreier" Familien möglich ist, sowie die Steigerung der Lebensqualität für alle Familienmitglieder. Jede der drei Phasen oder Perioden des Verfahrens hat spezifische Ziele, Strategien und therapeutische Umgangsformen. In der Resolutionsphase (ca. 3-10 Sitzungen) ist es das therapeutische Ziel, das Symptom zu beseitigen, zu lindern, in einer akuten Krise ein vorläufiges Gleichgewicht herzustellen und ein Vertrauensverhältnis aufzubauen; in dieser Phase wird die Diagnose gestellt rapievertrag festgestellt. In der Extensionsphase (ca. 5-15 Sitzungen) wird auf der vorhergehenden Phase aufgebaut und diese erweitert. Die solide Grundlage für die kommende intensive Arbeit mit dem Paar wird hier gelegt. In der Intimitätsphase (ca. 15-40 Sitzungen) setzen beide Ehepartner die Therapie mit demselben Therapeuten fort, jedoch nur als „Paar ohne Kinder".

1940 **Physiotherapie** B/P

Unter P. lassen sich alle Verfahren zusammenfassen, die durch Manipulation am Körper auf psychische Störungen einwirken, so z.B.: **Reflexzonentherapie** (2250), **Rolfing** (2320), **Samadhi-Isolationstank** (2325), **Sangam System of Deep Tissue Body Therapy** (2335), **Sensitive Massage** (2380), **Reflektorische Atemtherapie** (2245), **Yoga** (2905) etc.

1950 **Placebotherapie** (J.M. Fish) F

P., ein Suggestionsverfahren, geht davon aus, daß jede Therapie richtig und anwendbar ist, wenn Therapeut und Klient an sie glauben. Alleine durch Autosuggestion kann eine Therapie zum Erfolg führen. Der Therapieprozeß selbst wird in die Stadien Vorbehandlung, Behandlung, Nachbehandlung eingeteilt, die alle ihre spezifischen Erwartungsmanipulationen erfordern. In der Vorbehandlung erfolgt die Formulierung der Inhalte der P. in den Eigenschaften des Klienten und des Therapeuten und deren Einstellungen/Erwartungen. In der Behandlung werden die erfolgversprechenden Maßnahmen eingesetzt und schon bei geringer positiver Veränderung sofort als effektiv hingestellt. Die Nachbehandlung hat die Aufrechterhaltung des Therapieerfolges zur Aufgabe, indem das Selbstvertrauen des Klienten in die Erfolge gestärkt wird.

1955 **PLISSIT-Modell** (J.S. Annon) **N**

PLISSIT (P=Permission, LI=Limited Information, SS=Specific Suggestions, IT=Intensive Therapy), ein Verfahren, entwickelt für die Behandlung sexueller Probleme, kann von jedem Therapeuten — ungeachtet seiner besonderen therapeutischen Orientierung — angewandt werden. Die ersten drei Stufen (PLISS) lassen sich als Kurztherpie zusammenfassen und verstehen, der die vierte Stufe IT gegenübergestellt wird. Diese vierte Stufe stellt eine auf den einzelnen zugeschnittene Behandlung dar, falls mit der Standardbehandlung dem Klienten nicht geholfen werden konnte. Diese Therapie ist in allen sozialen und helfenden Berufen anzuwenden.

1960 **Pneotherapie** (U. Derbolowski) **R**

Siehe: **Atemtherapie** (225)

1965 **Poesietherapie** **B**

P. ist ein operationaler Begriff für die Verwendung von „Dichtungen" in der therapeutischen Praxis. Dichtung ist ein eklektisches und begleitendes Phänomen in der therapeutischen Praxis, durch das jedes herrschende Psychotherapieverfahren „ergänzt" werden kann. Der Therapeut wählt die passende Dichtung je nach Klientenpersönlichkeit bzw. psychischer Störung aus. Er kann den Auftrag, etwas zu lesen, an den Klienten geben, um dann anschließend gemeinsam mit ihm darüber zu sprechen, oder Therapeut und Klient lesen und besprechen einen Text gemeinsam. Ziel der P. ist es, durch das in der Poesie/Literatur liegende Heilpotential über Symbole, Gleichnisse, innere Bilder etc. Primärprozesse zu aktivieren.

1970 **Polarity-Energy-Balancing** (R. Gordon) **B**

PEB. ist ein ganzheitliches Verfahren, das individual- und gruppentherapeutisch durchgeführt wird. Ziel des PEB ist es, die Selbstheilungskräfte des Körpers zu wecken. Dies wird erreicht über die Veränderung der Einstellung, Gedanken, der Ernährung, d.h. der gesamten Lebensweise. Da alle psychischen Störungen ein Stau bzw. eine Blockade der zwischen positiven und negativen Polen pulsierenden Lebensenergie zugrunde liegt, wird versucht, diese zu beseitigen. Hierzu werden naturheilkundliche, manipulative (Druck, Streckung, Massage), psychologische und paranormale Therapie-Verfahren eingesetzt.

1975 **Polarity-Therapy** (R. Stone/W. Teschler) **B**

P. stellt eine ganzheitliche Massagemethode dar. Es erfolgt ein bewußtes Einsetzen der zwischen zwei Polen (Patient und Therapeut) fließenden Lebensenergie mit dem Ziel, Blockaden aufzulösen, Lebensenergie zu befreien, Ausgeglichenheit zu erreichen. Aktive Körper- und Atemübungen werden zusätzlich angewandt.

1976 **Positve Imagination** (M. Maltz) **C/F**

PI., auch als Psychocybernetics bekannt, ist ein suggestives Verfahren, das sowohl Imaginations- als auch Verhaltenstechniken integriert. Ziel der PI. ist die autosuggestive Fähigkeit, mit deren Hilfe der Klient jedes gewünschte Ziel bzw. jeden angestrebten Erfolg erreicht. Es werden Entspannungs- und Vorstellungsübungen vermittelt und geübt.

1980 **Positive Psychotherapie** (N. Peseschkian) **A/H**

PP. ist ein tiefenpsychologisches Verfahren, das sowohl individual- als auch familientherapeutisch angewandt wird. Das Verfahren integriert psychodynamische (Tiefenpsychologie, Psychoanalyse, Neo-Analyse), verhaltenstherapeutische und anthropologisch-therapeutische Elemente. Die familientherapeutische Variante der PP. bezieht auch einen transkulturellen Ansatz ein; sie ist zwischen der Extremen Individualtherapie und Ökotherapie angesiedelt. In der PP. wird die direkte Widerstandsanalyse aufgegeben, die Suche nach dem (Lebens-) Sinn steht im Vordergrund, weil Zweifel an ihm allen psychischen Störungen zugrunde liegen. „Positive Psychotherapie" nennt Peseschkian sein Verfahren deshalb, weil jede Familie — auch in der Pathologie — eine große Anzahl positiver Möglichkeiten zur Lösung des Konflikts beherrscht, ohne sich deren bewußt zu sein bzw. sie anwenden zu können.

1985 **Positives Denken** (N.V. Peale) **F**

PD. ist ein suggestives Verfahren, das individualtherapeutisch angewandt wird. Sein Ziel ist die kognitive Umstrukturierung des Klienten. Diese wird erreicht, indem der Therapeut positiv formulierte Gedanken (Lebens-, Verhaltensregeln, Vorsätze) suggestiv vorgibt, die vom Klienten nachgesprochen werden, bis er in die Lage versetzt ist, diese Formeln autosuggestiv einzusetzen oder sogar neue Formeln zu kreieren.

1990 **Postural Integration** (J. Painter) **B**

PI. ist ein ganzheitliches, körperzentriertes Verfahren der humanistischen Psychologie; es wird individual- und gruppentherapeutisch angewandt. Ziel der PI. ist die Auflösung von Charakter-, Körper- und Muskelpanzer von blockierter Energie, um so Gefühle freizusetzen und zu integrieren. Darüber hinaus geht es um die Neustrukturierung des Körpers sowie des Verhältnisses von Körperstruktur und Schwerkraft. Es werden Atem- und Massagetechniken, Bewegungsübungen, Akupressurtechniken etc. eingesetzt.

1995 **Pränatale Therapie** (R.St. John) **B**

Siehe: **Metamorphosetherapie** (1630)

2000 **Präventives Elterntraining** **D/H/K**

PE. ist ein auf lern- und verhaltenstheoretischen Konzepten beruhendes Verfahren. Es wird nur in Gruppen durchgeführt. Ziel des PE. ist es, entweder parallel zur Therapie eines oder mehrere Kinder oder vorbeugend mit Eltern-Gruppen die kind- bzw. partnerzentrierten Einstellungen und Verhaltensweisen einzuüben.

2001 **Prana-Therapie** **R**

P., auch Prana-Energetic, ist eine tiefenpsychologisch fundierte, ganzheitliche Atemtherapie, in die östliche Atemtechniken und Energiekonzepte integriert werden. P. wird sowohl individual- als auch gruppentherapeutisch angewandt.

2005 **Primärbeziehungstherapie** (R. Postel) **A/B**

P. basiert auf Adlers Theorie, in der sowohl das verwöhnte als auch das vernachlässigte Kind durch seinen spezifischen „Lebensstil" nicht in der Lage ist, soziale Probleme zu lösen. Es empfindet die Umwelt kalt und gefühllos. In der P. wird der „Mangel an emotionaler Anerkennung" über eine persönliche Beziehung mit einer Mutter/Therapeutin, danach mit einem Vater/Therapeuten aufgearbeitet. Die Therapeuten übernehmen die Rolle der fürsorglichen, liebenden und helfenden Eltern. Gelenkte Phantasien, Rollenspiel, Gesellschaftspiel, künstlerische Aufgaben gehören neben körperlichen Übungen zum Repertoire.

2015 **Primärtherapie** (A. Janov) **B**

P., auch Urschreitherapie genannt, wird als „Bildungsprozeß" verstanden, der die Erreichung eines erweiterten Bewußtseins und vollen Funktionsfähigkeit des Klienten zum Ziel hat. Der Schwerpunkt der klientenzentrierten P. liegt auf der Erfahrung und dem Ausdruck von in der Vergangenheit blockierten Gefühlen und ihrer Integration in die Gesamtheit der Lebensfunktionen. Traumatische Interaktionen zwischen Organismus und Umwelt — vom Augenblick der Empfängnis an — erzeugen Fehlanspannungen, die sich bis ins Erwachsenenalter fortsetzen. P. bringt dem Klienten seine inneren Körpersysteme (Gehirn/Geist, propriozeptive und Muskel-Systeme etc.) näher, in denen Erinnerungen an frühere, gewöhnlich schmerzhafte Ereignisse (Urschmerz) gespeichert sind, die aufgrund ihrer zerstörerischen Natur damals nicht bewußt waren. Diese Ereignisse werden über Körper- und Vorstellungstechniken bewußtgemacht. Gefühle, die der Klient zum damaligen Zeitpunkt nicht haben durfte, werden nun erlebt. Den neu empfundenen Schmerz kann der Klient in einem Schrei (Urschrei) kathartisch abreagieren.

2020 **Programm-Therapie** (R. Grossarth-Maticek) **D/F**

P. kombiniert Verhaltenstherapie und Hypnoseverfahren. Als zentrale Methode des Verfahrens wird die „systematische Entkopplung von widersprüchlichen kognitiven Strukturen“ und die Kopplung von verträglichen kognitiven Strukturen genannt. Durch die Hypnosetechnik werden stärkere Erlebnisse provoziert als durch Imaginationen oder aversive Reize.

2025 **Progressive Muskelentspannung** (E. Jacobson) **D/G**

Siehe: **Progressive Relaxation** (2030)

2030 **Progressive Relaxation** (E. Jacobson) **D/G**

Verfahren zur Ausbildung des „Muskelsinnes“, der dem Klienten die Unterscheidung von Entspannungs- und Anspannungszuständen ermöglicht. Dabei werden in sechs Schritten (progressiv) autosuggestive Entspannungen erreicht. Nacheinander werden die Muskelpartien der Arme, der Beine, des Oberkörpers, des Rumpfes und des Gesichtes angespannt und anschließend wieder entspannt. Die Atmung erfolgt zuerst bewußt tief, geht dann in ein gelockertes Atemen über. Ziel ist die Entspannung der gesamten Körpermuskulatur. Dieses Verfahren der progressiven Muskelentspannung wird in der Regel bei der systematischen Desensibilisierung eingesetzt.

2035 **Protreptik** (W. Kretschmer) **B/F**

Unter dem Begriff P. faßt Kretschmer alle Methoden zusammen, die den Klienten mittels kräftiger sensorischer, besonders verbaler Reize und der hierdurch hervorgerufenen unangenehmen Affekte plötzlich von einer neurotischen Fehlhaltung befreien. P. ist — im weitesten Sinne — den suggestiven Behandlungsverfahren zuzurechnen. Überraschung (evtl. starke Ermüdung) und Dressur sind die Hauptmerkmale und technischen Stufen der Methode. Sein Verfahren bezeichnet Kretschmer als Geschlüsselte Aktive Reizmethode.

2040 **Provokative Therapie** (E. Farrelly) **B**

PT. ist ein klientenzentriertes Verfahren, das zum Ziel hat, den Klienten dahin zu bringen, daß er die Komik und den Unsinn seiner erstarrten Position erkennt. Der Therapeut setzt hierzu als wichtigste Instrumente Humor, Paradoxien, Übertreibung, Ironie, Sarkasmus, Spott, Mimikry, Verzerrung etc. zur Konfrontation ein, um falsche Vorstellungen, irrtümliche Annahmen, schmerzliche Gefühle und selbstzerstörerische Verhaltensweisen des Klienten aufzudecken. PT. wurde ursprünglich für die Arbeit mit Psychotikern entwickelt, wird jedoch heute bei einer Vielzahl der unterschiedlichsten Klienten angewandt.

2045 **Psychic Massage** (R. DeLong Miller) **B**

PM. ist ein ganzheitliches, körperorientiertes Verfahren der humanistischen Psychologie, das individualtherapeutisch angewandt wird. Das Verfahren integriert fernöstliche und westliche Konzepte der Atmung, Bewegung und Massage mit den verschiedensten (bio-)energetischen Ansätzen. Der Therapeut stimmt sich in einer meditativen Vorphase auf den Klienten ein, um sich zur Aufnahme und Weitergabe von Energie im

Wechsel zwischen Therapeut und Klient vorzubereiten. Ziel der PM. ist eine strukturelle Veränderung des Körpers durch energetische Auf- oder Entladung, was zu Ruhe, Entspannung, Harmonisierung und zur Lösung von psychischen Störungen führt.

2055 **Psychoanalyse** (S. Freud) **A**

Nach Freud ist die P.: 1. eine Methode zur Erforschung psychischer Vorgänge, 2. eine Theorie menschlichen Erlebens und Verhaltens, 3. eine Methode zur Behandlung psychischer Störungen. Neurosen werden als „Kompromißbildung, Lösungsversuche, Folgezustände von reaktivierten, unbewußten infantilen Konflikten" verstanden. Diese werden in der Therapie aufgearbeitet. Der Therapeut ist nahezu passiv, sitzt neben oder hinter dem liegenden Klienten, der „alles das ausspricht, was ihm durch den Kopf geht, was er fühlt, wünscht etc." (freie Assoziation). Diese Asymmetrie zwischen Therapeut und Klient fördert die Regression des Klienten auf ein infantiles Erlebnisniveau und ermöglicht so eine „Übertragungsneurose", die bearbeitet wird. Dabei werden die Inhalte der Assoziation vom Therapeuten interpretiert bzw. gedeutet (Traumdeutung). Wichtige Konzepte der P. sind Widerstand, Übertragung, Gegenübertragung, Fixierung (auf den drei psychosexuellen Entwicklungsstufen: oral, anal, phallisch), Libido als energetisches Modell sowie das Instanzenmodell Es-Ich-Überich. Es gibt viele Varianten der P., zahlreiche neuere Verfahren machen auch „Anleihen" bei ihr.

2060 **Psychocybernetics** (M. Maltz) **C/F**

Siehe: **Positive Imagination** (1976)

2065 **Psychodelische Psychotherapie** (S. Cohen) **M/P**

PP. ist ein ganzheitliches, transpersonales Verfahren auf tiefenpsychologischer Grundlage. Sein Ziel ist die Bewußtseinsveränderung und -erweiterung, womit eine Auflösung bzw. ein Nachlassen von Symptomatik/Konflikt/Problem einhergeht. Hierzu werden psychodelische Drogen (LSD, Meskalin, Psilocibin) eingesetzt. Die unter dem Einfluß der Drogen erfahrenen und erlebten emotional-affektiven Sensationen, Vorstellungen etc., die mit dem Therapeuten bearbeitet werden, helfen dem Klienten, neue Lösungsmöglichkeiten zu entdecken und einzusetzen.

2070 **Psychodrama** (J.L. Moreno) **A/B/K**

P. ist eine integrative- und Gruppenmethode, die von Moreno als „Aktionsmethode" begründet wurde: pädagogische, sozial-, lern- und tiefenpsychologische Elemente sind in ihr vereint/vereinbar. Mittels verschiedener Techniken wie Rollenwechsel, Doppeln, Leerer Stuhl, Spiegeln werden Konflikte aufgedeckt, ausagiert und veränderbar. Sowohl der Protagonist (Hauptdarsteller) als auch die Mitspieler und die Gruppe selbst kommen durch dieses Verfahren, im dem Spontanität und Kreativität gefördert werden, zur Selbsterfahrung. Integrale Bestandteile des P. sind u.a. Soziometrie und Gruppenpsychotherapie. Die psychodramatische Methode ist nach Moreno in ihrer Anwendung praktisch unbegrenzt. Sie wird in psychiatrischen Kliniken, in Landeskrankenhäusern, psychosomatischen Kliniken, Suchtheilstätten, Beratungsstellen und Privatpraxen angewandt.

2075 **Psychoeducation** **J**

P. ist ein Sammelbegriff für Verfahren der Psychagogik. Hierzu gehören kompensatorische Trainings- und Lernprogramme sowie allgemein fördernde Maßnahmen. Zur Kompensation von Defiziten werden eingesetzt: gelenkte Spiele, adaptiver oder klinischer Unterricht, apparative Lehrnhilfen etc. Allgemein fördernde Maßnahmen haben präventive Funktion (z.B. Immunisierung gegen Schulstreß, Persönlichkeitsstabilisierung etc.)

2080 **Psychogymnastik** (F. u. J. Knobloch) **B/K**

P. ist ein ganzheitliches, integriertes, gruppenzentriertes Verfahren, in dem überwiegend nonverbal und mit pantomimischen Mitteln gearbeitet wird. Das Verfahren wird sowohl — ähnlich dem Psychodrama — diagnostisch als auch therapeutisch eingesetzt. P. verwendet einige hundert Übungen und Spiele, in denen Grundmuster der verschiedensten Lebenssituationen nachgespielt werden und dazu dienen, über Handlung Erleben und Emotionen freizusetzten und dem Klienten somit eine Neustrukturierung zu ermöglichen. Ziel der P. ist es, idiosynkratische Verhaltensmuster und Problme aufzudecken".

2085 **Psychoimaginationstherapie** (E. Shorr) **C**

P. ist sowohl ein einzel- als auch ein gruppentherapeutisches Verfahren. Die Theorie geht davon aus, daß jeder Mensch das Bedürfnis hat zu erkennen, wie er sich selbst und andere sieht und wie er sich von den anderen gesehen glaubt, wobei jeder Anerkennung für sein Selbst sucht. Werden diese Bedürfnisse nicht befriedigt, entwickeln sich falsche Strategien zur Schaffung von Bestätigung; von der Umwelt erfolgt eine Verstärkung des „falschen" Selbst. Aufgabe der therapeutischen Interaktion ist die Trennung des Selbstbildes von dem „zugeschriebenen" Selbstbild. Als Technik werden imaginäre Bilder, Satzergänzungen, „Selbst-und-anderer"-Fragen und „Meist-oder-mindest"-Fragen eingesetzt. Mit Hilfe der imaginären Bilder lernt der Klient, die „falsche, übertragene Identität" zu erkennen, und kann so eine Änderung der Selbstdefinition vornehmen. P. wird bei Neurosen, emotionalen Fehlanpassungen, Ehe- und Familienproblmen, sexuellen Funktionsstörungen, psychosomatischen Problemen, Angst und Eifersucht angewandt.

2090 **Psychokatharsis** (J. Beuer/L. Frank) **A**

Bei der P. handelt es sich um ein tiefenpsychologisch-analytisches Verfahren, das individualtherapeutisch angewandt wird. Ursprünglich wurde der Klient unter Hypnose dazu veranlaßt, sich auszusprechen, abzureagieren, was als „Kathartische Methode" (Breuer) bezeichnet wurde. Spätere Weiterentwicklungen (Freud) übernahmen das Verfahren, jedoch unter Vernachlässigung der Hypnose. Ziel der P. ist es, den Klienten Angst, Schreck, Scham oder ähnliche traumatische Erlebnisse wiedererinnern und -erleben zu lassen, um so die unbewußt verursachten psychischen Störungen auflösen zu können.

2095 **Psychokurienz** (J. van Essen/W. James) **F/P**

P., eine eklekische Therapierichtung, besteht aus einer Reihe von nichtkonfessionellen Seelsorgemaßnahmen, z.B. Benedizenz (lobendes Zureden), Euphemie (milderndes Empfehlen), Assention (Beistimmen), Laudation (Lob). Diese Maßnahmen sollen zu einer psychologischen Unterstützung weltanschaulich nicht festgelegter Menschen führen.

2100 **Psycholyse**(R.A. Sandison) **A/P**

P. ist ein tiefenpsychologisch fundiertes Verfahren der Psychopharmakotherapie, das individualtherapeutisch angewandt wird. Auch werden bei akuten Belastungserlebnissen, zur Erleichterung von Entspannung und Ruhe allgemein und zum direkteren und schnelleren Zugang zu den psychischen Störungen zugrunde liegenden Veränderungen halluzinogene Substanzen (LSD, Meskalin, Psilocybin etc.) zur Stützung der psychotherapeutischen Arbeit in niedrigen Dosen verabreicht.

2105 **Psychomotorische Therapie** (A. & D. Pesso) **B/K**

Siehe: **Pesso-System** (1920)

2120 **Psychophysische Umerziehung** (R. Masters/J. Houston) **B/C/K**

PU. ist ein ganzheitliches Verfahren der humanistischen Psychologie, das nur in Gruppen angewandt wird. Es werden Körperübungen mit dem Ziel einer effektiven Kommunikation zwischen Gehirn und Körper eingesetzt, um so eine Optimalisierung von Körperfunktionen, Muskulatur und Nervensystem zu erreichen.

2122 **Psychoschocktherapie** (L. Szondi) **A**

Siehe: **Hammerschlag-Assoziationsverfahren** (1105)

2130 **Psycho-Structural-Balancing** (B. Green) **B**

PSB., auch Body Psychology Programm genannt, ist ein ganzheitliches, eklektisches, körperzentriertes Verfahren der humanistischen Psychologie. Es integriert fernöstliche und westliche Atem-, Körper-, Bewegungs- und Energiekonzepte. Ziele des PSB. sind die körperliche Neustrukturierung, ein freier Fluß der Lebensenergie, eine Erweiterung der Bewegungs- und Verhaltensmöglichkeiten sowie des Bewußtseins. An Verfahren werden eingesetzt: Atemübungen, Bewegungsübungen, (Tiefengewebe-)Massagen, Übungen zum Ausdruck von Emotionen, Meditation etc.

2135 **Psychosynthese** (R. Assagioli) **A/B/C/M**

P. integriert sowohl psychoanalytische, humanistisch-psychologische, transpersonale als auch fernöstliche Auffassungen mit dem Ziel, im Gegensatz zu den „Tiefenpsychologien“ eine „Höhenpsychologie“ zu entwickeln. Diese soll dem Klienten dabei helfen, mit latenten Energien, Potentialen, Fähigkeiten unmittelbar in Kontakt zu treten. P. wird als Einzel- und als Gruppentherapie angewandt; es werden Körper- und Atemübungen, Imaginationstechniken, Entspannungsübungen und meditative Techniken eingesetzt. Ziel ist es, zur Integration der Persönlichkeit zu gelangen, mit dem „transpersonalen Selbst“ in Berührung zu kommen, damit der Klient bewußt Verantwortung für die Inhalte seines Unbewußten übernehmen kann. Voraussetzung hierzu ist der Wille zur Integration.

2145 **Psychotank** (J.C. Lilly) **B/C/M/P**

Siehe: **Samadhi-Isolationstank** (2325)

2150 **Psychotanz** (R. Fine/D. Daly) **B/K**

P. ist ein ganzheitliches, körper- und bewegungsorientiertes Verfahren, es wurde speziell für die Behandlung von schwergestörten und hospitalisierten psychiatrischen Patienten mit dem Ziel entwickelt, Kontakt zwischen Patient und Therapeut herzustellen. P. wird überwiegend in Gruppen angewandt. Es werden nonverbale Techniken, Bewegung und Reaktion auf Musik und Rhythmus (Trommeln etc.) eingesetzt. Anschließend werden psychodramatische Techniken angewandt. P. bezieht auch Betreuer und Pfleger des Patienten in das Verfahren ein. Das Ziel ist es, grundlegende Bedürfnisse zu befriedigen, emotionale Befreiung zu erreichen sowie das Erlernen neuer Verhaltensweisen zu ermöglichen.

2155 **Psychotonik** (V. Glaser) **R**

Siehe: **Atemtherapie** (235)

2160 **Psychotronisches Training** (de Winter) **G/P**

PT., auch Psycotron, ist ein ganzheitliches, körperorientiertes Verfahren, das sowohl individual- als auch gruppentherapeutisch angewandt wird. Die Ursache aller psychischen Störungen ist im Ungleichgewicht der energetischen Ladung von Körper, Geist und Seele zu suchen. Dieser unausgeglichene Energiehaushalt wird mit Hilfe des „Psycotrons" in Ausgleich gebracht. Über dieses Gerät werden bestimmte Körperpunkte und Energiezentren — ähnlich den Akupunkturpunkten und -meridianen — stimuliert, so daß es entweder zu Auf- oder Entladung und damit insgesamt zu einer Harmonisierung der Energieströme kommt. Es werden auch energetische Schwingungen bestimmter Stoffe über das „Psycotron" auf den Körper übertragen, was ebenfalls zur Harmonisierung führt. Eine Behandlung besteht im allgemeinen aus drei Sitzungen.

2165 **Pulsing-Methode** (...) **B/K**

PM. ist ein ganzheitliches körperzentriertes Verfahren, das die Arbeiten von Alexander (Alexandertechnik), Reich (Charakteranalyse, Orgontherapie, Vegetotherapie), Trager und Truchin integriert. Das Verfahren wird überwiegend in Gruppen angewandt. Ziel der PM. ist es, den körperlichen und psychischen Abwehrpanzer auf eine sanfte Art zu lösen. Dies wird durch leichte rhythmische und wiegende Rollbewegungen des Körpers während der Massage erreicht; dazu treten spezielle Atemtechniken, wodurch es wieder zum freien Fluß von blockierter Körperenergie kommt.

2170 **Puppen- und Schauspieltherapie** (J.B. Carter/M. Rambert/S. Blajan-Marcus/ G. Woltmann/L. Bender/L. Pope) **B/O**

PS. verwendet Puppen, um es dem Klienten zu ermöglichen, spielend sich selbst und anderen zu begegnen. Die Puppen werden von dem Klienten selbst hergestellt und dienen zur Projektion innerseelischer Prozesse. Es werden Rollentausch, Selbstgespräch, das Doppel sowie andere Techniken des Psychodramas verwendet. Theoretischer Hintergrund der PS. sind tiefenpsychologische Konzepte. Sie wird sowohl einzel- als auch gruppentherapeutisch angewandt.

2175 **Radikale Psychiatrie** (C. Steiner) **K/L**

Der RP.-Ansatz geht davon aus, daß psychische Störungen Formen der „Entfremdung" und somit größtenteils sozial/politisch bestimmt sind. RP. ist eine politische Therapie der Verursachung psychischer Störungen, in die Gedanken von Marx, Reich, Marcuse, Fanon und Laing eingehen. Dem der RP. zugrunde liegenden „Entfremdungskonzept" nach führt Machtmißbrauch zu Unterdrückung, dem Gefühl der Ohnmacht/Machtlosigkeit. Dies wiederum führt zu Resignation, Passivität und schließlich zu psychischen Störungen, da der Mensch sich selbst, seinen Gefühlen, seinem Körper, seinem Verstand, seinem Leben und seinen Mitmenschen entfremdet ist. RP. bemüht sich hauptsächlich um subkulturelle Gruppen, Außenseiter und Randgruppen und verwendet politische Aufklärung, „Hilfe-zur-Selbsthilfe-Verfahren", psychotherapeutische und psychiatrische Verfahren. RP. wird in Gruppen angewandt.

2180 **Radix-Gefühlserziehung** (C.R. Kelly) **B**

RG., auch Radix Neo-Reichian Education genannt, ist ein körperorientriertes Verfahren, das auf den Arbeiten von Reich und Lowen weiterentwickelt wurde. Es ist sowohl in Einzel- als auch in Gruppentherapien verwendbar. Es wird angenommen, daß die Ursache für psychische Störungen in der Blockade von Radix (=Lebensenergie) liegt, was zu einer „Muskelpanzerung" führt. Über Körper- und Atemübungen lernt der Klient Gefühle wahrzunehmen und auszudrücken. Ziel der RG. ist es, dem Klienten dazu zu verhelfen, vorhandene Gefühle zu befreien und so einen lebenslangen Prozeß der „Erziehung" einzuleiten.

2185 **Rajneesh-Therapy** (Bhagwan Shree Rajneesh) **B/C/K/M**

RT. ist ein ganzheitliches, körper- und bewegungsorientiertes Verfahren, das überwiegend in Gruppen durchgeführt wird. Das Verfahren integriert westliche und östliche Ausdrucks-, Bewegungs-, Entspannungs-

und Meditationstechniken mit körpertherapeutischen Konzepten. Ziele der RT. sind die Bewußtseinserweiterung (Dehypnotisierung), das Erleben und Erfahren mystischer, spiritueller, transzendentaler, transpersonaler Zustände. Das Verfahren wird meist in Lebens- und Wohngemeinschaften der Anhänger Bhagwans durchgeführt, dessen Lehre auch das verbindende Element aller Techniken und Verfahren ist.

2190 **Rational-Emotive Therapie** (A. Ellis) **D**

RET. gehört dem Bereich der kognitiven Therapien an. Die Theorie geht von der Annahme aus, daß irrationales Denken neurotische Reaktionen hervorruft, daß der Mensch eine starke Kontrolle über sein Fühlen und Handeln hat und nicht nur passiv zwischen Umwelteinflüssen und seinen emotionalen Reaktionen steht. Die Therapie umfaßt vier Schritte: die ABC-Theorie (A=Erfahrung aus Umwelt, B=belief system, C=emotionale Probleme), das Erkennen und Beseitigen irrationaler Überzeugungen und die Erarbeitung neuer Anschauungen. Als Methode dienen die kognitive Disputation, emotive Techniken und verhaltenstherapeutische Verfahren. Ziel ist eine Umorientierung von Lebensphilosophien und Wertsystemen.

2195 **Rationale Psychotherapie** (P. Dubois) **F**

Siehe: **Überredungstherapie** (2800)

2200 **Rationale Verhaltenstherapie** (M.C. Maultsby/A. Ellis) **D**

RV., auch Rational-Emotive Imagination genannt, ist ein Verfahren der kognitiven Verhaltenstherapie, das individualtherapeutisch angewandt wird. Ziel der RV. ist es, die psychische Störungen auslösende Verknüpfung unangenehmer Ereignisse mit unangenehmen Gefühlen beim Klienten aufzulösen. Es werden zwei Verfahren angewandt: 1. Der Klient stellt sich ein unangenehmes Ereignis vor (negative Vorstellung). Die dabei auftretenden Gefühle werden ausgehalten, um dann verstandesmäßig das Gefühl so zu beeinflussen/zu verändern, daß es ertragbar ist. Dabei wird dem Klienten ständig suggeriert, daß er diese Fähigkeit besitzt. Darüber hinaus stellt der Klient begleitende Gedanken fest, die er ebenfalls positiv zu verändern lernt. 2. Bei der Methode der positiven Vorstellungen wird ähnlich verfahren. Der Klient geht von unangenehmen Emotionen aus, macht sich den begleitenden Irrglauben (falsche Interpretation) bewußt und beginnt diesen zu diskutieren und anzuzweifeln. Anschließend stellt er sich vor, was er jetzt — nach Veränderung seiner Fehlinterpretation — empfindet. Das Trainingsprogramm wird kombiniert mit den verschiedensten verhaltenstherapeutischen Hausaufgaben.

2205 **Rationalpsychagogik** (W. Neutra) **F**

R., eine Form der Psychagogik, ist eine kritisch-autosuggestive Behandlungsform, die eine systematische Änderung der Einstellung des Klienten zu sich und zu seiner Umwelt zum Ziel hat.

2210 **Readsches Training** (G.D. Read) **D/P**

RT. wurde in Anlehnung an Jacobsons Progressive Relaxation entwickelt, um den Geburtsvorgang zu erleichtern. Ziel des RT. ist eine schmerzfreie Geburt. Es umfaßt Übungen der Progressiven Relaxation, Gymnastik, Atemübungen, unspezifische psychotherapeutische Maßnahmen und Aufklärung.

2215 **Realitätstherapie** (W. Glasser) **B**

R., eine eklektische Therapieeinrichtung, geht davon aus, daß jeder Mensch das Bedürfnis hat, mit einem anderen Menschen eine Beziehung einzugehen. Das Verfahren hat zur Voraussetzung, daß der Therapeut in der Lage ist, eine persönliche Beziehung zu dem Klienten aufzubauen, wobei er die Kriterien Wärme, Persönlichkeit und Freundlichkeit aufweisen muß. Entgegen der klientenzentrierten Gesprächspsychotherapie (nichtdirektiv) fordert hier der Therapeut zur direkten Ansprache von Verhalten, zum planenden Verhalten, zur Verpflichtung und zur straffreien Schulderörterung auf.

2225 **Rebalancing** **B**

Siehe: **Structural (Re-) Balancing** (2633)

2230 **Rebirthing** (L. Orr/S. Ray) **B/R**

R. ist eine Atemtechnik, die über Atembeschleunigung (Hyperventilation) dazu führt, daß sich Energieströme entwickeln, die den gesamten Körper durch Vibration (Sauerstoffzufuhr) dazu bringen, Spannungen und Blockaden zu lösen. Auch emotionale und affektive Entladung kommt zustande.

2235 **Recall-Therapie** (N.I. Kagan) **D/H/K**

Bei der R., auch Interpersonal Process Recall genannt, werden Gedanken, Gefühle, Absichten und Vorstellungen, die im Verlauf einer Interaktion auftreten, zurückgerufen (recall). Hierzu werden Video-Aufnahmen sofort im Anschluß an das Verhalten zurückgespielt, während ein Interviewer gleichzeitig offene Fragen zur Förderung des Recall-Prozesses stellt. Klient und Befrager analysieren die Reaktionen aus der Sitzung auf dem Videoband, wobei der Interviewer eine neutrale, nicht interpretierende Rolle einnimmt.
R. wird in Paar-, Familien- und Gruppentherapie eingesetzt. Ihr Ziel ist es, während des Recall-Prozesses beim Klienten Lernen durch „Selbstexploration" einzuleiten. R. wurde ursprünglich als Ausbildungsverfahren entwickelt, wird jedoch inzwischen auch zur Psychotherapie eingesetzt.

2245 **Reflektorische Atemtherapie** (L. Brüne) **R**

RA. ist ein Verfahren mit dem Ziel, über psychophysische Zusammenhänge der Atemregulation (über Afferenzen des Cortex) unmittelbar auf psychische Fehlhaltungen einzuwirken. Es wird individualtherapeutisch angewandt und meist mit anderen psychotherapeutischen Verfahren (verbalisierend, konfliktaufdeckend, bewußtmachend) kombiniert. Durch Griffe, Druck und Zug an spezifischen Muskelpartien kommt es zu spontaner, reflektorisch vertiefter Atmung, was Blockaden und Stauungen sowohl im physischen als auch psychischen Bereich auflöst.

2250 **Reflexzonentherapie** (W. Fitzgerald) **B/P**

R. ist ein ganzheitliches, körperorientiertes Verfahren, das individualtherapeutisch angewandt wird. Ohne Kenntnis der bereits jahrtausendealten östlichen Verfahren ähnlicher Art, entdeckte und entwickelte der amerikanische Arzt Fitzgerald diese Methode. Durch Druck auf bestimmte Reflexpunkte — hauptsächlich an Händen und Füßen — wird die körpereigene Energie wieder in ihren natürlichen und harmonischen Fluß gebracht. Hierdurch werden die Funktionen aller Organe, der Atmung, der Verdauung und Durchblutung verbessert bzw. regeneriert. Das seelische und geistige Wohlbefinden wird positiv beeinflußt und der Umgang mit Krisen/Konflikte erleichtert.

2260 **Re-Griefwork** (V.D. Volkan) **A/M**

R., auch Trauerwiederholung, ist ein tiefenpsychologisch fundiertes Verfahren, das individualtherapeutisch angewandt wird. Sein Ziel ist es, spezifisch beim Problem des Trauerns (Partnerverlust, Beziehungsauflösung etc. durch Tod oder Trennung) therapeutisch Hilfe zu leisten. R. beschäftigt sich besonders mit den Träumen trauernder Klienten, die teilweise auch durch den Therapeuten induziert werden. Die interpretierende/deutende Arbeit mit dem Traum unterstützt den Klienten bei seiner „Traumarbeit". Das Verfahren wird auch bei den verschiedensten Formen der Depression angewandt.

2265 **Reichtumsbewußtsein** (G. Ziegler) **B/K/M**

R. ist ein ganzheitliches Verfahren, das in Gruppen angewandt wird. Sein Ziel ist die kreative Erweiterung von Bewußtsein, Denken, Erleben, Fühlen und Handeln. Der Klient wird sich des ganzen in ihm und in der

Welt bisher verborgenen Reichtums an Möglichkeiten bewußt. Hierzu werden Übungen aus den verschiedensten erlebniszentrierten Verfahren der humanistischen Psychologie sowie östlichen und westlichen Entspannungs-, Imagninations- und Meditationsverfahren eingesetzt.

2270 **Reine Spieltherapie** (H. Zulliger) **A/J**

RS. ist ein tiefenpsychologisch, psychoanalystisch fundiertes Verfahren der Kinderpsychotherapie, das meist individualtherapeutisch durchgeführt wird. Zulliger geht davon aus, daß das Spiel ein direkter Heilfaktor ist. Der Akzent liegt auf dem Nichtdeuten unbwußter Vorgänge und nicht eigentlich auf dem Spielen, d.h. das Kind setzt sich durch das Spiel direkt mit dem Unbewußten in Verbindung. Der Therapeut fungiert dabei als aktiver Lenker des Spiels, anhand dessen sich Pathologisches und Milieuschäden aufdecken lassen; Konflikte können dramatisch agierend abgewandelt und gelöst werden. Das Kind erhält die Möglichkeit, mit Hilfe der Spiele zu kultivierten Triebbefriedigungen zu gelangen, indem ihm in wohldosierter Folge feinere Spiele oder Spielpraktiken vorgelegt werden.

2275 **Reinkarnationstherapie** (M. Netherton/N. Shiffrin) **F**

R. ist ein ganzheitliches, transpersonales Verfahren, das individual- und gruppentherapeutisch angewandt wird. Es wird davon ausgegangen, daß psychische Störungen auf das Weiterwirken früherer Lebensformen im Unterbewußten des Menschen zurückzuführen sind. R. versucht daher, diese „Einschübe des Übersinnlichen" bewußtzumachen, um deren blockierende Wirkung aufzulösen. Es wird zum Teil mit psychoanalytischen/tiefenpsychologischen und primärtherapeutischen, hauptsächlich jedoch mit hypnotischen Verfahren und Techniken gearbeitet. Der Klient sucht die Vergangenheit nach traumatischen Erfahrungen ab und setzt diese zu seinen derzeitigen Problemen oder Symptomen in Beziehung.

2280 **Reizüberflutungstherapie** (T.G. Stampfl/J. Marks/S. Rachmann) **D**

R., auch Flooding genannt, zählt zu den Konfrontationsverfahren und wird zur Behandlung von Ängsten, Phobien und Zwängen eingesetzt. Der Klient wird abrupt mit der Angst auslösenden Situation längere Zeit konfrontiert, wobei Vermeidungsreaktionen verhindert werden (In-vivo-Flooding). In Behandlungssitzungen werden die Angstsituationen in Übersteigerung vorstellungsmäßig angeboten (Flooding-in-Imagination). Der Klient lernt, Angst auslösende Situationen aufzusuchen und damit inkompatible Verhaltensmuster zum bisherigen Vermeidungsverhalten aufzubauen. Durch eine kognitive Vorbereitung des Klienten wird dessen Bereitschaft zur Therape geweckt.

2285 **Relationship-Therapy** (K.E. Allen) **H/J**

RT. ist ein kindertherapeutisches (familientherapeutisches) Verfahren, das die verschiedensten Therapien integriert. Der Therapeut baut zum Kind eine permissive Beziehung auf, die Eltern werden nur teilweise zur therapeutischen Arbeit hinzugezogen.

2300 **Rhythmik** (E. Jacques-Dalcroze/E. Feudel) **B/K**

Siehe: **Rhythmisch-Musikalische Erziehung** (2305)

2305 **Rhythmisch-Musikalische Erziehung** (E. Jacques-Dalcroze/E. Feudel) **B/K**

RME. ist ein ganzheitliches Lernverfahren, das in kleinen Gruppen durchgeführt wird. Ziel der RME. ist es, dem Klienten zu ermöglichen neu-, nach- und umzulernen. Er soll in die Lage versetzt werden, seine emotiv-unbewußten Antriebe zu reaktivieren und zur Lösung künstlerischer Aufgaben einsetzen zu können. RME. bildet besonders die Sensomotorik aus, wozu auditive, visuelle und taktile Reize vorgegeben werden, auf die dann eine motorische Reaktion erfolgt.

2315 **Rolf Aston-Patterning** (R. Aston) **B/K**

Das RAP. ist ein ganzheitliches, körper- und bewegungsorientiertes Verfahren der humanistischen Psychologie, das vorwiegend in Gruppen angewandt wird. Ziel des RAP. ist die Veränderung und Erweiterung der Wahrnehmung und damit des Bewußtseins. Dies wird durch eine Reihe von spezifischen Körper-, Bewegungs-, Atmungs- und Imaginationsübungen — teilweise auch meditative Übungen — erreicht. Die Körperbewegungen werden, wie in den meisten Movement-Awareness-Systemen (siehe: **Aguado-System** [35], **Bewegungserziehung zur Verbindung von Geist und Körper** [365]) leicht, konzentriert und bewußt ausgeführt, wodurch eine Stimulation des gesamten Nervensystems, besonders des Zentralnervensystems, erreicht wird.

2320 **Rolfing** (I. Rolf) **B**

Rolfing, auch Strukturelle Integration, ist ein körperorientiertes Verfahren der humanistischen Psychologie; es wird individualtherapeutisch angewandt. Ziel des R. ist die Freisetzung der natürlichen Körperstruktur durch Reorganisation und vertikale Ausrichtung der Körpersegmente. Durch eine spezielle Massage werden Strukturelemente des Körpers (Muskel, Bänder, Bindegewebe) manipuliert. Da seelischen Prozessen —auch in pathologischer Form bei psychischen Störungen aller Art — Veränderungen der Körperhaltung zugrunde liegen, kann R. die Freisetzung von traumatischen Erinnerungen bewirken. Im Verlauf der Behandlung, die im allgmeinen zehn Sitzungen dauert, kommt es zu positiven Einstellungs- und Verhaltens änderungen. Der Klient wird vor und nach jeder Sitzung fotografiert, damit er einen Eindruck von seinen Veränderungen erhält.

2325 **Samadhi-Isolations-Tank** (J. Lilly) **B/C/M/P**

Der SIT. ist eine Kammer, die völlig abgedunkelt und nach außen schalldicht mit einer Salzlösung von Epsomer Bittersalz angefüllt ist, auf der man „schwebt“. Durch audiovisuelle Deprivation kommt es zu veränderten Wahrnehmungs- und Bewußtseinzuständen — ähnlich denen meditativer Verfahren — bis hin zu transpersonalen und mystischen Erlebnissen.

2330 **Sanfte Geburt** (F. Leboyer/M. Odent) **P**

Die von Leboyer entwickelte und von Odent weitergeführte Methode der SG. geht von Erkenntnissen der Tiefenpsychologie, der Prä- und Perinatalen Psychologie aus. Die Erkenntnis, daß sowohl die Zeit der Schwangerschaft als auch der Geburtsvorgang selbst — manche Autoren gehen bis zum Zeitpunkt der Zeugung zurück — von prägender Bedeutung für die Entwicklung sowie die körperliche und geistige Gesundheit eines Menschen sind, führte Leboyer dazu, sich mit dem Einfluß des Geburtsvorganges zu beschäftigen. Als traumatisierend wird die klinikübliche Geburt (grelles Licht, Lautstärke, anonyme Fließbandbehandlung, medikamentöse Verzögerung oder Beschleunigung des Geburtsvorganges etc.), besonders die sofortige Durchtrennung der Nabelschnur sowie der „übliche Klaps“, abgelehnt. Im Gegensatz hierzu findet die SG. in ruhigem und intimem, von emotionaler Zuwendung geprägtem Milieu statt. Die Mutter wird mittels psychologischer Betreuung (Relaxations-, Atemübungen etc.) auf die Geburt vorbereitet, wobei Familienmitglieder anwesend sein können. Nach der Geburt nimmt die Mutter das Kind zu sich an ihren Körper, wo es ruhen und sich langsam vom Geburtsvorgang erholen kann. Erst nach Einstellung der Funktion der Nabelschnur als Versorgungssystem wird diese durchtrennt.

2335 **Sangam System of Deep Tissue Body Therapy** **B**

ST. ist ein ganzheitliches, körperbezogenes Verfahren, das vorwiegend individualtherapeutisch angewandt wird. Es integriert die Arbeiten von Rolf (Rolfing, Strukturelle Integration) und die therapeutischen Erkenntnisse und Entwicklungen der Arbeit von Bhagwan Shree Rajneesh in Poona/Indien sowie weitere östliche und westliche Körpertechniken. Ziel des Verfahrens ist es, über die Veränderung der Körperstruktur, der Körperfunktionen, des Energieflusses zu größerer Harmonie, Bwußtheit und persönlichem Wachstum zu gelangen. Es werden im allgemeinen zehn Behandlungen zu je 1 - 1,5 Stunden angewandt.

2340 **Sektor-Therapie** (F. Deutsch/W.F. Murphy) **A**

S. ist ein tiefenpsychologisches Verfahren, das auf eine stärkere Aktivität des Analytikers abzielt. Wichtig erscheinende Einfälle des Patienten werden gezielt herausgehoben und in direktem Bezug zu den auftretenden Symptomen gebracht.

2345 **Selbstbehauptungstraining** (A. Salter/M. Hersen/R.M. Eisler) **D**

S. ist ein auf lern- und verhaltenstheoretischen Grundlagen beruhendes Verfahren (Salter bezieht sich speziell auf Pawlows Arbeiten). Es wird individual- und gruppentherapeutisch angewandt und ähnelt den meisten anderen Verfahren dieser Art (siehe: Selbstsicherheitstraining). Im Unterschied zu diesen Verfahren liegt der Akzent hier mehr auf dem Gebiet des nonverbalen Ausdrucks. Synonym für Selbstbehauptung werden in der Literatur meist „soziale Kompetenz", „Selbstsicherheit", „Selbstvertrauen" oder „social skills" verwendet.

2350 **Selbsthypnose** (E.M. LeCron) **F**

Unter S. versteht man sowohl die konditionierte Hypnose (d.h. die ursprüngliche Fremdhypnose wird so lange eingeübt, bis sie im Eigenversuch einzuleiten ist) als auch die erlernten, eigentlichen Selbsthypnosen, die durch ein Selbststudium erworben werden. Eine bequeme Lage, die Fixation eines Gegenstandes, dreimaliges tiefes Durchatmen, geeignete Suggestionen, geschlossene Augen, dreimaliges Nennen eines Schlüsselwortes, Muskelrelaxation, Denksuggestionen, Zählen etc. werden zur Selbsthypnose empfohlen. Durch Rückwärtszählen und Autosuggestion („Ich werde nun aufwachen.") wird das Ende der Hypnose eingeleitet.

2355 **Selbstinstruktionstraining** (D. Meichenbaum) **D**

S. ist ein Verfahren, das vorwiegend zur Beseitigung von Ängsten und zur Selbstkontrolle konzipiert wurde. Ziel der Therapie ist es, die gezeigten Reaktionen, die inneren Dialoge des Klienten und die kognitive Struktur, aus der diese Dialoge hervorgehen, zu verändern. Den Veränderungsprozeß teilt man in drei Phasen ein: In der Erziehungsphase zeigt der Therapeut dem Klienten eine kognitiv-psychologische Sicht seiner Reaktionen und eine dieser Sicht entsprechende Therapiekonzeption. Die Einübung von Selbstgesprächen als kognitive Bewältigungsprozesse in ganz bestimmten Problemsituationen findet in der Erprobungsphase statt. Diese Bewältiungsprozesse werden nun unter vielfältigen Streßbedingungen in der Anwendungsphase getestet und gefestigt.

2360 **Selbstkontrolle (F. Kanfer)** **D**

Das Prozeßmodell, der Selbstregulation unterscheidet drei Phasen: Selbstüberwachung, Selbstbewertung, Selbstverstärkung. Selbstkontrolle ist als ein Spezialfall der Selbstregulation zu sehen. Entsprechend dem Kanferschen Modell können Selbstkontrolltechniken an verschiedenen Stellen einsetzen: a) Einführung neuer Standards und Modifikation anderer, b) Training des Klienten in Selbstbeobachtung und Verhaltensanalyse, c) Planung und Übung von Selbstbewertung, Selbstverstärkung und Selbstbestrafung, d) Planung und Einübung kontrollierender Verhaltensweisen, durch die die Auftretenswahrscheinlichkeit des unerwünschten Verhaltens reduziert werden kann.

2365 **Selbstsicherheitstraining** (A. Salter) **D**

S., auch Conditioned Reflex Therapy genannt, beruht auf den Untersuchungen von Pawlow, Bechterew, Watson und Nachfolgern, d.h. auf Konzepten der Lerntheorie, wobei besonders Pawlaws Konzepte der Hemmung, Erregung, Enthemmung zum tragen kommen. S. zielt darauf ab, das psychische Schwergewicht des Klienten von der Hemmungsseite auf die der Erregung zu verlagern: Hemmende Gefühle und hemmendes Verhalten sind neurotisch, exzitatorisches Verhalten ist gesund. Zur Hebung des Erregungsniveaus werden sechs Techniken eingesetzt: gefühlhaftes Sprechen (feeling talk), mimisch-expressiver Ausdruck (facial talk), widersprechen und angreifen (contradict and attack), gezielte Verwendung des Wortes „ich", auf

Lob ausdrücklich eingehen, improvisieren.
Ziel des S. ist die Veränderung des Selbstkonzeptes, des Verhaltens, der Gefühle und Gedanken sowie die Steigerung des Selbstwertgefühls und des Gefühls der sozialen Kompetenz.

2370 **Selbstverbalisationstherapie** (D.W. Meichenbaum) **D**

S. ist ein Verfahren, das auf lern- und verhaltenstheoretischen Konzepten — besonders auf den Arbeiten von Wygotsky, Luria und Ellis — beruht. Baade, Borck, Koebe und Zumvenne fassen unter dem Begriff S. die Gesamtheit aller von Meichenbaum und Mitarbeitern entwickelten Interventionsverfahren zusammen. Darunter fallen das Selbstinstruktionstraining, die einsichtsorientierte Therapie, die Kognitive Modifikation und das Streßimpfungstraining. Das Verfahren verläuft in fünf Schritten: Eine Modellperson führt eine Handlung aus und verbalisiert diese. Der Klient wiederholt die Handlung und folgt den Anweisungen. Er führt die Aufgabe selbst aus und erteilt sich laut die Instruktion. Dann erfolgt das gleiche flüsternd und leise. Der Klient geht die Aufgabe nochmals durch und lenkt sein Verhalten durch lautlose Selbstverbalisation.

2375 **Selbstvertrauensspiel** (J.V. Flowers/A.R. Marston) **J/K**

S. ist ein kindertherapeutisches, psychagogisches Verfahren, das nur in Gruppen angewandt wird. Bestimmte Aspekte des realen Lebens des Klienten werden spielerisch nachvollzogen. Darüber hinaus werden im Unterricht „Fragespiele und Los-Verfahren" durchgespielt.

2385 **Sensitivity-Training** (L. Bradford/J. Gibb/F. Massarik) **D/K**

ST., eine trainierende Behandlungsform, baut auf Kurt Lewins Gruppendynamik auf. Ziel der Therapie ist die Förderung der Persönlichkeitsentfaltung und die ganzheitliche Stärkung des einzelnen. Gemeinschaftlich wird versucht, eigene und fremde Verhaltensweisen subtil aufeinander abzustimmen, wobei die Zusammenkünfte über längere Zeit und auf neutralem Boden stattfinden.

2390 **Sensory Awakening** (B. Gunther) **B**

SA. ist ein ganzheitliches, körper- und erlebnisbezogenes Verfahren der humanistischen Psychologie. Es wird individual- und gruppentherapeutisch angewandt. Ziel des SA. ist die Bewußtwerdung aller sinnlichen Prozesse (Bewegung, Empfindung, Ausdruck etc.), um so zur Veränderung von Denken, Fühlen und Handeln zu gelangen. Es werden Atem-, Körper- und Bewegungsübungen verwandt. Darüber hinaus werden auch Übungen mit verschiedenen Materialien (Pflanzen, Stoffe) eingesetzt.

2395 **Sensory Awareness** (C. Selver/C. Brooks) **B**

SA. ist ein ganzheitliches, körpertherapeutisches Verfahren, das auf den Arbeitsweisen von Gindler und Jacobi beruht. SA. wird sowohl einzeln als auch in Gruppen angewandt. Das Ziel ist es, die Wahrnehmungsweise des Klienten bewußtzumachen und zu verändern sowie „die allmähliche Entfaltung und Kultivierung der Wahrnehmungsfähigkeit" zu erlangen. Dies wird durch „Beschäftigung mit dem Spüren" erreicht. Hierzu werden Atemtechniken, Körpertechniken, taktiale Übungen mit den verschiedensten Materialien sowie Übungen des Sitzens, Stehens und Gehens eingesetzt.

2400 **Sexualtherapien** (W. Masters/V. Johnson/J.L. Rosenberg/H. Singer-Kaplan/ J. Heiman/J. LoPiccolo/C. Lobitz/J. Framo/H. Wendt) **N**

S. zielen auf die Beseitigung sexueller Störungen, den Abbau von Leistungs- und Versagensängsten, die Steigerung der sexuellen Genußfähigkeit und auf die offene Kommunikation zwischen den Sexualpartnern ab. Ziel ist die maximale Befriedigung. Bei den S. geht es im allgemeinen mehr um Symptombeseitigung als um Persönlichkeitsveränderung. Die meisten S. sind daher eher verhaltensorientierte Behandlungsmethoden.

2405 **Signal-Kontrollierte Entspannung** (D.K. Counts et al.) **D/G**

Siehe: **Cue Controlled Relaxation** (565)

2410 **Silva-Mind-Control** (J. Silva) **C/M**

SMC., auch Vorstellungstraining oder Dynamische Meditation genannt, ist ein ganzheitliches, meditatives und transpersonales Verfahren, das individual- und gruppentherapeutisch angewandt wird. Ziel der SMC. ist größere Bewußtheit, Entspannung, innere Harmonie und Balance; auch außersinnliche Wahrnehmung wird angestrebt. In einem viertägigen Kurs wird das Verfahren folgendermaßen vermittelt: Am ersten Tag werden Entspannungsübungen zur Erzeugung von Alpha-Wellen geübt. Am zweiten Tag wird Silvas dynamische Meditation vermittelt und geübt, um auch den Theta-Wellen-Bereich zu erfahren. Am dritten Tag werden spezielle Übungen zur Förderung der Intuition und Wahrnehmungsfähigkeit durchgeführt; die Teilnehmer versuchen, sich projektiv an andere Orte und in andere Zeiten zu versetzen. Am vierten Tag erhalten die Teilnehmer detaillierte Anweisungen, wie sie für sich alleine oder vorzugsweise in Gruppen weitermachen können.

2415 **Situationstherapie** (V.v. Weizsäcker)

S. ist ein Verfahren der Milieutherapie, dessen Ziel es ist, „krankmachende Umgebungsmerkmale" zu beseitigen.

2420 **Social-Influence-Therapy** (J.S. Gillis) **D/F**

SIT. ist ein offen manipuliertes Verfahren, das teilweise eklektisch vorgeht, d.h. aus allen anderen Therapieformen Techniken „borgt", hauptsächlich aus dem Bereich der Sozialpsychologie. Wichtigste Behandlungsstrategien sind Versuche zur Beeinflussung des Klienten mit dem Ziel, dessen Einstellung zu verändern. Der Therapeut baut hierzu seine Machtposition aus, die er in diesem Sinne einsetzt. Auch Placebo-Effekte werden eingesetzt. Bei den angestrebten Veränderungen des Klienten geht es nicht um objektive Gültigkeit, sondern um die Nützlichkeit für den Klienten. Kognitive Faktoren haben Vorrang.

2425 **Soma-Therapie** (B.M. Williams/E. Gregory) **B**

S., auch Soma-Bodywork oder Neuromuskuläre Integration genannt, ist ein ganzheitliches, körperbezogenes Verfahren, das individualtherapeutisch angewandt wird. Es handelt sich um eine Weiterentwicklung des „Rolfing" (Strukturelle Integration). Da alle psychischen Störungen sich auch in der Körperhaltung, dem Muskeltonus, der Durchblutung der Haut etc. manifestieren (Charakterpanzer = Muskelpanzer; W. Reich), setzt S. an diesen Punkten der psychischen Störung an. Es werden verschiedene Massage- und Drucktechniken angewandt, wobei es zur Vertiefung der Atmung kommt. Eine vollständige Behandlung besteht im allgemeinen aus zehn Sitzungen zu je 1 - 1,5 Stunden.

2430 **Sonotherapie** **B/G/R**

Siehe: **Musiktherapie** (1685, 1690)

2435 **Sophrologie** (L.A. Caycedo) **B/F/P**

S. ist ein ganzheitliches Verfahren auf tiefenpsychologischer Grundlage, dessen Ziel es ist, auf allen Ebenen menschlichen Seins Veränderungen zu bewirken, den Geist zu kultivieren und Lebensanschauungen zu verändern, besonders auf dem Gebiet der psychosomatischen (funktionellen) Krankheiten. Weitere Ziele sind die Prophylaxe und die Aufklärung (Pädagogik). Das Verfahren wird individual- und gruppentherapeutisch angewandt. S. integriert Atmungs-, Relaxations-, Suggestions- und Bewegungsverfahren und -übungen verschiedener Schulen und entwickelt diese weiter. Sie ist die Lehre aller Veränderungen von Bewußtseinszuständen beim Menschen, wie man sie durch psychologische, physische oder chemische Mittel erreichen kann, sowie die Lehre von den möglichen Anwendungen derselben in der medizinischen Therapie, in der Prophylaxe und in der Pädagogik.

2440 **Soziale Lerntheorie** (J. Rotter/A. Bandura) **D/Q**

Bei der SL. handelt es sich um ein lern- und verhaltenstherapeutisches Verfahren auf kognitiver Grundlage. Es ist in seiner praktischen Anwendung als Vierundzwanzig-Stunden-Therapie (siehe dort) bekannt.

2450 **Sozialpsychiatrie** **L**

S. ist der Oberbegriff für die verschiedensten therapeutischen Ansätze bzw. Schulen, deren Gemeinsamkeit in der Kritik am „medizinischen Modell", d.h. an der etikettierenden Diagnose psychischer Störungen als biogenetisch/hereditär, besteht. Diagnose und Therapie gehen vom Einfluß sozialkultureller und ökonomischer Faktoren sowie von schichtbezogener Chancengleichheit aus. Seit ca. 1930 entwickelten sich weltweit die verschiedensten sozialpsychiatrischen Ansätze, von der „Mental-Health-Bewegung" in den USA über „Psychohygiene" in Europa bis in neuerer Zeit zum italienischen Modell der „Decarceration" und der sogenannten Antipsychiatrie in England und USA.

2455 **Sozialtherapie** **L**

S. hat die Förderung der Entfaltung zwischenmenschlicher Interaktion und die Einbeziehung des sozialen Umfeldes des Klienten (Familie, Arbeitsplatz etc.) zum Ziel. Der Begriff S. steht nicht für ein bestimmtes Verfahren, sondern stellt einen Sammelbegriff für verschiedene Verfahren dar, die in der Sozialarbeit/Sozialpädagogik, in der Psychiatrie und im Strafvollzug eingesetzt werden.

2465 **Spektrum-Psychologie** (K. Wilber) **B/C/M**

S. ist ein ganzheitliches Verfahren der transpersonalen Psychologie, das sowohl individual- als auch gruppentherapeutisch eingesetzt wird. Es integriert fernöstliche und westliche Ansätze. Ziel ist es, auf allen Ebenen des Bewußtseinsspektrums Veränderungen zu erzielen, so daß der Klient in die Lage versetzt wird, integrativ/ganzheitlich im Denken, Handeln und Fühlen zu leben oder auch zu mystischen, transpersonalen oder spirituellen Erfahrungen zu gelangen. Es werden Atem-, Bewegungs-, Körper- und Meditationsübungen sowie imaginative Verfahren eingesetzt. Das Bewußtseinsspektrum wird unterteilt in vier Ebenen: 1.Persona-Ebene, 2. Ich-Ebene, 3. Gesamtorganismus, 4. Bewußtsein der Einheit. Von den existierenden Therapien sind die meisten nur geeignet, auf einer Ebene anzusetzen, so daß folglich — je nach Bewußtseinslage des Klienten — eine andere Therapieform angewandt werden sollte.

2470 **Spielalternative** (H. Benesch) **D**

S., eine Form der Psychagogik, setzt Spiele (elektronische Spielgeräte) ein, mit dem Ziel, Gemeinschaftserlebnisse, Aktivierungen und Abbau von Streßrelikten herbeizuführen, die der Vorbeugung von psychischen Störungen dienen.

2473 **Spieldiagnostik** **D/J**

S. ist ein Verfahren, das spezifische Relevanz zum Spiel als Therapieform aufweist und meist nur bei Kindern und Jugendlichen angewandt wird. Man erleichtert sich die Diagnose psychischer Störungen und gestaltet die Diagnosesituation kindgerechter. Freie und standardisierte Spielformen finden dabei ihre Anwendung und werden im Sinne der Leistungs- und Projektivtests ausgewertet.

2475 **Spieltherapie** (V.M. Axline) **B/J**

S. basiert auf Rogers nichtdirekter/klientenzentrierter Psychotherapie; sie wird individualtherapeutisch durchgeführt. Über die von Rogers gestellten Forderungen hinausgehend, formuliert Axline acht weitere Verhaltensmerkmale des Therapeuten, die speziell auf Kinder/Jugendliche zugeschnitten sind:
a) Prinzip der vollständigen Annahme, b) Prinzip der Herstellung eines Klimas des Gewährenlassens, c)Prinzip der Achtung vor dem Kind, d) Prinzip der Wegweisung durch das Kind, e) Prinzip der Nichtbeschleunigung, f) Prinzip der Gestaltung der Beziehung, g) Prinzip des Erkennens und Reflektierens von Gefühlen, h) Prinzip des Begrenzens. Auf dieser Grundlage werden Spiele in die Therapie einbezogen.

2480 **Spieltherapie, psychagogische** **J**

PS. haben die Beseitigung von Frühdeprivationen, organischen Beeinträchtigungen etc. zum Ziel. Sowohl unspezifische Spielangebote als auch gezielte Rollenspiele bilden eine eigene Gruppe. Simulationsspiele, die bestimmte Aspekte des realen Lebens des Kindes nachvollziehen, werden besonders intensiv ausgebaut. Die Spielformen (Selbstvertrauensspiel, Gruppenspieltherapie, Puppen- und Schauspieltherapie etc.) werden für verschiedene Zwecke eingesetzt: Entwicklungsstörungen, Suchttherapie, Pastoraltraining, Sozialtherapie etc.

2480 **Spieltherapie, präventive** **J**

PS. wird als Störungsprophylaxe durch das Spiel, als Anregung zur Freizeit-/Lebensgestaltung und als Aufforderung zur Selbstverwirklichung verstanden. Das Spiel als präventive Hilfe fungiert als Spannungsausgleich, Verstärker, Lustgewinn, Selbstverwirklichung, Konfrontation, Gemeinschaftsbezug, Risiko etc.

2480 **Spieltherapie, tiefenpsychologische** **A/J**

Die Ziele der analytischen Therapien sind weitgehend identisch, ihre Wege jedoch unterschiedlich. Gemeinsames Ziel ist es, dem Kind bei der Aufhebung der Verdrängung Hilfe und Beistand in seiner Ich-Entwicklung zu leisten und Konfliktzentren zu beseitigen. Als analytische Kindertherapeuten sind Melanie Klein, Anna Freud und Hans Zullinger zu nennen. Bezüglich der Deutungsarbeit gab es einen Meinungsunterschied zwischen Klein und Freud. Während Klein für die Kinderanalyse im Spiel das gleiche methodische Mittel wie die freie Assoziation beim Erwachsenen sieht, die Spiele symbolisch deutet und auch diese Deutung mit den betroffenen Kindern bespricht, sah Freud den Wert des Spiels als Diagnostikum. Auch bilde das Kind keine Übertragungsneurosen. Zullinger sieht das Spiel als direkten Heilfaktor an, da sich das Kind im Spiel direkt mit dem Unbewußten in Verbindung setzt; der Therapeut fungiert als aktiver Lenker des Spiels.

2480 **Spieltherapie, verhaltenstherapeutische** **D/J**

Da in verhaltenstherapeutischen Verfahren — bezogen auf „eigene Einsicht“ — geringe Anforderungen an den Klienten gestellt werden, erscheint die Verhaltenstherapie (VT) als Kindertherapie besonders geeignet. Auch die therapeutische Fremdsteuerung kommt der Situation des Kindes näher. Durch die Vielzahl der Methoden ist auch die, besonders bei Kindern angebrachte, Symptombehandlung (weniger die Lebensbewältigung) gut durchführbar. Die VT weist keine eigene verhaltenstherapeutische Spieltherapie auf, da für die Kindertherapie eigentlich alle Verfahren — die Konfrontationsverfahren allerdings weniger — geeignet sind.

2490 **Sportpsychotherapie** **D**

S., die eine spezifische Relevanz zum Spiel als Therapieform aufweist, wird in drei Bereiche unterteilt: S. kann als eine Therapie durch sportliche Betätigung verstanden werden (z.B. Bewegungstherapie von Trumpp); die sportliche Betätigung selbst kann durch eine Behandlungsmethode unterstützt werden (z.B. Skill-Training); S. kann außerdem als therapeutische Behandlung für das Hochleistungstraining gesehen werden, wobei besonders die Streßimmunisierung und Persönlichkeitsstabilisierung im Vordergrund stehen.

2495 **Sprachtherapie** D

Bezüglich der S. werden folgende Methoden unterschieden: Logopädische Methoden, Methoden zur Sprechhilfe, Methoden gelockerter Rückmeldung, Methoden zum Sprecheinsatz, lerntheoretische Sprechmethoden, Methoden psychosozialer Sprechmodifikation, psychopharmakologische Methoden.

2500 **Squiggle-Technik** (D.W. Winnicott) D

ST. ist ein spezielles kindertherapeutisches Verfahren zur Lösung von Ängsten, Hemmungen und Blockaden und besonders für Klienten mit geringer introjektiver Identifizierungsfähigkeit geeignet. Diesen Klienten erleichtert das Zeichnen von „Squiggles" (Schnörkeln), das abwechselnd mit dem Therapeuten erfolgt, sich von Ängsten, Hemmungen und Blockaden zu lösen. Gleichzeitig bzw. anschließend werden weitere eklektische Verfahren angewandt.

2510 **Substitutiv-Supportive Psychotherapie** (P. Fürstenau) A

SSP. ist eine „integrative Tiefenpsychologie", d.h. ein Verfahren, das klassische psychoanalytische und neoanalytische Konzepte verknüpft. SSP. wird individualtherapeutisch angewandt. Der Therapeut übernimmt — über die tradionelle Widerstandsanalyse hinausgehend — die mütterliche (substitutiven/supportiven) Funktionen.

2515 **Suchttherapie** B/D/K

Ziel der Therpie ist die Wiedererlangung psychosozialer Gesundheit bei sozialer Stabilität und Kompetenz, wobei erhöhte Sensibilität für Emotionen, Experimentieren mit neuen Verhaltensweisen, Änderung des Selbstbildes als Teilziele zu sehen sind. Die Behandlung läßt sich in die Kontakt-, Entgiftungs-, Entwöhnungs- und Nachsorgephase einteilen. Sowohl Einzelsitzungen und Gruppenarbeit als auch das Einbeziehen von Angehörigen ist angezeigt. Die einzelnen therapeutischen Methoden variieren je nach Konzeption, Zeit und Phasen der Therapie und werden meist kombiniert eingesetzt.

2520 **Sukzessive Familientherapie** (V. Satir) E/H

SF. ist ein Verfahren, in welchem die Therapie als sukzessiver Prozeß verstanden wird, der die fehlenden Stücke zwischen dem ergänzen soll, was Menschen mit ihrer Kommunikation beabsichtigen, und dem, worin am Ende das tatsächliche Ergebnis der Kommunikation besteht. Ziel der SF. ist die Veränderung der Kommunikationsformen von gezwungen/rigide hin zu offen/frei/kreativ. In einer Konsolidierungsphase werden die neu erworbenen Muster eingeübt.

2525 **Superlearning** (G. Lozanov) F/K

Siehe: **Lozanov-Methode** (1560)

2530 **Surrogat-Therapie** N

S. ist ein sexualtherapeutisches Verfahren, das individualtherapeutisch durchgeführt wird. In Zusammenarbeit mit dem Therapeuten praktizieren psychologisch geschulte Personen mit dem Klienten neues Sexualverhalten. Sowohl die Erfahrungen des Partnerersatzes (Surrogat) als auch die des Klienten werden dann in der therapeutischen Sitzung weiterbearbeitet.

2540 **Symbolisch-Experientelle Familientherapie** (C. Whitaker) **H**

Die SEF. ist eine wachstumsorientierte Form der Familientherapie, wobei psychoanalytische und direktive Methoden integriert werden. Ziel der Therapie ist die Vermittlung neuer Erfahrungen auf einer im wesentlichen symbolisch-primärprozeßhaften Ebene. Soziale Anpassung wird ausdrücklich nicht zum Therapieziel erklärt. Das Verfahren macht zum Teil Anleihen bei Methoden der Kinderanalyse und der Spieltherapie. Im allgemeinen arbeiten zwei Therapeuten gleichzeitig mit der Familie. Als Techniken/Interventionen werden eingesetzt: Erhöhung des innerfamiliären Stresses, Grenz-Strukturierung zwischen den Generationen. Über Spiel, Humor, Ironie und Karrikatur vermitteln die Therapeuten der Familie auf einer symbolischen Ebene, daß familiäre Mythen, vor allem der Mythos der Individualität, nur beschränkt gelten, daß jede Wahrheit sich auch anders sehen läßt, daß eine Tragödie sich plötzlich als absurdes Theater darstellen kann. Die Therapeuten solidarisieren sich mit der Familie, um dann wieder Distanz herzustellen (Allparteilichkeit).

2545 **Synanon** (C.E. Dederich) **K**

S. (Synanon-Game) ist ein gruppentherapeutisches Verfahren, das bei Süchtigen angewandt wird. Die Gruppen bestehen aus maximal 20 Mitgliedern. Ziel des S. ist es, eigenes Verhalten offen darzustellen, Affekte frei zu äußern, die Kritik der Gruppe zu akzeptieren sowie die Ich-Schwäche durch realitätsbezogene Neuorientierung zu überwinden. Es werden kathartische, kommunikative und konstruktive Verfahren eingesetzt.

2555 **Systematische Desensibilisierung** (J. Wolpe) **D**

SD. zählt zu den verhaltenstherapeutischen Beseitigungsverfahren und beruht auf einer systematischen Gegenkonditionierung von Angstreaktionen durch antagonistische Entspannung. Die Therapie besteht aus drei Schritten: 1. Erstellung von Angsthierarchien, 2. Training in tiefer Muskelentspannung (am häufigsten nach der Methode von Jacobson, zum Teil werden aber auch Hypnose, Autogenes Training etc. zur Entspannung eingesetzt), 3. Darbietung, Angst auslösender Reize (entsprechend der Hierarchie) in entspanntem Zustand. Es wird erst dann zum folgenden Item übergegangen, wenn das vorherige angstfrei vorgestellt werden konnte. Häufig werden auch Übungen in der Realität (In-vivo-Behandlung) angeschlossen.

2560 **Systematische kognitive Umstrukturierungstherapie** (M. u. R. Goldfried) **D/K**

SU. zählt zu den kognitiven Therapieansätzen. Das Verfahren, das sich auf die Veränderung falscher kognitiver Strukturen konzentriert, dient in erster Linie der Gruppenbehandlung von sozialen Ängsten und stellt eine besondere Form von „Problemlösungstraining“ dar.

2565 **Systematische Selbstmodifikation** (W. Wendtland/H.W. Hoefert) **D**

SS., ein Selbstsicherheitstraining, stützt sich auf Verstärkertechniken, d. h. selbstsicheres Verhalten wird im Gegensatz zu unerwünschtem unsicheren Verhalten verstärkt. Man unterscheidet: Näherung des Problems, Problemanalyse, Zielbestimmung, Planen des Modifikationstrainings und die eigentlichen Trainingsdurchgänge zum Abbau von Ängsten und Hemmungen (Situationstraining, Verhaltenstraining, Gedankentraining).

2570 **Systemische Therapie** (Mailänder Modell) **H**

ST. basiert auf den Arbeiten von Bateson und Watzlawick zur Kommunikationstheorie und auf kybernetischen Modellen. Die Familie wird konsequent als ein sich selbst organisierendes kybernetisches System gesehen, in dem die Elemente vernetzt sind und das angebotene Problem Systemfunktionen erfüllt. Die Therapeuten nehmen eine neutrale Position ein. Nachdem sie die familiäre “Epistemologie“ entdeckt haben, wird versucht, diese zu verändern und in Frage zu stellen. Ein Teil des therapeutischen Teams arbeitet mit der Familie, der andere Teil verfolgt die Sitzung hinter einer Einwegscheibe. Hierdurch soll es der Familie erschwert werden, den Therapeuten zum Mitagieren zu verführen. An Techniken werden Umdeutung

(Reframing), Symptomverschiebung (Paradoxe Intervention), positive Konnotation etc. eingesetzt. Die Sitzungen finden im allgemeinen in zeitlich großen Abständen statt (etwa alle vier Wochen).

2571 **Systemtherapie** (G. Guntern) **H**

S. ist ein ganzheitliches (holistisches), organismisches Verfahren, das auf den Theorien der „Allgemeinen Systemtheorie" (L. Bertalanffy), der Kybernetik (N. Wiener), der Kommunikations- und Informationstheorie (Palo Alto-Schule) sowie Erkenntnissen der Quantenphysik (W. Heisenberg, A. Einstein, J. Prigogine) beruht. Darüber hinaus basiert die Systemtherapie auf fünf von Guntern entwickelten Grundkonzepten: Organismuskonzept, Konzept des Transaktionsfeldes, Konzept der Transaktionsmuster, Konzept des probabilistischen Felddeterminismus, Krankheit als Strategie (J. Haley). Das Verfahren integriert die verschiedensten systemischen Ansätze bzw. Konzepte und distanziert sich von der Psychoanalyse und ihr verwandten Therpien.

2575 **Scheidungstherapie** (A. Amann) **H**

S. ist eine Weiterentwicklung ehetherapeutischer Verfahren mit dem Ziel, Scheidungen konflikt- und leidfreier zu ermöglichen sowie Mitgliedern aufgelöster Familien (Scheidung/Tod) diese Krise überwinden zu helfen.

2580 **Schicksalsanalyse** (L. Szondi) **A**

S. ist zu den neo-analytischen Verfahren zu rechnen. Szondi führte den Begriff des „familiären Unbewußten" ein, das ungelöste Probleme der Ahnen des Klienten enthält und diesen in seinen Entscheidungen in Abhängigkeit zum familiären Unbewußten bringt. Dieser Einfluß zeigt sich besonders bei der Wahl von Liebhabern, Freunden und bei der Berufswahl; auch die Wahl des Therapeuten wird so determiniert. Diese Annahme wird von Szondi erbbiologisch begründet; er entwickelte eine „Gentheorie der Objektwahl". Es werden psychoanalytische Verfahren, eine „aktive Analyse" und „Psycho-Schockverfahren" eingesetzt, bis der Klient seinen Widerstand gegen eine unterdrückte Ahnenfigur aufgibt.

2585 **Schlafentzugstherapie** (W. Schulte) **D**

S., auch Therapie durch Schlafentzug genannt, wird vorwiegend bei Melancholikern und Depressiven individual- und gruppentherapeutisch angewandt — teilweise auch in Kombination mit Psychopharmaka. Sie geht auf die Beobachtung von Schulte zurück, daß depressiv/melancholische Patienten — falls sie am Schlaf gehindert wurden — am darauffolgenden Tag und länger aktiv und leistungsfähiger waren.

2590 **Schlaftherapie** **D/F**

Grundlage der S. sind mehr oder weniger präzise Schlaftheorien, wobei drei Hauptgruppen von Funktionstheorien des Schlafs unterschieden werden: 1. die Erholungstheorien, die eine optimale Erhaltung des Wachzustandes als Funktion des Schlafs sehen; 2. die Adaptionstheorien, die von einer Anpassung des Organismus an die Umweltbedingungen ausgehen, wobei die nicht für Überlebensstrategien benötigte Zeit im Schlaf verbraucht wird; 3. die Schutzhemmungstheorien, die Schlaf als Schutz für wertvolle Substanzen der Großhirnhemisphäre sehen. Entsprechend den vermuteten Funktionen des Schlafs, wird dieser therapeutisch eingesetzt. Man unterscheidet folgende sechs Gruppen: bedingt-reflektorische Schlaftherapien, Elektro-Schlaftherapien, Hypnose-Schlaftherapien, Kombinationen mit Schlaftherapien, Schlafentzugstherapien und unspezifische Schlafkuren.

2600 **Schöpferische Psychosynthese** (J. Bahle) **A**

SP. versteht sich — im Gegensatz zur triebbedingten Tiefenpsychologie — als eine „wertbewußte Höhenpsychologie", da nicht nur das Triebleben, sondern auch das „Wertleben" für die seelisch-geistige Gesundheit eines Menschen von größter Wichtigkeit, diesem sogar übergeordnet ist. Ziel des psychotherapeutischen Bemühens muß es also sein, diese „Wertrangordnung" der Persönlichkeit wiederherzustellen. Die SP. macht den Menschen im Rahmen seiner Begabung, Interessen und Wertrichtungen produktiv tätig. „Mache den Menschen im Rahmen seiner psychischen Möglichkeit schöpferisch, und er wird seelisch gesund sein" (J. Bahle). Die SP. verläuft in drei Phasen: Vorbild-Phase (Orientierung des Klienten an Vorbildern), Gegenbild-Phase (Loslösungsprozeß u. Suche nach neuen Zielen), Leitbild-Phase (Synthese der beiden ersten Phasen).

2610 **Schreibtherapie** (J. Progoff) **B**

S. ist ein Verfahren, bei dem der Klient seine Lage selbst ausführlich beschreibt. Dieser „Lebenslauf" wird zum einen diagnostisch verwandt; zum anderen wird angenommen, daß das Schreiben selbst bereits lösenden (kathartischen) Effekt hat.

2615 **Schreibtherapie** (D.M. Casriel) **B/K**

Siehe: **New Identity Group-Process** (1780)

2620 **Steuernde Analyse** (D. Langen) **A**

SA., auch „gezielte Analyse" oder „focussed analysis" bzw. „conflict-centered analysis" genannt, ist ein tiefenpsychologisches, neoanalytisches Verfahren, das versucht, die zeitaufwendige Psychoanylse abzukürzen. Je nach Indikation erfolgt die individualtherapeutische Arbeit aufdeckend oder zudeckend. Im Gegensatz zur klassischen Psychoanalyse sitzt der Patient dem Therapeuten gegenüber. Das Verfahren verläuft in sechs Phasen: a) Diagnose des aktuellen Konflikts und Erfassen der „Schicksalssituation", b) Einblick des Patienten in die Bedingungen seiner Symptome durch steuernde analytische Führung, c) Aufbau des aktuellen Konflikts wird dem Patienten nahegebracht, d) Entwickeln von Möglichkeiten, um aus der Konfliktsituation herauszukommen, e) Haltungs- bzw. Charakteranalyse, f) Abschlußphase, d. h. langsame Vergrößerung der Zeitabstände zwischen den Sitzungen.

2625 **Strategische Therapie** (J. Haley/R. Rabkin/C. Madanes et. al.) **H**

ST. ist ein familientherapeutisches Verfahren, eine Variante der Kommunikationstherapie; sie basiert wie diese auf kybernetischen Prinzipien sowie der Informations- und Spieltheorie. Ziel der Therapie ist es, Sequenzen, Regeln und Bedeutung familiärer Interaktion zu ändern. Nachdem klare Therapieziele ausgehandelt sind, entwirft der Therapeut eine Strategie zu deren Erreichen. Die Kernfrage des Therapeuten ist. Wie dient das Symptom der Aufrechterhaltung des familiären Gleichgewichts (Homöostase), d. h. welche Funktion hat es? An Verfahren werden — wie in anderen systemorientierten Familientherapien auch — Umdeutung (Reframing), Paradoxe Intervention, positive Konnotation von Symptomen etc. eingesetzt. Der Therapeut arbeitet sehr direktiv, was sowohl diagnostischen als auch therapeutischen Effekt hat.

2630 **Streßmanagement** **D/F**

S. ist ein multimodales Verfahren, das sich vom Biofeedback, der Hypnose, der Verhaltenstherapie sowie von einsichtsorientierten Ansätzen herleitet. Eine Vielzahl von Techniken wird angewandt, so z. B. Hypnose, kognitive Umstrukturierung, edukative Programme bis hin zu Ernährungsfragen und Körperübungen. Ziel des S. ist es, Menschen zu helfen, Reaktionsmuster des Körpers zu ändern, einzelne Sicht- und Verhaltensweisen zu modifizieren, die hauptsächlich Streßreaktionen auslösen. Das Programm enthält drei Hauptpunkte: Herabsetzung der körperlichen Spannung durch Hypnose, kognitive Umstrukturierung von Situationen mit hohem Streß-Level, Einführung und Erlernen besserer Bewältigungsmechanismen.

2633 **Structural (Re-)Balancing** **B**

SB., auch Rebalancing genannt, ist ein körperzentriertes Verfahren der humanistischen Psychologie, das individualtherapeutisch angewandt wird. Ziel des Verfahrens ist es, durch Körperarbeit (Druck, Massage) die muskuläre Panzerung (Charakterpanzer) wie auch Blockaden aufzulösen, um der Lebensenergie freies Strömen zu ermöglichen. Dies führt zur Integration vorher dysfunktionaler Körperteile und Organe, was sich wiederum harmonisierend auf den Klienten auswirkt und ihn in die Lage versetzt, angemessener und konfliktfreier mit sich und seiner Umwelt umzugehen.

2635 **Strukturale Familientherapie** (S. Minuchin) **H**

SF. geht theoretisch auf Levi-Strauss (Strukturalismus) und Bertalanffy (Systemtheorie) zurück. Die Familie wird als strukturierte Ganzheit betrachtet, die mehr ist als die Summe ihrer Teile — ein offenes, soziales System. Der Akzent liegt auf der Interdependanz der Teile des Ganzen. Für die Beschreibung einer Familie in diesem Sinne definiert Minuchin folgende Parameter: Struktur, Subsystem, Organisation, Position der einzelnen Familienmitlgieder innerhalb der Struktur sowie die „Prozeßhaftigkeit" des „Systems Familie". Ziel der SF. ist es, Familien in Entwicklungskrisen und bei Konflikten neue Handlungsalternativen finden zu lassen, damit sie wachsen und sich weiterentwickeln. Aufgabe des Therapeuten ist es, der Familie hierbei zu helfen, indem er sich dem Familiensystem anschließt/anpaßt, und so ein neues familiäres System entwickeln und neu strukturieren hilft.

2645 **Strukturelle Integration** (I. Rolf) **B**

Siehe: **Rolfing** (2320)

2650 **Strukturelles Gestalten** (J. Aston) **B**

Siehe: **Rolf-Aston-Patterning** (2315)

2655 **Strukturierte Lerntherapie** (A.P. Goldstein/R.P. Sprafkin/N.J. Gershaw)

SL. ist ein verhaltensorientiertes, psychoedukationales System für das Training bestimmter Fähigkeiten, das in Gruppen angewandt wird. Ziel des SL. ist es, soziale Kompetenz zu erlangen sowie eine „Selbsthilfe-Therapie" zu erreichen.
Es werden vier Verfahren kombiniert: Modellernen, Rollenspiel, Feedback, Übungstransfer. Die Gruppen werden nach gemeinsamem Defizit an Fertigkeiten zusammengestellt.

2660 **Tactilisation in der Breitbandbehandlung** (A.A. Lazarus) **B/D**

T. wird als stützende somatische Hilfe in andere Verfahren, z.B. in verhaltenstherapeutische Methoden, integriert und individualtherapeutisch angewandt. Es handelt sich dabei um den Einsatz von Körperübungen und -techniken, aber auch um die Berührung des Klienten durch den Therapeuten.

2665 **Tantra** **B/M/N**

T. ist der Oberbegriff für die verschiedensten fernöstlichen Verfahren, die sowohl in Indien als auch im chinesisch-tibetischen Raum über Jahrtausende entwickelt wurden. Tantra bedeutet im Sanskrit soviel wie „Gewerbe, Vereinigung, Technik oder Mittel zur höchsten Verwirklichung oder Ausdehnung". Allen Varianten des Tantrismus gemeinsam ist die nichtmetaphysische, praktische Lehre, die das Mystische von seiner experimentellen und konkreten Seite her darstellt und somit allgemein erfahrbar macht. Wichtig allein ist es, sich auf die Praxis einzulassen. Wesentlich am Tantra ist im Vergleich zu anderen Systemen ähnlicher Art die Einbeziehung der Sexualität in die Suche nach dem Absoluten. Die Weite des Bewußtseins sowie das Niveau der sexuellen Erfahrung, der Grad und die Tiefe des Orgasmus und der Ekstase bedingen einander.

Zur Erreichung dieses Ziels werden Singen von Mantras, Gesten und Bewegungen, Visualisierungs- und Imaginationsübungen, sexuelle Praktiken, Meditation und Atemtechniken eingesetzt.

2670 **Tanztherapie** (diverse Schulen) **B/K**

T. ist der Oberbegriff für die unterschiedlichsten Verfahren der Körper- und Bewegungsarbeit; sie werden überwiegend in Gruppen angewandt. Von der America Dance Therapy Association (ADTA) wird Tanztherapie definiert als „der psychotherapeutische Weg, welcher Bewegung im Sinne eines Prozesses verwendet, der die emotionale und physische Integration des Individuums fördert". Folgende Techniken werden verwandt: Atem, Ausdruck, Bewegung, Entspannen, Kommunizieren, Verbalisieren. T. wird sowohl als diagnostisches als auch als therapeutisches Verfahren eingesetzt; sie kann mit oder ohne Musik durchgeführt werden.

2675 **Teleoanalyse** (R. Dreikurs) **A**

T. ist eine Variante bzw. Weiterentwicklung der Adlerschen „Individualpsychologie".

2680 **Thanato-Psychologie** (S. Grof/J. Halifax/E. Kübler-Ross) **B/M**

T. hat die Bewältigung des Sterbens und des Todes zum Ziel, und zwar sowohl für den Sterbenden als auch für die Hinterbliebenen. Ihr Ziel ist die „menschenwürdige" und „sinnvolle" Auseinandersetzung mit dem Tod. T. wird einzeln und in Gruppen durchgeführt. Es werden die verschiedensten Verfahren verwandt, so z. B. LSD-Therapie (S. Grof/J. Halifax), imaginative und meditative Verfahren, aber auch körper- und bewegungsorientierte Verfahren.

2685 **Themenzentrierte Interaktion** (R.C. Cohn) **B/K**

TI. ist ein gruppendynamisches Verfahren, das auf „Lebendiges Lernen", ganzheitliches Lernen abzielt. Ziel (humanistisches Anliegen) ist es, das soziale und kreative Potential der Menschen zu stärken, mit der Forderung, dies auf alle Bevölkerungsgruppen anzuwenden (politischer, gesellschaftstherapeutischer Ansatz). TI. integriert psychoanalytische Gruppentherapie, Erlebnisorientierte Gruppentherapie, Gestalt- und Gruppentherapie sowie Encounter-Gruppen-Verfahren. Die Gruppen kommen unter einem bestimmten gewählten thematischen Begriff zusammen. Die Gruppeninteraktion enthält vier Faktoren: a) das ICH (die Person und ihr Anliegen), b) das WIR (die Gruppe und ihre Interessen), c) das ES (das Thema oder die gemeinsame Aufgabe), d) den GLOBE (dieser repräsentiert das Umfeld der Gruppen, deren situative, soziale, natürliche Umgebung in der Gegenwart, inklusive der Bedingtheit durch Vergangenheit und Zukunft). Es werden Regeln vorgegeben, Kommunikationshilfen angeboten sowie Spiele und Übungen verwandt.

2690 **Therapeutisches Lernen** (J. Dollard/N.E. Miller) **D**

TL. ist ein auf lern- und verhaltenstheoretischen sowie tiefenpsychologischen Konzepten beruhendes Verfahren, das im allgemeinen individualtherapeutisch angewandt wird. Es werden übende und einsichtsorientierte Methoden angewandt.

2695 **Therapeutisches Theater** (V.N. Iljine) **B/K**

TT. ist ein ganzheitliches, körperorientiertes, kathartisches Verfahren, das in Gruppen angewandt wird, in Einzelfällen — bei schwer gehemmten Menschen — auch individualtherapeutisch. Ziel des TT. ist es, die eingeschränkten oder verlorenen Fähigkeiten des Klienten (wahrzunehmen, sich auszudrücken, sich zu bewegen) wiederherzustellen, zu entwickeln und zu erweitern. TT. dient der Aufdeckung von Konflikten und Phantasien auf tiefenpsychologischer Grundlage unter Anwendung verhaltensmodifizierender Arbeit. Auf der Grundlage der beiden Pfeiler des TT. — Improvisationsspiel und Improvisationstraining — werden folgende Techniken bzw. Verfahren eingesetzt: Entspannung, Bewegung, Atmung, Stimme, Orientierung im Raum, Sensibilisierung, Ausdruck, Flexibilität, Kommunikation, Interaktion, Phantasie, meditative Übungen.

2700 **Therapie der reaktiven Inhibition** (N. Malleson) **D**

TRI. ist ein konfrontatives Verfahren auf lern- bzw. verhaltenstherapeutischer Grundlage, speziell zum Abbau von Ängsten. Da der Klient versucht, Angst auslösende Situationen zu vermeiden, werden in der Therapie diese Fluchtwege versperrt. Der Klient muß sich die spezielle Angst so lange vorstellen, bis diese abklingt.

2705 **Therapie des direkten Körperkontaktes** (M. Brown) **B**

TK., auch Direct-Body-Touch-Therapy genannt, ist ein ganzheitliches, körperorientiertes Verfahren, das sowohl in Einzel- als auch in Gruppensitzungen angewandt wird. Indem der Klient noch einmal verdrängte, frühkindliche Emotionen durchlebt und ausdrückt, erreicht er die Befreiung von krankhaften Zuständen. Aufgabe des Therapeuten ist es, den Klienten nicht nur ausschließlich schmerzhafte Gefühle, sondern auch zarte Gefühle (Wärme, Sicherheit, Zärtlichkeit) erleben zu lassen, damit er sie in sein Erwachsenenleben integrierten und verwirklichen kann. Ziel der Therapie ist es, den Klienten zu Seinem wahren selbst zu führen und ihm so das Leben und die Entwicklung einer reifen Persönlichkeit zu ermöglichen. Die TK. verwendet überwiegend Körpertechniken zum Auslösen von Gefühlen.

2710 **Terpsichore-Trance-Therapie** (D. Akstein) **B/K/M**

T., auch Bewegungstrance oder Kinetische Trance-Therapie genannt, ist ein nonverbales gruppentherapeutisches Vefahren, in dem der Klient nach starker emotionaler Entladung während der kinetischen Trance wohltuende Beruhigung und seelisches Gleichgewicht erlebt. Das Verfahren hat Ähnlichkeit mit rituellen Tänzen, Voodoo und afro-brasilianischen spiritualistischen Trance-Praktiken. T. hat zum Ziel, den Klienten regredieren zu lassen, um ihm kontrollierte Emotionsentladung zu ermöglichen. Die Sitzungen finden einmal wöchentlich statt. Zuvor wird der Klient medizinisch untersucht und über das Verfahren aufgeklärt. Die Klienten tanzen mit geschlossenen Augen in einem angenehmen freundlichen und hellen Raum zu Musik. Während des Tanzens konzentrieren sie sich auf das, was sie sich am meisten wünschen. Diese Zielvorstellung erleichtert die Trance. Wichtig bei der Wahl der Musik ist ein beharrlicher monotoner Takt, um so unkontrollierte und stürmische Reaktionen besonders erregter Klienten zu verhindern.

2715 **Thymopraktik** (H. Petzold) **B**

T. ist ein diagnostisch-therapeutisches, prozeßorientiertes und ganzheitliches Verfahren, das auf Reichscher Vegetotherapie, Lowens Bioenergetischer Analyse, Brooks/Selvers Sensory-Awareness-Training, Alexanders Eutonie, dem Rolfing und verschiedenen Atemtherapien aufbaut. Wesentlicher Unterschied zu diesen Verfahren, ist ihr anthropoligischer Ansatz, ihr theoretisches Erklärungsmodell und ihr methodisches Vorgehen. Es werden körperliche Reaktion, emotionales Erleben, biographischer Kontext und rationales Durcharbeiten verbunden. In der T. werden „körpergerichtete" Interventionen (Berührung, Druck, Manipulation der Atmung), „begleitende verbale Ansprache" (verbalsuggestiv zur Aktivierung von Erinnerung, Stimmungen, Imaginationen), Aufbau situativer Strukturen sowie Anregung von Überlegungen und Erinnerungen auf der rationalen Ebene eingesetzt.

2720 **Tiefenentspannung und Bildern** (W. Frederking) **C/F/G**

TB. integriert östliche und westliche Enspannungsverfahren, imaginative Techniken, Meditation und psychophysiologische Übungen mit Suggestion bzw. Hypnose. Das Verfahren wird individualtherapeutisch angewandt.

2725 **Tomatis-Methode** (Tomatis) **B/P**

T. ist ein tiefenpsychologisch fundiertes Verfahren der ganzheitlichen Körper- und Erlebnistherapie, das individualtherapeutisch angewandt wird. Ziel der T. ist es, die prä- und perinatalen Vorgänge zu reaktivieren, um Fixierungen in diesen Entwicklungsstadien zu mobilisieren. Es wird angenommen, daß die Ursache aller psychischen Störungen mit den Erfahrungen des Fetus während dieser Zeit verbunden ist. Um diese Erlebnisse zu reaktivieren, wird dem Klienten die Stimme seiner Mutter vorgespielt; sie wird durch Filter verändert, so daß sie so klingt, wie der Fetus sie im Mutterleib wahrgenommen haben könnte. Im Verlauf von mehreren Sitzungen führt dies zu tiefgreifenden Regressionen; verdrängte Erinnerungen an pränatale Zustände führen zu einer intensiven Bewußtwerdung des Geburtsvorganges.

2730 **Touch for Health** (J.F. Thie) **B/P**

TH., auch Heilung durch Berührung oder Kinesiologie genannt, bildet eine Synthese aus fernöstlicher Heilkunst und westlicher Medizin. Erkenntnisse der Chiropraktik, Akupressur und Ernährungswissenschaft werden miteinander verbunden. Angestrebt werden Aktivierung des Energieflusses, Verbesserung der Beweglichkeit, bessere Muskelkoordination, Vorbeugung gegen körperliche und geistige Störungen/Krankheiten.

2735 **Trager-System** (Trager) **B**

Das T., auch Trager-Psychophysikal-Integration-Method genannt, ist ein ganzheitliches, körpertherapeutisches Verfahren. Ziel ist bewußtes Erleben und Erfahren des Körpers, der Bewegung und der Emotionen. Hierzu werden Übungen der verschiedensten Therapieansätze integrativ eingesetzt.

2740 **Training Autogene Modifiè** (R. Abrezol/A. Dumont) **B/C/G**

TAM. wurde entwickelt, um das Erlernen des Autogenen Trainings zu erleichtern. Da dieses ein rein statisches Verfahren ist, schicken die Autoren dynamisierende Übungen voraus, die zum Ziel haben, Nervenzentren des Rückenmarks, der Großhirnrinde und der Körpergelenke zu stimulieren. Zunächst werden einige, dem Yoga entnommene Atemtechniken eingesetzt. Hieran schließen sich Körperbewegungsübungen an, die der Klient mit geschlossenen Augen zuerst stehend, dann sitzend durchführt. Erst danach geht der Klient in liegende Haltung über, um mit dem Autogenen Training zu beginnen.

2745 **Training in Emotional Freedom** (A.A. Lazarus) **D/K**

Im TEF., werden verhaltenstherapeutische und humanistische Ansätze integriert. Das Verfahren wird überwiegend in Gruppen angewandt, die nicht nach Symptomen zusammengesetzt sind. Es wird auch weniger das Symptom direkt angegangen als vielmehr in einer warmherzigen und nicht bedrohlichen Situation eine Art „Breitbandtherapie“ eingesetzt. Dies geschieht in der Annahme, daß es noch immer ungewiß ist, was einem Klienten in einer Gruppe am besten hilft.

2750 **Transaktionale Analyse** (E. Berne) **A/B**

TA. ist ein ganzheitliches Verfahren, das in Einzel-, Gruppen-, Paar- und Familientherapie angewandt wird. Ziel ist es, die „autonome Person“ zu erreichen, d. h. die Fähigkeit zu Bewußtheit, Spontanität und Intimität. Grundlage der Persönlichkeitstheorie der TA sind die drei Ich-Zustände (Eltern-Ich, Erwachsenen-Ich, Kind-Ich). Zentraler Begriff ist das „Skript“, eine Art vorbewußter Lebensplan des Menschen, in dem sowohl Selbstwert, soziale Stellung, Entscheidungen über Erfolg und Mißerfolg im Leben als auch der Tod, enthalten sind. Zur Veränderung von Störungen bietet die TA. spezifische Verfahren an, wie z. B. die „Strukturanalyse“ zur Aufdeckung der Ich-Zustände, die „Transaktionsanalyse“ zur Aufdeckung der Kommunikationsprozesse, die „Racket-“ und „Spiel-Analyse“ zur Erhellung/Erkennung des Umgangs mit Gefühlen sowie die „Skript-Analyse“ zur Aufdeckung des individuellen Lebensplanes.

2755 **Transaktionale Familientherapie** (H. Stierlin) **A/H**

TF. ist ein Ansatz der Heidelberger Schule, der psychoanalytische, kommunikationsorientrierte und systemische Modelle integriert und weiterentwickelt hat. In der TF. werden die Wechselbeziehungen (Interaktion) zwischen zwei oder mehreren Familienmitgliedern diagnostisch und therapeutisch genutzt. Dieses Verfahren wird besonders häufig bei Ablösungsproblemen Jugendlicher vom Elternhaus angewandt. Das Modell beschreibt typische Familiensysteme nach ihren jeweiligen transaktionalen Verhalten (Bindung/Ausstoßung/Delegation), wodurch die wechselseitige Ablösung der Generationen verhindert bzw. erschwert wird. Ziel der Therapie ist es, es dem Klienten zu ermöglichen, sich als abgegrenztes Individuum, das seine Grenzen deutlich und flexibel erkennt und zum Kontakt mit anderen Menschen fähig ist, d. h. in seiner Bezogenheit zu erfahren.

2760 **Transpersonale Psychologie** (A.H. Maslow/A.J. Sutich/C.T. Tart) **M**

TP. versteht sich als Weiterentwicklung der humanistischen Psychologie. Ihr Ziel ist es, dem Klienten Wege und Verfahren zu vermitteln, die es ihm ermöglichen, seine transzendenten und transpersonalen Möglichkeiten auszudrücken und zu verwirklichen. TP. verbindet und integriert hierzu Einsichten und Erkenntnisse der Psychologie, der Geisteswissenschaften und der Religion. Imaginative, meditative Verfahren, Schamanische Techniken, Körperübungen etc. werden dabei angewandt.

2765 **Transzendentale Meditation** (Maharishi Mahesh Yogi) **M**

TM. ist eine standardisierte Form der altindischen Mantra-Meditation, spezifisch für den westlichen Gebrauch modifiziert. Ein Wort (Mantra) wird als Konzentrations- bzw. Übungsmedium verwandt. Die leicht zu lernende Technik läßt sich in maximal einer Woche einüben. Sie hat Beruhigung, Entspannung, Bewußtwerdung und Leerung des Bewußtseins zum Ziel. Sie soll dem Übenden helfen, „seine Mitte“ zu finden. TM. weist gute Erfolge bei allen psychosomatischen Störungen auf.

2770 **Transzendenztherapie** (A. van Kaam) **M**

T. ist ein ganzheitlicher, religöser, philosophischer und psychotherapeutischer Ansatz mit dem Ziel, Menschen zu unterstützen, die sich in einer Transzendenzkrise befinden. Die Therapie wird je nach traditionellem bzw. kulturellem Hintergrund des Klienten durchgeführt. T. wird sowohl in Einzel- als auch in Gruppensitzungen durchgeführt. Zu den Verfahren der T. gehören Bewußtmachung, experimentelle Entdeckungen, Dialog, „Lesetherapie“ sowie Einbeziehen relevanter Beiträge von Geistes- und Naturwissenschaft. Gearbeitet wird nach dem „Hier-und-Jetzt-Prinzip“.

2775 **Trauerwiederholung** (V.D. Volkan) **A/M**

Siehe: **Re-Griefwork** (2260)

2780 **Traumtherapie** (Bunge/Christ/A. Faraday et al.) **C**

T. kann als eigenständiges Verfahren angewandt oder in allen anderen psychotherapeutischen Verfahren/Schulen integriert werden. Sie wird in Gruppen oder auch einzeln durchgeführt. Ihr Ziel ist es, den Traum therapeutisch zu nutzen, um so an unbewußte seelische Inhalte heranzukommen und diese positiv zur Konfliktlösung/Leidensverminderung einzusetzen. T. verwendet folgende Techniken: Symboldeutung, Interpretation, Identifikation, psychodrama-artige Inszenierungen, Führen von Traumtagebüchern, Imaginationsübungen, Meditation über Trauminhalte, Dialog mit Trauminhalten.

2785 **Triadische Familientherapie** (G.H. Zuk) **H**

TF. ist ein familientherapeutisches Verfahren, in welchem der Therapeut in der Trias Therapeut-Vermittler-Parteigänger die pathologischen Beziehungsmuster der Familie definiert und verändert.

2790 **Triadisches Counseling** (P.B. Pedersen) **K**

TC. ist ein gruppentherapeutisches Verfahren zur Behandlung von Klienten, die außer den üblichen Widerständen auch noch besondere Widerstände aufgrund ihrer Zugehörigkeit zu anderen sozialen Schichten oder Kulturen (ethisch, rassisch) zeigen. Dies ist besonders in der Therapeut-Klient-Beziehung wichtig, da der Therapeut meist der Mittelschicht (spezifische Normen) entstammt, sein Klient jedoch einer anderen Schicht bzw. Kultur. Unter TC. wird eine dreigleisige Interaktion zwischen Counselor, Klient und Problem verstanden; häufig wird noch ein Anti-Counselor hinzugezogen, besonders bei transkulturellem Counseling. Der Anti-Counselor ist eine geeignete Hilfsperson, die zum Klienten „paßt“, d. h. ein Team mit ihm bilden kann. TC. ist überwiegend ein Verfahren zur Ausbildung von Counselors, d. h. eine „Therapie für Trainees“, wird jedoch auch in Paar- und Familientherapie eingesetzt.

2795 **Überflutungstherapie** (Polin) **D**

Die Ü. ist ein auf verhaltenstherapeutischen Grundlagen beruhendes Verfahren zur Reduzierung bzw. Eliminierung von Ängsten/Phobien, dem „Flooding“ ähnlich. Aversive Reize werden kontinuierlich und intensiv eingesetzt.

2800 **Überredungstherapie** (P. Dubois) **F**

Ü., auch Persuasionstherapie bzw. Rationelle Psychotherapie genannt, ist ein individualtherapeutisches Verfahren, in dem versucht wird, dem Klienten Schuldgefühle zu nehmen und seine Veränderungen vor ihm selbst zu rechtfertigen. Da es sich bei psychischen Störungen um logische Defekte handelt, lassen sich diese durch überreden und aufklären lösen. Es werden appellative Überredungsversuche, Bagatellisierung, Aufmunterung, absichtliches Ignorieren, Ernüchterung etc. angewandt.

2805 **Urschreitherapie** (A. Janov) **B**

Siehe: **Primärtherapie** (2015)

2810 **Vegetotherapie** (W. Reich) **A/B**

V., später auch Orgontherapie genannt, ist ein tiefenpsychologisches, ganzheitliches und körperzentriertes Verfahren, das in Einzelsitzungen durchgeführt wird. In der V. wird versucht, den Charakterpanzer (Ego-Verteidigungsmechanismus) durch Freisetzen der Libido aufzulösen. Reich ging von der Annahme aus, daß zur Veränderung auch eine somatische Komponente gehöre, die sich in Muskelverspannungen manifestiert. Er entwickelte ein Verfahren, um mit dem direkten Angriff auf die Bindung der vegetativen Energie das Unbewußte nicht in seinen Abkömmlingen, sondern in seiner Wirklichkeit zu erfassen. Mittels Körper-, Bewegungs- und Atemübungen und teilweise manuellem Druck auf die verspannten Muskeln wird der Charakterpanzer aufgelöst.

2815 **Vektor-Therapie** (F. Alexander) **A**

V., ein tiefenpsychologisches Verfahren, geht von einer stärkeren Aktivität des Therapeuten aus, indem der Analytiker eine führende Rolle übernimmt, während der Klient die Aufgabe hat, sich bestimmte therapeutische Ziele in einer begrenzten Zeit zu setzen. Eine Beschleunigung der Therapie erfolgt durch „unterstützende“, „expressive“ Pflege des Kontaktes zwischen Therapeut und Klient.

2820 **Verbale Verhaltenstherapie** (H.A. Storrow) **D**

VV. ist ein eklektisches Verfahren der Verhaltenstherapie mit Bezug zum klassischen und instrumentellen Konditionieren, Banduras „Sozialer Lerntherapie“ sowie kognitiven Ansätzen. Ziel der VV. ist Verhaltensänderung. Es werden Konditionierung-, Extinktions- und Reizüberflutungsverfahren sowie Desensibilisierung eingesetzt, darüber hinaus Rollenspiele, Hausaufgaben, Übungen und „kognitive Reedukation“.

2825 **Verhaltensanalyse** (D. Shapiro/F.H. Kanfer/B.F. Skinner) **D**

V. (Behavioral Analysis) ist ein lern- und verhaltenstheoretisch fundiertes Verfahren, das meist individualtherapeutisch angewandt wird. Es dient sowohl als Diagnostikum als auch der Therapieplanung und dem therapeutischen Handeln. Ziel der V. ist die funktionale und strukturell-topographische Beschreibung von Verhalten. Auch soll der Klient lernen und üben, sein störendes Verhalten auf Bedingungszusammenhänge zu analysieren und Selbstbeobachtung zu trainieren. Dies erfolgt meist durch eine von Klient und Therapeut gemeinsam durchgeführte funktionelle Verhaltensanalyse, die durch Auswertung der durch Selbstbeobachtung gewonnenen Daten geleitet werden kann.

2830 **Verhaltensmodifikation** (H.J. Eysenck) **D**

V. ist ein Verfahren auf lerntheoretischer Grundlage und wird sowohl einzeln als auch in Gruppen durchgeführt. Die beiden Grundtechniken des therapeutischen Inventars sind die Desensibilisierung und die Aversionstherapie.

2835 **Verhaltensprobe** (J. Wolpe/A.A. Lazarus) **D**

V. ist ein Verfahren auf lern- und verhaltenstheoretischer Basis, das individualtherapeutisch angewandt wird. Es dient als Diagnostikum und Therapeutikum. Der Klient begibt sich — mit oder ohne Therapeut — in der Vorstellung oder in vivo in eine kritische/problematische Situation, in der das symptomatiche Verhalten auftritt. Durch vorauslaufende, begleitende oder im nachhinein erfolgende therapeutische Bearbeitung (z.B. Vergleich mehrerer Verhaltensproben) kommt es zur Auflösung des Symptoms.

2840 **Verhaltenstherapeutische Paar- und Familientherapie** (G. Birchler/A. Gurman/ **N. Jacobson et. al.)** **D/H**

Die VPF., auch Behavioral Marital Therapie genannt, ist ein familientherapeutisches Verfahren auf der Basis der Lern- und Verhaltenstheorien. Ziel der VPF. ist die Entwicklung der Fähigkeit, eigene Bedürfnisse auszusprechen und sich gegen unerwünschte Forderungen des Partners abzugrenzen. Dies wird in einem Kommunikationstraining gelernt und geübt. In der Therapie werden erfaßt: Die Regeln der Interaktion, die wechselseitigen Reiz-Reaktions-Ketten, die Bestrafungs- und Belohnungsmethoden.

2845 **Verhaltenstherapeutisches Rollenspiel** (F. Mann) **D/K**

Das VR., auch Behavioristisches Psychodrama genannt, ist ein Verfahren auf lern- und verhaltenstheoretischer Basis, das Elemente des Psychodramas integriert. Es wird nur gruppentherapeutisch angewandt. Ziel des VR. ist die spielerische Verbesserung des Einfühlungsvermögens bzw. die Konfrontation des Klienten mit seinen „falschen“ Ideen und Verhaltensweisen, die seine Beziehung zu anderen beeinträchtigen. Beim Klienten soll die Einsicht erhöht werden, daß er in der Lage ist, für ihn ungewohnte Aktivitäten und Verhaltensweisen zu zeigen, ohne von anderen abgelehnt bzw. nicht verstanden zu werden. Darüber hinaus wirken Gruppe und Therapeut als Modell im Sinne des Beobachtungs- (Imitations-) Lernens (Bandura). Teilweise übernimmt der Therapeut die Rolle des Interaktionspartners.

2850 **Verhaltenstherapie** (H.J. Eysenck/J. Wolpe/B.F. Skinner u.a.) **D**

VT. enthält zahlreiche, unterschiedliche Methoden (Beseitigungs-, Aneignungs- und Konfrontationsverfahren) mit dem gemeinsamen Hintergrund der experimentellen Lernpsychologie. Psychische Störungen werden wie „normales Verhalten" durch einen Lernprozeß erworben und sind entsprechend wieder abbaubar. VT. besteht aus einer Vielzahl therapeutischer Methoden, durch die gestörte, unangepaßte Verhalten gelöscht und neues, angepaßtes Verhalten gelernt wird. Dieses therapeutisches Lernen unterliegt den Prinzipien des respondenten und operanten Konditionierens sowie des Modellernens. Der letzte Entwicklungstrend in der VT. ist durch eine vermehrte Konzentration auf die kognitive Seite des therapeutischen Prozesses gekennzeichnet.

2855 **Verhaltenstrainingsprogramm zum Aufbau sozialer Kompetenz** (J.F. Feldhege/G. Krauthan) **D**

V. stellt ein Verfahren mit festen Therapiezielen, aber vom Klienten bestimmten Therapieinhalten dar. Eine Beziehungsverbesserung zum Partner und anderen Personen, die Schließung und Aufrechterhaltung von Kontakten zu fremden Menschen, das Durchsetzen von eigenen Wünschen und die Bewältigung von Angst auslösenden Situationen sind Ziele des Programmes. Die Methode besteht aus einem Kommunikationstraining, einem Kontakttraining, dem eigentlichen Selbstbehauptungstraining und einem Belastungstraining.

2860 **Vierundzwanzig-Stunden-Therapie** (E.E. Landy) **D/Q**

VST. ist ein Verfahren, bei dem der Therapeut/das Therapeuten-Team 24 Stunden am Tag den Kontakt zum Klienten in dessen eigener natürlicher Umgebung aufrechterhält. Ziel der Therapie ist es, dem Klienten in seiner gewohnten Umwelt (zu Hause, Arbeitsplatz etc.) dazu zu verhelfen, seine Fähigkeiten, Selbständigkeit und Kompetenz zu entwickeln. Dies wird über eine Art Paradoxer Intervention zu erreichen versucht: Der Therapeut bzw. das Therapeuten-Team übernehmen 24 Stunden am Tag die völlige Kontrolle über jeden Aspekt des Lebens des Klienten (materiell, persönlich, sozial, sexuell), indem sie diesen mit seinen „geheimen Unzulänglichkeiten" konfrontieren. Alle Kontakte des Klienten mit anderen Menschen werden überwacht und kontrolliert. Der Klient durchläuft ein speziell entwickeltes Programm, das zwischen einer Woche und einem Jahr (oder mehr) dauern kann. Landy vergleicht seine Therapie mit einem Schachspiel: auf jeden Zug des Klienten reagiert der Therapeut mit einem Gegenzug, und dies in der Absicht, die manipulativen Spiele des Klienten zu durchkreuzen.

2865 **Vipassana** **M**

V., auch Einsichtsmeditation genannt, ist eine fernöstliche, dem Hinayana-(Theravada-)Buddhismus entstammende Form der Meditation. Mit passiver Bewußtheit, schwebender Aufmerksamkeit kommen alle bis dahin unterdrückten Gedanken und Gefühle ans Licht. Der Meditierende läßt alles geschehen, ohne einzugreifen. Eine Technik besteht darin, während der gesamten Meditation das Heben und Senken der Bauchdecke zu beobachten, ohne sich ablenken zu lassen bzw. bei Ablenkung wieder zu dieser Beobachtung zurückzukehren.

2870 **Visualisieren** (S. Gawain) **C**

V., auch Schöpferische Imagination, ist ein ganzheitliches, imaginatives Verfahren, das einzeln und in Gruppen durchgeführt wird. Ziel des V. ist es, bewußt oder unbewußt Gedanken und innere Bilder zu formen und sie dann als Signale oder Kommandos an den Körper zu übermitteln. Die Inhalte dieser Bilder und Gedanken sollen positiv sein, sie werden deswegen von Affirmationen begleitet (z.B. „Mein Körper ist voller Kraft"). Im Verlauf der Übungen kommt es zu einer positiven Veränderung der Einstellung zu sich selbst (Selbstbild) und zur Umwelt (Weltanschauung).

2875 **Visuell-Motorische Verhaltensübung** (R.M. Suinn) **D**

VMV., auch Anxiety Management Training genannt, basiert auf Lern- und Verhaltenstheorien, bezieht jedoch auch psychodynamische Konzepte mit ein. Das Verfahren wird individual- und gruppentherapeutisch angewandt. Der Klient erlernt zunächst ein (Muskel-)Entspannungsverfahren und damit einhergehend, seine Atmung zu beruhigen und zu vertiefen. Hieran schließen sich wechselweise Vorstellungsübungen zu problematischen/konflikthaften Situationen und Entspannungsübungen an. Zur Intensivierung der Vorstellungen werden dem Klienten Tonbänder mit passender Hintergrundmusik oder Geräuschen vorgespielt.

2890 **Wachstumstherapie** **B/H**

W. (Growth Therapie) ist der Oberbegriff für Therapieformen, die sich an der humanistischen Psychologie orientieren. Wichtige Aspekte dieser Therapieformen sind: Eigenverantwortlichkeit, gegenseitiges Akzeptierungen und Wertschätzen, partnerschaftliche Konfliktlösung. Ziel all dieser Verfahren ist das Wachstum der Persönlichkeit in der Begegnung mit dem Therapeuten (Begegnungsmodell).

2895 **Weltmerismus** (S.A. Weltmer) **F**

Der W. ist ein suggestives Verfahren der sogenannten Persuasionstherapie (Überredungstherapie), das individualtherapeutisch angewandt wird. Wie bei ähnlichen Verfahren versucht der Therapeut den Klienten von seinem störenden Verhalten (Probleme, Konflikt, Symptom) abzubringen. Er setzt hierzu appellative Überredung, Bagatellisierung, absichtliche Ignorierung etc. ein.

2900 **Will-Therapy** (O. Rank) **A**

Siehe: **Beziehungstherapie** (395) und **Personale Analyse** (1900)

2905 **Yoga** **M**

Y. stellt nicht nur ein hinduistisches, sondern auch ein buddhistisches System dar, das durch „Seelentechniken" und körperliche Praktiken zu höchster Weisheit führen will. Leitend sind dabei Unterdrückung der Funktionen des Bewußtseins und asketische Übungen. Ziel der Yoga-Übungen ist die Befreiung vom Leid. Man unterscheidet bei den Yogasystemen die niederen (Hatha-, Mantra-, Yantra-, Dhyana-, Kriya-, Sanidhi-Yoga), die höheren, sittlich-geistigen (Bhakti-, Karma-, Inana-Yoga) und die hohen (Kundalini-, Laya-, Nirvikalpa-Yoga).

2910 **Zehn-Minuten-Therapie** (E. Balint) **A/Q**

Die Therapie stellt für einen ungeschulten Praktiker eine Hilfe für eine patientenzentrierte Medizin dar, die in erster Linie auf der Einstimmung auf den Klienten basiert. Dabei werden ein autogener (Patienten-)Aspekt und ein iatrogener (Arzt-)Aspekt unterschieden. Der Therapeut hat die Aufgabe, dem Patienten „sehen zu helfen", was im günstigsten Falle zu einem „flash" oder Aha-Erlebnis bezüglich der gestörten Verhaltensweisen führt. Mit dem Ausdruck „flash" wird der Verlauf eines kurzen, aber intensiven emotionalen Einfühlungs- und Verständnisvorganges zwischen Therapeut und Klient bezeichnet.

2915 **Zen-Meditation** **M**

Zen, ein religiöses System, wird als eine Art von natürlicher Mystik, von Existentialismus, als Psychotherapie, als Lehrart, als Befürworter des Lebens in Bescheidenheit und Zurückgezogenheit mit der Meditationsübung als Haupttätigkeit gesehen. Ziel ist eine ethische Wandlung, die Überwindung von Gier/Neid und das Gefühl der Liebe durch ein erweitertes Bewußtsein zu erreichen. Die Meditationen werden acht bis zehnmal täglich durchgeführt, wobei die Meditierenden mit halb geöffneten Augen ruhig atmend im Meditationssitz das „Nichtdenken denken", d.h. das Denken konzentrationslos leerlaufen lassen.

2920 **Zielgerichtete Problemlösungstherapie** (J.H. Weakland/R. Fisch/P. Watzlawick/A. Bodin) **E/H**

ZP. ist ein kommunikationstherapeutisches Verfahren, das an der Palo Alto-Schule entwickelt wurde.

Siehe: **Kommunikationstherapie** (1390), **Palo Alto-Schule der Familientherapie** (1855)

2925 **Z-Prozeß-Beziehungstherapie** (R.W. Zaslow) **B**

ZB., auch Process-Attachment-Therapy genannt, konzentriert sich auf Störungen im Beziehungsverhalten. Ziel der Therapie ist es, pathologischen Widerstand abzubauen und Beziehungen/Bindungen zu fördern. Alle psychischen Störungen werden als Reaktion auf Störungen der Beziehungen gesehen. Unter Kontrolle wird die Wirksamkeit von Wutreaktionen des Klienten gesteigert, in dem man ihm ins Gesicht (fokaler Punkt menschlicher Bindungen) schaut und Blickkontakt herstellt, gleichzeitig seinen Körper festhält. Dies basiert auf der zentralen Annahme der ZB., daß Menschen, die unter Protest, Trauer, Verzweiflung und Absonderung leiden, in einen Zustand aktiven Protestes versetzt werden müssen, um die für das Formen von Beziehungen/Bindungen notwendige biologische Energie zu entwickeln.

2.3 Alphabetisches Verzeichnis der nicht kommentierten Psychotherapien

Verzeichnis der nicht-kommentierten Therapien

245 Atmungstherapie (L. Johnsons)
300 Ayuriaguerra-Methode
325 Befreiende Psychotherapie (N. Schipkowensky)
355 Berührungstherapeutische Maßnahmen (H.C. Hachette/N. Lebert)
415 Bild-, Musik und Bewegungsmeditation (L.M. Boden)
445 Biogenik (C.N. Shealy)
535 Confluent Education (M. Stierle)
720 Entspannungsprogramm (A.C. Turin/S.N. Lynch)
825 Familienkonfrontation (B. Luban-Plozza)
855 Familientherapie im stationären Rahmen (Arbeitsgemeinschaft für Familienforschung und Familientherapie)
920 Fokalisationstechnik (Slocker)
950 Frostig-Programm (M. Frostig)
970 Funktionelle Entspannung (M. Fuchs)
1030 Gerson-Therapie (M. Gerson)
1045 Gestalt-Körpertherapie (F.M. Staemmler)
1106 Hand Dynamics (D. Batangaris)
1110 Healing (K. Sherwood)
1170 Identitätstherapie (L. Veelken)
1230 Integrative Familientherapie (V. Satir/M. Kirschenbaum)
1235 Integrative Körperpsychotherapie (G. Downing)
1250 Integrierte Kinderpsychotherapie
1255 Integrierte Psychotherapie (R. Bastine)
1285 Interpersonale Psychiatrie (H.S. Sullivan)
1330 Klarträumen (P. Tholey)
1370 Kognitive Attributionstherapie (J.M. Neale)
1400 Kommunikative Psychotherapie (C. Kohler)
1405 Kompensiertes Training (Aiginger)
1410 Komplexe Aktivtherapie (R. Werner)
1430 Konkordanztherapie (W.D. Gerber et al.)
1435 Konnotationsanalyse (E.E. Boesch)
1610 Meditations-Training (R. Wollfolk)
1770 Neuropsychologie
1775 Neuro-visuelles Training (G. Quertant)
1825 Open Focus (L. Fehmi)
1880 Patientenzentrierte Therapie (M. Balint)
1890 Persönlichkeitsförderung in Gruppen (J.O. Wittern)
1905 Personale Psychotherapie (E. Carp)
1935 Physiodrama-Therapie
1945 Pierce-Methode
2010 Primäre Integration (Broder/Lake/Swartley)
2050 Psychische Gymnastik (A.G. Odesskij)
2110 Psychoorgastische Therapie (E. & M.L. Boyesen)
2115 Psychoperistaltische Selbstregulation (G. Boyesen)
2125 Psychosomatische Atemtherapie (M. Ransohoff)
2220 Real-Therapy
2240 Red Therapy (J. Rowan)
2255 Regressive Psychotherapie (A. Friedemann)
2290 Relaxation Response (H. Benton)
2295 Relaxationstherapie (A.P. Call/E. Jacobson)
2310 Role-Therapy (R. Corsini)
2380 Sensitive Massage (M. Elke)
2445 Sozial-Emotionales Lernen
2460 Soziodrama-Therapie

2505 Subordinations-Autoritäts-Relations-Verfahren (E. Stransky)
2535 Symbol-Gestalt (U. Olvedi)
2550 Synchrone Beobachtungs-Behandlung (R. Bödack/J. Barten-Wohlgemuth)
2595 Schöpferische Imagination
2605 Schreibbewegungstherapie (M. Heermann)
2880 Vittoz-Methode (Vittoz)
2885 Vorstellung des Körperschemas (Hentschel/Smith)

2.4 Alphabetisches Verzeichnis der Autoren

Diesem Kapitel ist zu entnehmen, welche Verfahren ein Autor entwickelt hat bzw. an der Entwicklung welcher Verfahren er beteiligt war.

Die in Klammern stehenden Zahlen hinter der Therapie werden im KPT als Kennzahl dieser Therapie verwandt.

Bruckner, L.G.:	Autohypnotische Technik (275)
Brüne, L.:	Reflektorische Atemtherapie (2245)
Brüschke, G.:	Gereohygiene (1020)
Bunge:	Traumtherapie (2780)
Call, A.P.:	Relaxationstherapie (2295)
Carp, E.:	Personale Psychotherapie (1905)
Carriere, R.J.:	Funktionale Psychotherapie (965)
Carrington, P.:	Clinical Standardized Meditation (515)
Carter, J.B.:	Puppen- und Schauspieltherapie (2170)
Casriel, D.:	Fühl- und Schreitherapie (955)
	New Identity Group-Process (1780)
	Schreitherapie (2615)
Caycedo, L.A.:	Dynamische Relaxation (645)
	Sophrologie (2435)
Christ:	Traumtherapie (2780)
Cirincione, D.:	Gefühlstherapie (990)
Clauss, G.:	Antizipationstherapie (150)
	Appellative Psychotherapie (160)
Coe, W.C.:	Autohypnotische Technik (275)
Cohen, S.:	Psychodelische Psychotherapie (2065)
Cohn, R.:	Themenzentrierte Interaktion (2685)
Cooper, D.:	Antipsychiatrie (145)
Corriere, R.:	Feeling-Therapie (870)
Corsini, R.J.:	Konfrontative Therapie (1425)
	Role-Therapy (2310)
Counts, D.K.:	Cue Controlled Relaxation (565)
	Signal-Kontrollierte Entspannung (2405)
Cumming, E.:	Milieu-Therapie (1635)
Cumming, J.:	Milieu-Therapie (1635)
Daly, D.:	Psychotanz (2150)
Dars, E.:	Expression Scénique (811)
Davison, G.C.:	Assertion Training (205)
De Chiara:	Körperzeichen als Selbstwahrnehmung (1355)
Dederich, C.E.:	Synanon (2545)
Déjérine, J.:	Isolierungstherapie (1300)
Delong Miller, R.D.:	Psychic Massage (2045)
Derbolowsky, U.:	AGMAP: Ambulante, gruppenzentrierte, multimodal-integrierte analytische Psychotherapie (30)
	Atemtherapie (225)
	Bemächtigungstherapie (345)
	Lambanotherapie (1530)
	Nootherapie (1805)
	Pneotherapie (1960)
Derman, B.:	Namen-Therapie (1705)
Desoille, R.:	Gelenkter Wachtraum (995)
Deutsch, F.:	Sektor-Therapie (2340)
Dollard, J.:	Lerntheoretische Psychotherapie (1540)
	Therapeutisches Lernen (2690)
Donner, C.L.:	Creative Dream-Therapy (555)
Downing, G.:	Integrative Körperpsychotherapie (1235)
Dreikurs, R.:	Teleoanalyse (2675)
Dropsy, J.:	Maitrise Corporelle (1580)
Dublin, J.E.:	Bioexistenzielle Therapie (435)
Dubois, P.:	Persuasionstherapie (1915)
	Rationale Psychotherapie (2195)
	Überredungstherapie (2800)

Greenwald, H.:	Direkte Entscheidungstherapie (600)
Gregory, E.:	Soma-Therapie (2425)
Grinder, J.:	Neurolinguistisches Programmieren (1765)
Groder, M.:	Asklepieion (200)
Grof, C.:	Holonomische Integration (1131)
Grof, S.:	Breath-Therapy (475)
	Holonomische Integration (1131)
	LSD-Psychotherapie (1565)
	Thanato-Psychologie (2680)
Grossarth-Maticek, R.:	Programm-Therapie (2020)
Guerney, B.G.:	Eltern-Kind-Spieltherapie (685)
	Filialtherapie (880)
	Klientenzentrierte Familientherapie (1335)
Guerney, L.E.:	Eltern-Kind-Spieltherapie (685)
	Filialtherapie (880)
Guntern, G.:	Systemtherapie (2571)
Gunther, B.:	Sensory Awakening (2390)
Gurman, A.:	Verhaltenstherapeutische Paar- und Familientherapie (2840)
Hachette, H.C.:	Berührungstherapeutische Maßnahmen (355)
Hadfield:	Hypnoanalyse (1140)
Haley, J.:	Ehetherapie (655)
	Familientherapie (850)
	Palo Alto-Schule der Familientherapie (1855)
	Strategische Therapie (2625)
Halifax, J.:	Thanato-Psychologie (2680)
Hall, A.:	Lomitherapie (1555)
Hall, R.:	Lomitherapie (1555)
Happich, C.:	Bildbewußtsein (410)
	Naturmeditation (1725)
Hart, J.:	Feeling-Therapy (870)
	Funktionale Psychotherapie (965)
	Gefühlstherapie (990)
Hecker, C.:	Lomitherapie (1555)
Hecker, R.:	Lomitherapie (1555)
Heermann, M.:	Schreibbewegungstherapie (2605)
Heiman, J.:	Sexualtherapie (2400)
Hellbrügge, T.:	Entwicklungstherapie (723)
Hentschel:	Vorstellung des Körperschemas (2885)
Hersen, M.:	Selbstbehauptungstraining (2345)
Herzog-Dürck, J.:	Personale Psychotherapie (1910)
Hippius, M.:	Grapho-Therapie (1075)
	Initiatische Therapie (1205)
Hoefert, H.W.:	Systematische Selbstmodifikation (2565)
Hoffer, R.:	Megavitamintherapie (1620)
Homme, L.E.:	Coverant Control (550)
Horney, K.:	Neo-Analyse (1740)
Horsley, J.S.:	Narkoanalyse (1710)
Houston, J.:	Psychophysische Umerziehung (2120)
Ichazo, O.:	Arica-Therapie (185)
Iljine, V.N.:	Therapeutisches Theater (2695)
Izard, C.:	Emotional Conditioning (695)
	Emotional Flooding (700)
Jackins, H.:	Neubewertendes Counseling (1755)
Jackson, D.:	Kommunikationstherapie (1390)

Olvedi, U.:	Symbol-Gestalt (2535)
Orff, G.:	Orff-Musiktherapie (1835)
Orne, M.T.:	Hypnoanalyse (1135)
Orr, L.:	Rebirthing (2230)
Osmond, H.:	Megavitamintherapie (1620)
Painter, J.:	Postural Integration (1990)
Palo Alto-Gruppe:	Beziehungsfalle, Therapie der ... (390)
	Double Bind-Therapy (615)
	Familientherapie (850)
	Kommunikationstherapie (1390)
	Paradoxe Therapie (1865)
Paul, I.H.:	Nichtdirektive Psychoanalyse (1785)
Peale, N.V.:	Positives Denken (1985)
Pedersen, P.B.:	Triadisches Counseling (2790)
Perlman, H.H.:	Casework (480)
Perls, F.:	Gestalt-Familientherapie (1040)
	Gestalttherapie (1050)
Peseschkian, N.:	Differenzierungsanalyse (590)
	Positive Psychotherapie (1980)
Pesso, A.:	Pesso-System (1920)
	Psychomotorische Therapie (2105)
Pesso, D.:	Pesso-System (1920)
	Psychomotorische Therapie (2105)
Petzold, E.:	Familienkonfrontationstherapie (830)
Petzold, H.:	Creative Therapy (560)
	Integrative (Bewegungs-) Psychotherapie (1240)
	Nootherapie (1805)
	Thymopraktik (2715)
Pierrakos, J.:	Core-Therapie (545)
Pittmann, F.S.:	Krisen-Interventionstherapie (1500)
Polin:	Überflutungstherapie (2795)
Pope, L.:	Puppen- und Schauspieltherapie (2170)
Postel, R.:	Primärbeziehungstherapie (2005)
Prestera, H.:	Körperzentrierte Psychotherapie (1360)
Progoff, J.:	Schreibtherapie (2610)
Proskauer, M.:	Breathing-Awareness (470)
	Dynamische Atemtherapie (630)
Quekelberghe, R.v.:	Differentielle Therapie (585)
Quertant, G.:	Neuro-visuelles Training (1775)
Rabkin, R.:	Strategische Therapie (2625)
Rachmann, S.:	Flooding (900)
	Reizüberflutungstherapie (2280)
Rado, S.:	Neo-Analyse (1740)
Ramberg, M.:	Puppen- und Schauspieltherapie (2170)
Ramsay, R.W.:	Emotional Conditioning (695)
	Emotional Flooding (700)
Rank, O.:	Beziehungstherapie (395)
	Personale Analyse (1900)
	Will-Therapy (2900)
Ransohoff, M.:	Psychosomatische Atemtherapie (2125)
Ray, S.:	Rebirthing (2230)
Read, G.D.:	Read'sches Training (2210)
Regalbuto, V.:	Lomitherapie (1555)
Regalbuto, Z.:	Lomitherapie (1555)

Reich, W.:	Charakteranalyse (490)
	Orgontherapie (1845)
	Vegetotherapie (2810)
Reik, T.:	Intuitive Methode (1295)
Reil, J.C.:	Moralische Behandlung (1650)
Rhyne, J.:	Creative Therapy (560)
Richter, H.:	Analytische Familientherapie (110)
Rimland, B.:	Megavitamintherapie (1620)
Rodin:	Attributionstherapie (250)
Rogers, C.R.:	Encounter-Gruppentherapie (705)
	Gesprächspsychotherapie (1035)
	Klientenzentrierte Gesprächspsychotherapie (1340)
Rolf, I.:	Rolf-Aston-Patterning (2315)
	Rolfing (2320)
	Strukturelle Integration (2645)
Rosen, G.M.:	Behaviorale Bibliotherapie (330)
	Intermediäre Verhaltenstherapie (1280)
	Nonprescription-Verhaltenstherapie (1800)
Rosen, J.N.:	Direkte Psychoanalyse (605)
	Direktive Therapie (610)
Rosenberg, J.P. (=Ehrhardt, W.H.):	EST-Training (760)
Rosenberg, J.L.:	Sexualtherapie (2400)
Ross, M.G.:	Attributionstherapie (250)
Rotter, J.:	Soziale Lerntheorie (2440)
Rowan, J.:	Red Therapy (2240)
Sabetti, S.:	Life-Energy-Therapy (1545)
Salter, A.:	Conditioned Reflex-Therapy (530)
	Expressive Training (815)
	Selbstbehauptungstraining (2345)
	Selbstsicherheitstraining (2365)
Sandison, R.A.:	Psycholyse (2100)
Satir, V.:	Conjoint Family-Therapy (540)
	Familienrekonstruktion (840)
	Familien-Skulptur (845)
	Integrative Familientherapie (1230)
	Parts Party (1870)
	Sukzessive Familientherapie (2520)
Schindler, R.:	Bifokale Familientherapie (405)
Schipkowensky, N.:	Befreiende Psychotherapie (325)
Schmidbauer, W.:	Ökotherapie (1810)
Schmidt, U.J.:	Gereohygiene (1020)
Schmidtchen, S.:	Klientenzentrierte Spieltherapie (1345)
Schulte, W.:	Schlafentzugstherapie (2585)
Schultz, J.H.:	Autogenes Training (265)
	Ernüchterungsverfahren (745)
Schultz-Henke, H.:	Neo-Analyse (1740)
Schutz, W.:	Encounter-Gruppentherapie (705)
	Holistische Erziehung (1130)
Schwung, H.:	Ausdruckstherapie (260)
	Erumpierungstherapie (750)
Sechehaye, M.A.:	Direktive Therapie (610)
Selver, C.:	Sensory Awareness (2395)
Selvini-Palazzoli, M.:	Familientherapie (850)
	Italienische Schule der Familientherapie (Mailänder Schule) (1305)
	Kommunikative Familientherapie (1395)

3. Kategorien

3.1 Verzeichnis der Kategorien

Alle im KPT aufgeführten psychotherapeutischen Verfahren wurden nach dem von uns entwickelten Kategoriensystem in 17 Kategorien eingeteilt. Die in den Kapiteln 2.1 und 2.2 hinter den Therapien angegebenen Großbuchstaben werden hier spezifiziert, so daß ersichtlich wird, um welche Art von Therapie es sich handelt. Dem Benutzer des KPT soll es so erleichtert werden, eine ihn besonders interessierende Therapie bzw. Gruppe von Therapien aufzufinden. Im folgenden Kapitel 3.2 ist zu ersehen, welche Therapien zu welcher Kategorie gehören.

A: Tiefenpsychologische Therapien

B: Bewegungs-, Erlebnisorientierte-, Körper-, Tanztherapien

C: Imaginationsverfahren

D: Verhaltensorientierte Therapien

E: Kommunikationsorientierte Therapien

F: Hypnoseverfahren, Hypnotherapien, Suggestionsverfahren

G: Relaxationsverfahren

H: Ehe-, Familien-, (Mehr-) Generations- und Paartherapien

J: Jugendlichen-, Kinder- und Spieltherapien

K: Gruppentherapien

L: Anti-Psychiatrie, Milieu-, Sozial- und Soziotherapien, Sozialpsychiatrie

M: Meditative und mystische Verfahren, Thanato-Psychologie, Transzendentale Verfahren

N: Sexualtherapien

O: Kreative Verfahren (Gestaltungs-, Kunst- und Maltherapien)

P: Alternativ- und Außenseitermethoden, Biologisch-chemische Verfahren, Pharmako- und Physiotherapien, Sanfte Geburt

Q: Kurztherapien

R: Atemtherapien

3.2 Einteilung der Therapien nach Kategorien

Dieses Kapitel führt unter der jeweiligen Kategorie (A-R) alle die Therapieformen auf, die einen gemeinsamen oder ähnlichen theoretischen Ansatz besitzen. Dabei ist es möglich, eine Therapie unter verschiedenen Kategorien zu finden (siehe: Einleitung).

Die in Klammern stehende Zahl hinter dem Therapienamen ist die Kennzahl dieser Therapie im gesamten KPT.

A: Tiefenpsychologische Therapien

Aktive Psychoanalyse (55)
Aktive Psychotherapie (60)
Aktive Technik / Aktive Analyse (65)
Analytische Familientherapie (110)
Analytische Gruppenpsychotherapie (115)
Analytische Spieltherapie (120)
Analytische Therapie (125)
Anthropologisch-Integrative Psychotherapie (130)
Anthropologische Psychotherapie (135)
Balint-Gruppen (310)
Beziehungsanalyse (385)
Beziehungstherapie (395)
Bildstreifendenken (420)
Bioenergetische Analyse (430)
Charakteranalyse (490)
Charakterkunde (495)
Chicago-Schule (500)
Daseinsanalyse (575)
Differenzierungsanalyse (590)
Direkte Psychoanalyse (605)
Direktive Therapie (610)
Dynamische Psychiatrie (635)
Dynamische Psychotherapie (640)
Erhellungstherapie (725)
Erikson'sche Analyse (730)
Erlebnistherapie (735)
Existentielle Verhaltensmuster-Analyse (780)
Existenzanalyse (785)
Existenzielle Analyse (790)
Flash-Therapy (895)
Focussed Analysis (915)
Fokaltherapie (925)
Gesprächspsychotherapie (1035)
Gezielte Analyse (1065)
Grapho-Therapie (1075)
Gruppentherapie, analytische (1085)
Hammerschlag-Assoziationsverfahren (1105)
Heilung aus der Begegnung (1125)
Hypnoanalyse (1135)
Hypnoanalyse (1140)
Hypnokatharsis (1150)
Ich-Analyse (1165)
Impasse-Priority-Therapy (1185)
Individualpsychologie (1195)
Initiatische Therapie (1205)
Intensive Psychotherapie (1265)
Interaktionistische Psychotherapie (1275)
Intuitive Methode (1295)
Katathymes Bilderleben (1310)
Klientenzentrierte Gesprächspsychotherapie (1340)
Kollusionstherapie (1385)
Komplexe Psychologie (1415)
Kontaktpsychologie (1445)
Kontextuelle Therapie (1455)
Kunsttherapie, analytische (1520)
Logotherapie (1550)
Maslow'sche Analyse (1595)
Narkoanalyse (1710)
Neo-Analyse (1740)
Neo-Katharsis (1745)
Nichtdirektive Psychoanalyse (1785)
Oneirogene Auflockerungstherapie (1815)
Onirotherapie (1820)
Orgontherapie (1845)
Paradoxe Intention (1860)
Personale Analyse (1900)
Personale Psychotherapie (1910)
Positive Psychotherapie (1980)
Primärbeziehungstherapie (2005)
Psychoanalyse (2055)
Psychodrama (2070)
Psychokatharsis (2090)
Psycholyse (2100)
Psychoschocktherapie (2122)
Psychosynthese (2135)
Re-Grief Work (2260)
Reine Spieltherapie (2270)
Sektor-Therapie (2340)
Spieltherapie, tiefenpsychologische (2480)
Substitutiv-Supportive-Psychotherapie (2510)
Schicksalsanalyse (2580)
Schöpferische Psychosynthese (2600)
Steuernde Analyse (2620)
Teleoanalyse (2675)
Transaktionale Analyse (2750)
Transaktionale Familientherapie (2755)
Trauerwiederholung (2775)
Vegetotherapie (2810)
Vektor-Therapie (2815)
Will-Therapy (2900)
Zehn-Minuten-Therapie (2910)

B. Bewegungs-, Erlebnisorientierte-, Körper-, Tanztherapien

Actualizing Therapy (15)
Aggressionstherapie (25)
AGMAP: Ambulante, gruppenzentrierte, multimodal-integrierte analytische Psychotherapie (30)
Aguado-System of Movement Awareness (35)
Aktionsanalyse (40)
Aktive Bewegungstherapie (45)
Aktualisierungstherapie (80)
Alexandertechnik (90)
Analyse Corporelle (105)

Orgontherapie (1845)
Paradoxe Intention (1860)
Perinatale Psychologie (1885)
Physiotherapie (1940)
Poesie-Therapie (1965)
Polarity-Energy-Balancing (1970)
Polarity Therapy (1975)
Postural Integration (1990)
Pränatale Therapie (1995)
Primärbeziehungstherapie (2005)
Primärtherapie (2015)
Protreptik (2035)
Provocative Therapy (2040)
Psychic Massage (2045)
Psychodrama (2070)
Psychogymnastik (2080)
Psychomotorische Therapie (2105)
Psychophysische Umerziehung (2120)
Psycho-Structural-Balancing (2130)
Psychosynthese (2135)
Psychotank (2145)
Psychotanz (2150)
Pulsing-Methode (2165)
Puppen- und Schauspieltherapie (2170)
Radix-Gefühlserziehung (2180)
Rajneesh-Therapy (2185)
Realitätstherapie (2215)
Rebalancing (2225)
Rebirthing (2230)
Reflexzonentherapie (2250)
Reichtumsbewußtsein (2265)
Rhythmik (2300)
Rhythmisch-Musikalische Erziehung (2305)
Rolf-Aston-Patterning (2315)
Rolfing (2320)
Samadhi-Isolations-Tank (2325)
Sangam System of Deep Tissue Body Therapy (2335)
Sensory Awakening (2390)
Sensory Awareness (2395)
Soma-Therapie (2425)
Sonotherapie (2430)
Sophrologie (2435)
Spektrum-Psychologie (2465)
Spieltherapie (2475)
Suchttherapie (2515)
Schreibtherapie (2610)
Schreitherapie (2615)
Structual (Re-)'Balancing (2633)
Strukturelle Integration (2645)
Strukturelles Gestalten (2650)
Tactilisation in der Breitbandbehandlung (2660)
Tantra (2665)
Tanztherapien (2670)
Thanato-Psychologie (2680)
Themenzentrierte Interaktion (2685)
Therapeutisches Theater (2695)
Therapie des direkten Körperkontakts (2705)
Terpsichore-Trance-Therapie (2710)
Thymopraktik (2715)
Tomatis-Methode (2725)
Touch for Health (2730)
Trager-System (2735)
Training Autogéne Modifié (2740)
Transaktionale Analyse (2750)
Urschrei-Therapie (2805)
Vegetotherapie (2810)
Wachstumstherapie (2890)
Z-Prozeß-Beziehungstherapie (2925)

C: <u>Imaginationsverfahren</u>

Autogenes Training (265)
Autosuggestive Trainingsmethode (285)
Bildbewußtsein (410)
Bildstreifendenken (420)
Creative Dream-Therapy (555)
Eidetische Psychotherapie (660)
Elementare Autoanalyse (680)
Finologische Methode (885)
Focusing (910)
Gelenkter Wachtraum (995)
Gentle Dance (1015)
Grapho-Therapie (1075)
Imaginationstherapie (1180)
Integral-Therapy (1215)
Integrale Therapie (1220)
Katathymes Bilderleben (1310)
Kontemplative Aufmerksamkeit (1450)
Krebspsychotherapie (1490)
Lucid Dreaming (1570)
Naturmeditation (1725)
Oneirogene Auflockerungstherapie (1815)
Onirotherapie (1820)
Positive Imagination (1976)
Psychocybernetics (2060)
Psychoimaginationstherapie (2085)
Psychophysische Umerziehung (2120)
Psychosynthese (2135)
Psychotank (2145)
Rajneesh-Therapy (2185)
Samadhi-Isolations-Tank (2325)
Silva-Mind-Control (2410)
Spektrum-Psychologie (2465)
Tiefenentspannung und Bildern (2720)
Training Autogéne Modifié (2740)
Traumtherapie (2780)

Visualisieren (2870)

D: Verhaltensorientierte Therapien

Adaptives Lern-System (20)
Amica-Therapie (100)
Antizipationstherapie (150)
Anweisungstherapie (155)
Arbeitstherapie (175)
Assertion Training (205)
Assertive Training (210)
Attributionstherapie (250)
Augenblicksverfahren (255)
Aversionstherapie (290)
Basic-Id (315)
Basic Skills Training-Group (320)
Behaviorale Bibliotherapie (330)
Behaviorale Familientherapie (335)
Behavioral Rehearsal (340)
Beschäftigungstherapie (360)
Biofeedback-Therapie (440)
Conditioned Reflex-Therapy (530)
Coverant Control (550)
Cue Controlled Relaxation (565)
Differentielle Therapie (585)
Direkte Entscheidungstherapie (600)
Drogentherapie (625)
Eklektische Psychotherapie (665)
Elektroschlaftherapie (670)
Elektrotherapie (675)
Emotional Conditioning (695)
Emotional Flooding (700)
Expositionstherapie (805)
Expressive Training (815)
Finologische Methode (885)
Fixed-Role Therapy (890)
Flooding(900)
Fokussierte Aufmerksamkeits-Entspannung (930)
Freizeitandragogik (940)
Freizeittherapie (945)
Gedankenstoppen (985)
Gruppenspiel-Therapie (1080)
Habituationstraining (1090)
Implosionstherapie (1190)
Individualtherapie (1200)
Instant Psychotherapy (1210)
Integrationstherapie (1225)
Interaktionelle Verhaltenstherapie (1270)
Intermediäre Verhaltenstherapie (1280)
Kognitive Ärgerkontrolle (1365)
Kognitive Psychotherapie (1375)
Kognitive Verhaltenstherapie (1380)
Konfrontationsverfahren (1420)
Lerntheoretische Psychotherapie (1540)
Massiertes Angstbehandlungs-Programm (1600)
Multimodale Verhaltenstherapie (1665)
Negative Übung (1730)
Neubewertendes Counseling (1755)
Nonprescription-Verhaltenstherapie (1800)
Operant-Zwischenmenschliche Familientherapie (1830)
Personal-Construct-Therapy (1895)
Präventives Elterntraining (2000)
Programm-Therapie (2020)
Progressive Muskelentspannung (2025)
Progressive Relaxation (2030)
Rational-Emotive-Therapie (2190)
Rationale Verhaltenstherapie (2200)
Read'sches Training (2210)
Recall-Therapy (2235)
Reizüberflutungstherapie (2280)
Selbstbehauptungstraining (2345)
Selbstinstruktionstraining (2355)
Selbstkontrolle (2360)
Selbstsicherheitstraining (2365)
Selbstverbalisationstherapie (2370)
Sensitivity-Training (2385)
Signal-Kontrollierte Entspannung (2405)
Social-Influence-Therapy (2420)
Soziale Lerntheorie (2440)
Spielalternative (2470)
Spieldiagnostik (2473)
Spieltherapie, verhaltenstherapeutische (2400)
Sportpsychotherapie (2490)
Sprachtherapie (2495)
Squiggle-Technik (2500)
Suchttherapie (2515)
Systematische Desensibilisierung (2555)
Systematische Kognitive Umstrukturierungstherapie (2560)
Systematische Selbstmodifikation (2565)
Schlafentzugstherapie (2585)
Schlaftherapie (2590)
Stress-Management (2630)
Strukturierte Lerntherapie (2655)
Tactilisation in der Breitbandbehandlung (2660)
Therapeutisches Lernen (2690)
Therapie der reaktiven Inhibition (2700)
Training in emotional freedom (2745)
Überflutungstherapie (2795)
Verbale Verhaltenstherapie (2820)
Verhaltensanalyse (2825)
Verhaltensmodifikation (2830)
Verhaltensprobe (2835)
Verhaltenstherapeutische Paar- und Familientherapie (2840)
Verhaltenstherapeutisches Rollenspiel (2845)
Verhaltenstherapie (2850)
Verhaltenstrainingsprogramm zum Aufbau sozialer Kompetenz (2855)

Vierundzwanzig-Stunden-Therapie (2860)
Visuelle-motorische Verhaltenseinübung (2875)

E: Kommunikationsorientierte Therapien

Beziehungsfalle, Therapie der ... (390)
Conjoint Family-Therapy (540)
Double Bind-Therapy (615)
Ehetherapie (655)
Focussed Problem Resolution (905)
Kommunikationstherapie (1390)
Kommunikative Familientherapie (1395)
Minnesota Couples Communications-Programm (1640)
Palo Alto-Schule der Familientherapie (1855)
Paradoxe Therapie (1865)
Sukzessive Familientherapie (2520)
Zielgerichtete Problemlösungs-Therapie (2920)

F: Hypnoseverfahren, Hypnotherapien, Suggestionsverfahren

Ablationshypnose (11)
Aktive Tonusregulation (70)
Anweisungstherapie (155)
Appellative Psychotherapie (160)
Appreciation-Method (165)
Autogenes Training (265)
Autohypnose (270)
Autohypnotische Technik (275)
Autoritätstherapie (280)
Autosuggestive Trainingsmethode (285)
Beziehungsfalle, Therapie der ... (390)
Chitamnie (505)
Double Bind-Therapy (615)
Elektrotherapie (675)
Elementare Autoanalyse (680)
Erhellungstherapie (725)
Ermutigungstherapie (740)
Ernüchterungsverfahren (745)
EST-Training (760)
Gestufte Aktivhypnose (1060)
Hypnoanalyse (1135)
Hypnoanalyse (1140)
Hypnodrama (1145)
Hypnokatharsis (1150)
Hypnose-Schlaftherapie (1155)
Hypnotherapie (1160)
Ignorierungstherapie (1175)
Kontemplative Aufmerksamkeit (1450)
Lozanov-Methode (1560)
Meditative Krebstherapie (1605)
Moralische Abhärtung (1645)
Narkopsychotherapie (1715)
Neurolinguistisches Programmieren (1765)
Nonne-Kehrer'sche Methode (1795)
Paradoxe Therapie (1865)
Persuasionstherapie (1915)
Placebotherapie (1950)
Positive Imagination (1976)
Positives Denken (1985)
Programm-Therapie (2020)
Protreptik (2035)
Psychocybernetics (2060)
Psychokurienz (2095)
Rationale Psychotherapie (2195)
Rationalpsychagogik (2205)
Reinkarnationstherapie (2275)
Selbsthypnose (2350)
Social-Influence-Therapy (2420)
Sophrologie (2435)
Superlearning (2525)
Schlaftherapie (2590)
Stress-Mangement (2630)
Tiefenentspannung und Bildern (2720)
Überredungstherapie (2800)
Weltmerismus (2895)

G: Relaxationsverfahren

Aktive Entspannungsbehandlung (50)
Aktive Tonusregulation (70)
Alpha-Training (95)
Autogenes Training (265)
Benson-Methode (350)
Cue Controlled Relaxation (565)
DAC (570)
Dynamische Relaxation (645)
Elementare Autoanalyse (680)
Kontemplative Aufmerksamkeit (1450)
Konzentrative Entspannungsübungen (1465)
Musikmeditation (1680)
Musiktherapie (1685)
Musiktherapie (1690)
Narkopsychotherapie (1715)
Progressive Muskelentspannung (2025)
Progressive Relaxation (2030)
Psychotronisches Training (2160)
Signal-Kontrollierte Entspannung (2405)
Sonotherapie (2430)
Tiefenentspannung und Bildern (2720)
Training Autogène Modifié (2740)

H: Ehe-, Familien-, (Mehr-) Generations- und Paartherapien

Analytische Familientherapie (110)
Behaviorale Familientherapie (335)
Beziehungsanalyse (385)
Beziehungsfalle, Therapie der ... (390)
Bifokale Familientherapie (405)
Conjoint Family-Therapy (540)
Double Bind-Therapy (615)
Eheberatung (650)
Ehetherapie (655)
Eltern-Kind-Spieltherapie (685)
Eltern-Kind-Therapie (690)
Familienkonfrontationstherapie (830)
Familien-Krisentherapie (835)
Familienrekonstruktion (840)
Familien-Skulptur (845)
Familientherapie (850)
Family-Network-Treatment (860)
Filialtherapie (880)
Focussed Problem Resolution (905)
Generationstherapie (1005)
Genogramm (1010)
Gereohygiene (1020)
Gerontotherapie (1025)
Gestalt-Familientherapie (1040)
Gordon-Familientraining (1070)
Heidelberger Schule der Familientherapie (1115)
Interventionsgerontologie (1290)
Italienische Schule der Familientherapie (1305)
Kinesic Therapy (1320)
Klientenzentrierte Familientherapie (1335)
Kollusionstherapie (1385)
Kommunikative Familientherapie (1395)
Kontextuelle Therapie (1455)
Kreative Aggression (1475)
Krisen-Interventionstherapie (1500)
Mehrgenerationstherapie (1625)
Minnesota Couples Communications-Programm (1640)
Multiple Familientherapie (1670)
Multiple-Impact-Therapy (1675)
Netzwerk-Interventions-Therapie (1750)
Operant-Zwischenmenschliche Familientherapie (1830)
Paartherapie (1850)
Palo Alto-Schule der Familientherapie (1855)
Paradoxe Therapie (1865)
Parts Party (1870)
Phasische Familientherapie (1930)
Präventives Elterntraining (2000)
Recall-Therapy (2235)
Relationship-Therapy (2285)
Sukzessive Familientherapie (2520)
Symbolisch-Experientielle Familientherapie (2540)
Systemische Therapie (2570)
Systemtherapie (2571)
Scheidungstherapie (2575)
Strategische Therapie (2625)
Strukturelle Familientherapie (2635)
Transaktionale Familientherapie (2755)
Triadische Familientherapie (2785)
Verhaltenstherapeutische Paar- und Familientherapie (2840)
Wachstumstherapie (2890)
Zielgerichtete Problemlösung-Therapie (2920)

J: Jugendlichen-, Kinder- und Spieltherapien

Analytische Spieltherapie (120)
Eltern-Kind-Spieltherapie (685)
Eltern-Kind-Therapie (690)
Entwicklungstherapie (723)
Filialtherapie (880)
Gruppenspiel-Therapie (1080)
Klientenzentrierte Spieltherapie (1345)
Nichtdirektive Spieltherapie (1790)
Psychoeducation (2075)
Reine Spieltherapie (2270)
Relationship-Therapy (2285)
Selbstvertrauensspiel (2375)
Spieldiagnostik (2473)
Spieltherapie (2475)
Spieltherapie (2480)

K: Gruppentherapien

AGMAP: Ambulante, gruppenzentrierte, multimodal-integrierte analytische Psychotherapie (30)
Aguado-System of Movement Awareness (35)
Aktive Bewegungstherapie (45)
Aktivitätsgruppentherapie (75)
Analytische Gruppenpsychotherapie (115)
Arbus-Psychotherapie (180)
Arica-Therapie (185)
Asklepieion (200)
Assertion Training (205)
Axiodrama-Therapie (295)
Balint-Gruppen (310)
Basic Skills Training-Group (320)
Bewegungstherapie (375)

Bewegungstrance (380)
Co-Counseling (520)
Dehypnotherapie (580)
Dramatische Therapie (620)
Drogentherapie (625)
Dynamische Psychiatrie (635)
Encounter-Gruppentherapie (705)
Enlightenment Intensive (715)
EST-Training (760)
Eurhythmie (767)
Expression Corporelle (810)
Expressive Training (815)
Feeling Therapy (870)
Fühl- und Schreitherapie (955)
Gefühlstherapie (990)
Gentle Dance (1015)
Gruppendynamik und Gruppentherapie (1078)
Gruppenspiel-Therapie (1080)
Gruppentherapie, analytische (1085)
Heileurhythmie (1120)
Hypnodrama (1145)
Integrationstherapie (1225)
Integritätsgruppen (1260)
Interaktionelle Verhaltenstherapie (1270)
Kinetische Trancetherapie (1325)
Körperzentrierte Psychotherapie (1360)
Konfrontative Therapie (1425)
Lomitherapie (1555)
Lozanov-Methode (1560)
Maitrise Corporelle (1580)
Marathon-Encounter (1590)
Mutal-Need-Therapy (1695)
Nein-Sage-Therapie (1735)
Neuentscheidungstherapie (1760)
New Identity Group-Process (1780)
Orff-Musiktherapie (1835)
Parts Party (1870)
Pastoraltraining (1875)
Pesso-System (1920)
Präventives Elterntraining (2000)
Psychodrama (2070)
Psychogymnastik (2080)
Psychomotorische Therapie (2105)
Psychophysische Umerziehung (2120)
Psychotanz (2150)
Pulsing-Methode (2165)
Radikale Psychiatrie (2175)
Rajneesh-Therapy (2185)
Recall-Therapy (2235)
Reichtumsbewußtsein (2265)
Rhythmik (2300)
Rhythmisch-Musikalische Erziehung (2305)
Rolf-Aston-Patterning (2315)
Selbstvertrauensspiel (2375)
Sensitivity-Training (2385)
Suchttherapie (2515)
Superlearning (2525)
Synanon (2545)
Systematische Kognitive Umstrukturierungstherapie (2560)
Schreitherapie (2615)
Strukturierte Lerntherapie (2655)
Tanztherapien (2670)
Themenzentrierte Interaktion (2685)
Therapeutisches Theater (2695)
Terpsichore-Trance-Therapie (2710)
Training in emotional freedom (2745)
Triadisches Counseling (2790)
Verhaltenstherapeutisches Rollenspiel (2845)

L: Anti-Psychiatrie, Milieu-, Sozial- und Soziotherapien, Sozialpsychiatrie

Antipsychiatrie (145)
Casework (480)
Chromotherapie (1510)
Community-Therapy (525)
Existentielle Phänomenologie (775)
Farbtherapie (865)
Gemeindepsychologie (1000)
Isolierungstherapie (1300)
Kausale Milieutherapie (1315)
Kriminalpsychologie (1495)
Kustodialtherapie (1525)
Mainstreaming (1575)
Milieu-Therapie (1635)
Ökotherapie (1810)
Radikale Psychiatrie (2175)
Situationstherapie (2415)
Sozialpsychiatrie (2450)
Sozialtherapie (2455)

M: Meditative und mystische Verfahren, Thanato-Therapie, Transzendentale Verfahren

Abhidhamma (10)
Alpha-Training (95)
Anthroposophische Therapie (140)
Arica-Therapie (185)
Astro-Psychotherapie (215)
Benson-Methode (350)
Bewegungstrance (380)
Clinical Standardized Meditation (515)

Dynamische Relaxation (645)
Enlightenment Intensive (715)
Eurhythmie (767)
Ganzheitstherapie (980)
Hagiotherapie (1095)
Heileurhythmie (1120)
Holonomische Integration (1131)
Initiatische Therapie (1205)
Integral-Therapy (1215)
Integrale Therapie (1220)
Kinetische Trancetherapie (1325)
Kum Nye (1510)
Latihan (1535)
Life-Energy-Therapy (1545)
Lucid Dreaming (1570)
Meditative Krebstherapie (1605)
Meditationsverfahren (1615)
Morita-Therapie (1655)
Musikmeditation (1680)
Musiktherapie (1685)
Musiktherapie (1690)
Naikan-Therapie (1700)
Naturale Meditation (1720)
Naturmeditation (1725)
Nootherapie (1805)
Psychodelische Psychotherapie (2065)
Psychosynthese (2135)
Psychotank (2145)
Rajneesh-Therapy (2185)
Re-Grief Work (2260)
Reichtumsbewußtsein (2265)
Samadhi-Isolations-Tank (2325)
Silva-Mind-Control (2410)
Sonotherapie (2430)
Spektrum-Psychologie (2465)
Tantra (2665)
Thanato-Psychologie (2680)
Terpsichore-Trance-Therapie (2710)
Transpersonale Psychologie (2760)
Transzendentale Meditation (2765)
Transzendenztherapie (2770)
Trauerwiederholung (2775)
Vipassana (2865)
Yoga (2905)
Zen-Meditation (2915)

N: Sexualtherapien

Arousal Reconditioning (195)
Plissit-Modell (1955)
Sexualtherapien (2400)
Surrogat-Therapie (2530)
Tantra (2665)

O: Kreative Verfahren (Gestaltungs-, Kunst- und Maltherapien)

Creative Therapy (560)
Gestaltungstherapie (1055)
Grapho-Therapie (1075)
Körperzeichnen als Selbstwahrnehmung (1355)
Kreativ- und Gestaltungstherapie (1485)
Kunsttherapie (1515)
Kunsttherapie, analytische (1520)
Maltherapie (1585)
Puppen- und Schauspieltherapie (2170)

P: Alternativ- und Außenseitermethoden, Biologisch-chemische Verfahren, Pharmako- und Physiotherapien, Sanfte Geburt

Akupunktur (85)
Appreciation-Method (165)
Aqua-Energetik (170)
Aroma-Therapie (190)
Astro-Psychotherapie (215)
Bach-Blütentherapie (305)
Biorhythmik (455)
Fuss-Reflexologie (975)
Hagiotherapie (1095)
Kum Nye (1510)
LSD-Psychotherapie (1565)
Megavitamintherapie (1620)
Narkoanalyse (1710)
Narkopsychotherapie (1715)
Ökotherapie (1810)
Pastoraltraining (1875)
Pharmakotherapie (1925)
Physiotherapie (1940)
Psychodelische Psychotherapie (2065)
Psychokurienz (2095)
Psycholyse (2100)
Psychotank (2145)
Psychotronisches Training (2160)
Read'sches Training (2210)
Reflexzonentherapie (2250)
Samadhi-Isolations-Tank (2325)
Sanfte Geburt (2330)
Sophrologie (2435)
Tomatis-Methode (2725)
Touch for Health (2730)

Q: Kurztherapien

Augenblicksverfahren (255)
Fixed-Role Therapy (890)
Flash-Therapy (895)
Focussed Problem Resolution (905)
Focussed Analysis (915)
Fokaltherapie (925)
Hypnotherapie (1160)
Instant Psychotherapy (1210)
Katathymes Bilderleben (1310)
Kommunikative Familientherapie (1395)
Krisenmanagement (1505)
Neurolinguistisches Programmieren (1765)
Soziale Lerntheorie (2440)
Vierundzwanzig-Stunden-Therapie (2860)
Zehn-Minuten-Therapie (2910)

R.: Atemtherapien

Aktive Entspannungbehandlung (50)
Atemtherapien (220-240)
Breathing-Awareness (470)
Breath-Therapy (475)
Dynamische Atemtherapie (630)
Pneotherapie (1960)
Prana-Therapie (2001)
Psychotonik (2155)
Rebirthing (2230)
Reflektorische Atemtherapie (2245)

4. Aus-, Fort- und Weiterbildungsinstitute

4.1 Ausbildungsinstitute, alphabetisch geordnet

Alle von uns verzeichneten Aus-, Fort- und Weiterbildungsinstitute sind in diesem Kapitel in alphabetischer Reihenfolge aufgeführt. Da manche Institute unter verschiedenen Namen firmieren, ist es möglich, daß sie mehrmals aufgeführt sind. Die fortlaufende Zahl vor dem Institutnamen wird als Kennziffer dieses Institutes in den Kap. 4.2, 4.3, 4.4 verwandt. Ergänzend zur Arbeit der Autoren wurden die aufgeführten Institute vom Verlag — zum Teil mehrmals — angeschrieben, um ihnen Gelegenheit zur Korrektur etwaiger Fehler bzw. zur Aktualisierung zu geben. Da ein Teil der Institute von dieser Möglichkeit keinen Gebrauch machte oder den dafür gesetzten Termin versäumte, können Verlag und Autoren keine Garantie für die Richtigkeit der hier veröffentlichten Angaben übernehmen.

Institute, unter deren Kennzahl ein Pluszeichen (+) zu finden ist, haben inzwischen ihre Anschrift geändert bzw. existieren nicht mehr. Sie konnten aus systemischen Gründen nicht mehr gestrichen werden. Wir hoffen jedoch auch hier auf die Mitarbeit der Benutzer des KPT: falls Sie die neue Anschrift kennen, teilen Sie diese bitte dem Verlag mit. Hinter der Abkürzung „angeb. Th." (angebotene Therapie) werden diejenigen Therapien aufgeführt, in denen das betreffende Institut aus-, fort- und weiterbildet. Die Zahlen hinter den Therapien sind die Kennzahlen der genannten Therapien und werden im KPT durchgängig angewandt. Der Hinweis „Auskunft auf Anfrage" besagt, daß sich das Ausbildungsangebot des Instituts noch geändert hat, daß das Ausbildungsangebot nicht zu ermitteln war bzw. daß das Angebot so vielfältig ist, daß es hier nicht aufgeführt werden konnte.

1 Aachener Institut für Bioenergetische Analyse
angeb. Th.: Bioenergetische Analyse (430)
Maria Holl-Amort
Tel. 0241-38891
Hubertusplatz 4
5100 Aachen

2 Abrezol, Raymond, Dr. med.
angeb. Th.: Sophrologie (2435)
CH-1000 Lausanne

3 Abtei Maria Laach
Pater Wigbert Hess
angeb. Th.: Meditationsverfahren (1615)
Tel. 02652-285
5471 Maria Laach / ü. Andernach

4 Abtei Neresheim
Pater Beda Müller
angeb. Th.: Meditationsverfahren (1615)
Tel. 07326-6282
7086 Neresheim

5 Abteilung für Familientherapieausbildung
Max J. van Trommel
RIAGG R.N.O.
angeb. Th.: Familientherapie (850)
Schiekade 121
NL-3033 BK. Rotterdam

6 Abteilung für Kinder- und Familienambulanz der Psychosomatischen Klinik der Universität Gießen
angeb. Th.: Auskunft auf Anfrage
Tel. 0641-7022483
Friedrichstrasse 35
6300 Gießen

7 Abteilung für Psychoanalytische Grundlagenforschung und Familientherapie der psychosomatischen Klinik der Universität Heidelberg (Prof. H. Stierlin)
angeb. Th.: Familientherapie (850) / Psychoanalyse (2055)
Tel. 06221-565831
Mönchhofstrasse 15a
6900 Heidelberg 1

8 Abteilung für Psycho- und Soziotherapie der Psychiatrischen Klinik der Universität (Prof. E. Sperling)
angeb. Th.: Analytische Familientherapie (110) / Mehrgenerationentherapie (1625)
Tel. 0551-395496/7/8/9
Wilhelm Weber-Strasse 3
3400 Göttingen

9 Abteilung für Sexualforschung der Universitätsklinik Hamburg-Eppendorf
angeb. Th.: Sexualtherapie (2400)
Martinistrasse 52
2000 Hamburg 20

10 Adler, Manfred, Dr. med.
angeb. Th.: Transaktionale Analyse (2750)
Burgstrasse 35
6780 Pirmasens

11 Akademie für Fachkräfte der Rehabilitation am Rehabilitationskrankenhaus Karlsbad-Langensteinbach. Eine Einrichtung der Stiftung Rehabilitation Heidelberg
angeb. Th.: Arbeitstherapie (175) / Beschäftigungstherapie (360)
Tel. 07202-61517
7516 Karlsbad 1

12 Akademie für Jugendfragen
angeb. Th.: Ausbildung zum Supervisor, Gruppentherapeuten (1078) / Sozialtherapeuten (2455)
Tel. 0251-20707
Hoppengarten 20
4400 Münster

13 Akademie für Psychoanalyse und Psychotherapie e.V.
angeb. Th.: Psychoanalyse (2055)
Tel. 089-5380516
Pettenkoferstrasse 22 G
8000 München 2

14 Akademie Remscheid
angeb. Th.: Musiktherapie (1685, 1690)
Kuppelstein 34
5630 Remscheid 1

15 Aktionsanalytische Organisation (AAO)
angeb. Th.: Aktionsanalyse (40)
A-7100 Neusiedl/See

16 Alexander-Mitscherlich-Institut e.V.
Kasseler Psychoanalytisches Institut (DPV)
angeb. Th.: Psychoanalyse (2055)
Ludwig Noll-Krankenhaus
Tel. 0561-48046/47
Dennhäuser Strasse 156
3500 Kassel

17 Alfred Adler-Institut-Nord e. V.
Weiterbildungsinstitut der DGIP
angeb. Th.: Individualpsychologie (1195)
Tel. 04221-17237
Bismarckstraße 26
2870 Delmenhorst

18 Alfred Adler-Insitut für Individual-
psychologie e.V. (DGIP)
angeb. Th.: Individualpsychologie (1195)
Tel. 0211-357773
Schützenstrasse 52
4000 Düsseldorf

19 Alfred Adler-Institut e.V. (DGIP)
angeb. Th.: Individualpsychologie (1195)
Geschäftsstelle
Tel. 0221-405624
Dürener-Strasse 140
5000 Köln 41

20 Alfred Adler-Institut für Individual-
psychologie e.V. (DGIP)
angeb. Th.: Balint-Gruppen (310) /
Individualpsychologie (1195)
Tel. 089-176091
Dall'Armistrasse 24
8000 München 19

21 Alfred Adler-Institut für Individual-
psychologie e.V. (DGIP)
angeb. Th.: Individualpsychologie (1195)
Königskoppel 18
2370 Rendsburg

22 Allgemeine Ärztliche Gesellschaft für
Psychotherapie (AÄGP)
angeb. Th.: Balint-Gruppen (310)
Klinik für Psychotherapie
Geschäftsführung
Dr. med. H.-G. Rechenberger
Tel. 0211-482097
Nettelbeckstrasse 3
4000 Düsseldorf 30

23 Allgemeine Ärztliche Gesellschaft für
Psychotherapie (AÄGP)
angeb. Th.: Auskunft auf Anfrage
Tel. 0711-644001
Christian Belser-Strasse 75
7000 Stuttgart

24 Anderson, Kjeld
angeb. Th.: Sangam System of Deep Tissue
Body Therapy (2335)
Tel. 07665-6968
Schauinslandstrasse 10
7801 Umkirch

25 Anonyme Alkoholiker (AA)
- Zentrale Kontaktstelle -
angeb. Th.: Drogentherapie (625) / Sucht-
therapie (2515)
Tel. 0209-206736
Wildenbruchstrasse 31
4650 Gelsenkirchen

26 ANS
angeb. Th.: Hypnotherapien (1135-1160) /
Reinkarnationstherapie (2275)
Postfach 80 15 41
8000 München 80

27 Anthroposophische Gesellschaft
angeb. Th.: Heileurythmie (1120)
Tel. 06103-65917 (D.H. Richards)
Große Bleiche 16 / 3. Etage
6500 Mainz

28 Anthroposophische Gesellschaft
Michael Zweig
angeb. Th.: Heileurythmie (1120)
Anmeldung: D.H. Richards
Tel. 06103-65917
Luisenstrasse 18 / 4. Etage
6200 Wiesbaden

29 Aqua E Terra Liguria
angeb. Th.: Familientherapie (850) / Focusing (910) / Gesprächspsychotherapie (1035) / Gestalttherapie (1050) / Klientenzentrierte Gesprächspsychotherapie (1340)
Regula Sanders
Tel. 0941-560473
Albertstrasse 7
8400 Regensburg

30 Arbeitsgemeinschaft der Therapieverbände (AGVT)
angeb. Th.: Auskunft auf Anfrage
Psychologisches Institut
Prof. Dr. H. Schauer
Gutenbergstrasse 18
3550 Marburg

31 Arbeitsgemeinschaft für Atemtherapie (AFA)
Verband der Pneopäden e.V.
angeb. Th.: Atemtherapie (220-245)
Hagner-Wiedenhöfer
Herzog Magnus-Strasse 5
7107 Neckarsulm-Obereisenheim

32 Arbeitsgemeinschaft für Erickson'sche Ansätze in Hypnose und Psychotherapie
angeb. Th.: Hypnotherapie (1160)
Tel. 040-4205240
Hohe Weide 39
2000 Hamburg 20

33 Arbeitsgemeinschaft für Familientherapie (AFT)
angeb. Th.: Familientherapie (850)
Tel. 089-326841
Josef Raps-Strasse 4/I
8000 München 40

34 Arbeitsgemeinschaft für Neues Lernen
angeb. Th.: Neurolinguistisches Programmieren (1765)
Tel. 04102-31348 / 0431-82846
Finkenweg 55a
2070 Ahrensburg

35 Arbeitsgemeinschaft für Poesie- und Bibliotherapie
angeb. Th.: Bibliotherapie (400) / Poesietherapie (1965)
Fritz Perls-Institut
Tel. 0211-622255
Brehmstrasse 9
4000 Düsseldorf 1

36 Arbeitsgemeinschaft Hypnose & Kommunikation
angeb. Th.: Hypnotherapie (1160) / Provokative Therapie (2040)
Dipl. Psych. H.U. Schachtner
Tel. 089-342453/341175
Clemensstrasse 8
8000 München 40

37 Arbeitsgruppe Sexualität
angeb. Th.: Sexualtherapien (2400)
Tel. 0711-633543
Steinenhaussenstrasse 33
7000 Stuttgart 1

38 Arbeitskreis für Gestalt und Kreativitätstraining München-Nürnberg
angeb. Th.: Gestalttherapie (1050) / Kreativ- und Gestaltungstherapie (1485)
Gestalttherapeutische Lehrpraxis
Tel. 08151-15232 / 08807-1730
Hauptstrasse 21
8130 Starnberg

39 Arbeitskreis für Gruppendynamik Münster e.V. (AGM)
angeb. Th.: Gruppendynamik und Gruppentherapie (1078)
Tel. 0251-37073
Emsstrasse 58
4400 Münster

40 Arbeitskreis für Tiefenpsychologie, Gruppendynamik und Gruppentherapie
angeb. Th.: Analytische Gruppenpsychotherapie (115) / Individualpsychologie (1195) / Psychoanalyse (2055)
Rattner, J., Dr.med. et phil.
1000 Berlin

41 Arbeitskreis Pädagogisches Rollenspiel,
Pädagogische Dienste der MHH
angeb. Th.: Auskunft auf Anfrage
Tel. 0511-5322403
Karl Wiechert-Allee 9
2000 Hamburg 61

42 Arbeitsstelle für wissenschaftliche Fort- und Weiterbildung der Universität Tübingen
angeb. Th.: Auskunft auf Anfrage
Dr. Renate Fischer
Tel. 07071-295010/296439
Wilhelmstrasse 5
7400 Tübingen

43 ARICA
angeb. Th.: Arica-Therapie (185)
Hauptmann, D. / Hauptmann, W.
Tel. 08642-491 / 0862-1963
Hochfellnweg 11
8212 Übersee

44 Arnold Janssen-Haus der Steyler Missionsgesellschaft
angeb. Th.: Meditationsverfahren (1615)
Tel. 02241-237296
Arnold Janssen-Strasse 24
5205 St. Augustin 1

45 Association for Humanistic Psychology
- German Chapter -
angeb. Th.: Humanistische Verfahren
Strasburg, D.
Tel. 0621-541913
Kaiser Friedrich-Strasse 11
6200 Wiesbaden

46 Aumühle
angeb. Th.: Elfredologie
Tel. 06628-1773
6435 Oberaula

47 Ausbildungsprojekt in psychoanalytischer Kunsttherapie der APAKT (Arbeitsgemeinschaft analytischer Kunsttherapie)
angeb. Th.: Kunsttherapie (1515, 1520)
Maltherapie (1585)
Gerlach Bommersheim
Tel. 089-7149782
Specklinplatz 39
8000 München

48 Ausbildungsseminar Transaktionsanalyse
angeb. Th.: Transaktionale Analyse (2750)
Jellouschek, H., Dr. theol.
Tel. 07073-3662
Obere Strasse 41
7403 Ammerbuch-Entringen

49 Ausbildungsstätte für Medizin und Therapie G.m.b.H. (AMT)
angeb. Th.: Gesprächspsychotherapie (1035)
Musiktherapie (1685, 1690) / Verhaltenstherapie (2850)
Tel. 0201-226622
Lindenallee 68
4300 Essen 1

50 **Bach-Center, Dr. E.**
German Office
angeb. Th.: Bach-Blütentherapie (305) /
Dr. Bach Blüten-Seminare
Tel. 040-46 1041
Eppendorfer Landstraße 32
2000 Hamburg 20

51 Balint - Dokumentations - Zentrum
Veranstalter der internationalen Balinttreffen in Ascona
angeb. Th.: Balint-Gruppen (310)
CH-6612 Ascona

52 Baltrusch, Dr. H.J.F.
European Working Group for Psychosomatic Cancer Research (EUPSYCA)
angeb. Th.: Biopsychosoziale Onkologie
Tel. 0441-12147
Bergstrasse 10
2900 Oldenburg

53 Bauer, A. & Heuer, G.
angeb. Th.: Biodynamische Psychologie (425)
13 Mansell Rd.
London - W. 37 QH / Great Britain
Anmeldung für Kurse in der BRD
Bodo Lindenbom
Tel. 0431-520725

54 Bayrische Experimentelle Therapie Assoziation (BETA)
angeb. Th.: Auskunft auf Anfrage
Max Planck-Institut
Dipl. Psych. Ch. Kröger
Tel. 089-38102243
Kraepelinstrasse 10
8000 München

55 Benediktinerpriorat St. Ansgar
Kloster Nütschau bei Bad Oldesloe
angeb. Th.: Meditationsverfahren (1615)
Tel. 04531-7076
2060 Travenbrück

56 Bente, Christel
angeb. Th.: Rolfing (2320)
Tel. 06121-542230
Kaiser Friedrichstrasse 11
6200 Wiesbaden

57 Berger, A.
angeb. Th.: Bewegungstherapie (375, 376) / Body Dynamics (460) / Encounter-Gruppentherapie (705) / Sensory Awankening (2390)
Sensory Awareness (2395)
Eichendorffstrasse 22
4040 Neuss

58 Berliner Psychoanalytisches Institut e.V.
Karl Abraham - Institut / DPV
angeb. Th.: Psychoanalyse (2055)
Tel. 030-8264540
Sulzaerstrasse 3
1000 Berlin 33

59 Berneuchener Haus
angeb. Th.: Meditationsverfahren (1615)
Tel. 07454-2505
7241 Kloster Kirchberg

60 Berufsfachschule für Beschäftigungs- und Arbeitstherapeuten an der Diana-Klinik
- Staatlich anerkannte Ersatzschule -
angeb. Th.: Arbeitstherapie (175) / Beschäftigungstherapie (360)
Tel. 05821-800
Dahlenburger Strasse 2a
3118 Bad Bevensen

61 Berufsfachschule für Beschäftigungs- und Arbeitstherapie am Annastift e.V.
angeb. Th.: Arbeitstherapie (175) / Beschäftigungstherapie (360)
Tel. 0511-5354662
Heimchenstrasse 1-7
3000 Hannover-Kleefeld

62 Berufsfachschule für Beschäftigungs- und Arbeitstherapie der Landeshauptstadt München
angeb. Th.: Arbeitstherapie (175) / Beschäftigungstherapie (360)
Bogenhauser Kirchplatz 3
8000 München 80

63 Berufsverband der Atem-, Sprach- und Stimmlehrer (BASS)
Lehrervereinigung Schlaffhorst-Andersen
angeb. Th.: Atemtherapien (220-245) / Positive Psychotherapie (1980) / Sprachtherapie (2495)
Tel. 0511-660592
Podbielskistrasse 32
3000 Hannover 1

64 Berufsverband der Sozialarbeiter, Sozialpädagogen, Heilpädagogen (BSH)
Vereinigte Vertretung sozialpädagogischer Berufe e.V.
angeb. Th.: Auskunft auf Anfrage
Bundesfachgruppe der Heilpädagogen
Geschäftsstelle
Tel. 04331-31974
Rudolf-Kinau-Strasse 1
2370 Büdelsdorf

65 Berufsverband Deutscher Psychologen (BDP)
angeb. Th.: Auskunft auf Anfrage
Hauptgeschäftsstelle
Tel. 0228-646122
Heilsbachstrasse 22
5300 Bonn 1

66 Berufsverband Deutscher Psychologen (BDP)
angeb. Th.: Auskunft auf Anfrage
Sektion Ausbildung in Psychologie
Prof. Dr. Peter Jacobi
Med. und Klinische Psychologie der Universität des Saarlandes
6650 Homburg/Saar

67 Berufsverband Deutscher Psychologen (BDP)
angeb. Th.: Auskunft auf Anfrage
Sektion Klinische Psychologie
Dipl.-Psych. V. Ebel
Tel. 05921-33870
Schilfstrasse 14
4460 Nordhorn

68 Berufsverband klinischer Musiktherapeuten e.V.
Fritz Perls-Institut
angeb. Th.: Musiktherapien (1685, 1690)
Leibnizstrasse
6500 Mainz

69 Bewegung für Humanistische Psychologie (BHP)
angeb. Th.: Auskunft auf Anfrage
Tel. 06341-82840
Nordring 8
6740 Landau

70 Bierach, Dr. A.
Praxis für biologische und psychologische Heilmethoden
angeb. Th.: Lozanov-Methode (1560) / Superlearning (2525)
8993 Nonnenhorn/Bodensee

71 Bildungsstätte Seeg
Zentrum für aktiv-meditative Selbsterfahrung
angeb. Th.: Initiatische Therapie (1205)
Albrecht und Silvia Ostertag
Tel. 08364-1482
Landhaus
8959 Seeg

72 Bioenergetisches Zentrum für Psychotherapeutische Fortbildung
angeb. Th.: Bioenergetische Analyse (430)
Velzeboer, Jan
De Noolen 1
NL-1251 GT. Laren

73 Blum, Wolfgang
angeb. Th.: Sangam System of Deep Tissue Therapy (2335) - Tiefengewebetherapie
Tel. 06144-3824
Heidelberger Strasse 14
6095 Mainz-Ginsheim

74 Blumenthal, Marion v.
angeb. Th.: Eutonie (770)
Tel. 07633-5835
Alois Schnorr-Strasse 7
7813 Staufen/Brsg.

75 Bodelschwingh'sche Anstalten
angeb. Th.: Auskunft auf Anfrage
Abteilung Psychiatrie
Tel. 0521-1443168
Sarepta Bethel
4800 Bielefeld-Bethel

76 Bodewig, S., Dipl.-Psych.
angeb. Th.: Rebirthing (2230)
Tel. 0521-65479
Buddestrasse 15
4800 Bielefeld 1

77 Bommersheim, Gerlach G.
Kunsttherapeut (APAKT)
angeb. Th.: Kunsttherapie (1515, 1520) / Maltherapie (1585)
Tel. 089-7149782
Specklinplatz 39
8000 München 70

78 Boss, M., Prof. Dr.
angeb. Th.: Daseinsanalyse (575)
Bahnhofstrasse 53
CH-8702 Zollikon

79 Boyesen International Insitute
angeb. Th.: Biodynamische Psychologie (425)
Psychoorgastische Therapie (2110)
Voet, J.D.M.
Tel. 85-331253
Château de la Salle
F-71260 Lugny

80 Bremer Arbeitsgruppe für Psychotherapie e.V.
angeb. Th.: Auskunft auf Anfrage
Tel. 0421-324729
Am Dobben 21
2800 Bremen 1

81 Briner, F., Dr. phil.
\+ angeb. Th.: Transzendenztherapie (2770)
Fohrhölzli 20 D
CH-5443 Rohrdorf

82 Brückner, G.
angeb. Th.: Eutonie (770)
Albertus Magnus-Strasse 48
7250 Leonberg

83 Büntig, W., Dr.med.
angeb. Th.: Bewegungstherapie (375, 376)
Body Dynamics (460) / Encounter-Gruppentherapie (705) / Sensory Awakening (2390)
Sensory Awareness (2395)
Winzerer Strasse 22
8000 München 40

84 Bundesakademie für musikalische Jugendbildung
angeb. Th.: Musiktherapie (1685, 1690)
Postfach 110
7218 Trossingen

85 Bundes- Arbeitskreis für praktische Psychologie und Hypnose
angeb. Th.: Hypnotherapien (1135-1160)
Lagemannstrasse 40
5905 Freudenberg

86 Bundeskonferenz für Erziehungsberatung (BUKO)
angeb. Th.: Auskunft auf Anfrage
Tel. 0911-778911/12
Amalienstrasse 6
8510 Fürth

87 Bundesverband Deutscher Hypnose-Therapeuten e.V. (BDHT)
angeb. Th.: Hypnotherapien (1135-1160)
Tel. 0201-228381
Max Fiedler-Strasse 4
4300 Essen 1

88 Bundesverband für Tanztherapie Deutschland e. V.
angeb. Th.: Tanztherapie (2670)
Tel. 02173-56573
Hofstraße 16
4019 Monheim

89 Bundesverband Katholischer Erzieher und Sozialpädagogen Deutschlands
angeb. Th.: Auskunft auf Anfrage
Tel. 089-644277
Theodolindenstrasse 24
8000 München

90 Bundesverband Legasthenie (BL)
angeb. Th.: Auskunft auf Anfrage
Tel. 05533-2929
Am Weilberg 3
3452 Bodenwerder 2

91 Bundesverband Rhythmische Erziehung
angeb. Th.: Musiktherapie (1685, 1690)
Postfach 10 10 03
5630 Remscheid

92 Bundesvereinigung für anthroposophische Heilpädagogik und Sozialtherapie e.V.
angeb. Th.: Anthroposophische Therapie (140)
Tel. 0202-61067/69
Obersonden 1
5600 Wuppertal 23

93 C.G. Jung-Institut
angeb. Th.: Analytische Therapie (125) / Komplexe Psychologie (1415)
Tel. 030-8311069
Schützallee 118
1000 Berlin 37

94 C.G. Jung-Institut
angeb. Th.: Analytische Therapie (125) / Komplexe Psychologie (1415)
Tel. 01-9105323
Hornweg 28
CH-8700 Küsnacht

95 C.G. Jung-Institut-Stuttgart e.V.
Institut für Analytische Psychologie und Psychotherapie
angeb. Th.: Analytische Therapie (125) / Komplexe Psychologie (1415)
Tel. 0711-242829
Alexanderstrasse 92
7000 Stuttgart 1

96 C.G. Jung-Institut
angeb. Th.: Analytische Therapie (125) / Komplexe Psychologie (1415)
Tel. 00411-343780
Gemeindestrasse 27
CH-8000 Zürich

97 Cella St. Hildegard (Ordo Pacis)
- Schwester Anke Langmaack -
angeb. Th.: Meditationsverfahren (1615)
Tel. 040-243365
Koppel 55
2000 Hamburg 1

98 Center Chiemgau
Nadam Munk & Jessica Annett, Dipl.-Psych.
angeb. Th.: Primärtherapie (2015)
Tel. 08669-6546
Manholdinger Strasse 2
8224 Chieming-Hart

99 Chetana
- Zentrum für Selbsterfahrung, Therapie und Meditation e.V. -
angeb. Th.: Encounter-Gruppentherapie (705) / Meditationsverfahren (1615)
Tel. 09360-815
Werntalstrasse 14
8782 Karlstadt-Stetten

100 Christliche Meditationsstätte
Leitung: P. Bernhard Scherer (S.J.)
angeb. Th.: Meditationsverfahren (1615)
Tel. 07466-209
Sonnenhaus Beuron - Dritte Welt
7792 Beuron (Donautal)

101 Christuskirche
angeb. Th.: Meditationsverfahren (1615)
Tel. 040-406555
2000 Hamburg-Eimsbüttel

102 Cöllen, Michael
angeb. Th.: Partnersynthese. Paartherapie auf der Grundlage Integrativer Gestalttherapie
Tel. 040-483393
Jungfrauenthal 16
2000 Hamburg 13

103 Cohn, R., Dr. phil.h.c.
angeb. Th.: Themenzentrierte Interaktion (2685)
CH-6085 Hasliberg-Goldern

104 Coloman
Zentrum für Therapie und Selbsterfahrung
angeb. Th.: Bach-Blütentherapie (305) / Balint-Gruppen (310) / Bioenergetische Analyse (430) / Core-Therapie (545) / Encounter-Gruppentherapie (705) / Gentle-Dance (1015) / Gestaltsoziotherapie / Gestalttherapie (1050) / Hakomi-Methode (1100) / Integrative (Bewegungs-)Psychotherapie (2140) / Kinderpsychotherapie / Klinische Musik- und Klinische Kunsttherapie (1515, 1520, 1685, 1690) / Körperzentrierte Psychotherapie (1350-1360) / Kreativitätstherapie / Meditationsverfahren (1615) / Neurolinguistisches Programmieren (1765) / Perinatale Psychologie (1885) / Pesso-System (1920) / Polarity-Therapie (1975) / Postural Integration (1990) / Pulsing-Methode (2165) / Rebalancing (2225) / Rebirthing (2230) / Reflexzonentherapie (2250) / Sensory Awakening (2390) / Sensory Awareness (2395) / Supervisorenausbildung / Transaktionale Analyse (2750) / Transzendentale Meditation (2765)

Nähere Auskunft auf Anfrage
Tel. 08073-728
St. Coloman 2
8091 Soyen

105 Coloman-München
Zentrum für Therapie und Selbsterfahrung
angeb. Th.: s. a. Coloman-Soyen
Tel. 089-522181
Augustenstrasse 46 / IV
8000 München

106 Communität Casteller Ring
angeb. Th.: Meditationsverfahren (1615)
8711 Schloss Schwanberg

107 Contact
Institut für interpersonale Beziehung, Kooperation und Kommunikation
angeb. Th.: Transaktionale Analyse (2750)
Saseler Kamp 97c
2000 Hamburg 65

108 Continuum Foundation
Safran-Kehl, M. & Safran-Kehl, J.
Abteilung W
angeb. Th.: Reinkarnationstherapie (2275)
Geschwister Scholl-Strasse 15
6200 Wiesbaden

109 Dalton, Roger
angeb. Th.: Gestalttherapie (1050)
Tel. 04102-63199
Uhlandstrasse
2000 Hamburg 76

110 Das Atemhaus
angeb. Th.: psycho-physische Atem-therapie (220)
Tel. 030-651001 (Q) / 6141908
Gitschinerstrasse 91
1000 Berlin 61

111 Daseinsanalytisches Insitut für Psychotherapie und Psychosomatik (Medard Boss-Stiftung)
angeb. Th.: Daseinsanalyse (575)
Asylstrasse 119
CH-8032 Zürich

112 Daytop
\+ Gesellschaft für soziale Planung und Alternativen
angeb. Th.: Auskunft auf Anfrage
Tel. 089-283303
Odeonsplatz 2
8000 München 22

113 Dehner, Ulrich, Dipl.-Psych.
angeb. Th.: Transaktionale Analyse (2750)
Schützenstrasse 23
7750 Konstanz

114 Derbolowski, G.
angeb. Th.: Bemächtigungstherapie (345) / Lambano-Therapie (1530)
7770 Überlingen

115 **Der Offene Kreis**
Zentrum für Gruppenarbeit und Ausbildung in nicht-direktiver Gruppenleitung
angeb. Th.: Gruppendynamik und Gruppentherapie (1078)
Tel. 0201-422029
Am Wiesental 46
4300 Essen 1

116 Derschatta, E.v.
Swami Chidanando
angeb. Th.: Sangam System of Deep Tissue Body Therapy (2335)
Tel. 08803-3604
Stammer Strasse 8
8123 Peissenberg / und
Isabellastrasse 31c
8000 München 40

117 Deutsche Akademie für Psychoanalyse e.V. (DAP). Ausbildungsinstitute in Berlin, München, Düsseldorf, Mainz, Freiburg
angeb. Th.: Dynamische Psychiatrie (635) / Gruppendynamik (1078) / Psychoanalyse (2055) / Psychotherapie / Tanztherapie mit Meditation (1615, 2670)
Tel. 030-8818050/8818059
Wielandstrasse 27/28
1000 Berlin 15

118 **Deutsche Akademie für Psychoanalyse (DAP) Lehr- und Forschungsanstalt Mainz**
angeb. Th.: Dynamische Psychiatrie (635) / Gruppendynamik (1078) / Psychoanalyse (2055) / Psychotherapie
Tel. 06131-226008
Walpodenstraße 19
6500 Mainz 1

119 Deutsche Akademie für Psychoanalyse e.V. (DAP)
angeb. Th.: Dynamische Psychiatrie (635) / Gruppendynamik (1078) / Psychoanalyse (2055) / Psychotherapie / Tanztherapie m. Meditation (1615, 2670)
Mozartstrasse 14
8000 München 2

120 Deutsche Adademie für Suchttherapie e.V.
angeb. Th.: Auskunft auf Anfrage
Tel. 0211-7006/1
Stettiner Strasse 120
4000 Düsseldorf 13

121 Deutsche Adademie für Suchttherapie
angeb. Th.: Drogentherapie (625) / Suchttherapie (2515)
Fachklinik Freudeburg
Zu den drei Buchen
5948 Schmallenberg 2

122 Deutsche Arbeitsgemeinschaft für Familientherapie e.V.
angeb. Th.: Familientherapie (850)
Städt. Jugend- und Familienberatung
Tel. 09131-86295
Loewenichstrasse 1
8520 Erlangen

123 Deutsche Arbeitsgemeinschaft für Familientherapie e.V. (DAF)
angeb. Th.: Familientherapie (850)
Ludwigstrasse 76
6300 Giessen

124 Deutsche Arbeitsgemeinschaft für Ju Jugend- und Eheberatung e.V. (DAJEB)
angeb. Th.: Eheberatung (650). Weiterbildung zum Eheberater nach der Rahmenordnung des DAK.
- Bundesgeschäftsstelle -
Tel. 089-9503121
Alte Münchner Strasse 45 b
8043 Unterföhring

125 Deutsche Arbeitsgemeinschaft Selbsthilfegruppen e.V.
angeb. Th.: Gruppendynamik und Gruppentherapie (1078)
Tel. 0641-702-2478
Friedrichstrasse 28
6300 Giessen

126 Deutsche Balint-Gesellschaft e.V.
angeb. Th.: Balint-Gruppen (310)
Dr. H.D. Büttner
Tel. 0572-52444
Schülerweg 19
4950 Minden

127 Deutsche Balint-Gesellschaft e.V.
angeb. Th.: Balint-Gruppen (310)
Dr. H.H. Dickhaut
Tel. 06032-4677
Lutherstrasse 10
6350 Nauheim

128 Deutsche Balint-Gesellschaft
angeb. Th.: Balint-Gruppen (310)
Dr.med. M. Stubbe
Geschäftsstelle
Tel. 05341-34810
3320 Salzgitter-Bad

129 Deutsche Gesellschaft für ärztliche Hypnose und autogenes Training (DGÄH)
angeb. Th.: Autogenes Training (265) / Hypnotherapien (1135-1160)
Universitätskliniken
Tel. 06131-171
Langenbeckstrasse 1
6500 Mainz

130 Deutsche Gesellschaft für Analytische Psychologie e.V. (DGAP)
C.G. Jung-Gesellschaft
angeb. Th.: Analytische Psychologie (125) Komplexe Psychologie (1415) / Psychoanalyse (2055)
Tel. 030-8312096
Schützallee 118
1000 Berlin 37

131 **Deutsche Gesellschaft für Gestalttherapie und Kreativitätsförderung (DGGK)**
- Fritz Perls-Institut -
angeb. Th.: Gestalttherapie (1050) / Gruppentherapie (1078) / Integrative (Bewegungs-)Psychotherapie (1240) / Psychodrama (2070) / Gestaltsoziotherapie / Supervisorenausb. / Kinderpsychotherapieausb. / klinische Musiktherapie / klinische Kunst- und Kreativitätstherapie
Tel. 0211-620303 / 622255
040-483393 (Auskunft Hamburg)
Brehmstraße 9
4000 Düsseldorf 1

132 Deutsche Gesellschaft für Gestalttherapie und Kreativitätsförderung (DGGK)
angeb. Th.: Gestalttherapie (1050)
Fritz Perls-Institut
Sandstrasse 7
8700 Würzburg-Oberdürrbach

133 Deutsche Gesellschaft für Gestalttherapie und Kreativitätsförderung (DGGK)
angeb. Th.: Gestalttherapie (1050)
Tel. 05626-87-1
Hardtstrasse 31
Hardtwaldklinik I
3584 Zwesten

134 Deutsche Gesellschaft für Gesundheitsvorsorge (DGGV)
angeb. Th.: Auskunft auf Anfrage
Tel. 0214-56744
Driescher Hecke 19
5090 Leverkusen

135 Deutsche Gesellschaft für Humanistische Psychologie e.V. (DGHP)
angeb. Th.: Gruppentherapie (1078) / Verfahren der humanistischen Psychologie
Röher Strasse 55 / Schubbendenweg 4
5180 Eschweiler

136 Deutsche Gesellschaft für Hypnose e.V. (DGH)
angeb. Th.: Hypnotherapien (1135-1160)
Geschäftsstelle
Tel. 05231-20920
Bielefelder Strasse 9
4930 Detmold

137 Deutsche Gesellschaft für Hypnose e.V. (DGH)
angeb. Th.: Hypnotherapien (1135-1160)
St. Stephansplatz 35
7750 Konstanz

138 Deutsche Gesellschaft für Hypnose e.V. (DGH)
angeb. Th.: Hypnotherapien (1135-1160) / Kinetische Trancetherapie (1325)
Geschäftsstelle
Dr. T. Svoboda
Tel. 05238-5151/1244
Am Kirchborn 4
4938 Schieder

139 Deutsche Gesellschaft für Individualpsychologie e. V. (DGIP)
angeb. Th.: Gruppentherapie (1078) / Individualpsychologie (1195)
Bundesgeschäftsstelle
Tel. 089-1688068
Ruffinistraße 10
8000 München 19

140 Deutsche Gesellschaft für Kinder- und Jugendpsychiatrie
angeb. Th.: Auskunft auf Anfrage
Tel. 06221-532479
Blumenstrasse 8
6900 Heidelberg

141 Deutsche Gesellschaft für körperbezogene Psychotherapie (DGKP)
angeb. Th.: Körpertherapien (1350-1360)
Dr.phil. R. Frank
Tel. 0043-662-24429
A-5020 Salzburg

142 Deutsche Gesellschaft für Musiktherapie e.V. (DGMT)
angeb. Th.: Musiktherapie (1685, 1690)
Nervenklinik Spandau
Tel. 030-3701254
Griesingerstrasse 27-33
1000 Berlin 20

143 Deutsche Gesellschaft für Musiktherapie e.V. (DGMT)
angeb. Th.: Musiktherapie (1685, 1690)
Tel. 06221-470450
Postfach 10 12 24
6900 Heidelberg

144 Deutsche Gesellschaft für Neurolinguistisches Programmieren (DGNLP)
angeb. Th.: Neurolinguistisches Programmieren (1765)
Dipl.-Psych. T. Stahl
Wieckstrasse 33
2000 Hamburg 54

145 Deutsche Gesellschaft für Neurolinguistisches Programmieren (DGNLP)
angeb. Th.: Neurolinguistisches Programmieren (1765)
Sekretariat
Tel. 089-333306
Kaiserstraße 1
8000 München 40
Ausbildungsleitung
Tel. 040-346868
Gänsemarkt 33 / II
2000 Hamburg 36

146 Deutsche Gesellschaft für Neurolinguistisches Programmieren (DGNLP)
angeb. Th.: Neurolinguistisches Programmieren (1765)
Tel. 089-220224
Tal 18
8000 München 2

147 Deutsche Gesellschaft für Pastoralpsychologie (DGfP)
Sektion: Klinische Seelsorgeausbildung
angeb. Th.: Pastoralpsychologie (1875)
Tel. 0521-1443386
Bethelweg 39
4800 Bielefeld 13

148 Deutsche Gesellschaft für Pastoralpsychologie e.V. (DGfP)
angeb. Th.: Pastoralpsychologie (1875)
Tel. 0531-335364
Bismarckstrasse 8
3300 Braunschweig

149 Deutsche Gesellschaft für Pastoralpsychologie (DGfP)
Sektion: Tiefenpsychologie
angeb. Th.: Pastoralpsychologie (1875)
Tel. 0511-537121
Wangenheimerstrasse 15
3000 Hannover 61

150 Deutsche Gesellschaft für Primärtherapie e.V.
angeb. Th.: Primärtherapie (2015)
Tel. 040-5383959
Hummelsbüttler Hauptstrasse 38
2000 Hamburg 63

151 Deutsche Gesellschaft für Psychiatrie und Nervenheilkunde (DGPN)
angeb. Th.: Auskunft auf Anfrage
Tel. 089-2283454
Theatinerstrasse 44 / V
8000 München 2

152 Deutsche Gesellschaft für Psychologie (DGfP)
angeb. Th.: Auskunft auf Anfrage
Universität Mannheim
Tel. 0621-2922935
Schloss
6800 Mannheim

153 Deutsche Gesellschaft für Psychotherapie, Psychosomatik und Tiefenpsychologie e.V. (DGPPT)
angeb. Th.: Gruppentherapie (1085) / Psychoanalyse (2055)
Tel. 030-8012079
Am Schlachtensee 2
1000 Berlin 37

154 Deutsche Gesellschaft für Psychotherapie, Psychosomatik und Tiefenpsychologie e.V. (DGPPT)
angeb. Th.: Gruppentherapien (1085) / Psychoanalyse (2055)
Heimhuder Strasse 69
2000 Hamburg 19

155 Deutsche Gesellschaft für Rebirthing (DGR)
Berufsverband deutscher Rebirther e.V.
angeb. Th.: Rebirthing (2230)
Geschäftsstelle:
Tel. 08321-5773
Schwandener-Strasse 28
8976 Blaichach

156 Deutsche Gesellschaft für Sexualforschung (DGFS)
angeb. Th.: Auskunft auf Anfrage
Tel. 040-4683224
Martinistrasse 52
2000 Hamburg 20

157 Deutsche Gesellschaft für Sozialmedizin (DGS)
angeb. Th.: Auskunft auf Anfrage
Tel. 06221-563846/563847
Im Neuemheimer Feld 326
6900 Heidelberg

158 Deutsche Gesellschaft für Sozialpädiatrie
angeb. Th.: Auskunft auf Anfrage
Tel. 069-725752/725753
Feuerbachstrasse 14
6000 Frankfurt a.M.

159 Deutsche Gesellschaft für Suchtforschung
und Suchttherapie e.V. (DGSS)
angeb. Th.: Drogentherapie (625) / Suchttherapie (2515)
Prof. Dr. O. Schrappe
Psychiatrische Klinik der Justus Maximilians-Universität
Füchsleinstrasse 15
8700 Würzburg

160 Deutsche Gesellschaft für Therapeutisches
Puppenspiel
angeb. Th.: Puppen- und Schauspieltherapie (2170)
Katharina Sommer
Tel. 06151-21148
Parcusstrasse 13
6100 Darmstadt

161 Deutsche Gesellschaft für Transaktionale
Analyse (DGTA)
angeb. Th.: Gruppentherapie (1078) /
Transaktionale Analyse (2750)
Gebert, G.
Osloer Strasse 80
1000 Berlin 65

162 Deutsche Gesellschaft für Transaktions-Analyse (DGTA)
angeb. Th.: Gruppentherapie (1078) /
Transaktionale Analyse (2750)
Geschäftsstelle
Dr. med. Jan Henning
Tel. 08679-4184
Samerbergweg 7
8269 Burgkirchen/Alz

163 Deutsche Gesellschaft für Transaktionsanalyse (DGTA)
angeb. Th.: Transaktionale Analyse (2750)
Postfach 309
Rotteckring 2
7800 Freiburg

164 Deutsche Gesellschaft für Verhaltenstherapie (DGVT)
angeb. Th.: Kognitive Verhaltenstherapie
(1380) / Verhaltenstherapie (2850)
Tel. 07071-32697
Postfach 13 43
Friedrichstrasse 5
7400 Tübingen

165 Deutsche Gruppenpsychotherapeutische
Gesellschaft e.V. (DGG)
angeb. Th.: Dynamische Psychiatrie (635)
Gruppentherapie (115, 1085)
Wielandstrasse 27-28
1000 Berlin 15

166 Deutsche Gruppenpsychotherapeutische
Gesellschaft e.V. (DGG)
angeb. Th.: Dynamische Psychiatrie (635)
Gruppentherapie (115, 1085)
Tel. 0211-364900
Schadowstrasse 86-88
4000 Düsseldorf

167 Deutsche Gruppenpsychotherapeutische
Gesellschaft e.V. (DGG)
angeb. Th.: Dynamische Psychiatrie (635)
Gruppentherapie (115, 1085)
Tel. 089-341444
Leopoldstrasse 87
8000 München 40

168 Deutsche Hauptstelle gegen die Suchtgefahren (DHS)
angeb. Th.: Auskunft auf Anfrage
Tel. 02381-25855/252569
Postfach 13 69
Westring 2
4700 Hamm 1

169 Deutsche MERU-Gesellschaft (DMG)
angeb. Th.: Meditationsverfahren (1615)
Tel. 05402-8833
Am Berg 2
4516 Bissendorf 2

170 Deutsche Psychoanalytische Gesellschaft
e.V. (DPG)
angeb. Th.: Psychoanalyse (2055)
Dipl.-Psych. J. Katwan
Tel. 030-8815808
Kurfürstendamm 184
1000 Berlin 15

171 Deutsche Psychoanalytische Gesellschaft e.V. (DPG)
angeb. Th.: Psychoanalyse (2055)
Prof. Dr.med. U. Rüger
Abteilung für Psychotherapie und Psychosomatik - Klinikum Charlottenburg der FU
Tel. 030-30352408/30252646
Spandauer Damm 130
1000 Berlin 19

172 Deutsche Psychoanalytische Gesellschaft (DPG)
angeb. Th.: Psychoanalyse (2055)
Dr. F. Heigel
Tel. 0551-78081
Niedersächsisches Landeskrankenhaus
3405 Tiefenbrunn

173 Deutsche Psychoanalytische Vereinigung (DPV)
angeb. Th.: Psychoanalyse (2055)
Tel. 030-8264547
Sulzaerstrasse 3
1000 Berlin 33

174 Deutsche Psychotherapeutische und Sozialmedizinische Gesellschaft (DPSG)
angeb. Th.: Auskunft auf Anfrage
Tel. 040-221644
Papenhuderstrasse 35
2000 Hamburg 76

175 Deutsche Vereinigung für Rehabilitation Behinderter
angeb. Th.: Auskunft auf Anfrage
Tel. 06221-25485
Friedrich Ebert-Anlage 9
6900 Heidelberg

176 Deutsche Weltplan Zentrale
angeb. Th.: Transzendentale Meditation (2765)
Am Berg
4516 Schledehausen

177 Deutsche Yoga-Gesellschaft e.V.
angeb. Th.: Yoga (2905)
Geschäftsstelle
H. Kretzschmer
Rüggenstrasse 4
5810 Witten-Stockum

178 Deutscher Arbeitskreis für Gruppenpsychotherapie und Gruppendynamik (DAGG)
angeb. Th.: Gruppentherapie (115, 1085)
Psychoanalyse (2055)
Tel. 0211-672565
Rathelstrasse 7
4000 Düsseldorf 1

179 Deutscher Arbeitskreis für Gruppenpsychotherapie und Gruppendynamik (DAGG)
angeb. Th.: Gruppentherapie (115, 1085)
Psychoanalyse (2055)
Königstrasse 66
4100 Duisburg 1

180 Deutscher Arbeitskreis für Gruppenpsychotherapie und Gruppendynamik (DAGG)
angeb. Th.: Gruppentherapie (115, 1085)
Tel. 0561-282367
Georg-Thöne-Strasse 18
3500 Kassel

181 Deutscher Arbeitskreis für Gruppenpsychotherapie und Gruppendynamik (DAGG)
angeb. Th.: Gruppentherapie (115, 1085)
Amergaustrasse 15
8000 München 70

182 Deutscher Arbeitskreis für Jugend-, Ehe- und Familienberatung (DAK)
angeb. Th.: Auskunft auf Anfrage
Geschäftsstelle
Evangelische Konferenz für Familien- und Lebensberatung
Tel. 030-8034742
Matterhornstrasse 82
1000 Berlin 38

183 Deutscher Arbeitskreis für Konzentrative Bewegungstherapie (DAKBT)
angeb. Th.: Konzentrative Bewegungstherapie (H. Stolze, M. Goldberg, Ch. Ch. Gräff, H. Becker) (1460)
Dr. med. Helmbrecht-Koch
Tel. 07071-26422
Bei der Fruchtschranne 2
7400 Tübingen

184 Deutscher Berufsverband der Sozialarbeiter und Sozialpädagogen (DBS)
angeb. Th.: Auskunft auf Anfrage
Tel. 0201-239666
Schützenbahn 17
4300 Essen

185 Deutscher Berufsverband der Verhaltenstherapeuten (DBV)
angeb. Th.: Kognitive Verhaltenstherapie (1380) / Verhaltenstherapie (2850)
Sekretariat
Psychologisches Institut der Universität
Tel. 0234-70004620
Postfach 21 48
4630 Bochum

186 Deutscher Guttemplerorden (IOGT)
angeb. Th.: Auskunft auf Anfrage
Tel. 040-245880
Adenauerstrasse 48
2000 Hamburg 1

187 Deutscher Verein für öffentliche und private Fürsorge
angeb. Th.: Auskunft auf Anfrage
Tel. 069-58031
Am Stockborn 1-3
6000 Frankfurt a.M. 50

188 Deutsches Institut für psychologische und psychagogische Führungshilfe (DIPPF)
angeb. Th.: Auskunft auf Anfrage
Tel. 0221-743664
Postfach 65 01 25
Heinrich Hoerle-Strasse 21
5000 Köln 60

189 Deutsches Institut für Rational-Emotive-Therapie (DIRET)
angeb. Th.: Kognitive Verhaltenstherapie (1380) / Rational-Emotive-Therapie (2190)
Tel. 02181-3027
Kölner Strasse 1
4048 Grevenbroich 1

190 Deutsches Kollegium für medizinische Sophrologie e.V. (DKMS)
angeb. Th.: Sophrologie (2435)
Dr. E. Baumann
Tel. 089-794101
Bichlerstrasse 35
8000 München 71

191 Deutsches Moreno-Institut
angeb. Th.: Psychodrama (2070)
Uhlandstrasse 9
7770 Überlingen/Bodensee

192 Deutsch-Österreichische Gesellschaft für körperorientierte Therapie (DÖKT)
angeb. Th.: Bioenergetische Analyse (430)
Dr. R. Frank/ Dr. W. Pechtl et al.
Herzogstrasse 107 / Rauchstrasse 4
8000 München 40 / München 80

193 Deutschsprachige Gesellschaft für Psychopathologie des Ausdrucks (DGPA)
angeb. Th.: Auskunft auf Anfrage
Sekretariat
Tel. 089-331673
Königstrasse 101
8000 München 40

194 Diakonissen-Kommunität Zionsberg
angeb. Th.: Meditationsverfahren (1615)
Postfach 54
3530 Scherfede

195 Diekstra, R., Prof. Dr. (Leitung)
Universität Leiden (NL)
angeb. Th.: Rational-Emotive-Therapie (2190)
Praxis für angewandte und klinische Psychologie
Dipl.-Psych. N. Lotz
Tel. 069-445139 Q
069-490070
Sandweg 53
6000 Frankfurt 1

196 Dorsch-Brückmann
Bewegungsstudio
angeb. Th.: Tanztherapie (2670)
Matthiasstrasse 24-26
5000 Köln 1

197 Düsseldorfer Lehr- und Forschungsinstitut der DAP
angeb. Th.: Dynamische Psychiatrie (635)
Psychoanalyse (2055)
Tel. 0211-364900
Kurfürstenstrasse 10
4000 Düsseldorf

198 Dwelle, Ned
angeb. Th.: Bewegungserziehung zur Verbindung von Geist und Körper (365) / Bewußtheit durch Bewegung und Funktionale Integration (960)
Tel. 089-225725
Liebherrstrasse 1
8000 München 22

199 Dynamische-Psychiatrische Klinik Menterschwaige
angeb. Th.: Dynamische Psychiatrie (635) / Psychoanalyse (2055)
Tel. 089-644016
Geiselgasteigstrasse 209
8000 München 90

200 EARTH PLAY
angeb. Th.: Auskunft auf Anfrage
Tel. 089-3007036
Hohenzollernstrasse 122
8000 München 40

201 Eiden, Bernd
angeb. Th.: Biodynamische Psychologie (425)
1 Faraday Road
GB - London, W. 3. 6 JB

202 Emotions Anonymous (EA)
angeb. Th.: Drogentherapie (625) / Suchttherapie (2515)
Zentrale Kontaktstelle
Postfach 202
CH-4016 Basel

203 Engadiner Kollegium
angeb. Th.: Meditationsverfahren (1615)
Sekretariat
Englisch Viertel-Strasse 56
CH-8032 Zürich

204 Engelhardt, Dr. M., Dipl.-Psych.
angeb. Th.: Autogenes Training (265) / Hypnotherapie (1135-1160) / Verhaltenstherapie (2850)
Tel. 0511-869796
Garkenburgstrasse 2
3000 Hannover 81

205 EREW-Institut
angeb. Th.: Auskunft auf Anfrage
Institut für Erziehungstherapie
Postfach 10 02 49
4060 Viersen 1

206 Erken, Rita
angeb. Th.: Postural Integration (1990)
Oppenhoffallee 159
5100 Aachen

207 Erler, Hella, M., Prof. Dr.
angeb. Th.: Expression Corporelle (810)
Tel. 0941-54333
Carl Thiel-Strasse 12
8400 Regensburg

208 Ernest Holmes-Akademie für Humanpsychologie und Sozialpsychiatrie
angeb. Th.: Auskunft auf Anfrage
Tel. 07567-383
Winterstetten 39
7870 Leutkirch

209 Evangelische Konferenz für Familien- und Eheberatung e.V. (EKFUL)
angeb. Th.: Eheberatung (650) / Familientherapie (850)
Tel. 030-8031718
Matterhornstrasse 82
1000 Berlin 38

210 Evangelische Konferenz für Telefonseelsorge (EKFT)
angeb. Th.: Pastoralpsychologie (1875)
Tel. 0711-21591
Postfach 476
Stafflenbergstrasse 76
7000 Stuttgart 1

211 Evangelische Marienschwesternschaft
angeb. Th.: Meditationsverfahren (1615)
Postfach 29
6100 Darmstadt-Eberstadt

212 Exercitium Humanum
Meditationszentrum
angeb. Th.: Meditationsverfahren (1615) /
Zen-Meditation (2915)
Tel. 06853-2005
Schaumberg
6695 Tholey

213 Exist-Rütte
Existentialpsychologische Bildungs- und
Begegnungsstätte Todtmoos-Rütte
(Prof. Dr. K. v. Dürckheim)
angeb. Th.: Existenzanalyse (775) /
Initiatische Therapie (1205)
Dr. M. Hippius
Tel. 089-333626
Ungererstrasse 25
8000 München 40

214 Existenziell-Psychologische Bildungs-
und Begegnungsstätte
angeb. Th.: Existenzanalyse (775) /
Initiatische Therapie (1205)
Prof. Dr. Graf K. von Dürckheim
Tel. 07674-350
7867 Todtmoos-Rütte

215 Fachhochschule der Stiftung Rehabili-
tation Heidelberg
Fachbereich Musiktherapie
angeb. Th.: Musiktherapie (1685, 1690)
Tel. 06221-49944/45
Postfach 10 14 09
Ziegelhäuser Landstrasse 1
6900 Heidelberg 1

216 Fachschule für Beschäftigungs- und
Arbeitstherapie
Staatlich geprüfte Volkshochschule
angeb. Th.: Arbeitstherapie (175) / Be-
schäftigungstherapie (360)
7410 Reutlingen

217 Fachschule für Beschäftigungs- und
Arbeitstherapie
angeb. Th.: Arbeitstherapie (175) / Be-
schäftigungstherapie (360)
Knollstrasse 17
7400 Tübingen

218 Fachschule für Sprachtherapie
angeb. Th.: Sprachtherapie (2495)
Waldenseestrasse 1
3000 Hannover 1

219 Familientherapeutisches Institut von
Kalifornien
angeb. Th.: Familientherapie (850)
Dr. Kirschenbaum
Gautingerstrasse 9
8031 Wessling

220 Familientherapie und psychoanalytische
Grundlagenforschung
angeb. Th.: Familientherapie (850) /
Psychoanalyse (2055)
Prof. Dr. Dr. H. Stierlin
Tel. 06221-565831
Mönchhofstrasse 15a
6900 Heidelberg

221 Feeling-Training-Center
(Los Angeles / Kalifornien)
angeb. Th.: Feeling Therapie (870) /
Primärtherapie (2015)
Tel. 0711-6407120
Breitscheidstrasse 93
7000 Stuttgart 1

222 Fernow, R.
angeb. Th.: Eutonie (770)
Joh. von Weerth-Strasse 6
7800 Freiburg/Breisgau

223 Flury, H., Dr. med.
angeb. Th.: Rolfing (2320)
Tel. Oo411-2422000
Badener Strasse 21
CH-8004 Zürich

224 Focus in Life Zentrum
angeb. Th.: Focusing (910) / Gestalt-
therapie (1050) / Körpertherapien (1350-
1360) / Rebirthing (2230)
Tel. 0221-246539
Görresstrasse 5
5000 Köln 1

225 Focusing-Institut
+ angeb. Th.: Focusing (910)
- Zentrales Sekretariat -
Tel. 0228-443995
Flutgraben 19
5300 Bonn 3

226 Focusing-Institut
angeb. Th.: Focusing (910)
Tel. 089-6412421
Hubertusstrasse 11d
8022 Grünwald/München

227 Formation En Thérapie
Familiale Par Phase
Josette Labre
angeb. Th.: Phasische Familientherapie
(1930)
Tel. 00331-3441862
111, Av. du Général Michel Bizot
F-75012 Paris

228 Forum A.K.T.
Ausbildungsforum für Analytische und
Klinische Kunsttherapie München
angeb. Th.: Analytische Kunsttherapie
(1520)
Tel. 089-168650
Volkartstrasse 16
8000 München 19

229 Forum International für Humanistische
Psychologie und Psychotherapie e.V.
angeb. Th.: Auskunft auf Anfrage
Frank Koechling
Tel. 0711-248028
Postfach 28 41
7000 Stuttgart 1

230 Frank, Gabriele
(WIRTH, Büro für Europa)
angeb. Th.: Individualpsychologie (1195)
Tel. 02402-29321
Oststrasse 5
5190 Stolberg

231 Frankfurter Arbeitsgemeinschaft für
+ Primärerfahrung und Gruppenpraxis (FAPG)
angeb. Th.: Auskunft auf Anfrage
Tel. 069-463371
Inheidener Strasse 71/VII
6000 Frankfurt a.M. 60

232 Frankl, Herbert
angeb. Th.: Bioenergetische Analyse (430)
Tel. 069-624796
6000 Frankfurt

233 Freiburger Lehr- und Forschungsinstitut
der DAP
angeb. Th.: Dynamische Psychiatrie (635)
Psychoanalyse (2055)
Tel. 0761-33224
Werderring 16
7800 Freiburg

234 Freie Arbeitsgemeinschaft der Esote-
rischen Psychologie
angeb. Th.: Reinkarnationstherapie (2275)
Peter Tewes
Tel. 02306-61576
Cappenberger Strasse 2
4670 Lünen

235 Freies Musikzentrum München (FMZ) e.V.
München
angeb. Th.: Musiktherapie (1685, 1690) /
Tanztherapie (2670)
Tel. 089-4706314
Ismaninger Strasse 29
8000 München 19

236 Freie Universität Berlin
Fachhochschule für Sozialarbeit und
Sozialpädagogik Berlin
angeb. Th.: Modellversuch 'Fachkräfte
für die psychosoziale Versorgung'
Tel. 030-8232026
Mecklenburgische Strasse 24 a
1000 Berlin 33

237 Freunde des Jugendhofes e.V.
angeb. Th.: Auskunft auf Anfrage
Postfach 93
4973 Vlotho

238 **Fritz Perls, Akademie für Psychosoziale Arbeit und Kreativitätsförderung (FPA)**
angeb. Th.: Gestalttherapie (1050) / Gruppentherapie (1078) / Integrative (Bewegungs-)Psychotherapie (1240) / Psychodrama (2070)
Tel. 02192-1207/5876
06131-677091 (Auskunft)
Wefelsen 5 (Beversee)
5609 Hückeswagen

239 Fritz Perls-Institut
angeb. Th.: Gestalttherapie (1050)
Regionalinstitut
Dipl.-Päd. F. Wenzel
Tel. 069-5972943
Soemmerringstrasse 32
6000 Frankfurt 1

240 Fritz Perls-Institut
angeb. Th.: Gestalttherapie (1050)
Regionalinstitut
Dipl.-Psych. F. Zeitel
Tel. 069-621502
Stegstrasse 42
6000 Frankfurt 70

241 Fritz Perls-Institut (FPI)
angeb. Th.: Gestalttherapie (1050)
Dipl.-Psych. H.J. Suess
Tel. 0931-94544
Sandstrasse 7
8700 Würzburg-Oberdürrbach

242 Fritz Perls-Institut für Integrative Therapie, Gestalttherapie und Kreativitätsförderung (FPI)
angeb. Th.: Gestalttherapie (1050) / Integrative (Bewegungs-) Psychotherapie (1240)
Regionalinstitut
Tel. 004161-23646933
Ätschengraben 5
CH-4000 Basel

243 Fritz Perls-Institut für Integrative Therapie, Gestalttherapie und Kreativitätsförderung (FPI)
angeb. Th.: Gestalttherapie (1050) / Integrative (Bewegungs-) Psychotherapie (1240)
Regionalinstitut
Tel. 040-3909125
Spritzenplatz 5-7
2000 Hamburg 50
Kontaktadresse:
Dr. C. Bunkowsky
Tel. 040-451029
Hochallee 91
2000 Hamburg 13

244 Fritz Perls-Institut für Integrative Therapie, Gestalttherapie und Kreativitätsförderung (FPI)
angeb. Th.: Gestalttherapie (1050) / Integrative (Bewegungs-) Psychotherapie (1240)
Regionalinstitut
Tel. 0511-664944
Bonifatiusplatz
3000 Hannover
Kontaktadresse:
Dipl.-Päd. H. Stichtenoth
Tel. 0511-12968
Lange Laube 3
3000 Hannover

245 **Fritz Perls-Institut für Integrative Therapie, Gestalttherapie und Kreativitätsförderung (FPI)**
Gemeinn. G.m.b.H., Düsseldorf
angeb. Th.: Gestalttherapie (1050) / Integrative (Bewegungs-)Psychotherapie (1240)
- Sekretariat Mainz -
Tel. 06131-677091
Leibnizstraße 52
6500 Mainz

246 Fritz Perls-Institut für Integrative Therapie, Gestalttherapie und Kreativitätsförderung (FPI)
angeb. Th.: Gestalttherapie (1050) / Integrative (Bewegungs-) Psychotherapie (1240)
Regionalinstitut
Tel. 089-537616/372789
Waltherstrasse 12
8000 München 2
Kontaktadresse:
Dipl.-Psych. D. Lange-Jarausky
Tel. 08141-8610
Auenstrasse 18
8031 Eichenau

247 Fritz Perls-Institut für Integrative Therapie, Gestalttherapie und Kreativitätsförderung (FPI)
angeb. Th.: Gestalttherapie (1050) / Integrative (Bewegungs-) Psychotherapie (1240)
Ehe-, Erziehungs- und Lebensberatung
Tel. 0911-352400
Pilotystrasse 15 u. 19
8500 Nürnberg 10

248 Frohne, J., Dr. phil.
+ angeb. Th.: Musiktherapien (1685, 1690)
Sierichstrasse 25
2000 Hamburg 60

249 Fürstenau, P., Prof. Dr.
+ (Ausbildungsausschussleiter)
angeb. Th.: Psychoanalyse (2055)
Tel. 06403-2457
Freiherr vom Stein-Strasse 13
6307 Leihgestern

250 GENI
Gestalt Education Network International
Institut für Gestalttherapie und Körperarbeit
angeb. Th.: Gestalttherapie (1050)
Dr. Gerald Kogan / Wiltrud Krauss-Kogan
GBR
Tel. 069-559867
Melemstrasse 10
6000 Frankfurt / Main

251 Gerken, S.
angeb. Th.: Core-Energy (545) / Hakomi-Methode (1100) / Körpertherapien (1350-1360)
Tel. 08809-568
Sebastian Jand Strasse 2
8129 Wessobrunn-Haid

252 Gesamtverband für Suchtkrankenhilfe im Diakonischen Werk der Evangelischen Kirche in Deutschland
angeb. Th.: Drogentherapie (625) / Suchttherapie (2515)
Tel. 0561-17027/102638
Brüder Grimm-Platz 4
3500 Kassel

253 **Gesellschaft für Analytische Gestaltpsychotherapie in Deutschland e. V.**
angeb. Th.: Gestalttherapie (1050) / Individualpsychologie (1195)
Hohbuchweg 9
8991 Achberg-Liebenweiler

254 Gesellschaft für Analytische Gruppendynamik (GaG)
angeb. Th.: Familientherapie (850) / Gruppentherapie (115, 1085) / Psychoanalyse (2055)
Dr. W. Schmidbauer
Tel. 089-305305
Rankestrasse 4
8000 München 40

255 Gesellschaft für Funktionale Psychologie e.V.
angeb. Th.: Feeling Therapy (870)
Ernst Platz-Strasse 43 d
8000 München 50

256 Gesellschaft für Ganzheitsmedizin
angeb. Th.: Ganzheitstherapie (980)
Dr. Imhof-Strasse 6
8240 Berchtesgaden

257 Gesellschaft für Kognitive Verhaltenstherapie und Rational-Emotive-Therapie e.V.
angeb. Th.: Kognitive Verhaltenstherapie (1380) / Rational-Emotive-Therapie (2190)
Verhaltenstherapie (2850)
Tel. 040-6565186
Osterkamp 58
2000 Hamburg 70

258 Gesellschaft für psychosomatische Therapie
Therapie e.V. (GPT)
angeb. Th.: Auskunft auf Anfrage
Tel. 0211-7006-1
Postfach 18 02 45
Stettiner Strasse 120
4000 Düsseldorf 13

259 Gesellschaft für soziale Psychotherapie und Beratung (GSPB)
angeb. Th.: Auskunft auf Anfrage
Brandenburgische Strasse 24
1000 Berlin 31

260 Gesellschaft für Transpersonale Psycho-
+ therapie e.V. (GTP)
angeb. Th.: Psychosynthese (2135) /
Transpersonale Psychologie (2760)
Dr. Eckart Hanefeld
Postfach 11 50
7830 Emmendingen

261 Gesellschaft für Transpersonale Psychotherapie e.V. (GTP)
angeb. Th.: Psychosynthese (2135) / Transpersonale Psychologie (2760)
Dr. Eckart Ruschmann
Postfach 608
7800 Freiburg/Breisgau

262 Gesellschaft für wissenschaftliche Gesprächspsychotherapie e.V. (GWG)
angeb. Th.: Gesprächspsychotherapie (1035) / Klientenzentrierte Gesprächspsychotherapie (1340)
Tel. 0221-237917
Werder Strasse 20
5000 Köln 1

263 Gesellschaft zur Förderung der Verhaltenstherapie (GFVT)
angeb. Th.: Kognitive Verhaltenstherapie (1380) / Verhaltenstherapie (2850)
Kraepelinstrasse 10
8000 München 40

264 Gesellschaft zur Verbesserung der Situation psychisch Kranker e.V. (GVPK)
angeb. Th.: Auskunft auf Anfrage
Tel. 030-8532041
Kufsteiner Strasse 10
1000 Berlin 62

265 Gestalt-Institut Frankfurt a.M. e.V. (GIF)
angeb. Th.: Gestalttherapie (1050)
Tel. 069-433481
Waldschmidtstraße 37
6000 Frankfurt a. M. 1

266 Gestalt-Institut Rheinland e.V. (GIR)
Kooperative Vereinigung für angewandte humanistische Psychologie
angeb. Th.: Gestalttherapie (1050)
J. Heldt
Elisabeth-Strasse 7
4650 Gelsenkirchen

267 Gestalt-Institut Rheinland e.V. (GIR)
Kooperative Vereinigung für angewandte humanistische Psychologie
angeb. Th.: Gestalttherapie (1050)
Tel. 0221-246711
Am Römerturm 1
5000 Köln 1

268 Gestalt Training Service
Barbara Witecy
angeb. Th.: Gestalttherapie (1050)
Tel. 02224-76364
Austrasse 36
5340 Bad Honnef

269 Gestalt Training Service (GTS)
Ausbildungsseminar für Gestalttherapie
Koordination Norddeutschland
angeb. Th.: Gestalttherapie (1050)
Guido Wolf
Tel. 040-4392477
Schulterblatt 58 F
2000 Hamburg 6

270 Gestalt-Zentrum Berlin e.V.
Ausbildungsinstitut für Gestalttherapie und Gestaltpädagogik
angeb. Th.: Gestalttherapie (1050)
Tel. 030-2625978
Steinmetzstrasse 5
1000 Berlin 30

271 Gesundheitspark der Münchner Volkshochschule
angeb. Th.: Auskunft auf Anfrage
Tel. 089-302007
Spiridon Louis Ring
8000 München 40

272 Gesundheitspark Wolfsbrunnen e.V.
Rajneesh-Stadt
angeb. Th.: Postural Integration (1990)
Rebirthing (2230) / Vipassana (2865)
Tel. 05651-70044
Schloss Wolfsbrunnen
3446 Meinhard-Schwebda

273 Gfeller, R., Dr. med.
Delegierter für Balint-Gruppen-Leiter Weiterbildung der Schweiz. Gesellschaft für Psychosomatische Medizin
angeb. Th.: Balint-Gruppen (310)
Tel. 022-295894
Rue du Conseil-Général 11
CH-1205 Genf

274 Giessener Psychoanalytisches Institut
Sektion für analytische Familien- und Sozialtherapie
angeb. Th.: Familientherapie (850) / Sozialtherapie (2455)
Tel. 0641-7022459
Friedrichstrasse 28
6300 Giessen

275 Glöckner, A.
angeb. Th.: Transaktionale Analyse (2750)
Im Wiesengrund 3
6900 Heidelberg-Schlierbach

276 Godin, E. von
angeb. Th.: Themenzentrierte Interaktion (2685)
Römerstrasse 1
8000 München

277 Gooss, Birger, Arzt
Freiburger Seminare für Transaktionsanalyse
angeb. Th.: Familientherapie (850) / Transaktionale Analyse (2750)
Tel. 0761-37479
Postfach 309
Konviktstrasse 17 W
7800 Freiburg

278 GORDON-Familientraining
angeb. Th.: Gordon-Familientraining (1070)
Zentrales Sekretariat
Bonner Talweg 149
5300 Bonn 1

279 Gross, W.
angeb. Th.: Körpertherapien (1350-1360)
Tel. 069-440917
Dahlmannstrasse 8
6000 Frankfurt 60

280 Gruppendynamik Rhein-Main (GRM)
Fortbildungsinstitut zur personenzentrierten Förderung privater und beruflicher Identität
angeb. Th.: Gruppendynamik, psychoanalytisch (115, 1078, 1085)
Tel. 069-843590
Hinterwaldweg 52
6050 Offenbach

281 Gruppenzentrum im Kraichgau
Leiter: Jeff Gordon
angeb. Th.: Emotional-Therapie (955) / New Identity Process (1780)
Tel. 07261-61523
Weilerer Strasse 62
6920 Sinsheim-Reihen

282 Hamburger Familienkolleg
angeb. Th.: Biodynamische Psychologie (425)
Tel. 04107-4499
Schwarzer Weg 13
2071 Hoisdorf

283 Hamburger Lehr- und Forschungsinstitut der DAP
angeb. Th.: Dynamische Psychiatrie (635) / Psychoanalyse (2055)
Tel. 040-440740
Laufgraben 37
2000 Hamburg 13

284 HAND Dynamics Institute
Daim Batangtaris
angeb. Th.: Hand Dynamics (1106) / Körpertherapien (1350-1360)
P.O. Box 65930
NL-2506 Den Haag

285 Harsch, H., Prof. Dr. theol.
Lehrendes Mitglied der Deutschen Gesellschaft für Transaktionsanalyse und der Internationalen Gesellschaft für TA
angeb. Th.: Transaktionsanalyse (2750)
Tel. 06002-1612
Wickengasse 3
6352 Ober Mörlen 2

286 Haus der Stille
angeb. Th.: Meditationsverfahren (1615)
Tel. 030-8053064
Am kleinen Wannsee 9
1000 Berlin 39

287 Haus der Stille
angeb. Th.: Atemtherapie (220) / Meditationsverfahren (1615) / **Satipatthana / tibetischer Buddhismus / Yoga (2905) / Zen-Meditation (2915)**
Tel. 04158-214
Mühlenweg 20
2059 Roseburg / b. Hamburg

288 Haus Tannenberg
angeb. Th.: Meditationsverfahren (1615)
Tel. 05042-3667
Ortsteil Flegessen
3252 Bad Münder

289 Hegenbarth, W.
Center für Psychotherapien
angeb. Th.: Radikale Psychiatrie (2175)
Mommsenstrasse 52
1000 Berlin 12

290 Heidelberger Familientherapeutische
Arbeitsgruppe (HFA)
angeb. Th.: Familientherapie (850)
Tel. 06221-474524
(Di./Do. 9[30]-10[30] Uhr)
Mönchshofstrasse 15 a
6900 Heidelberg

291 Hellinger, S.R.
\+ angeb. Th.: Bewegungstherapie (375, 376)
Body Dynamics (460) / Encounter-Gruppen-
therapie (705) / Sensory Awareness (2395)
Hofhammerstrasse 30 a
8228 Freilassing

292 Hessischer Arbeitskreis der Ehe-
Familien- und Lebensberater (Berufs-
verband)
angeb. Th.: Auskunft auf Anfrage
Tel. 069-533257
Hügelstrasse 70
6000 Frankfurt a.M.

293 Hochschule für Musik und darstellende
Kunst
angeb. Th.: Musiktherapie (1685, 1690)
Sekretariat
Tel. 040-44195584/5
Harvestehuder Weg 12
2000 Hamburg 13

294 Höferlin-Schule
angeb. Th.: Auskunft auf Anfrage
7858 Weil-Rhein

295 Hoorwald-Institut
angeb. Th.: Körpertherapie (1350-1360) /
Neurolinguistisches Programmieren (1765) /
Transaktionsanalyse (2750)
Dr. G. Fries
Tel. 02736-3729
Hoorwaldstrasse 40
5909 Burbach 6

296 Howe, J., Dr.
angeb. Th.: Thanato-Psychologie (2680)
Universität Osnabrück, Abteilung Vechta
Tel. 04441-15333
Postfach 13 49
2848 Vechta

297 Hüsgen-Adler, Martha, Dr. med.
\- Psychotherapie -
angeb. Th.: Transaktionsanalyse (2750)
Tel. 06331-73954
Burgstrasse 35
6780 **Pirmasens**

298 Institut der Arbeitsgemeinschaft für Katathymes Bilderleben und imaginative Verfahren in der Psychotherapie (AGKB)
angeb. Th.: Katathymes Bilderleben (KB) (1310)
Tel. 0551-46754
Friedländer Weg 30
3400 Göttingen

299 Institute For Educational Therapy (Ausbildungsinstitut für Körpertherapie)
angeb. Th.: Educational Body-Movement Therapy, Psycho-Physische Therapien

Christoph Haug, Dipl.-Päd. Univ.
Tel. 0821-704334
Ginsterweg 50
8900 Augsburg

300 Institute for Life-Energy
angeb. Th.: Life-Energy-Therapy (1545)
Tel. 089-347692
Trautenwolfstraße 3
8000 München 40

301 Institut für analytische Kinder- und Jugendlichenpsychotherapie in Hessen e.V.
angeb. Th.: Psychoanalyse (2055)
Tel. 069-722080
Feldbergstrasse 22
6000 Frankfurt a.M. 1

302 Institut für analytische Psychotherapie im Rheinland e.V.
angeb. Th.: Balint-Gruppen (310) / Psychoanalyse (2055)
Tel. 0221-4701
Hohenstaufenring 58
5000 Köln 1

303 Institut für analytische Psychotherapie von Kindern und Jugendlichen Heidelberg e.V.
angeb. Th.: Analytische Psychologie (125) Komplexe Psychologie (1415) / Neo-Analyse (1740) / Psychoanalyse (2055)
Tel. 06221-49198
Posseltstrasse 2
6900 Heidelberg 1

304 Institut für angewandte Biorhythmik
\+ Abteilung VS
angeb. Th.: Biorhythmik (455)
Tel. 02241-77511
Kölner Strasse 9
5210 Troisdorf

305 Institut für angewandte Kreativität
angeb. Th.: Auskunft auf Anfrage
Tel. 02234-59909
Gut Krummenhof Park
Horbellerstrasse 1
5000 Köln 40

306 Institut für angewandte Psychologie (JFAP)
angeb. Th.: Focusing (910) / Hypnotherapien (1160) / Imaginative Verfahren (1180) / Neurolinguistisches Programmieren (1765)
Tel. 0431-93450
Alter Markt 14
2300 Kiel 1

307 Institut für angewandte Sozialpsychologie (IAS)
Leitung: Prof. Dr. H.H. Decker-Voigt
Prof. Dr. P.J. Knill
angeb. Th.: Ausdruckstherapie (260) / Medientherapie / Musiktherapie (1685, 1690)
Tel. 05826-1481
Haidkamp 6
3113 Suderburg 2 - OT Hösseringen

308 Institut für angewandte Sozialpsychologie, Kommunikationstraining und Organisationsentwicklung (ISKO)
angeb. Th.: Encounter-Gruppen (705) / Themenzentrierte Interaktion (2685)
Vopel, K. & Vopel, R.
Tel. 040-218121
Sievekingsallee 86
2000 Hamburg 26

309 Institut für Atemtherapie und Atemunterricht
Prof. Ilse Middendorf
angeb. Th.: Atemtherapie (240)
Tel. 030-243858
Victoria Luise-Platz 9
1000 Berlin 30

310 **Institut für Atemtherapie, Atemunterricht und Ganzheitliches Heilen Veronika Langguth, Dipl. Ing. Helge Langguth**
angeb. Th.: Der Erfahrbare Arem (240)
Tel. 06068-2172
Postweg 23
6124 Beerfelden-Falken-Gesäß

311 Institut für Aus-, Fort- und Weiterbildung der Deutschen Gesellschaft für soziale Psychiatrie (DGSP)
angeb. Th.: Auskunft auf Anfrage
Tel. 0511-800185
Postfach 14 06
Geibelstrasse 69
3000 Hannover 1

312 Institut für Autogenes Training, Biofeedback und Hypnotherapie (IATH) & Verein zur Förderung ethischer Hypnose e.V. (VFEH)
angeb. Th.: Autogenes Training (265) / Biofeedback-Therapie (440) / Hypnotherapie (1160)
Miller, J. & Miller, T.
Tel. 0041-71234949
Postfach 10 53
Singenbergstrasse 6
CH-9001 St. Gallen
und
Stockerstrasse 56
CH-8001 Zürich

313 Institut für berufsfördernde Individualpsychologie
Wolfgang, K.-H.
angeb. Th.: Individualpsychologie (1195)
Tel. 02101-275016
Elisenstrasse 17
4040 Neuss 1

314 Institut für Bioenergetische Analyse Rheinland
angeb. Th.: Bioenergetische Analyse (430)
Jürgen Mücher
Elsa Brandström-Strasse 2
5100 Aachen

315 Institut für Ehe und Familie
angeb. Th.: Familientherapie (850)
Tel. 01-2518282
Wiesenstrasse 9
CH-8032 Zürich

316 Institut für Elementarpsychologie und optimales Verhalten (IEOV)
angeb. Th.: Auskunft auf Anfrage
8193 Ambach/Starnberger See

317 **Institut für Familientherapie, gemeinnütziger e. V.**
angeb. Th.: Familientherapie (850) Ehe-Paartherapie
Tel. 069-551880
Zeisselstraße 11
6000 Frankfurt a. M. 1

318 Institut für Familientherapie
angeb. Th.: Familientherapie (850)
Tel. 06421-14330
Frankfurterstrasse 11
3550 Marburg

319 Institut für Familientherapie
\+ angeb. Th.: Familientherapie (850)
Tel. 07681-6179
St. Margaretenstrasse 26
7808 Waldkirch

320 **Institut für Familientherapie e. V. Weinheim**
angeb. Th.: Entwicklungsorientierte Familientherapie (850) / Strukturelle Familientherapie (2635)
Tel. 06201-65952
Buchenweg 7
6940 Weinheim

321 Institut für Forschung und Ausbildung in Sexualtherapie (IFAS)
angeb. Th.: Familientherapie (850) / Sexualtherapie (2400)
Dr. G. Reda
Friedenstrasse 12
5000 Köln 1

322 Institut für Ganzheitstherapie und Posturale Integration
Leitung: Hiltrud Lodes
angeb. Th.: Postural Integration (1990)
Reflexzonentherapie (2250)
Tel. 089-369652
Dietlindenstrasse 7
8000 München 40

323 Institut für Gestalttherapie Köln
\+ angeb. Th.: Gestalttherapie (1050)
Tel. 0221-211232
Postfach 27 03 10
5000 Köln 1

324 Institut für Gestalttherapie
angeb. Th.: Gestalttherapie (1050)
Tel. 0221-844221
Flehbachstrasse 66
5000 Köln 91

325 **Institut für Gestalttherapie und Gestaltpädagogik e. V.**
Berlin, Bonn, Düsseldorf
angeb. Th.: Gestalttherapie (1050) / Gestaltpädagogik
Sekretariat: H. Grothe
Tel. 030-8236076 (17.00-19.00 Uhr)
Schlangenbader Straße 82/83
1000 Berlin 33

326 Institut für Gruppen- und Familientherapie (IGF)
angeb. Th.: Familientherapie (850)
Tel. 089-341175
Clemensstrasse 8
8000 München 40

327 Institut für Integrative Familientherapie
angeb. Th.: Familientherapie (850)
Josef Raps-Strasse 4
8000 München 40

328 Institut für Integrative Gestalt-Therapie Würzburg (IGW) gemeinn. G.m.b.H.
angeb. Th.: Gestalttherapie (1050) /
Gestalt-Kindertherapie
Tel. 0931-52207
Theaterstrasse 2
8700 Würzburg

329 Institut für Integrative Pädagogik
Norbert Nagel
angeb. Th.: Transaktionale Analyse (2750)
Tel. 06223-3418
Dreikreuzweg 78
6903 Neckargemünd

330 Institut für Integrierte Therapie (IIT)
Münchner Therapiezentrum (MTZ)
angeb. Th.: Gesprächspsychotherapie (1035) / Gestalttherapie (1050) /
Verhaltenstherapie (2850)
Tel. 089-220224
Tal 18
8000 München 2

331 Institut für Kommunikationstherapie (IFK) (DGTA)
angeb. Th.: Familientherapie (850) /
Transaktionale Analyse (2750)
Dr.phil. G. Kottwitz
Tel. 030-8512086 / 8515887
Kundrystrasse 1
1000 Berlin 41

332 Institut für Kommunikationstraining und persönliche Weiterentwicklung (IKT)
angeb. Th.: Reinkarnationstherapie (2275)
Barkendal 7
2104 Hamburg 92

333 Institut für Kooperative Psychologie
angeb. Th.: Hypnotherapien (1135-1160) /
Katathymes Bilderleben (1310) / Psychoimagination (2085)
Tel. 089-406071
8000 München 83

334 Institut für Medien- und Ausdruckstherapie (LIMA)
angeb. Th.: Musiktherapie (1685, 1690)
CT Hösseringen
3113 Suderburg 2

335 Institut für Musiktherapie
Leitung: Johanna v. Schulz
angeb. Th.: Musiktherapie (1685, 1690)
Tel. 030-8133310
Am Hegewinkel 86
1000 Berlin 37

336 Institut für Paar- und Familientherapie Kiel
angeb. Th.: Familientherapie (850) /
Mehrgenerationstherapie (1625)
Hakon Øen
Tel. 04346-8139
Kieler Weg 21
2301 Felm

337 Institut für Persönlichkeitsentwicklung
angeb. Th.: Energielese-Therapie (710) /
Polarity-Energy-Balancing (1970) / Polarity Therapy (1975)
Tel. 02161-200434
Kaiserstrasse 165
4050 Mönchengladbach 1

338 Institut für Personzentrierte Psychologie (IPP) Heidelberg
angeb. Th.: Gesprächspsychotherapie (1035) / Klientzentrierte Psychotherapie (1340)
Tel. 06272-723
Hainbuchenstrasse 20
6936 Schönbrunn

339 Institut für Phasische Familientherapie
angeb. Th.: Phasische Familientherapie (1930)
Bernd Müller
Tel. 06121-304975
Adolfstraße 14
6200 Wiesbaden

340 Institut für Psychagogik des Vereins für Erziehungshilfe
angeb. Th.: Auskunft auf Anfrage
Tel. 06221-49198
Posseltstrasse 2
6900 Heidelberg

341 Institut für Psychagogik in Hessen
angeb. Th.: Auskunft auf Anfrage
Tel. 069-550180
Vogtstrasse 50
6000 Frankfurt a.M. 1

342 Institut für Psychagogik und analytische Psychotherapie von Kindern und Jugendlichen
angeb. Th.: Psychoanalyse (2055)
Posseltstrasse 2
6900 Heidelberg 1

343 Institut für psychische Beratung und Gruppenarbeit
angeb. Th.: Gruppenpsychotherapie (1078)
Friedenstrasse 8
A-5020 Salzburg

344 Institut für Psychische- und Polaritätsmassage
angeb. Th.: Polarity-Energy Balancing (1970) / Polarity-Therapy (1980)
Tel. 02161-200434
Kaiserstrasse 165
4050 Mönchengladbach 1

345 Institut für Psychoanalyse, Psychotherapie und Psychosomatik Berlin e.V. (IPB)
angeb. Th.: Psychoanalyse (2055)
Tel. 030-3934858
Helgoländer Ufer 5
1000 Berlin 21

346 Institut für Psychoanalyse, Psychotherapie und Psychosomatik e.V.
angeb. Th.: Balint-Gruppen (310) / Psychoanalyse (2055)
Tel. 030-8815808
Kurfürstendamm 184
1000 Berlin 15

347 Institut für Psychoanalyse und Psychotherapie e.V.
angeb. Th.: Balint-Gruppen (310) / Psychoanalyse (2055)
Geschäftsführung
Rheinische Landesklinik Düsseldorf
Tel. 0211-2801-558
Bergische Landstrasse 2
4000 Düsseldorf

348 Institut für Psychoanalyse und Psychotherapie e.V.
angeb. Th.: Balint-Gruppen (310) / Psychoanalyse (2055)
Tel. 0761-36933 / 41405
Staufener Strasse 21
Kaiser Joseph-Strasse 239
7800 Freiburg

349 Institut für Psychoanalyse und Psychotherapie e.V.
angeb. Th.: Balint-Gruppen (310) / Psychoanalyse (2055)
Ludwigstrasse 76
6300 Giessen

350 Institut für Psychoanalyse und Psychotherapie e.V.
angeb. Th.: Balint-Gruppen (310) / Psychoanalyse (2055)
Tel. 0551-42696
Hanssenstrasse 13
3400 Göttingen

351 **Institut für Psychoanalyse und Psychotherapie der Arbeitsgruppe Stuttgart der Deutschen Psychoanalytischen Gesellschaft e. V. (DPG)**
angeb. Th.: Dyn. Fokaltherapie (925) / Gruppentherapie (115, 1085) / Psychoanalyse (2055)
Tel. 0711-6485221 / 07032-6120
Hohenzollernstraße 26
7000 Stuttgart 1

352 Institut für Psychoanalyse und Psychotherapie e.V.
angeb. Th.: Psychoanalyse (2055)
Tel. 0551-78081
3405 Tiefenbrunn / b. Göttingen

353 Institut für Psychodrama
angeb. Th.: Psychodrama (2070)
Shearon, E.M., Dr.
Tel. 0222-1234
Brunnenallee 30
5303 Bornheim-Roisdorf

354 Institut für Psychodrama und Figuration
angeb. Th.: Figurative Verfahren / Psychodrama (2070)
Dr. med. J.-P. Gonseth
Dr. sc.nat. W.W. Zöller
Tel. 061-913638
Spitzackerstrasse 17
CH-4410 Liestal (Baselland)

355 Institut für Psychohygiene
angeb. Th.: Gesprächspsychotherapie (1035) / Klientenzentrierte Gesprächstherapie (1340) / Psychoanalyse (2055)
B.P. Koller
Tel. 004156-220414
Im Flueholz 11
CH-5400 Baden

356 Institut für Psychologie, Universität Köln
Erziehungswissenschaftliche Fakultät
angeb. Th.: Gesprächspsychotherapie (1035) / Familientherapie (850) / Familienberatung / Verhaltenstherapie (2850)
Prof. Dr. W.-R. Minsel
Tel. 0221-4704074
Richard-Wagner-Strasse 39
5000 Köln 1

357 Institut für Psychologische Weiterbildung (IPW)
angeb. Th.: Gordon-Familientraining (1070) / Psychodrama (2070) / Angstbewältigungs- und Selbstsicherheitstraining (2365) / Gesprächsführung und Konfliktregelung
Tel. 040-453304
Schäferkampsallee 61
2000 Hamburg 6

358 Institut für Psychotechnik
angeb. Th.: Auskunft auf Anfrage
Tel. 0821-514287
Maximilianstrasse 71
8900 Augsburg

359 Institut für Psychotherapie e.V.
angeb. Th.: Balint-Gruppen (310)
Tel. 030-8314363
Koserstrasse 8-12
1000 Berlin 33

360 Institut für Psychotherapie der Bremer Arbeitsgruppe e.V.
angeb. Th.: Psychoanalyse (2055)
Tel. 0421-324729
Am Dobben 21
2800 Bremen 1

361 Institut für Psychotherapie und Psychoanalyse
angeb. Th.: Balint-Gruppen (310) / Psychoanalyse (2055)
Tel. 06221-565863
Thibautstrasse 2
6900 Heidelberg

362 Institut für Psychotherapie und Psychoanalyse
Heidelberg-Mannheim e.V.
angeb. Th.: Psychoanalyse (2055)
Tel. 06221-803698
Brahmsstrasse 10
6900 Heidelberg 1

363 Institut für Rationale Therapie (IRT)
angeb. Th.: Rational-Emotive-Therapie (2190)
Tel. 0221-853069
Kalk-Mühlheimerstrasse 6
5000 Köln 91

364 Institut für Rational-Emotive-Therapie
angeb. Th.: Rational-Emotive-Therapie (2190)
Sanderglacisstrasse 1
8700 Würzburg

365 + Institut für selbstreguliertes Lernen
angeb. Th.: Bioenergetische Analyse (430)
Tel. 089-397607
Leopoldstrasse 29
8000 München 40

366 Institut für Sozialtherapie e.V.
angeb. Th.: Sozialtherapie (2455)
Benrather Schlossallee 60
4000 Düsseldorf-Benrath

367 Institut für Sozialtherapie und Aktionsforschung (ISA)
angeb. Th.: Bioenergetische Analyse (430)
Gestalttherapie (1050)
Tel. 0234-707011
Postfach 25 05 31
4630 Bochum

368 Institut für Sozialtraining (IST)
Dr. Dipl.-Psych. Rita Ullrich de Muynck
angeb. Th.: Familientherapie (850) / Gruppentherapie (1078) / Assertiveness-Training-Programm (ATP) / Verhaltenstherapie (2850)
Tel. 089-266830
Sendlingerstrasse 44
8000 München 2

369 Institut für Soziotherapie
angeb. Th.: Soziotherapie (2455)
Tel. 05622-5756
Allee 10
3580 Fritzlar

370 Institut für systemische Studien e. V.
angeb. Th.: Familientherapie (850)
Dr. Dürr & Dr. Ludewig
U. Wilken
Tel. 040-45 29 80
Kieler Straße 413
2000 Hamburg 54

371 Institut für systemische Therapie und Transaktionsanalyse
Dr. phil. Bernd Schmid und
Gunthard Weber, Arzt für Psychiatrie und Psychotherapie
angeb. Th.: Systemische Therapie (2570)
Transaktionale Analyse (2750)
Tel. 06222-81880
Schlosshof 3
6908 Wiesloch

372 Institut für Systemwissenschaft Oberwallis
Direktor: Dr. med. Gottlieb Guntern
angeb. Th.: Systemtherapie (2571)
Tel. 028-237359
Postfach 523
Rhonesand 24
CH-3900 Brig / VS.

373 Institut für Therapieforschung (IFT)
angeb. Th.: Auskunft auf Anfrage
Tel. 089-366051 / 363651
Parzivalstrasse 25
8000 München 40

374 Institut für tiefenpsychologisch fundierte Psychodramatherapie e.V. (ITP)
angeb. Th.: Psychodrama (2070)
Medizinische Fakultät
Abteilung Medizinische Psychologie
Tel. 0241-8089001
Hans Böckler-Allee 155
5100 Aachen

375 Institut für Weiterbildung in Sozialdynamik und Psychotherapie
angeb. Th.: Auskunft auf Anfrage
Tel. 089-349626
Ainmillerstrasse 22
8000 München 40

376 Institut für wissenschaftliche Individualpsychologie e.V.
angeb. Th.: Individualpsychologie (1195)
Tel. 0211-357773
Schützenstrasse 52
4000 Düsseldorf

377 Institut Heel
Thijs Besems (Holland)
angeb. Th.: Gestalttherapie (1050)
Rainer Merz
Tel. 069-491462
Rossdorfer Strasse 34
6000 Frankfurt a.M. 60

378 Institut und Verlag für angewandte Kinesiologie
angeb. Th.: Angewandte Kinesiologie / Edu-Kinestic / Touch for Health (2730)
Tel. 0761-35969
Johanniterstrasse 11
7800 Freiburg

379 Institut zur Forschung und Ausbildung in Kommunikationstherapie e.V. (IFAKT)
angeb. Th.: Familietherapie (850) / Gruppentherapie (1078) / Kommunikationstherapie (1390)
Dr. phil. K.H. Mandel
Tel. 089-530094 / 530095
Rückertstrasse 9
8000 München 2

380 Institut zur Weiterbildung in klinischer Verhaltenstherapie
angeb. Th.: Verhaltenstherapie (2850)
Schützenstraße 16
8911 Windach

381 Intercultural Union for Gestalt-Therapy (IUGT)
angeb. Th.: Gestalttherapie (1050)
J. Kogan
Oberweg 6
6000 Frankfurt a.M. 1

382 Integraltherapie-Institut Zürich
Verein für Integrale Therapie
angeb. Th.: Integral-Therapy (1220)
Tel. 00411-3627145
Postfach 437
CH-8042 Zürich

383 International Commitee for Adlerian Summer Schools and Institutes (ICASSI)
angeb. Th.: Individualpsychologie (1195)
Teleoanalyse (2675)
Th. Schoenaker
Rudolf Dreikurs-Weg 4-6
6492 Sinntal-Züntersbach

384 International Focusing Network (IFN)
angeb. Th.: Focusing (910)
Tel. 089-393110
Marktstrasse 8
8000 München 40

385 International Gestalt Training Collective (IGTC)
angeb. Th.: Gestalttherapie (1050)
Rochusstrasse 56
4000 Düsseldorf

386 International Gestalt Training Community Berkeley / Californien (IGTCB)
angeb. Th.: Gestalttherapie (1050)
M. Alexa
Tel. 02204-67883
Wilhelm Klein-Strasse 18
5060 Bergisch-Gladbach

387 International Gestalt Training Community Berkeley / Californien (IGTCB)
angeb. Th.: Gestalttherapie (1050)
I. Kemmer
Tel. 069-775385
Hamburger Allee 57
6000 Frankfurt a.M. 90

388 International Gestalt Training Community Berkeley / Californien (IGTCB)
angeb. Th.: Gestalttherapie (1050)
H. Dölker
Tel. 09761-32402
Bleichstrasse 17
7800 Freiburg

389 Internationale Akademie für ganzheitliches Lernen
angeb. Th.: Superlearning (ganzh. Lernen Suggestopädie) (2525) / Ganzheitliche Therapie-'Eos'

Tel. 05542-5534
Schloß Berlepsch
3430 Witzenhausen 17

390 Internationale Arbeitsgemeinschaft für Gruppenanalyse
angeb. Th.: Gruppentherapie (115, 1085)
Psychoanalyse (2055)
Dipl.-Psych. M. Seidl
Tel. 08071-582
Salzsenderzeile 6
8090 Wasserburg a. Inn

391 Internationale Gesellschaft für musikpädagogische Fortbildung
angeb. Th.: Musiktherapie (1685, 1690)
Postfach 14 43
5920 Bad Berleburg

392 Internationale Gesellschaft für Tiefenpsychologie e.V.
angeb. Th.: Auskunft auf Anfrage
Geschäftsstelle
Postfach 11 47
7310 Plochingen

393 Internationale Gesellschaft für Tiefenpsychologie e.V.
angeb. Th.: Auskunft auf Anfrage
Tel. 0711-632528
Gustav Siegle-Strasse 43
7000 Stuttgart 1

394 Internationale Studiengemeinschaft für Pränatale Psychologie (ISPP)
Univ. Prof. Dr. S. Schindler
Institut für Psychologie der Universität Salzburg
angeb. Th.: Pränatale Psychologie (1995)
Akademiestrasse 22
A-5020 Salzburg

395 Internationaler Arbeitskreis für Musik (IAM)
angeb. Th.: Musiktherapie (1685, 1690)
Heinrich Schulz-Allee 33
3500 Kassel-Wilhelmshöh

396 Internationaler Bund für Sozialarbeiter, Jugendsozialwerk
angeb. Th.: Auskunft auf Anfrage
Tel. 04121-22449
Flamweg 71
2200 Elmshorn

397 Internationales Ausbildungszentrum für Naikan-Therapie
angeb. Th.: Naikan-Therapie (1700)
Tel. 0228-225867
Bonner Talweg 149
5300 Bonn 1

398 Jessen, F., Dipl.-Psych.
angeb. Th.: Transaktionale Analyse (2750)
Tägermoosstrasse 11
7750 Konstanz

399 + Johnson, A., Dr.
angeb. Th.: Bewegungstherapie (375, 376) / Biodynamische Psychologie (425) / Encounter-Gruppentherapie (705) / Sensory Awareness (2395)
Moreelse Park 10
NL-Utrecht

400 + Kaarow, F., Dipl.-Psych.
(Swami Fritz)
angeb. Th.: Sangam System of Deep Tissue Body Therapy (2335)
Tel. 06221-801705 / 0621-473261
Kleingemünderstrasse 14
6900 Heidelberg

401 KATEM e.V.
angeb. Th.: Bioenergetik (430)
Tel. 030-8528006
Rheinstrasse 45
1000 Berlin 41

402 Katholische Arbeitsgemeinschaft für
Telefonseelsorge
angeb. Th.: Pastoralpsychologie (1875)
Tel. 0711-22o038
Hospitalstrasse 26
7000 Stuttgart 1

403 Katholische Bundesarbeitsgemeinschaft
für Beratung e.V.
angeb. Th.: Familientherapie (850)
Tel. 0228-1030
Kaiserstrasse 163
5300 Bonn

404 Katholische Sozialethische Arbeits-
stelle e.V.
Abteilung Suchtgefahren
angeb. Th.: Suchtprävention
Tel. 02381-8768
Jägerallee 5
4700 Hamm 1

405 Keckstein, R.
angeb. Th.: Bioenergetische Analyse
(430)
Tel. 069-596844
6000 Frankfurt a.M.

406 Kjellrup, M.
angeb. Th.: Eutonie (770)
Landshuter Allee 75
8000 München 19

407 Klein, P., Dipl.-Psych.
angeb. Th.: Tanztherapie (2670)
Tel. 040-231449
Hammerbrookstrasse 93
2000 Hamburg 1

408 Klimm, M.
angeb. Th.: Themenzentrierte Interaktion
(2685)
Tel. 09128-402467
Rummelsberg 47
8501 Schwarzenbruck / b. Nürnberg

409 Klinik für Kinder- und Jugendpsychiatrie
Philipps-Universität
angeb. Th.: Familientherapie (850)
Prof. Dr.Dr. H. Remschmidt & Dr. M. Martin
Tel. 06421-283051/86
Hans Sachs-Strasse 6
3550 Marburg

410 Kloers, J.
(Ma Krishna Bharti)
angeb. Th.: Samgam System of Deep Tissue
Body Therapy (2335)
Tel. 04499-2640
Mühlenstrasse 8
2914 Elisabethfehn

411 Klopstech, A., Dr.
angeb. Th.: Bioenergetische Analyse (430)
Tel. 0521-65117
Regerstrasse 12
4800 Bielefeld

412 Knuth, I.
angeb. Th.: Transaktionale Analyse (2750)
Witzlebenstrasse 23 a
1000 Berlin 19

413 Kogan, G., Dr. / Krauss-Kogan, W.
angeb. Th.: Gestalttherapie (1050)
Oberweg 6
6000 Frankfurt a.M.

414 Kohlhaas, A., Dr. med.
angeb. Th.: Transaktionsanalyse (2750)
Tel. 07681-6179
Stettiner Weg 4
7808 Waldkirch

415 Kommunität Imshausen
angeb. Th.: Meditationsverfahren (1615)
6440 Bebra 1

416 Konstanzer Seminare
angeb. Th.: Transaktionale Analyse (2750)
Schützenstrasse 23
7750 Konstanz

417 Kopp, Roland, Dipl.-Psych.
angeb. Th.: Hakomi-Psychotherapie (1100)
Tel. 06221-160932
Gaisbergstrasse 27
6900 Heidelberg

418 Kottwitz, G., Dipl.-Psych., Dr.
angeb. Th.: Transaktionale Analyse (2750)
Tel. 030-8515887/8512086
Kundrystrasse 1
1000 Berlin 41

419 Krenz, M.
angeb. Th.: Radix-Gefühlserziehung (2180)
Tel. 0641-36346
Wetzsteinstrasse 5
6300 Giessen

420 Lehmann, G., Dipl.-Psych.
angeb. Th.: Tanztherapie (2670)
Tel. 08364-1716 / 089-393306
Schlosstrasse 9
8959 Hopferau

421 Lehrinstitut für Psychotherapie und Psychoanalyse e.V. Hannover
angeb. Th.: Psychoanalyse (2055)
Tel. 0511-526733/517140
Jöhrensstrasse 5
3000 Hannover 71

422 Lehr- und Forschungsinstitut für Dynamische Psychiatrie und Gruppendynamik (LFI)
Ausbildungsinstitut für Psychoanalyse
angeb. Th.: Dynamische Psychiatrie (635) Gruppendynamik (1078) / Meditative Verfahren (1615) / Psychoanalyse (2055) / Tanztherapie (2670)
Tel. 030-8818050/59
Wielandstrasse 27-28
1000 Berlin 15

423 Lehr- und Therapieinstitut für Atempflege und Massage
angeb. Th.: Atemtherapien (220-245)
7290 Freudenstadt/Schwarzwald

424 Leutz, G.A., Dr. med.
angeb. Th.: Psychodrama (2070)
Uhlandstrasse 9
7770 Überlingen/Bodensee

425 Libich, Siegfried,
Pädagoge, Certified Rolfer
angeb. Th.: Rolfing (2320)
Tel. 06121-375543
Friedrichstraße 57
6200 Wiesbaden

426 Lindauer Psychotherapiewochen (LPW)
Fortbildungsveranstaltung
angeb. Th.: Auskunft auf Anfrage
Leitung: Dr. med. D. Stolze, Psychotherapeut
Tel. 089-223996
Orlandostrasse 8/1V
8000 München 2

427 Lindner, W.V., Prof. Dr.
Universität Hamburg
angeb. Th.: Balint-Gruppen (310)
Sedanstrasse 19
2000 Hamburg

428 Lodes, H.
angeb. Th.: Postural Integration (1990)
Tel. 089-3008725
Hiltensperger Strasse 62
8000 München 40

429 LRS-Zentrum an der Universität Essen
Leitung: Prof. Dr. D. Betz und Dr. Helga Breuninger-Betz
angeb. Th.: Integrative Verfahren / Humanistische Therapieansätze/F. Perls (1050)/V. Satir (840, 845, 1870) / Kognitive Therapie/D. Meichenbaum (1380, 2355, 2370) / Systemischer Therapieansatz (2570, 2571)
Scheidtstrasse 98 a
4300 Essen 1

430 Luban-Plozza, B., Prof. Dr.
Psychosomatische Abteilung der Klinik S. Croce
angeb. Th.: Balint-Gruppen (310)
Piazza Fontana Pedrazzini
CH-660 Locarno

431 Lüdenscheider Seminare
+ angeb. Th.: Transaktionale Analyse (2750)
D. Barth
Staberger Strasse 32
5880 Lüdenscheid

432 Lutz, R., Dipl.-Psych.
angeb. Th.: Euthyme Behandlungsstrategien, Psychologie genussvollen Erlebens und Handelns
Universität Marburg FB/Psychologie
Tel. 06421-283655
Gutenbergstrasse 18
3550 Marburg

433 Marwedel, Christa, Dipl.-Päd. (BDDP/DGTA/ITAA)
angeb. Th.: Transaktionale Analyse (2750)
Tel. 0431-371006
Funkstellenweg 36
2300 Kiel 17

434 Mary, M.
angeb. Th.: Atemtherapien (220-245) / Rebirthing (2230)
Tel. 0911-363991
Kleinreutherweg 68
8500 Nürnberg 10

435 Massageschule 'Pro Sanitate'
angeb. Th.: Touch for Health (2730)
Tel. 028-462632/461207
Postfach 327
CH-3930 Visp.

436 Max Planck-Institut für Psychiatrie
Psychologische Abteilung
Projektgruppe: Rauschmittelabhängigkeit
angeb. Th.: Drogentherapie (625) / Suchttherapie (2515)
Tel. 089-381021
Kraepelinstrasse 10
8000 München 40

437 Meditationshaus St. Franziskus
angeb. Th.: Meditationsverfahren (1615)
Tel. 08464-1333
Klostergasse 8
8435 Dietfurt/Altmühltal

438 Mental Research Institute (MRI)
Deutscher Intensivkurs
(P. Watzlawick et al.)
angeb. Th.: Familientherapie (850) / Kommunikationstherapie (1390)
Tel. 001-415-321-3055
555 Middlefield Road
USA-Palo Alto/Calif. 94301

439 Merz, R.
angeb. Th.: Gestalttherapie (1050)
Tel. 069-491462
Rossdorfer Strasse 34
6000 Frankfurt a.M. 60

440 Michael Balint-Institut
Institut für Psychoanalyse und Psychotherapie
angeb. Th.: Balint-Gruppen (310) / Psychoanalyse (2055)
Tel. 040-29188/3840
Averhoffstrasse 7
2000 Hamburg 76

441 Milton Erickson Gesellschaft für klinische Hypnose e.V. (MEG)
angeb. Th.: Hypnotherapie (1160)
Tel. 089-222920
Tal 18
8000 München 2

442 Molter, H. & Molter-Jahnke, I.
Psychologisch-therapeutische Praxis
angeb. Th.: Aggressionstherapie (25) / Fair-Fight-Therapy (820) / Gruppentherapie (1078)
Tel. 0221-214850
Boisseréestrasse 3
5000 Köln 1

443 Moreno-Institut für Psychodrama, Soziometrie und Gruppenpsychotherapie, G.m.b.H.
Leitung: Dr. med. G.A. Leutz, Psychotherapie
angeb. Th.: Psychodrama (2070)
Tel. 07551-62816
Uhlandstrasse 8
7770 Überlingen/Bodensee

444 Moreno-Institut für Psychotherapie und Sozialpädagogik
Ausbildungszentrum für Psychodrama
Leitung: Prof. Dipl.-Psych. Heike H. Straub
angeb. Th.: Psychodrama (2070)
Tel. 0711-606707
Schickhardtstraße 49
7000 Stuttgart 1

445 Moreno-Klinikum (Hardtwaldklinik)
angeb. Th.: Psychodrama (2070)
Dr. med. U. Seeger
Tel. 05626-721
Hardtstrasse 31
3584 Zwesten

446 Müller, M.
(Swami Dhyananand)
angeb. Th.: Sangam System of Deep Tissue Body Therapy (2335)
Tel. 069-494257
Sandweg 129
6000 Frankfurt a.M. 1

447 Müller-Schwefe, R.
angeb. Th.: Radix-Gefühlserziehung (2180)
Tel. 08274-6171
Kirchweg 10
8851 Buttenwiesen

448 Münchner Arbeitsgemeinschaft für Psychoanalyse (MAP e.V.)
angeb. Th.: Psychoanalyse (2055)
Tel. 089-2715966
Bauerstrasse 15
8000 München 40

449 Münchner Ausbildungsforum für analytische Kunsttherapie
angeb. Th.: Kunsttherapie (1515, 1520) / Maltherapie (1585)
Otto K. Hanus
Ickstattstrasse 22
8000 München 5

450 Münchner Familienkolleg
- Geschäftsstelle -
angeb. Th.: System- und wachstumsorientierte Familientherapie (840-850, 2571)
Tel. 08134-363 / 089-133748
Mühlstrasse 6
8063 Egenburg-Odelzhausen

451 Münchner Institut für Integrative Familientherapie e.V.
angeb. Th.: Integrative Familientherapie (1230) / Körpertherapien (1350-1360)
Tel. 089-193774
Wormser Strasse 1
8000 München 40

452 Münchner Lehr- und Forschungsinstitut der DAP
angeb. Th.: Dynamische Psychiatrie (635)
Tel. 0221-125266
Hansaring 94
5000 Köln 1

453 Mulzer, A., Dipl.-Psych.
(Ma Satyam Angelika)
angeb. Th.: Sangam System of Deep Tissue Body Therapy (2335)
Tel. 089-269077
Grünbauerstrasse 17
8000 München 71 / und
Therapeutische Praxis
Tel. 089-397888
Ainmillerstrasse 25
8000 München 40

454 Musiktherapie e.V.
Weiterbildung
angeb. Th.: Musiktherapie (1685, 1690)
Tel. 0251-861500
Von-Esmarch-Strasse 111
4400 Münster

455 Norddeutsche Psychotherapietage
angeb. Th.: Auskunft auf Anfrage
Tel. 0451-599777
Postfach 30 45
2400 Lübeck 111

456 Norddeutsche Psychotherapietage in Lübeck
angeb. Th.: Auskunft auf Anfrage
Bismarckallee 1
2360 Bad Segeberg

457 Norddeutsches Institut für Bioenergetische Analyse e. V.
angeb. Th.: Bioenergetische Analyse (430)
Tel. 05733-3815
Postfach 1422
4973 Vlotho

458 Nürnberger Zentrum für angewandte Psychologie (ZAP)
angeb. Th.: Auskunft auf Anfrage
Tel. 0911-225113
Am Gräslein 6-8
8500 Nürnberg

459 Nyingma Gemeinschaft Münster e.V.
angeb. Th.: Kum Nye (1510)
Tel. 0251-665586
Ottostrasse 7
4400 Münster

460 Odenwald-Institut G.m.b.H.
angeb. Th.: Bioenergetische Analyse (430)
Ausdrucksmalen (B. Egger) / (Ausdrucksspiel) = Jeux-Dramatique / Gestalttherapie (1050)/ Personzentrierte Gesprächstherapie (1035, 1340) / Neurolinguistisches Programmieren (1765) / Psychosynthese (2135) Systemische Therapie (2570) / Themenzentrierte Interaktion (2685) / Transaktionale Analyse (2750)
Tel. 06207-5071
Tromm 25
6948 Kocherbach

461 Österreichische Arbeitsgemeinschaft für Katathymes Bilderleben (ÖAGKB)
angeb. Th.: Katathymes Bilderleben (1310)
Sekretariat - Prof. Dr.phil. O. Lang
Bayernstrasse 19
A-5020 Salzburg

462 Österreichische Gesellschaft für Autogenes Training und allgemeine Psychotherapie
Dr. S. Odehnal
angeb. Th.: Autogenes Training (265) / Hypnose (1135-1160) / Katathymes Bilderleben (1310)
Tel. 0222-654454
Schelleingasse 8
A-1040 Wien

463 Österreichische Gesellschaft für Individualpsychologie (ÖGIP)
Psychiatrische Universitätsklinik
angeb. Th.: Individualpsychologie (1195)
Lazarettgasse
A-1081 Wien

464 Österreichische Gesellschaft zur Förderung der Verhaltensforschung, -Modifikation und Verhaltenstherapie (ÖGVT)
Psychiatrische Universitätsklinik Wien
angeb. Th.: Verhaltenstherapie (2850)
Lazarettgasse 14
A-1090 Wien

465 Österreichischer Arbeitskreis für Gruppentherapie und Gruppendynamik (ÖAGG)
angeb. Th.: analytische und systemische Familientherapie (110, 2570) / analytische Gruppentherapie (115, 1085) / Gestalttherapie (1050) / Psychodrama (2070)
Postfach 198
A-1081 Wien

466 Ogtrop, A. van & Ogttop, V. van
angeb. Th.: Meditationsverfahren (1615)
Haus Vogelshoye
Tel. 04643-662
2341 Falshöft

467 Orff-Institut
angeb. Th.: Musiktherapie (1685, 1690) 1835)
Musikalische Sozial- und Heilpädagogik
Tel. 0662-20109
Frohnburgweg 55
A-5020 Salzburg

468 Ost-West-Synergie (OWS)
angeb. Th.: Auskunft auf Anfrage
Tel. 07033-32194
Schwarzwaldstrasse 14
7252 Weil der Stadt-Merklingen

469 PADMA
Wachstums- und Therapiezentrum
Leitung: Henner Ritter-Becker
angeb. Th.: Atemtherapie (220) / Positive Psychotherapie (1980) / Pranatherapie (2001), Pranaenergetik / Rebirthing (2230)
Tel. 0711-292352 Q
Neckarstrasse 81 a
7000 Stuttgart 1

470 Pädagogisch-Psychologische Praxis (PPP)
angeb. Th.: Auskunft auf Anfrage
Tel. 02296-1497/8354
5226 Reichshof-Brüchermühle

471 Partnerschafts- und Familienberatung Altmann (BPFA)
angeb. Th.: Aggressionstherapie (25) / Familientherapie (850) / Gestalttherapie (1050) / Kommunikationstherapie (1390) / Transaktionale Analyse (2750)
Tel. 040-2286315/316
Hans Henny Jahnn-Weg 41-45
2000 Hamburg 76

472 Person Centered Approach Institute (PCAI)
angeb. Th.: Klientenzentrierte Gesprächspsychotherapie (1035, 1340)
J. Gianini
Vico Morcote
CH-6911 Barbengo

473 PIP
angeb. Th.: Tanztherapie (2670)
Tel. 0511-343224
Heinrichstrasse 24
3000 Hannover

474 Pösentrup, J., Prof.
\+ angeb. Th.: Transaktionale Analyse (2750)
Bernadottestrasse 86
1000 Berlin 33

475 Praxis für angewandte und klinische Psychologie
Dipl.-Psych. Norbert W. Lotz
angeb. Th.: Rational-Emotive-Therapie (2190)
Leitung: Prof. Diekstra
Universität Leiden, NL
Tel. 069-445139 O/ 490070
Sandweg 53
6000 Frankfurt 1

476 PRIMAL Center Osnabrück gem. e.V.
angeb. Th.: Primärtherapie (2015) / Rebirthing (2230)
Bremerstrasse 176
4500 Osnabrück

477 Privatinstitut für psychologische Ganzheitstherapie
angeb. Th.: Gestalttherapie (1050)
Tel. 069-6312588
Nordheimstrasse 1
6000 Frankfurt a.M. 70

478 Pro Familia
Deutsche Gesellschaft für Sexualtherapie und Familienplanung e.V.
angeb. Th.: Sexualtherapien (2400) / Zusatzausbildung in Partnerschafts- und Sexualberatung
Tel. 069-550901
Cronstettenstrasse 30
6000 Frankfurt a.M. 1

479 Pro Familia
Landesverband Niedersachsen e.V.
angeb. Th.: Familientherapie (850) / Sexualtherapien (2400)
Tel. 0511-15459
Am Hohen Ufer 3 A
3000 Hannover 1

480 Psychoanalytische Arbeitsgemeinschaft Kassel
angeb. Th.: Psychoanalyse (2055)
Tel. 0561-886303
Garlsdorfer Strasse 28/IX
3500 Kassel

481 Psychoanalytische Arbeitsgemeinschaft
Köln - Düsseldorf e.V. (DPV)
angeb. Th.: Psychoanalyse (2055)
Tel. 02205-2316
Am Sommerberg 86
5064 Hoffnungsthal/b. Köln

482 Psychoanalytische Arbeitsgemeinschaft
Köln - Düsseldorf e.V.
angeb. Th.: Psychoanalyse (2055)
Tel. 0221-135901
Dagobertstrasse 35/37
5000 Köln 1

483 Psychoanalytische Arbeitsgemeinschaft
München e.V. Institut der DPV. Mitglied
der DGPPT
angeb. Th.: Psychoanalyse (2055)
Tel. 089-986032
Pienzenauerstrasse 53 a
8000 München 81

484 Psychoanalytische Arbeitsgemeinschaft
Stuttgart-Tübingen (DPV)
angeb. Th.: Balint-Gruppen (310) / Psychoanalyse (2055)
Tel. 0711-761087
Lohengrinstrasse 67
7000 Stuttgart 70

485 Psychoanalytische Arbeitsgemeinschaft
Universität Ulm
angeb. Th.: Psychoanalyse (2055)
Tel. 0731-176-2970/2971
Am Hochsträss 8
7900 Ulm

486 Psychoanalytisches Ausbildungsinstitut
Köln - Düsseldorf
angeb. Th.: Psychoanalyse (2055)
Tel. 0221-135901
02204-64271
Am Zaarshäuschen 22
5060 Bergisch-Gladbach 1

487 Psychoanalytisches Institut
angeb. Th.: Psychoanalyse (2055)
Tel. 030-8264540
Sulzaerstrasse 3
1000 Berlin 33

488 Psychoanalytisches Institut (DPG)
angeb. Th.: Psychoanalyse (2055)
Niedersächsisches Landeskrankenhaus
Tiefenbrunn
Tel. 0551-78081/82
3405 Rosdorf 1

489 Psychoanalytisches Institut für das
Land Niedersachsen (DPG)
angeb. Th.: Psychoanalyse (2055)
Tel. 0511-886144
Geibelstrasse 104 / Wiesenstrasse 8
3000 Hannover

490 Psychoanalytisches Seminar e.V. (DPV)
angeb. Th.: Balint-Gruppen (310) /
Psychoanalyse (2055)
Tel. 0761-67883
Königsberger Strasse 8
7800 Freiburg-Kappel

491 Psychoanalytisches Seminar Freiburg e.V.
(DPV)
angeb. Th.: Psychoanalyse (2055)
Tel. 0761-77221
Schwaighofstrasse 6
7800 Freiburg

492 Psychologische Interessengemeinschaft
für Hypnose (PSIH) oder Deutsche Gesellschaft für Hypnose
angeb. Th.: Hypnotherapie (1160)
Dr. T. Svoboda
Tel. 05233-5151
Am Kirchborn 4
4938 Schieder

493 Psychologischer Arbeitskreis für Autogenes Training und Progressive Relaxation
Geschäftsstelle
angeb. Th.: Autogenes Training (265) /
Progressive Relaxation (2025, 2030)
Dipl.-Psych. E. Nass
Tel. 04852-2224
Koogstrasse 96
2212 Brunsbüttel

494 Psychologisches Beratungszentrum (PBZ)
angeb. Th.: Gestalttherapie (1050) / Körpertherapien (1350-1360)
Tel. 0931-58000
Martinstrasse 21
8700 Würzburg

495 Psychologisches Institut III, Universität Hamburg
angeb. Th.: Persönlichkeitsförderung in Gruppen (1890)
Dr. J.O. Wittern
Von Melle-Park 5
2000 Hamburg 13

496 Psychosomatische Abteilung an der II. Medizinischen Klinik (DPV)
angeb. Th.: Psychoanalyse (2055)
Tel. 040-4681
Martinistrasse 52
2000 Hamburg-Eppendorf

497 Psychosomatische Fachklinik Münchwies
angeb. Th.: Drogentherapie (625) / Suchttherapie (2515)
Theo Wagner
Tel. 06858-8881
Turmstrasse 50-58
6680 Neunkirchen 9

498 Psychosomatische Klinik der Universität (DPV)
angeb. Th.: Familientherapie (850) / Psychoanalyse (2055)
Tel. 0641-7022463
Ludwigstrasse 76
6300 Giessen

499 Psychotherapeutische Praxis
angeb. Th.: Focusing (910)
Köhne, B. & Köhne, F., Dipl.-Psych.
Tel. 08821-55453
Mitterfeldstrasse 7
8100 Garmisch-Partenkirchen

500 Psychotherapeutische Weiterbildungsgemeinschaft
Bad Hersfeld/Kassel
angeb. Th.: Psychoanalyse (2055)
z. Hd. Dr. med. J. Kipp
Tel. 0561-480446/47
Ludwig-Noll-Krankenhaus
Dennhäuser Strasse 156
3500 Kassel

501 Psychotherapeutisches Institut Burg Bergerhausen e.V.
angeb. Th.: Psychodrama (2070)
Tel. 02275-281
5014 Kerpen

502 Psychotherapeutisches Institut für das Land Niedersachsen
Jugend- und Elternberatung, Fortbildung und Ausbildung
angeb. Th.: Psychoanalyse (2055)
Geibelstrasse 104
3000 Hannover

503 Psychotherapeutisches Institut, Psychologische Akademie Stuttgart-Tübingen e.V. (Stuttgarter Gruppe) (DPV)
angeb. Th.: Psychoanalyse (2055)
Tel. 0711-645671
Hohenzollernstrasse 26
7000 Stuttgart 1

504 Psychotherapeutisches Zentrum Stuttgart (PZS)
angeb. Th.: Transaktionale Analyse (2750)
Tel. 0711-681007
Christian Belser-Strasse 75 a
7000 Stuttgart-Sonnenberg 70

505 Psychotherapieseminare (Freudenstadt)
angeb. Th.: Auskunft auf Anfrage
Königinstrasse 101
8000 München 40

506 PURVODAYA Zentrum für Individual- und Sozialtherapie e.V.
angeb. Th.: Bioenergetische Analyse (430) Hypnotherapie (1160) / Körpertherapien (1350-1360) / Meditationsverfahren (1615) Postural Integration)1990) / Primärtherapie (2015) / Rebirthing (2230) / Vegetotherapie (2810)
Tel. 05651-31877
Schloss Wolfsbrunnen
3446 Meinhard-Schwebda

507 Real-Institut, Lehrinstitut für wirklichkeitsorientierte Therapie
angeb. Th.: Community Therapy (525) / Gemeindepsychologie (1000) / Real-Therapy (2220)
Tel. 0211-493233
Schäferstrasse 7
4000 Düsseldorf

508 Real-Institut, Lehrinstitut für wirklichkeitsorientierte Therapie
angeb. Th.: Community Therapy (525) / Gemeindepsychologie (1000) / Real-Therapy (2220)
Tel. 089-223300
Odeonsplatz 2
8000 München 22

509 Rebirthing-Ausbildung, Theta Seminare
angeb. Th.: Rebirthing (2230)
Tel. 089-364370 (Mo.-Fr. 8.30-9.00 Uhr)
Parzivalstraße 23
8000 München 40

510 Reckzeh, C.
angeb. Th.: Körpertherapien (1350-1360)
Tel. 040-438090
Wohlers Allee 76
2000 Hamburg 50

511 Retraitehaus Sonnenhof
angeb. Th.: Meditationsverfahren (1615)
CH-4460 Geltenkinden

512 Rheinische Landes- und Hochschulklinik für Psychiatrie
Schule für Beschäftigungs- und Arbeitstherapie
angeb. Th.: Arbeitstherapie (175) / Beschäftigungstherapie (360)
Hufelandstrasse 55
4300 Essen

513 Rhythmikon
Gesellschaft für Rhythmische Erziehung e.V.
angeb. Th.: Rhythmik (2300) / Rhythmisch-Musikalische Erziehung (2305)
Prof. A. Hoellering
Tel. 089-302878
Schleissheimerstrasse 162 a
8000 München 40

514 Riethenberghaus
Humanistische Psychotherapie und Supervision
angeb. Th.: Bioenergetik (430) / Gestalttherapie (1050)
Tel. 06405-3366
Riethenberghaus
6312 Laubach-Wetterfeld

515 Ring für Gruppenimprovisation
angeb. Th.: Musiktherapie (1685, 1690)
L. Friedemann
Hansestrasse 131/VII
2410 Mölln

516 Rogoll, R., Dr. med.
(1. Vorsitzender DGTA)
angeb. Th.: Transaktionale Analyse (2750)
Oberer Garwiedenweg 12
7778 Markdorf

517 Rohner, E.R.
angeb. Th.: Funktionelle Entspannung (970)
Mühlehaldenstrasse 60
CH-8953 Dietikon

518 Roth, J.K., Dr.
angeb. Th.: Balint-Gruppen (310) / Psychoanalyse (2055)
Osterwaldstrasse 61 a
8000 München 40

519 Sandkrughof
Akademie für Lebens- und Freizeitinhalte e.V.
angeb. Th.: Meditationsverfahren (1615)
Tel. 04153-2481
2058 Lauenburg/Elbe

520 Satdharma
Rajneesh Meditations-Zentrum
angeb. Th.: Dehypnotherapie (580) / Neurolinguistisches Programmieren (1765)
Tel. 089-269077
Klenzestrasse 41
8000 München 5

521 **Scherer, K.**
angeb. Th.: Atemtherapien (220) / Englightenment Intensive (715) / Rebirthing (2230)
Tel. 089-683890
Plassenburgstraße 7
8000 München 90

522 **Schleip, R., Dipl.-Psych., Certified Rolfer®**
angeb. Th.: Rolfing (2320)
Tel. 089-396720/2718877
Georgenstraße 22
8000 München

523 Schmidt, U.
\+ (Ma Dhyan Anupam)
angeb. Th.: Sangam System of Deep Tissue Body Therapy (2335)
Tel. 030-2510440
Wilhelmstrasse 6
1000 Berlin 61

524 Schneider, M.
(Swami Shanti Vimal)
angeb. Th.: Sangam System of Deep Tissue Body Therapy (2335)
privat:
Tel. 040-3898265
Alte Königstrasse 9
2000 Hamburg-Altona
c/o: Dharmadeep R.S.A.
Tel. 040-432140
Karolinenstrasse 7-9
2000 Hamburg 6

525 Schroeder, W.C., Prof. Dr. med.
Hartmann-Kottek-Schroeder, L., Dr. med.
angeb. Th.: Musiktherapie (1685, 1690)
Hardtwaldklinik II
3584 Zwesten

526 Schule für Beschäftigungs- und Arbeitstherapie
Südwestdeutsches Rehabilitationskrankenhaus
angeb. Th.: Arbeitstherapie (175) / Beschäftigungstherapie (360)
7516 Karlsbad-Langensteinbach

527 Schule für Beschäftigungs- und Arbeitstherapie an der Landesklinik
angeb. Th.: Arbeitstherapie (175) / Beschäftigungstherapie (360)
Meckerstrasse 15
5160 Düren

528 Schule für Beschäftigungs- und Arbeitstherapie des Berufsbildungswerkes
Gemeinnützige Bildungseinrichtung des DGB G.m.b.H.
angeb. Th.: Arbeitstherapie (175) / Beschäftigungstherapie (360)
Lange Strasse 54
7000 Stuttgart 1

529 Schweizer Institut für Psychosynthese
Sascha Dönges
angeb. Th.: Gestalttherapie (1050) / Kommunikationstherapie (1390) / Neurolinguistisches Programmieren (1765) / Psychosynthese (2135)
Tel. 061-250501
Totengässlein 7
CH-4051 Basel

530 Schwind, P., Dr. phil.
angeb. Th.: Rolfing (2320)
Tel. 089-345512/647020
Konradstrasse 16
8000 München 40

531 Scobel, W.A., Dipl.-Psych. Dr. phil.
angeb. Th.: Klientenzentrierte Psychotherapie (1035, 1340)
Bülowstrasse 6
2000 Hamburg 50

532 Seminar für Humanistische Psychologie
(SHP)
angeb. Th.: Bioenergetische Analyse (430) / Gestalttherapie (1050) / Hypnotherapie (1160) / Psychodrama (2070) / Transaktionale Analyse (2750)
Tel. 06341-82840
Nordring 8
6740 Landau/Pfalz

533 Seminar für Psychoanalyse Freiburg (DPV)
angeb. Th.: Psychoanalyse (2055)
Tel. 0761-77221-67883
Königsbergstrasse 8 / Schwaighofstrasse 6
7800 Freiburg-Kappel

534 Seminardienst: Wolfgang Steffens
angeb. Th.: Autogenes Training (265) / Hypnotherapie (1160) / Reinkarnationstherapie (2275)
Tel. 0511-628843
Omptedastrasse 28
3000 Hannover 1

535 Sieper, J., Dr. phil.
\+ angeb. Th.: Gestalttherapie (1050)
Römerstrasse 163
4040 Neuss

536 Sigdell, J.E., Dr.
angeb. Th.: Reinkarnationsanalyse (2275), Rückführungen
Tel. 061-422072
Gellertstrasse 72
CH-4052 Basel

537 Sigmund Freud-Institut
Ausbildungs- und Forschungsinstitut für Psychoanalyse (DPV)
angeb. Th.: Balint-Gruppen (310) / Psychoanalyse (2055)
Tel. 069-729245
Myliusstrasse 20
6000 Frankfurt a.M. 1

538 Soziometrie und Gruppenpsychotherapie
(SUG)
angeb. Th.: Auskunft auf Anfrage
Tel. 0711-294997
Hauptmannstrasse 23
7000 Stuttgart

539 Spengler, Maria
Soz. Päd. (FH)
angeb. Th.: Atemtherapie 220) / Rebirthing (2230)
Tel. 089-683890
Plassenburgstrasse 7
8000 München 90

540 Staatlich anerkannte Lehranstalt für Beschäftigungs- und Arbeitstherapie
angeb. Th.: Arbeitstherapie (175) / Beschäftigungstherapie (360)
Karl Bonhöffer-Heilstätten
Oranienburger Strasse 285
1000 Berlin-Wittenau

541 Staatlich anerkannte Lehranstalt für Beschäftigungs- und Arbeitstherapie
Städtische Krankenanstalten
angeb. Th.: Arbeitstherapie (175) / Beschäftigungstherapie (360)
Gotenstrasse 6-8
6230 Frankfurt-Höchst

542 Staatlich anerkannte Lehranstalt für Beschäftigungs- und Arbeitstherapie
Lippoldsberg
Klinik und Rehabilitationszentrum
angeb. Th.: Arbeitstherapie (175) / Beschäftigungstherapie (360)
3417 Wahlsburg 1

543 Staatlich anerkannte Schule für Arbeits- und Beschäftigungstherapie
angeb. Th.: Arbeitstherapie (175) / Beschäftigungstherapie (360)
Oskar Helene-Heim
Clay Allee 229
1000 Berlin-Dahlem

544 Staatlich anerkannte Schule für Beschäftigungs- und Arbeitstherapie e.V.
angeb. Th.: Arbeitstherapie (175) / Beschäftigungstherapie (360)
Waldkrankenhaus
Stadtrandstrasse 555
1000 Berlin-Spandau

545 Staatlich anerkannte Schule für Beschäftigungs- und Arbeitstherapie im DRK Kreisverband Düsseldorf e.V.
angeb. Th.: Arbeitstherapie (175) / Beschäftigungstherapie (360)
Potsdamer Strasse 41
4000 Düsseldorf-Reisholz

546 Staatlich anerkannte Schule für Beschäftigungs- und Arbeitstherapie der Stiftung Tannenhof-Remscheid
angeb. Th.: Arbeitstherapie (175) / Beschäftigungstherapie (360)
Remscheider Strasse 76
5630 Remscheid-Lüttringhausen

547 Staatliche Hochschule für Musik Grenzlandinstitut Aachen
angeb. Th.: Musiktherapie (1685, 1690)
Theaterstrasse 2-4
5100 Aachen

548 Stangl, A. & Stangl, M.L., Dr.
angeb. Th.: Eutonie (770)
Tel. 06275-307
Am Eichenhain
6121 Rothenberg-Odenwald

549 St. THE HUMANIVERSITY
angeb. Th.: Rajneesh-Therapy (2185)
Tel. 02206-4114
Prins Hendrikstraat 64
NL-1931 BK Egmond aan Zee

550 Studiengesellschaft für Naturheilkunde und Psychotherapie
angeb. Th.: Auskunft auf Anfrage
Tel. 06173-66628
Fuchstanzweg 19
6236 Eschborn 2

551 Stuttgarter Akademie für Tiefenpsychologie und analytische Psychotherapie e.V.
angeb. Th.: Balint-Gruppen (310) / Psychoanalyse (2055)
Tel. 0711-64852-0
Hohenzollernstrasse 26
7000 Stuttgart 1

552 **Stuttgarter Gesellschaft für Bioenergetische Analyse e. V. (SGfBA)**
angeb. Th.: Bioenergetische Analyse (430)
Geschäftsstelle
Bildäckerstraße 2
7441 Kohlberg

553 Stuttgarter Zentrum für Verhaltenstherapie e.V. (SZVT)
angeb. Th.: Verhaltenstherapie (2850)
Tel. 0711-633543
Steinenhausenstrasse 33
7000 Stuttgart 1

554 Tagesklinik für intensive Gruppenpsychotherapie
angeb. Th.: Dynamische Psychiatrie (635)
Tel. 08551-4566
Stelzerreut
8391 Kumreut/Bayrischer Wald

555 Tageszentrum der DAP
angeb. Th.: Dynamische Psychiatrie (635)
Casa Ammon
Via Licinella
Tel. Capaccio 0039828-811465
I-84063 Paestum/Salerno

556 TAI CHI CHUAN
Schule Frieder Anders
angeb. Th.: Tai Chi Chuan
Tel. 069-779076
International Tai Chi Chuan Association
Am Weingarten 12-14
6000 Frankfurt 90

557 **Therapiezentrum Mitte mit Encounter-Institut und Pränataltherapie-Institut**
angeb. Th.: Encounter (705) / Verfahren der humanistischen Psychologie / Pränataltherapie (1995) / Neuentwicklungen um Bhagwan Shree Rajneesh (2185) / Gruppen und Ausbildung zum Gruppenleiter (1078)
Tel. 09728-633
Burghäuserstraße 12
8725 Arnstein-Altbessingen (Nähe Würzburg)

558 Therapiezentrum München Harlaching e.V.
angeb. Th.: Eutonie (770) / Primärtherapie (2015, 2805)
Geiselgasteiger Strasse 82
8000 München 90

559 THEZET
angeb. Th.: Bioenergetische Analyse (430)
Körpertherapien (1350-1360)
Dr. G. Knöpferl / V. Scheer
Tel. 0911-262255
Fürtherstrasse 57
8500 Nürnberg 80

560 Transaktionsanalytische Seminare München
(G. Jursch)
angeb. Th.: Transaktionale Analyse (2750)
Luitpoldstrasse 21
8033 Krailing/b. München

561 Transformations-Seminare
Karl Everding, M. Ed.
angeb. Th.: Enligthenment Intensive (715)
Rebirthing (2230) / Reinkarnationstherapie (2275) / Traumtherapie (2780) / Transformations-Seminare
Tel. 069-392550
Denisweg 185
6230 Frankfurt 80

562 Transformations-Seminare
angeb. Th.: Psychoimaginationstherapie (2085) / Traumtherapie (2780)
Karl Everding, M. Ed.
Tel. 040-8804830
Othmarscher Kirchenweg 5
2000 Hamburg 50

563 Trenka-Dalton, R.
Gestalt Training Service (GTS)
angeb. Th.: Gestalttherapie (1050)
Potsdamer Strasse 92
1000 Berlin 30

564 TUNE-IN
\+ Zentrum für Holistische Therapie
angeb. Th.: Auskunft auf Anfrage
Johannesgasse 8
CH-8005 Zürich

565 Universität Hamburg
angeb. Th.: Musiktherapie (1685, 1690)
2000 Hamburg

566 Universitätsklinik Hamburg
angeb. Th.: Sexualtherapie (2400)
Abteilung für Sexualforschung (UKE)
Martinistrasse 52
2000 Hamburg 20

567 Universität Münster
Studiengang Musiktherapie
Prof. Dr.Dr. Hörmann
angeb. Th.: Musiktherapie (1685, 1690)
Tel. 0251-839246/839244
Scharnhorststrasse 100
4400 Münster

568 Universität Tübingen
angeb. Th.: Gruppentherapie (1078) / Klin.-psych. Behandlungsverfahren
Arbeitsstelle für wissenschaftliche Fort- und Weiterbildung
Frau Dr. R. Fischer
Tel. 07071-295010
Wilhelmstrasse 5
7400 Tübingen

569 Vallieres, I.
angeb. Th.: Reinkarnationstherapie (2275)
Tel. 0711-285683
Villastrasse 12
7000 Stuttgart 1

570 VEDAM
Zentrum für ganzheitliches Leben, Sozialtherapie und Meditation
angeb. Th.: Meditationsverfahren (1615)
Sozialtherapie (2455)
Tel. 089-526866
Richard Wagner-Strasse 9
8000 München 2

571 Velzeboer, J.
angeb. Th.: Bioenergetische Analyse (430)
De Noolen 1
NL-1251 GT Laren N.H.

572 Verband der ambulanten Beratungsstellen und Behandlungsstellen für Suchtkranke und Drogenabhängige
angeb. Th.: Drogentherapie (625) / Suchttherapie (2515)
Tel. 0761-200303/363
Karlstrasse 40
7800 Freiburg

573 Verband der Beschäftigungs- und Arbeitstherapeuten (Ergotherapeuten) e.V.
angeb. Th.: Arbeitstherapie (175) / Beschäftigungstherapie (360)
Tel. 07248-6328
Postfach 22 08
7516 Karlsbad-Ittersbach

574 Verein zur Förderung ethischer Hypnose (VFEH)
angeb. Th.: Hypnotherapie (1160)
Postfach 10 53
Dufourstrasse 30
CH-9001 St. Gallen

575 Vereinigung analytischer Kinder- und Jugendlichen Psychotherapeuten (VKJP)
angeb. Th.: Psychoanalyse (2055)
Tel. 0711-433940
Landhausstrasse 96
7000 Stuttgart

576 Vereinigung für psychotherapeutische Weiterbildung e.V. (VPW)
angeb. Th.: Auskunft auf Anfrage
Tel. 089-223996
Orlandostrasse 8/IV
8000 München 2

577 Vereinigung zur Förderung der Primärtherapie in Europa
angeb. Th.: Primärtherapie (2015)
Weinsbergweg 50
7064 Geradstetten

578 Voet, H. & Voet, J.D.M.
Dir. Boyesen Institut
angeb. Th.: Bioenergetische Analyse (430)
Tel. 00-31-85-339051
Château de la Salle
F-71260 Lugny

579 Vontobel, A.
angeb. Th.: Postural Integration (1990)
Tel. 01-2527233
Gladbachstrasse 120
CH-8044 Zürich

580 Vopel, K. & Vopel, R. (JSKO)
angeb. Th.: Encounter-Gruppentherapie (705) / Gestalttherapie (1050) / Themenzentrierte Interaktion (2685) / Transaktionale Analyse (2750)
Tel. 040-218121
Sieveringsallee 86
2000 Hamburg 26

581 Watzlawik, P. (MRJ)
angeb. Th.: Familientherapie (850) / Kommunikationstherapie (1390) / Paradoxe Therapie (1865)
555 Middlefield Road
USA-Palo Alto / Californien 94301

582 Weiterbildungsseminar für Psychotherapie, Psychosomatische Medizin und Psychoanalyse im Klinikum Charlottenburg
angeb. Th.: Balint-Gruppen (310) / Psychoanalyse (2055)
Fachbereich 3 der FU
Spandauer Damm 130
1000 Berlin 19

583 Weiterbildungsstätte für psychiatrische Fachkrankenpflege
Psychiatrisches Landeskrankenhaus Weisenau
angeb. Th.: Hypnotherapie (1160) / Klientenzentrierte Gesprächstherapie (1035, 1340) / Neurolinguistisches Programmieren (1765)
Tel. 0751-601521/601519
7980 Ravensburg

584 Wendt, W.
angeb. Th.: Atemtherapien (220)
Tanztherapie (2670)
Tel. 089-8501491
Schollstrasse 6
8035 Gauting

585 Werkstatt-Institut für Lebendiges Lernen (WILL)
angeb. Th.: Gruppentherapie (1078) / Themenzentrierte Interaktion (2685)
Wielandstrasse 27-28
1000 Berlin 15

586 Werkstatt-Institut für Lebendiges Lernen (WILL)
angeb. Th.: Themenzentrierte Interaktion (2685)
Schadowstrasse 86-88
4000 Düsseldorf

587 Werkstatt-Institut für Lebendiges Lernen (WILL)
angeb. Th.: Bioenergetische Analyse (430) / Gestalttherapie (1050) / Gruppentherapie (1078) / Themenzentrierte Interaktion (2685) / Transaktionale Analyse (2750)
Leopoldstrasse 87
8000 München

588 Wesiack, W. Prof. Dr.
Institut für Medizinische Psychologie
Universität Innsbruck
angeb. Th.: Balint-Gruppen (310)
A-6020 Innsbruck

589 Wespe, Zentrum für Begegnung und lebendiges Lernen
angeb. Th.: Gestalttherapie (1050) / Gruppentherapie (1078) / Psychosynthese (2135) / Themenzentrierte Interaktion (2685)
Tel. 02403-4726
Roeher Villa
Goerdtstrasse 7
5180 Eschweiler

590 Westfälische Werkstatt für Gestalt-herapie therapie
angeb. Th.: Gestalttherapie (1050)
Tel. 0541-84333
Heinrichstrasse 14 a
4500 Osnabrück

591 WILL-Kommunikationszentrum
angeb. Th.: Encounter-Gruppentherapie (705) / Psychodrama (2070) / Themenzentrierte Interaktion (2685)
Tel. 00461-225402
Rüthlistrasse 47
CH-4051 Basel

592 WILL-Europa
angeb. Th.: Themenzentrierte Interaktion (2685)
Zentralsekretariat
Thomas Becher AG
Tel. 01-9100104
Alte Landstrasse 123
CH-8700 Küsnacht

593 WILL
angeb. Th.: Bioenergetische Analyse (430) Gestalttherapie (1050) / Gruppentherapie (1078) / Themenzentrierte Interaktion (2685) / Transaktionale Analyse (2750)
Zentralsekretariat
Tel. 0411-551394
Postfach 231
Flühgasse 39
CH-8032 Zürich

594 Wippich, Jürgen, Dipl.-Psych.
angeb. Th.: Hypnotherapie (1160) / Klientenzentrierte Psychotherapie (1035, 1340) / Neurolinguistisches Programmieren (1765) / Paartherapie (1850)

Psych. Landeskrankenhaus Weisenau
Tel. 0751-64717/601519 (19.00-21.00 Uhr)
0751-601521 (8.00-12.00 Uhr)
7980 Ravensburg

595 Workshop
angeb. Th.: Gestalttherapie (1050)
Siebstrasse 1
3000 Hannover

596 Wurm, Franz
Feldenkrais Institut Zürich
angeb. Th.: Bewußtheit durch Bewegung (365) / Funktionale Integration (960)
Tel. 01-535585
Forchstrasse 103
CH-8032 Zürich

597 ZENDO
angeb. Th.: Meditationsverfahren (1615)
Tel. 069-721081
Oberlindau 79
6000 Frankfurt a.M.

598 Zentralinstitut für seelische Gesundheit
angeb. Th.: Auskunft auf Anfrage
Postfach 59 70
6800 Mannheim 25

599 Zentralverband für Logopädie in Deutschland
angeb. Th.: Auskunft auf Anfrage
Weserstrasse 42
2820 Bremen

600 Zentrum christliche Meditation
angeb. Th.: Meditationsverfahren (1615)
Pater Nikolaus Brautschen
CH-6311 Edlibach

601 Zentrum christliche Meditation
angeb. Th.: Meditationsverfahren (1615)
Pater Willigis Jäger (OSB)
Tel. 089-536838
Pettenkoferstrasse 6
8000 München 2

602 Zentrum für Familientherapie
angeb. Th.: Familientherapie (850) / Hypnotherapie (1160)
Tel. 030-8614022
Gieselerstrasse 30
1000 Berlin 31

603 Zentrum für Ganzheitliche Beziehungen (DGR)
angeb. Th.: Rebirthing (2230)
Tel. 06121-39506
Gustav-Freytag-Strasse 19
6200 Wiesbaden

604 Zentrum für Ganzheitliches Wachstum
angeb. Th.: Rebirthing (2230)
7000 Stuttgart 1

605 Zentrum für Gruppen- und Kommunikationstraining (ZfGK)
angeb. Th.: Gruppentherapie (1078)
Tel. 0251-75641
Peterstraase 11
4400 Münster

606 Zentrum für Individual- und Sozialtherapie (ZIST)
angeb. Th.: Psychosynthese (2135) / Rhythmustherapie
Tel. 089-525222
Richard Wagner-Strasse 9
8000 München 2

607 Zentrum für individuelles und soziales Wachstum e.V.
Fr. Dunker
angeb. Th.: Auskunft auf Anfrage
Leimgrubenstrasse 30
7858 Weil

608 Zentrum für psychologische Beratung
angeb. Th.: Naikan-Therapie (1700)
Tel. 0228-225867
Bonner Talweg 149
5300 Bonn 1

609 Zentrum für psychosomatische Medizin am Klinikum der JL-Universität
angeb. Th.: Familientherapie (110, 850)
Prof. Dr. H.E. Richter
Ludwigstrasse 76
6300 Giessen

610 Zentrum für somatisch orientierte Psychotherapie
angeb. Th.: Bioenergetische Analyse (430)
Tel. 04625-7332
Alte Dorfschule
2381 Esperstoft

611 **Zentrum für Transpersonale Psychologie und Tantra**
angeb. Th.: Transpersonale Psychologie (2760) / Ganzheitliche Therapie, Körperarbeit
Tel. 01-7205503 (12.00-14.00 Uhr)
Bahnhofstraße 6
CH-8800 Thalwil / Zürich

612 ZIST
Zentrum für Individual- und Sozial-
therapie e. V.
angeb. Th.: Bioenergetik (430) / Gestalttherapie (1050)
Tel. 08856-5192
Zist 3
8122 Penzberg

613 ZISWA
Zentrum für individuelles und soziales
Wachstum e.V.
angeb. Th.: Biodynamische Psychologie
(425) / Postural Integration (1990) /
Themenzentrierte Interaktion (2685)
Tel. 07621-49281
Postfach 1967
7858 Weil am Rhein

614 Züricher Weiterbildungsinstitut für
Integrative Familientherapie
M. Kirschenbaum
angeb. Th.: Integrative Familientherapie
(1230)
Sekretatiat
D. Schneider
Tel. 01-9104031
Limbergstrasse 24
CH-8700 Küsnacht

615 Züricher Weiterbildungsinstitut für
Paar- und Familientherapie
angeb. Th.: Phasische Familientherapie
(1930)
Othmar Loser
Tel. 0411-440838
Josefstrasse 104
CH-8005 Zürich

4.2 Ausbildungsinstitute, nach Städten geordnet

In diesem Kapitel sind alle Ausbildungsinstitute nach ihrem jeweiligen Sitz (Ort) verzeichnet. Entsprechend der alphabetischen Reihenfolge der Ortsnamen sind die Kennzahlen der Institute unter dem jeweiligen Stadtenamen verzeichnet. Die genaue Adresse kann dann unter der Kennzahl des Institutes (Kapitel 4.1) entnommen werden. Im Anhang zu diesem Kapitel sind auch Institute im Ausland aufgeführt, die in deutscher Sprache ausbilden; auch deren genaue Anschrift läßt sich anhand der Kennzahl des Instituts in Kap. 4.1 ermitteln.

Sucht der Benutzer des KPT Ausbildungsmöglichkeiten in der näheren Umgebung seines Wohnortes bzw. in einer bestimmten Region, so ist er auf das folgende Kap. 4.3 verwiesen.

4.3 Ausbildungsinstitute, nach Postleitzahlen geordnet

Mit Hilfe der Angaben in diesem Kapitel ist es dem Benutzer des KPT möglich, Ausbildungsinstitute in der näheren Umgebung seines Wohnortes oder einer bestimmten ihn interessierenden Region zu finden. Unter der Postleitzahl und dem Ortsnamen werden die Kennzahlen der Institute genannt, die an diesem Ort aus-, fort- oder weiterbilden. Ihre genaue Adresse kann dann Kap. 4.1 entnommen werden.

Abweichend von Kap. 4.2 enthält dieses Kapitel kein Verzeichnis ausländischer Institute nach Ländern und Postleitzahlen.

7830 Emmendingen:

260

7858 Weil:

294 607 613

7867 Todtmoos-Rütte:

214

7900 Ulm:

485

7970 Leutkirch:

208

7980 Ravensburg:

583 594

8000 München:

13	20	26	33	36	47
54	62	77	83	89	105
112	116	119	139	146	151
167	181	190	192	193	198
199	200	213	228	235	254
255	263	271	276	300	322
326	327	330	333	365	368
373	375	379	384	406	426
428	436	441	448	449	451
453	483	505	508	509	513
518	520	521	522	530	539
558	570	576	587	601	606

8022 Grünwald:

226

8031 Eichenau:

246

8031 Wessling:

219

8033 Krailing:

560

8035 Gauting:

584

8043 Unterföhring:

124

8063 Egenburg-Odelzhausen:

450

8090 Wasserburg a. Inn:

390

8091 Soyen:

104

8100 Garmisch-Partenkirchen:

499

8122 Penzberg:

612

8129 Wessobrunn-Haid:

251

8130 Starnberg:

38

8193 Ambach:

316

8212 Übersee:

43

8224 Chieming-Hart:

98

8228 Freilassing:

291

8240 Berchtesgaden:

256

8269 Burgkirchen a. d. Alz:

162

8391 Kumreut:

554

8400 Regensburg:

29 207

8435 Dietfurt/Altmühltal:

437

8500 Nürnberg:

247 434 458 559

8501 Schwarzenbruck:

408

8510 Fürth:

86

8520 Erlangen:

122

8700 Würzburg:

132 159 241 328 364 494

8711 Schloss Schwanberg:

106

8725 Arnstein-Altbessingen:

557

8782 Karlstadt-Stetten:

99

8851 Buttenwiesen:

447

8900 Augsburg:

299 358

8911 Windach:

380

8959 Hopferau:

420

8959 Seeg:

71

8976 Blaichach:

155

8991 Achberg-Liebenweiler:

253

8993 Nonnenhorn:

70

4.4 Ausbildungsinstitute, nach Therapien geordnet

Hier findet der Benutzer des KPT alle die Therapien aufgeführt, für die wir Ausbildungsinstitute finden konnten. Hinter den alphabetisch geordneten Therapienamen, deren Kennzahl in Klammern gesetzt ist, werden die Kennzahlen der Institute genannt, die in dieser Therapie aus-, fort- oder weiterbilden. Ihre genaue Anschrift ist dann Kap. 4.1 zu entnehmen. Therapien, die mit einem Pluszeichen (+) versehen sind, konnten nicht mehr in die Systematik eingebunden werden. Diese Verfahren werden in der Neuauflage des KPT ins System integriert.

Sensory Awareness (2395):
57 83 104 291 399

Sexualtherapie (2400):
9 37 321 478 479 566

Shiatsu (+):
299

Sophrologie (2435):
2 190

Sozialtherapie (2455):
12 274 366 369 570

Sprachtherapie (2495):
63 218

Suchttherapie (2515):
25 121 159 202 252 436 497
572

Superlearning (2525):
70 389

Systemische Therapie (2570):
371 429 460 465

Systemtherapie (2571):
372 429 450

Strukturelle Familientherapie (2635):
320

Tai Chi Chuan (+):
299 556

Tanztherapie (2670):
88 117 118 119 196 235 407
420 422 473 584

Teleoanalyse (2675):
383

Thanato-Psychologie (2680):
296

Themenzentrierte Interaktion (2685):
103 276 308 408 460 580 585
586 587 589 591 592 593 613

Touch for Health (2730):
378 435

Transaktionale Analyse (2750):
10 48 104 106 113 161 162
163 275 277 285 295 297 329
331 371 398 412 414 416 418
431 433 460 471 474 504 516
532 560 580 587 593

Transpersonale Psychologie (2760):
260 261 611

Transzendentale Meditation (2765):
104 176

Transzendenztherapie (2770):
81

Traumtherapie (2780):
561 562

Urschreitherapie (2805):
98 150 476 506 558 577

Vegetotherapie (2810):
506

Verhaltenstherapie (2850):
49 164 185 204 257 263 330
356 368 380 464 553

Vipassana (2865):
272

Yoga (2905):
177 287

Zen-Meditation (2915):
212 287

<u>Therapieangebote: Auskunft auf Anfrage</u>
6 23 30 41 42 45 54
64 65 66 67 69 75 80
86 89 90 112 120 134 140
151 152 156 157 158 168 174
175 182 184 186 187 188 193
200 205 208 229 231 236 237
258 259 264 271 292 294 305
311 316 340 341 358 373 375
392 393 396 404 426 432 455
456 458 468 470 505 538 550
564 576 598 599 607

5. **Literatur zu den Psychotherapien** (Bücher, Zeitschriften, Aufsätze)

5.1 Literatur, alphabetisch nach Autoren geordnet

Dieses Kapitel führt überblickartig und selektiv Literatur zu den im KPT genannten Verfahren auf. Es war uns jedoch nicht möglich, für alle im KPT genannten psychotherapeutischen Verfahren Literatur zu finden. Wir hoffen, dies in der nächsten Auflage erfüllen zu können. Auch hier möchten wir die Benutzer des KPT zur Mitwirkung an der erweiterten und verbesserten Neuauflage des KPT bitten.

Da es für die meisten Verfahren keine Lehrbücher gibt, haben wir hier 1589 Titel zusammengestellt, die es dem Benutzer ermöglichen, sich mit den theoretischen Konzepten der Verfahren vertraut zu machen und darüber hinaus anhand von Fallbeschreibungen und Sitzungsprotokollen einen Einblick in die therapeutische Arbeitsweise zu bekommen. Viele Verfahren werden in Gesamtüberblicken/Zusammenfassungen mehr oder weniger klar dargestellt, für manche Verfahren lag uns allerdings keine Literatur vor.

Die **Zahlen hinter den bibliographischen Angaben,** nach der Abkürzung **„Th.-Verz.“** (Therapienverzeichnis), sind die Kennziffer der entsprechenden Therapie. Wo das entsprechende Verfahren nicht zu ermitteln war, werden **keine Angaben** gemacht. Werden in einer Literaturangabe mehrere Verfahren behandelt, so steht hinter der bibliographischen Angabe die Abkürzung **„div. Th.“** (diverse Therapien). Die **Zahl vor der Literaturangabe** wird als Kennzahl dieser Quelle im KPT verwandt. Dort kann der Benutzer des KPT unter der ihn interessierenden Therapie die Bücher und Schriften finden, die dieses Verfahren darstellen oder behandeln. Die große Menge der Literaturangaben zu einigen Verfahren einerseits und die geringe Anzahl bzw. das Fehlen von Hinweisen bei etlichen Verfahren andererseits ist nicht als Wertung zu verstehen. Dieser Sachverhalt läßt sich zum Teil mit dem Bekanntheitsgrad oder der Neuheit eines Verfahrens erklären, zum größten Teil jedoch mit der/den herrschenden Form(en) von „Wissenschaft“ (siehe: Einleitungskapitel). In diesem Kapitel wird nicht nur Literatur zu den verzeichneten Verfahren angegeben, sondern auch Literatur zum Thema Psychotherapie im allgemeinen.

1 AAO (Hrsg.): Das AA-Modell. 2 Bde., AA-Verlag, Neusiedl/See, 1976. Th.-Verz.: 40

2 ABD al-Qadir as-Sufi: Der Pfad der Liebe. Wesen und meditative Praxis der sufischen Mystik. Bauer, Freiburg, 1982. Th.-Verz.: 1615

3 Abhängigkeit (Stichwort). In: Asanger, R./Wenninger, G. (Hrsg.):Handwörterbuch der Psychologie. Beltz, Weinheim, 1980. Th.-Verz.: 625, 2515

4 Abrezol, R.: Bewußt heilen mit Sophrologie. Hugendubel, München, 1981. Th.-Verz.: 2435

5 Ackerknecht, L.K.: Das Verhältnis von direktivem und nichtdirektivem Vorgehen des Individualpsychologischen Kindertherapeuten. In: Zeitschrift für Individualpsychologie, 5,1, 1980, S. 49-57. Th.-Verz.: 1195

6 Ackerknecht, L.K.: Individualpsychologische Kinder- und Jugendpsychotherapie. Reinhardt, München, 1982. Th.-Verz.: 1195

7 Adamson, E.: Kunst als Heilungsprozess. Junfermann, Paderborn, 1984. Th.-Verz.: 1055, 1515, 1520, 1585

8 Adler, A.: Werke in Einzelausgaben. Fischer, Frankfurt, 1970-84. Th.-Verz.: 1195

9 Adler, M./Saupe, R.: Psychochirurgie. Zur Frage einer biologischen Therapie psychischer Störungen. Enke, Stuttgart, 1979. Th.-Verz.: 1925, 1940

10 Aernout, J.R.: Arbeitstherapie. Eine praxisorientierte Einführung. Beltz, Weinheim, 1981. Th.-Verz.: 175, 360

11 Aguilera, D.C./Messick, J.M.: Grundlagen der Krisenintervention. Einführung und Anleitung für helfende Berufe. Lambertus, Freiburg, 1981.

12 Alexander, G.: Eutonie. Ein Weg der körperlichen Selbsterfahrung. Kösel, München, 1981[4]. Th.-Verz.: 770

13 Alkoholismus (Stichwort). In: Benesch, H.: Wörterbuch der klinischen Psychologie, Bd. 1, dtv, München, 1983, S. 69-82. Th.-Verz.: 625, 2515

14 Alt, F. (Hrsg.): Das C.G. Jung-Lesebuch. Walter, Freiburg, 1983. Th.-Verz.: 125, 1415

15 Alterhoff, G.: Grundlagen klientenzentrierter Beratung. Kohlhammer, Stuttgart, 1983. Th.-Verz.: 1035, 1340

16 Alvin, J.: Musiktherapie. Ihre Geschichte und ihre moderne Anwendung in der Heilbehandlung. dtv, München, 1984 (Tb-Nr. 4419), Th.-Verz.: 1685, 1690

17 AMDP-System, Das ... Manual zur Dokumentation psychiatrischer Befunde. Springer, Berlin, 1979[3]

18 Ammann, A.: Familientherapie. In: Psychologie Heute, 4/79, S. 47-53 u. 5/79, S. 42-50. Th.-Verz.: 850

19 Ammann, A.: Sex-Therapie. In: Psychologie Heute, 5/79, S. 42ff. Th.-Verz.: 2400

20 Ammann, A.: Ausbildung in Familientherapie. In: Familiendynamik, 5,4/80, S. 388-389. Th.-Verz.: 850

21 Ammann, A.: Familientherapie. Ausführl. u. komment. Bibliogr. u. Ausbildungsinstitute. c/o: Dr. Ammann, Postfach 1066, CH-3001 Bern. Th.-Verz.: 850

22 Ammann, A.: Aktive Imagination. Darstellung einer Methode. Walter, Olten, 1984[2]. Th.-Verz.: 125, 1415

23 Ammon, G.: Psychoanalytische Gruppentherapie. Indikation und Prozess. Westl. Berliner Verlagsges., Berlin, 1969. Th.-Verz.: 115, 635, 1078, 1085

24 Ammon, G.: Gruppendynamik der Aggression. Pinel, Berlin, 1971. Th.-Verz.: 115, 635,, 1085 1078, 1085

25 Ammon, G.: Gruppenpsychotherapie. Hoffmann & Campe, Hamburg, 1973. Th.-Verz.: 115, 635, 1078, 1085

26 Ammon, G.: Gruppendynamik der Kreativität. Kindler, München, 1974. Th.-Verz.: 115, 635, 1078, 1085

27 Ammon, G.: Psychotherapie der Psychosen. Kindler, München, 1975 (TB-Nr. 2146). 635,

28 Ammon, G. (Hrsg.): Handbuch der Dynamischen Psychiatrie. 2 Bde. Reinhardt, München, 1979/80. Th.-Verz.: 115, 635, 1085

29 Ammon, G.: Dynamische Psychiatrie. Kindler, München, 1980 (TB-Nr. 2215). Th.-Verz.: 635

30 Anand, M.: Tantra - Weg der Ekstase. Die Sexualität des neuen Menschen. Sannyas, Meinhard-Schwebda, 1982. Th.-Verz.: 2400, 2665

31 Andolfi, M.: Familientherapie. Das systematische Modell und seine Anwendung. Lambertus, Freiburg, 1982. Th.-Verz.: 850

32 Angermeyer, M.C./Finzen, A. (Hrsg.): Die Angehörigengruppe. Familien mit psychisch Kranken auf dem Weg zur Selbsthilfe. Enke, Stuttgart, 1984. Th.-Verz.: 115, 850, 1085

33 Anneken, R. et al.: Kommunikationstraining für Paare. DGVT, Materialien Nr. 2, Tübingen, o.J. Th.-Verz.: 1375, 1380, 2820-2855

34 Ansbacher, H.L. & R.R. (Hrsg.): Alfred Adlers Individualpsychologie. Eine systematische Darstellung seiner Lehre in Auszügen aus seinen Schriften. Reinhardt, München, 1982[3]. Th.-Verz.: 1195

35 Antes, M.: Transzendentale Meditation. TM-Sidhi-Programm und Rigidität-Flexibilität. B.K., Bielefeld, 1979. Th.-Verz.: 2765

36 Antoch, R.F.: Von der Kommunikation zur Kooperation. Reinhardt, München, 1981. Th.-Verz.: 1195

37 Antons, K.: Praxis der Gruppendynamik. Übungen und Techniken. Hogrefe, Göttingen, 1976[4]. Th.-Verz.: 1078

38 APG (Hrsg.): Persönlichkeitsentwicklung durch Begegnung. Österreichischer Bundesverlag, Wien, 1983. Th.-Verz.: 1035, 1340

39 Appel, W.A.: Biorhythmus. Die biologische Erfolgsuhr. MVG, München, 1982[3]. Th.-Verz.: 455

40 Arbeits- und Beschäftigungstherapeut, Ausbildung zum ... In: Blätter zur Berufskunde, Nr. 2-II A 23. Bertelsmann, Bielefeld oder Bundesanstalt für Arbeit, Nürnberg, Th.-Verz.: 175, 360

41 Arentewicz, G./Schmidt, G. (Hrsg.): Sexuell gestörte Beziehungen. Konzept und Technik der Paartherapie. Springer, Heidelberg, 1980. Th.-Verz.: 2400

42 Argelander, H.: Gruppenprozesse. Wege zur Anwendung der Psychoanalyse in Behandlung, Lehre und Forschung. Rowohlt, Reinbeck, 1972. Th.-Verz.: 115, 1078, 1085, 2055

43 Argelander, H.: Die Struktur der Beratung unter Supervision. In: Psyche, 34,1, 1980, S. 54-77. Th.-Verz.: 2055

44 Argyle, M.: Körpersprache und Kommunikation. Junfermann, Paderborn, 1979

45 Argyle, M./Trower, P.: Signale von Mensch zu Mensch. Beltz, Weinheim, 1981

46 Asanger, R./Wenninger, G. (Hrsg.): Handwörterbuch der Psychologie. Beltz, Weinheim, 1980

47 Aschner, B.: Technik der Konstitutionstherapie. Haug, Heidelberg, 1980[5]. Th.-Verz.: 1440

48 Asperger/Wurst (Hrsg.): Psychotherapie und Heilpädagogik bei Kindern. Urban und Schwarzenberg, München, 1982

49 Assagioli, R.: Handbuch der Psychosynthese. Aurum, Freiburg, 1978. Th.-Verz.: 2135

50 Assagioli, R.: Die Schulung des Willens. Methoden der Psychotherapie und Selbsttherapie. Junfermann, Paderborn, 1982. Th.-Verz.: 2135

51 Aubel, H.: Atmung und Stimme als Heilfaktor. Langensalza, 1936. Th.-Verz.: 220

52 Auckenthaler, A.: Klientenzentrierte Psychotherapie mit Paaren. Kohlhammer, Stuttgart, 1983. Th.-Verz.: 1035, 1335, 1340

53 Aurobindo, Sri (Hrsg. O. Wolff): Der integrale Yoga. Hamburg, 1957. Th.-Verz.: 2905

54 Axline, V.M.: Kinder-Spieltherapie im nicht-direktiven Verfahren. Reinhardt, München, 1980[5]. Th.-Verz.: 1790

55 Babcock, D.E./Keepers, T.D.: Miteinander wachsen. Transaktionsanalyse für Eltern und Erzieher. Kaiser, München, 1980. Th.-Verz.: 2750

56 Bach, E.: Blumen, die durch die Seele heilen. Die wahre Ursache von Krankheit. Diagnose und Therapie. Hugendubel, München, 1979. Th.-Verz.: 305

57 Bach, G.R./Arto, E.: Kreative Aggression. Ihre klinische Anwendung in der Gruppenpsychotherapie. In: Integrative Therapie, 1/80, S. 70-84. Th.-Verz.: 1078, 1475

58 Bach, G.R./Goldberg, H.: Keine Angst vor Aggression. Fischer, Frankfurt, 1981 (TB-Nr. 3314). Th.-Verz.: 25, 820

59 Bach, G.R./Molters, J.: Psychoboom. Rowohlt, Reinbeck, 1979

60 Bach, G.R./Torbet, L.: Ich liebe mich, ich hasse mich. Fairness und Offenheit im Umgang mit sich selbst. Rowohlt, Reinbeck, 1985 (TB-Nr. 7891). Th.-Verz.: 25, 820

61 Bach, G.R./Wyden, P.: Streiten verbindet. Fischer, Frankfurt, 1983 (TB-Nr. 3321). Th.-Verz.: 25, 820

62 Bach, H./Ehebald, U./Stucke, W./Weigelt, J. (Hrsg.): Psychoanalyse, Psychotherapie und Öffentlichkeit. Vandenhoeck & Ruprecht, Göttingen, 1982. Th.-Verz.: 2055

63 Bach, O./Scholz, M. (Hrsg.): Familientherapie und Familienforschung. Springer, Berlin, 1982[2]. Th.-Verz.: 850

64 Bachmair, S. et al.: Beraten will gelernt sein. Ein Übungsbuch für Anfänger und Fortgeschrittene. Beltz, Weinheim, 1983

65 Badura, H.O.: Psychotherapie. Eine Einführung für Mediziner und Psychologen. Kohlhammer, Stuttgart, 1982

66 Bahle, J.: Psychologische Erzeugung und Heilung von Depressionen und Manien. Kulturpsychologischer Verlag, Gaienhofen, 1976. Th.-Verz.: 2600

67 Bahle, J.: Produktivität und seelische Gesundheit. Schöpferische Psychosynthese als Psychotherapie. Kulturpsychologischer Verlag, Gaienhofen, 1977. Th.-Verz.: 2600

68 Bahle, J.: Ängste und ihre Überwindung. Kulturpsychologischer Verlag, Gaienhofen, 1978. Th.-Verz.: 2600

69 Balint, M.: Therapeutische Aspekte der Regression. Rowohlt, Reinbeck, 1973. Th.-Verz.: 310, 2055

70 Balint, M.: Psychotherapeutische Techniken in der Medizin. Klett-Cotta, Stuttgart, 1980[3]. Th.-Verz.: 310, 2055

71 Balint, M.: Der Arzt, sein Patient und die Krankheit. Klett-Cotta, Stuttgart, 1980[5]. Th.-Verz.: 310, 2055

72 Balint, E./Norell, J.S. (Hrsg.): 5 Minuten pro Patient. Suhrkamp, Frankfurt, 1974. Th.-Verz.: 310, 2055

73 Balint, M.E./Ornstein, P.H.: Fokaltherapie. Suhrkamp, Frankfurt, 1973. Th.-Verz.: 310, 2055

74 Bambeck, J.J.: Zu Problemen paradoxer Interventionstechniken in der Psychotherapie. In: Zeitschrift für klinische Psychologie und Psychotherapie, 26/78, p. 234-246. Th.-Verz.: 1860, 1865

75 Bandler, R./ Grinder, J.: Neue Wege der Kurzzeittherapie. Junfermann, Paderborn, 1981. Th.-Verz.: 1160, 1765, 1860

76 Bandler, R./ Grinder, J.: Metasprache und Psychotherapie I, 2 Bde, Junfermann, Paderborn, 1981/82. Siehe auch: Grinder, R./Bandler,R., 1982. Th.-Verz.: 1160, 1765, 1860

77 Bandler, R./ Grinder, J.: Reframing - ein ökologischer Ansatz in der Psychotherapie. Junfermann, Paderborn, 1984. Th.-Verz.: 1765

78 Bandler, R./ Grinder, J./ Satir, V.: Mit Familien reden. Gesprächsmuster und therapeutische Veränderung. Pfeiffer, München, 1978. Th.-Verz.: 850, 1765, 1860

79 Bang, R.: Das gezielte Gespräch. Reinhardt, München, 1977[3]

80 Barbach, L.G.: For yourself. Ullstein, Berlin (TB-Nr. 20182). Th.-Verz.: 2400

81 Barlin, A.L.: Fliegen möcht' ich. Kreative Bewegungserziehung mit Kindern. Maier, Ravensburg, 1982

82 Barlow, W.: Die Alexander-Technik. Gesundheit und Lebensqualität durch richtigen Gebrauch des Körpers. Kösel, München, 1983. Th.-Verz.: 90

83 Bartling, G. et al.: Problemanalyse im therapeutischen Prozess. Kohlhammer, Stuttgart, 1980. Th.-Verz.: 2825, 2830

84 Bartling, G./Fiegenbaum, W./Krause, R.: Reizüberflutung. Theorie und Praxis, Kohlhammer, Stuttgart, 1980. Th.-Verz.: 900, 2280

85 Barz, H.: Selbsterfahrung. Kreuz, Stuttgart, 1981[2]

86 Bastine, R. et al. (Hrsg.): Grundbegriffe der Psychotherapie. Edition Psychologie, Weinheim, 1982

87 Batangtaris, D.: Hand-Dynamik. Neue Wege zu Selbstentfaltung, Sensibilität, Ausgeglichenheit und bioenergetischer Bewußtheit. Econ, Düsseldorf, 1983. Th.-Verz.: 1106

88 Bateson, G./Jackson, D./Laing, R/Lidz, T. et al.: Schizophrenie und Familie. Suhrkamp, Frankfurt, 1969. Th.-Verz.: 615, 850, 1390, 1395, 1860

89 Battegay, D.: Der Mensch in der Gruppe, 3 Bde, Huber, Stuttgart, 1968/69. Th.-Verz.: 115, 1078, 1085

90 Battegay, R.: Grenzsituationen. Huber, Stuttgart, 1981

91 Battegay, R.: Handwörterbuch der Psychiatrie. Huber, Stuttgart, 1981

92 Bauer, E.: Tarot. Quelle therapeutischer Wandlung. München, 1984. Th.-Verz.: 1615

93 Bauer, E.F.: Der Mensch in der Falle. Das Dilemma unserer blockierten Energie. Kösel, München, 1980. Th.-Verz.: 430, 1845, 2810

94 Bauer, M. et al.: Psychiatrie, Psychosomatik, Psychotherapie. Thieme, Stuttgart, 1980[3]

95 Bauerle, D./König, H./Pedina, H.: Praxis der Drogenberatung. Stuttgart, 1979. Th.-Verz.: 625, 2515

96 Baumann (Hrsg.): Indikation zur Psychotherapie. Urban und Schwarzenberg, München, 1981

97 Baumann, U.: Psychotherapie:Makro-/Mikroperspektive. Verlag für Psychologie, Göttingen, 1984

98 Baumgärtel, F.: Theorie und Praxis der Kinderpsychologie. Grundlagen, Konzepte, Vorschläge. Pfeiffer, München, 1976

99 Baumgärtel, F./Büker, U./Steffen, E.: Training der Kinderpsychotherapie. Unterweisung und Verhaltensschulung programmiert, 2 Bde. Pfeiffer, München, 1979

100 Bauriedl, T.: Beziehungsanalyse. Suhrkamp, Frankfurt, 1980. Th.-Verz.: 385, 850, 2055

101 Bay, E./Ott, H.: Eine verhaltenstherapeutische Spieltherapie. In: Heilpädagogische Forschung 8,2/79, p. 205-225. Th.-Verz.: 2480

102 Bayer, G.: Ent-Hypnotisierung. Ein Kursus zur Selbstheilung, Buch mit 4 Cassetten: Deuter-Musik. Synthesis, Essen, 1984. Th.-Verz.: 580

103 Beck, A.T.: Wahrnehmung der Wirklichkeit und Neurose. Kognitive Psychotherapie emotionaler Störungen. Pfeiffer, München, 1979. Th.-Verz.: 1375, 1380

104 Beck, D.: Die Kurzpsychotherapie. Huber, Bern, 1974

105 Beck, D.: Krankheit als Selbstheilung. Insel, Frankfurt, 1981. Th.-Verz.: 2055

106 Becker, A.M.:Die psychotherapeutische Kurztherapie. In: Strotzka, H.: Psychotherapie. Urban & Schwarzenberg, München, 1978

107 Becker, H.: Konzentrative Bewegungstherapie. Interpretationsversuch von Körperlichkeit und Handeln in dem psychoanalytischen Prozess. Thieme, Stuttgart, 1981. Th.-Verz.: 1460, 1470

108 Becker, P./Minsel, W.R.: Psychologie der seelischen Gesundheit. Bd. 1: Theorien, Modelle, Diagnostik. Bd. 2: Förderung der seelischen Gesundheit. Hogrefe, Göttingen, 1982

109 Beese, F. (Hrsg.): Stationäre Psychotherapie. Vandenhoeck & Ruprecht, Göttingen, 1978. Th.-Verz.: 2055

110 Behling, J.: Bibliographie zur Gestalttherapie. Zentralstelle für Psycholog. Informat. u. Document., Universität Trier (ZPID). Th.-Verz.: 1050

111 Bellack, L./Small, L.: Kurzpsychotherapie und Notfallpsychotherapie. Suhrkamp, Frankfurt, 1975

112 Bendix, G.J.: Handbuch für die Füsse. Edition Pléjaden, Berlin, 1981. Th.-Verz.: 975,2250

113 Benecken, J. (Hrsg.): Kinderspieltherapie. Kohlhammer, Stuttgart, 1982. Th.-Verz.: 1790, 2475, 2480

114 Benedetti, G.: Klinische Psychotherapie. Huber, Stuttgart, 1980[2]. Th.-Verz.: 785, 2055

115 Benedetti, G. (Hrsg.): Psychosentherapie. Psychoanalytische und existentielle Grundlagen. Hippokrates, Stuttgart, 1983. Th.-Verz.: 785, 2055

116 Benedetti, G./Battegay, R./ Rauchfleisch, U.: Grundlagen und Methoden der Sozialpsychiatrie. Vandenhoeck & Ruprecht, Göttingen, 1977. Th.-Verz.: 2450

117 Benenzon, R.O.: Einführung in die Musiktherapie. Kösel, München, 1983. Th.-Verz.: 1685, 1690

118 Benesch, H.: Spiel als therapeutische Alternative. Tübingen, 1980[2]. Th.-Verz.: 2470

119 Benesch, H.: Wörterbuch der klinischen Psychologie, 2 Bde.,dtv, München, 1981. Th.-Verz.: div. Th.

120 Benoit, H.: Die hohe Lehre. Der Zen-Buddhismus als Grundlage psychologischer Betrachtungen. München, 1958. Th.-Verz.: 1615, 2915

121 Bense, A.: Erleben in der Gesprächspsychotherapie. Die Experiencing-Theorie Gendlers in der klientenzentrierten Gesprächstherapie. Beltz, Weinheim, 1977. Th.-Verz.: 795, 800, 1035, 1340

122 Bepperling, W./Klotz, M.: Analytische Psychotherapie und funktionelle Entspannung als kombinierte Behandlungsmethode. Hippokrates, Stuttgart, 1978. Th.-Verz.: 970, 2055

123 Berendt, J.E.: Nada Brahma. Die Welt ist Klang. Insel, Frankfurt, 1983. (Siehe Cassette zum Buch). Th.-Verz.: 1680, 1685, 1690

124 Bergold, J.B. (Hrsg.): Psychotherapie. Springer, München, 1973

125 Berkeley Holistic Health Center (Hrsg.): Das Buch der ganzheitlichen Gesundheit. Barth, München, 1982. Th.-Verz.: div. Th.

126 Berlin, J.: Das offene Gespräch. Paare lernen Kommunikation. Ein progr. Kurs. Pfeiffer, München, 1978[3]. Th.-Verz.: 850

127 Bernau, L.: Atem- und Heilgymnastik. Heilkunst aus China neu entdeckt. Fachbuchhandlung für Psychologie, Frankfurt, 1983. Th.-Verz.: 220

128 Berne, E.: Spiele für Erwachsene. Rowohlt, Reinbeck, 1970[10]. Th.-Verz.: 2750

129 Berne, E.: Was sagen Sie, nachdem sie 'Guten Tag' gesagt haben? Kindler, München, 1975. 2750

130 Berne, E.: Spielarten und Spielregeln der Liebe. Rowohlt, Reinbek, 1978[5]. Th.-Verz.: 2750

131 Bernhardt, J.A.: Humor in der Psychotherapie. Eine Einführung für Therapeuten und Klienten. Beltz, Weinheim, 1984

132 Bernstein, D.A./ Borkovec, T.D.: Entspannungstraining. Handbuch der progressiven Muskelentspannung nach Jacobson. Pfeiffer, München, 1982[3]. Th.-Verz.: 2025, 2030

133 Bertherat, T.: Der entspannte Körper. Ehrenwirth, München, 1983. Th.-Verz.: 1235, 1350 1360

134 Bettelheim, B./Karlin, D.: Liebe als Therapie. Gespräche über das Seelenleben des Kindes. Piper, München, 1983

135 Betz, K.: Bildstreifendenken. In: Frankl, V.E./Gebsattel, V./Schultz, J.H. (Hrsg.): Handbuch der Neurosenlehre und Psychotherapie, 5. Bd., p. 142-152, Th.-Verz.: 420

136 Bick, C.: Neurohypnose. Das Skalpell der Seele. Ullstein, Berlin, 1983 (TB-Nr. 34150). Th.-Verz.: 1135-1160

137 Biehl, E. et al. (Hrsg.): Neue Konzepte der klinischen Psychologie und Psychotherapie. GWG, Köln / DGVT, Tübingen. Th.-Verz.: 1035, 1340, 1375, 1380

138 Bierach, A.: Super, so leicht ist Lernen. In: Warum, 7/82, p. 17-20. Th.-Verz.: 1560, 2525

139 Bierach, A.: Mentales Training. Neue Lern- und Lebenserfolge durch vertiefte Entspannung. Econ, Düsseldorf, 1983

140 Biermann, G. (Hrsg.): Handbuch der Kinderpsychotherapie, 3 Bde. + Ergänzungsband. Reinhardt, München, 1976-1981

141 Biermann-Ratjen, E./Eckert, J./Schwartz, H.J.: Gesprächspsychotherapie. Kohlhammer, Stuttgart, 1979. Th.-Verz.: 1035, 1340

142 Binder, K. & H.J.: Klientenzentrierte Psychotherapie bei schweren psychischen Störungen. Fachbuchhandlung für Psychologie, Frankfurt, 1981². Th.-Verz.: 1035, 1340

143 Binder, V. & A./Rimland, B.: Psycho-Fahrplan. MVG, München, 1980. Th.-Verz.: div. Th.

144 Biniek, E. (Hrsg.): Drogenabhängigkeit. Therapie und Rehabilitation. Wissenschaftliche Buchgesellschaft, Darmstadt, 1978. Th.-Verz.: 625, 2515

145 Biniek, E.: Psychotherapie mit gestalterischen Mitteln. Eine Einführung in die Gestaltungstherapie. Wissenschaftliche Buchgesellschaft, Darmstadt, 1982. Th.-Verz.: 1055

146 Binswanger, L.: Ausgewählte Vorträge und Aufsätze zur Psychotherapie, Bd. 1. Bern, 1947. Th.-Verz.: 575, 785

147 Binswanger, L.: Grundformen und Erkenntnis menschlichen Daseins. Reinhardt, München, 1973⁵. Th.-Verz.: 575, 785

148 Biofeedback (Stichwort). In: Herrmann, T./Hofstätter, P.R. et al. (Hrsg.): Handbuch psychologischer Grundbegriffe. Kösel, München, 1977, p. 86-91. Th.-Verz.: 440

149 Birbaumer, N.: Biofeedback. In: Handbuch der Psychologie, Bd. 8/2. Halbb., klin. Psych. Hogrefe, Göttingen, o.J., p. 2082-2103. Th.-Verz.: 440

150 Birbaumer, N./Rockstroh, B.: Kann sich das Gehirn selbst kontrollieren? In: Psychologie Heute, 1/85, p.46-53. Th.-Verz.: 440

151 Birkenbiehl, V.F.: Signale des Körpers, und was sie aussagen. MVG, München, 1979

152 Birnbaum, R.: Der heilende Buddha. Barth, München, 1982. Th.-Verz.: 1615

153 Birtsch, V./Tscheulin, D. (Hrsg.): Ausbildung in klinischer Psychologie und Psychotherapie. Beltz, Weinheim, 1980

154 Bitter, W.: Östliche Meditation und westliche Psychotherapie. Klett-Cotta, Stuttgart, 1957. Th.-Verz.: 1615

155 Bitter, W. (Hrsg.): Meditation in Religion und Psychotherapie. Klett-Cotta, Stuttgart, 1973². Th.-Verz.: 1615

156 Bittner, G. (Hrsg.): Personale Psychotherapie. Festschrift für L.J. Pongratz. Verlag für Psychologie, Göttingen, 1983. Th.-Verz.: 1905, 1910

157 Bjerre, P.: Psychosynthese. Hippokrates, Stuttgart, 1971. Th.-Verz.: 2135

158 Bloch, S.: Kunsttherapie mit Kindern. Reinhardt, München, 1982². Th.-Verz.: 1515, 1520, 1585

159 Blofeld, J.: Selbstheilung durch die Kraft der Stille. Übungsanleitung zur Wiedererlangung des inneren Gleichgewichts. Barth/Scherz, München, 1981 &. Goldmann, München, 1984 (TB-Nr. 11752). Th.-Verz.: 1615

160 Bloomfield, C./Jaffe,C.: Transzendentale Meditation, Lebenskraft aus neuen Quellen. Econ, Düsseldorf, 1976. Th.-Verz.: 2765

161 Bloomfield, H.H./Kory, R.B.: Das Glückspotential. Psychotherapie und transzendentale Meditation. Ein grundlegend neues Denkmodell. Kleine, Bielefeld, 1980. Th.-Verz.: 2765

162 Boadella, D.: Wilhelm Reich. Scherz, München, 1981. Th.-Verz.: 490, 1845, 2810

163 Bock, U./Schmerl,C.: Zum Verständnis 'feministischer' Therapiegruppen. In: Psychologie und Gesellschaftskritik, 9-10/79, P. 128-152. Th.-Verz.: 875, 935

164 Bodack, R./Barten-Wohlgemuth, J.: Die Synchrone-Beobachtungs-Behandlung. Eine Kritik der Erziehungsberatung. In: Gruppendynamik, 2/82, P. 115-128. Th.-Verz.: 1078, 2550

165 Boden, L.M.: Meditation und pädagogische Praxis. Methoden, Vorstufen, Modelle. Kösel, München, 1978. Th.-Verz.: 1615

166 Boeckel, J.F.: Meditationspraxis. Goldmann, München, 1977. Th.-Verz.: 1615

167 Bödiker, M.L./Lange, W.: Gruppendynamische Trainingsformen. Rowohlt, Reinbek, 1975. Th.-Verz.: 1078

168 Böllinger, L.: Drogenrecht, Drogentherapie. Ein Leitfaden für Drogenberater, Drogenbenutzer und Juristen. c/o: Fachhochschule, Frankfurt/M., 1984. Th.-Verz.: 625, 2515

169 Bommert, H.: Grundlagen der Gesprächspsychotherapie. Kohlhammer, Stuttgart, 1977. Th.-Verz.: 1035, 1340

170 Bommert, H./Dahloff, H.D. (Hrsg.): Das Selbsterleben in der Psychotherapie. Urban & Schwarzenberg, München, 1978. Th.-Verz.: 1035, 1340

171 Bort, J./Holzapeel, W. et al.: Heilende Erziehung. Freies Geistesleben, Stuttgart, 1962². Th.-Verz.: 140, 1120

172 Bosch, G.: Psychotherapie und Soziotherapie. In: Cranach,M.v./Finzen, A. (Hrsg.): Sozialpsychiatrische Texte. Springer, Berlin/Heidelberg, 1972. Th.-Verz.: 2450

173 Boss, M.: Psychoanalyse und Daseinsanalytik. Kindler, München, 1980 (TB-Nr. 2219). Th.-Verz.: 575, 2055

174 Boss, M.: Von der Spannweite der Seele. Benteli, Bern, 1982. Th.-Verz.: 575

175 Bossard, R.: Traumpsychologie. Olten, Freiburg, 1976². Th.-Verz.: 2780

176 Boszormenyi-Nagy, J./Framo, J.L. (Hrsg.): Familientherapie. Theorie und Praxis, 2 Bde. Rowohlt, Reinbek, 1975. Th.-Verz.: 850

177 Boszormenyi-Nagy, J./Spark, G.M.: Unsichtbare Bindungen. Die Dynamik familiärer Systeme. Klett-Cotta, Stuttgart, 1980. Th.-Verz.: 850

178 Bowlby, J.: Das Glück und die Trauer. Herstellung und Lösung affektiver Bindungen. Klett-Cotta, Stuttgart, 1982

179 Boxermann, D./ Spilken, A.: Alpha-Wellen. Die Technik der elektronischen Meditation. Sphinx, Basel, 1980. Th.-Verz.: 440, 1615

180 Boyesen, G.: Körper und Energie. In: 'Trans'-Magazin für therap. Kultur, Nr. 1/81 (1. Jhg.), p. 59ff. Th.-Verz.: 2110, 2115

181 Boyesen, G. & M.L.: Die Entwicklung der biodynamischen Psychologie. Synthesis, Essen, 1983. Th.-Verz.: 2110, 2115

182 Bradford, L.P./Gibb, J.R./Benne, K.D. (Hrsg.): Gruppentraining. Klett-Cotta, Stuttgart, 1972. Th.-Verz.: 1078

183 Bräutigam, W.: Psychotherapie in anthropologischer Sicht. Enke, Stuttgart, 1961. Th.-Verz.: 135

184 Bräutigam, W./Knauss, W./Wolff, H. (Hrsg.): Erste Schritte in der Psychotherapie. Springer, Stuttgart, 1983. Th.-Verz.: 135

185 Brandl, G. (Hrsg.): Vom Ich zum Wir. Individualpsychologie konkret. Reinhardt, München, 1979. Th.-Verz.: 1195

186 Brandl, G.: Sich miteinander verständigen lernen. Das Beratungskonzept der Individualpsychologie Alfred Adlers. Reinhardt, München, 1980. Th.-Verz.: 1195

187 Brandon, D.: Zen in der Kunst des Helfens. Kösel, München, 1983. Th.-Verz.: 1615, 2760, 2915

188 Braun, K./Hergrüter, E.: Antipsychiatrie und Gemeindepsychologie. Erfahrungen mit therapeutischen Alternativen. Campus, Frankfurt, 1980. Th.-Verz.: 145, 1000

189 Braunert, K.: Zur Kritik der Rational-Emotiven-Therapie (RET). Werkzeuge ohne Theorie? In: Mitteilungen der DGVT, 12,1/80, p. 113-120. Th.-Verz.: 1380, 2190

190 Breggin, P.R.: Elektroschock ist keine Therapie. Urban & Schwarzenberg, München, 1980

191 Brehm, S.S.: Anwendung der Sozialpsychologie in der klinischen Praxis. Huber, Stuttgart, 1980. Th.-Verz.: 2455

192 Breuer, F.: Psychologische Beratung und Therapie in der Praxis. Quelle & Meyer, Heidelberg, 1979

193 Breuer, F./Seeger, F.: Vorgehensstrategien psychologischer Praktiken in Beratung und Therapie. In: Mitteilungen der DGVT, 12, 2/80, p. 321-333

194 Breuer, K.P./Kretzer, G.: Beziehungen zwischen Gruppenpsychotherapie und Katathymen Bilderleben. c/o: KB-Institut, Göttingen. Th.-Verz.: 1078, 1310

195 Bright, R.: Musiktherapie in der Altenhilfe, o.O., 1984. Th.-Verz.: 1025, 1685, 1690

196 Briner, F.: Integrative Tanztherapie. In: Integrative Therapie 2/1977. Th.-Verz.: 2670

197 Briner, F.: Atemtherapie, Atemmassage. Psychotonik nach Glaser aus der Sicht der Integrativen Therapie. In: Integrative Therapie, 4/83, p. 323-331. Th.-Verz.: 220, 2155

198 Brinley, J.: Wege der Gestalttherapie. Jahrbuch d. Zeitschrift f. Humanistische Psychologie, 1984. Th.-Verz.: 1050

199 Brocher, T.: Gruppendynamik und Erwachsenenbildung. Westermann, Braunschweig, 1981[5]. Th.-Verz.: 1078

200 Brooks, C.V.W.: Erleben durch die Sinne. Junfermann, Paderborn, 1979. Th.-Verz.: 870, 2395

201 Brown, M.: Ein Vergleich zwischen Direkter Körperkontakt-Psychotherapie und Janov's Primärtherapie. Ähnlichkeiten und Unterschiede. In: Integrative Therapie, 2-3/75, p. 90-101. Th.-Verz.: 595, 2015, 2805

202 Brown, M.: Seelische Krankheiten. Fachbuchhandlung für Psychologie, Frankfurt, 1983. Th.-Verz.: 2750

203 Brown, M. et al.: Abriß der Transaktionsanalyse. Fachbuchhandlung für Psychologie, Frankfurt, 1983. Th.-Verz.: 2750

204 Brown, M.: Die heilende Berührung. Die Methode des direkten Körperkontaktes in der körperorientierten Therapie. Synthesis, Essen, 1984. Th.-Verz.: 595

205 Bruch, H.: Grundzüge der Psychotherapie. Fischer, Frankfurt, 1977

206 Brückner, J./Mederacke, J./Ulbrich,C.: Musiktherapie für Kinder, o.O., 1982. Th.-Verz.: 1685, 1690

207 Brüne, L.: Reflektorische Atemtherapie. Thieme, Stuttgart, 1977. Th.-Verz.: 220, 2245

208 Brunner, E.J. (Hrsg.): Eine ganz alltägliche Familie. Beispiele aus der familientherapeutischen Praxis. Kösel, München, 1983. Th.-Verz.: 850

209 Brunner, E.J. (Hrsg.): Interaktion in der Familie. Springer, Heidelberg, 1984. Th.-Verz.: 850

210 Brunnhuber, M.: Wir meditieren mit Metaphern. In: Das Thema, 12,13/73, p. 15 ff. Th.-Verz.: 1615

211 Buchholz, M.B.: Ein Glossar familientherapeutischer Begriffe. In: E.B.-Kurier, Informationsblatt der Landesarbeitsgemeinschaft hessischer Erziehungsberatungsstellen, Sonderheft 1, Juni '78. Th.-Verz.: 850

212 Buchholz, M.B.: Psychoanalytische Methode und Familientherapie. Fachbuchhandlung für Psychologie, Frankfurt, 1983. Th.-Verz.: 850, 2055

213 Buchholz, M.B. et al. (Hrsg.): Schreien. Anstöße zu einer therapeutischen Kultur. Kaiser, München, 1983

214 Buddeberg, C.: Sexualberatung. Enke, Stuttgart, 1983. Th.-Verz.: 2400

215 Bühler, C./Allen, M.: Einführung in die humanistische Psychologie. Klett-Cotta, Stuttgart, 1983 (TB-Nr. 39053)

216 Bühler, C./Massarik, F. (Hrsg.): Lebenslauf und Lebensziele. Stuttgart, 1969

217 Bühler, K.E./Fischer, H.R.: Meditation in der Anthropologischen Psychotherapie. In: Integrative Therapie, 4/83, p. 332-343. Th.-Verz.: 130, 1615

218 Bühler, K.E./Wyss, D.: Anthropologisch-integrative Psychotherapie, Neurosenkonzeption und Krankheitsbegriff. In: Petzold, H. (Hrsg.): Methodenintegration in der Psychotherapie. Junfermann, Paderborn, 1982, S. 161-167. Th.-Verz.: 130

219 Bühringer, G.: Probleme und Möglichkeiten der Therapie bei Drogenabhängigen. In: Völger, G. (Hrsg.): Rausch und Realität. Rowohlt, Reinbek, 1981. Th.-Verz.: 625, 2515

220 Bürger-Prinz, H.: Zur Narkoanalyse. In: Neue Medizin-Welt, 23/50, Stuttgart. Th.-Verz.: 1710

221 Bullmer, K.: Empathie. Ein programmierter Text zur Verbesserung der interpersonellen Wahrnehmungsfähigkeit. Reinhardt, München, 1978. Th.-Verz.: 1035, 1340

222 Bungardt, T.H. (Hrsg.): Gestalt-Therapie. Deutsche Bibliographie der Gestalt-Therapie. Gestalt-Institut, Frankfurt, 1982. Th.-Verz.: 1050

223 Bunge, P./Christ, C.: Bewußtes Träumen. Neue Wege dèr Psychotherapie. Econ, Düsseldorf, 1976. Th.-Verz.: 2780

224 Butenandt, R.: Analytische Maltherapie mit einer vierköpfigen Familie. In: Partnerberatung, 17,4/80, p. 181-188. Th.-Verz.: 850, 1055, 1520

225 Butollo, W.: Chronische Angst. Theorie und Praxis der Konfrontationstherapie. Urban & Schwarzenberg, München, 1979. Th.-Verz.: 1420, 1425

226 Byrne, P.S./Long, B.: Einübung in helfende Interaktion. Reinhardt, München, 1978

227 Cameron-Bandler, L.: Wieder zusammenfinden. Neue Wege der Paartherapie. Junfermann, Paderborn, 1983. Th.-Verz.: 850, 1765

228 Canacakis-Canas, J.: Zur Praxis der Musiktherapie. In: Integrative Therapie, 4/75, 220-227. Th.-Verz.: 1685, 1690

229 Carr, R.: Erstes Yoga mit Kindern. Maier, Ravensburg, 1975. Th.-Verz.: 2905

230 Carrington, P.: Das große Buch der Meditation. Ein Kompendium sämtlicher Meditationsarten. Barth, München, 1981 (TB-Nr. 7210). Th.-Verz.: 1615

231 Caruso, J.A.: Pychoanalyse und Synthese der Existenz. Herder, Wien, 1952. Th.-Verz.: 2055

232 Casriel, D.: Die Wiederentdeckung des Gefühls. Goldmann, München, 1977 (TB-Nr. 11118). Th.-Verz.: 955, 2615

233 Cavin, M.: Atmen, entspannen, Konzentration. Wege zur Selbstentdeckung. Europa, Zürich, 1980. Th.-Verz.: 220

234 Chang, G.C.C.: Die Praxis des Zen. Aurum, Freiburg, 1982. Th.-Verz.: 1615, 2915

235 Chertok, L.: Hypnose. Theorie, Praxis und Technik eines psychotherapeutischen Verfahrens. Kindler, München, 1973 (TB-Nr. 2102). Th.-Verz.: 1135-1160

236 Clauser, G.: Psychotherapiefibel. Thieme, Stuttgart, 1967[3]

237 Clauss, G. et al. (Hrsg.): Wörterbuch der Psychologie. Pahl-Rugenstein, Köln, 1976

238 Clinebell, C.H.: Befreite Partnerschaft. Über die Emanzipation von Frau und Mann. Pfeifferm München, o.J. Th.-Verz.: 850, 1850

239 Clinebell, H.: Wachsen und Hoffen. Beiträge zur wachstumsorientierten Beratung aus traditionellen und zeitgenössischen Therapien, Bd. 2, Kaiser, München, 1983. Th.-Verz.: 850

Coblenzer/Muhar: Atem und Stimme. Österreichischer Bundesverlag für Unterricht, 1976. Th.-Verz.: 220

Coche, E.: Self-disclosure und Gruppentherapie. In: Gruppenpsychotherapie und Gruppendynamik 16,3/80, p. 229-239. Th.-Verz.: 1078

242 Cöllen, M.: Lass uns für die Liebe kämpfen. Gestalttherapie für Paare. Kösel, München, 1984. Th.-Verz.: 850, 1040, 1050

243 Cohn, R.C.: Von der Psychoanalyse zur themenzentrierten Interaktion. Klett-Cotta, Stuttgart, 1980[4]. Th.-Verz.: 2055, 2685

244 Combs, A. et al.: Die helfenden Berufe. Stuttgart, 1975

245 Condrau, G.: Einführung in die Psychotherapie. Walter, Freiburg, o.J.

246 Condrau, G.: Daseinsanalytische Psychotherapie. Bern, 1963. Th.-Verz.: 575

247 Conrad, G./Pühl, H.: Team-Supervision. Konflikte im Team verstehen und verändern. Marhold, Berlin, 1983

248 Cordes, J.H. (Hrsg.): Physiotherapie. Berlin, 1978[2]. Th.-Verz.: 975, 1940

249 Correll, W./Kellner, H.: Konfliktbewältigung und Stresstransformation durch Biofeedback. GTC Training & Management Verlagsgesellschaft, Wassenberg, 1974. Th.-Verz.: 440

250 Corsini, R.J. (Hrsg.): Handbuch der Psychotherapie, 2 Bde, Beltz, Weinheim, 1983. Th.-Verz.: div. Th.

251 Cramer, M.: Psychosoziale Arbeit. Kohlhammer, Stuttgart, 1982. Th.-Verz.: 2455

252 Cremerius, J.: Das Handwerk des Psychoanalytikers, 2 Bde., Fromann-Holzboog, Stuttgart, 1984. Th.-Verz.: 2055

253 Crolla-Baggen, M. et al.: Partner- und Familienberatung auf der Basis der System- und Kommunikationstheorie. Lambertus, Freiburg, 1980. Th.-Verz.: 850, 1390, 2570, 2571

254 Cullberg, J.: Krisen und Krisentherapie. In: Psychiatrische Praxis, 5/78, p. 25-34

255 Cumming, E. & J.: Ich und Milieu. Theorie und Praxis der Milieutherapie. Vandenhoeck & Ruprecht, Göttingen, 1979. Th.-Verz.: 1635, 2455

256 Däumling, A.M./Fengler, J./Nellesen, L./Svenson, A.: Angewandte Gruppendynamik. Klett-Cotta, Stuttgart, 1974. Th.-Verz.: 115, 1085

257 Dahmer, H.: Gesprächsführung. Eine praktische Anleitung. Thieme, Stuttgart, 1982. Th.-Verz.: 1035, 1340

258 Danckwardt, J.F.: Psychopharmaka - ein Problem für Psychotherapeuten? In: Prax. Psychoth. Psychosom. 25,3/80, p. 99-113. Th.-Verz.: 1925

259 Davis, M./Wallbridge, D.: Eine Einführung in das Werk von D.W. Winnicott. Klett-Cotta, Stuttgart, 1982

260 Debus, G./Janke, W.: Psychologische Aspekte der Psychopharmatherapie. In: Pongratz, E. (Hrsg.): Handbuch der Psychologie, Bd. 8, Klinische Psychologie, 2. Halbband. Hogrefe, Göttingen, 1977. Th.-Verz.: 1925 , 1525

261 Dechene, H.C.: Verwahrlosung und Delinquenz. Profil einer Kriminalpsychologie. Fink, München, 1975. Th.-Verz.: 1495, 1525

262 Decker, H.: Wege zur Seelentherapie. Psychotherapeutische Zusatzausbildung. In: UNI, 2/82, p. 17-22

263 Decker-Voigt, H. (Hrsg.): Therapie und Erziehung durch Musik, 6 Bde., Eres, Lilienthal, 1975ff. Th.-Verz.: 1685, 1690

264 Decker-Voigt, H.H. (Hrsg.): Handbuch Musiktherapie. Eres, Lilienthal, 1983. Th.-Verz.: 1685, 1690

265 Deenbandhu, Y.: Yoga - Buch. Bd. 1: für Anfänger, Bd. 2: für Fortgeschrittene. Rowohlt, Reinbek, 1984 (TB-Nr. 7871, 7887). Th.-Verz.: 2905

266 Delakova, K.: Beweglichkeit. Wie wir durch Arbeit mit Körper und Stimme zu kreativer Gestaltung finden. Kösel, München, 1984. Th.-Verz.: 1350-1360

267 Delong-Miller, R.: Psychische Massage. Qalandar, Stuttgart, 1982[2]. Th.-Verz.: 2045

268 Demille, R.: Setz Mutter auf den Tiger. Phantasieexperimente für Kinder und Erwachsene. Isko-Press, Hamburg, 1982

269 Demuth, W.: Klinische Praxis der Verhaltenstherapie. Psychodiagnostisches Vademecum und Kasuistik häufig vorkommender psychischer und psychosomatischer Störungen. Enke, Stuttgart, 1981. Th.-Verz.: 1375, 1380, 2850

270 Derbolowsky, U.: Hypnoanalyse und ihre psychopädische Fortentwicklung. In: Journal für Autogenes Training und Allgemeine Psychotherapie, 1975, 2. Jhg., Nr. 2-4, p. 93-96. Th.-Verz.: 1135, 1140

271 Derbolowsky, U.: Haltungsanalytische Atem-, Sprach- und Stimmtherapie. Haug, Heidelberg, 1977. Th.-Verz.: 225, 345, 1530

272 Derbolowsky, U.: Richtig atmen hält gesund. Econ, Düsseldorf, 1978. Th.-Verz.: 225

273 Derbolowsky, U.: Individuelle Psychoanalyse als Gruppentherapie. Haug, Heidelberg, 1981. Th.-Verz.: 30, 115, 240, 345, 1530, 1085

274 Derman, B.: Namen-Therapie. In: Marcus, E.: Weisse Indianer. Isko-Press, Hamburg, 1981, p. 76-94. Th.-Verz.: 1705

275 Desbiolles, C.: Möglichkeiten der Musiktherapie im Rahmen der psychologischen Behandlung. Universität Zürich, 1980. Th.-Verz.: 1685, 1690

276 Deshimaru Roshi, T.: Za-Zen. Die Praxis des Zen. Kristkeitz, Weidenthal, 1976. Th.-Verz.: 2915

277 Dethlefson, T.: Das Erlebnis der Wiedergeburt. Heilung durch Reinkarnation. Goldmann, München, 1978 (TB-Nr. 11199). Th.-Verz.: 2275

278 Diagnoseschlüssel und Glossar psychischer Krankheiten (ICD). Springer, Berlin, 1975[4]

279 Diamond, J.: Der Körper lügt nicht. Verlag für angewandte Kinesiologie. Freiburg, 1983. Th.-Verz.: 1350-1360

280 Diamond, J.: Lebensenergie in der Musik. c/o: Büchergarten, Oldenburg, 1984. Th.-Verz.: 1685, 1690

281 Dieckmann, H.: Methoden der analytischen Psychologie. Freiburg, 1980. Th.-Verz.: 125, 1415

282 Dieckmann, H. (Hrsg.): Übertragung und Gegenübertragung. Gerstenberg, Hildesheim, 1980. Th.-Verz.: 125, 1415

283 Diekstra, R.F.W.: Ich kann denken/fühlen, was ich will. Hogrefe, Göttingen, 1982[2]. Th.-Verz.: 2190

284 Diekstra, R.F.W./Dassen, W. (Hrsg.): Rational-Emotive-Therapie. Eine Einführung in die RET. Hogrefe, Stuttgart, 1982. Th.-Verz.: 1380, 2190

285 Dierking, W.: Analytische Familientherapie und Gesellschaft. Beltz, Weinheim, 1980. Th.-Verz.: 110

286 Dierking, W.: Familientherapie in der BRD. In: Familiendynamik, 5,4/80, p. 290-304. Th.-Verz.: 850

287 Dillon, L.: Fühlen und Pulsieren. Reihe: Theorie der Bioenergetik. K.N. Jürgenssen Buchvertrieb, München, 1977. Th.-Verz.: 430, 1845, 2810

288 Dilts, R. et al.: Strukturen subjektiver Erfahrung, ihre Erforschung und Veränderung durch NLP. Junfermann, Paderborn, 1984. Th.-Verz.: 1765

289 Dittrich, A.: Gemeinsamkeiten von Halluzinogenen und psychologischen Verfahren zur Auslösung von veränderten Wachbewußtseinszuständen. In: Völger, G. (Hrsg.): Rausch und Realität. Drogen im Kulturvergleich. Rowohlt, Reinbek, 1983, Bd. 1, p. 48 ff. Th.-Verz.: 1925, 2100

290 Dörner, K./Plog, U.: Irren ist menschlich. Lehrbuch der Psychiatrie/Psychotherapie. Psychiatrie-Verlag, Wunstorf, 1978

291 Dörner, K./Plog, U. (Hrsg.): Sozialpsychiatrie. Luchterhand, Neuwied, 1972, p. 40ff. Th.-Verz.: 2455

292 Dörner, K./Egetmeyer, A./Koenning, K.: Freispruch der Familie. Psychiatrie, Wunstorf, 1982. Th.-Verz.: 850

293 Dogs, W.: Autogenes Training. Erlebnisstufe für Fortgeschrittene. Haug, Heidelberg, 1980. Th.-Verz.: 265

294 Dogs, W.: Befreite Seele. Die ärztliche Hypnose. Wissenschaft und Praxis einer besonderen Therapie. Braun, o.O., 1980[4]. Th.-Verz.: 1060, 1135-1155

295 Dornes, M.: Die Psychologie von R.A. Spitz. Einführung und kritische Würdigung. Fachbuchhandlung für Psychologie, Frankfurt, 1981

296 Douglas, F.: Wie man mit Gruppen arbeitet. Lambertus, Freiburg, 1981[2]. Th.-Verz.: 1078

297 Downing, G.: Partnermassage. Bertelsmann, München, 1973. Th.-Verz.: 1235

298 Downing, G.: Massage und Meditation. Herzschlag, Berlin, 1984. Th.-Verz.: 1235, 1615

299 Draayer, H.: Offen zwischen Erde und Himmel. Anleitungen und Übungen für den inneren Weg. Kösel, München, 1985. Th.-Verz.: 1615

300 Drees/Gebhard/Luban-Plozza, B.: Sprache des Kranken - Sprache des Arztes. Die therapeutische Übersetzung. Fischer, Stuttgart, 1982

301 Dreikurs, R.: Zur Psychotherapie in der Medizin. Reinhardt, München, 1980. Th.-Verz.: 1195, 2675

302 Dreikurs, R.: Grundbegriffe der Individualpsychologie. Klett-Cotta, Stuttgart, 1981[4]. Th.-Verz.: 1195, 2675

303 Dreikurs, R./Gould, S./Corsini, R.J.: Familienrat. Klett-Cotta, Stuttgart, 1985 (TB-Nr. 15004). Th.-Verz.: 850, 1195, 2675

304 Drogenabhängigkeit (Stichwort). In: Rexilius, G./Grubitzsch, S. (Hrsg.): Handbuch psychologischer Grundbegriffe. Rowohlt, Reinbek, 1981 (TB-Nr. 6273), p. 224 ff. Th.-Verz.: 625, 2515

305 Drogenabusus (Stichwort). In: Benesch, H.: Wörterbuch zur klinischen Psychologie, dtv, München, 1981, Bd. 1, p. 155-160. Th.-Verz.: 625, 2515

306 Drogenpolitik (Stichwort). In: Rexilius, G./Grubitzsch,S. (Hrsg.): Handbuch psychologischer Grundbegriffe. Rowohlt, Reinbek, 1981 (TB-Nr. 6273), p. 235 ff. Th.-Verz.: 625, 2515

307 Drogen-/Suchttherapie (Stichwort). In: Familiendynamik, 3/82, Themenheft. Th.-Verz.: 625, 2515

308 Dropsy, J.: Lebe in deinem Körper. Kreativität und menschliche Beziehungen durch Expression Corporelle. Kösel, München, 1982. Th.-Verz.: 810

309 Dubois, P.: Die Psychoneurosen und ihre seelische Behandlung. Franke, Bern, 1905. Th.-Verz.: 1915

310 Duda, D.: Für dich da sein, wenn du stirbst. Papyrus, Hamburg, 1983. Th.-Verz.: 2680

311 Dührssen, A.: Analytische Psychotherapie in Theorie, Praxis und Ergebnissen. Vandenhoeck & Ruprecht, Göttingen, 1972. Th.-Verz.: 640, 2055

312 Dührssen, A.: Psychotherapie bei Kindern und Jugendlichen. Ein Lehrbuch für Familien- und Kindertherapie. Vandenhoeck & Ruprecht, Göttingen, 1980[6]. Th.-Verz.: 850

313 Dürckheim, K.v.: Durchbruch zum Wissen. Zürich, 1964. Th.-Verz.: 1205, 1615

314 Dürckheim, K.v.: Der Alltag als Übung. Bern, 1966. Th.-Verz.: 1205, 1615

315 Dürckheim, K.v.: Hara. Die Erdmitte des Menschen. Weilheim, 1967. Th.-Verz.: 1205, 1615, 2915

316 Dürckheim, K.v.: Der Ruf nach dem Meister. Der Meister in uns. München, 1974. Th.-Verz.: 1615, 2915

317 Dürckheim, K.v.: Vom doppelten Ursprung des Menschen. Herder, Freiburg, 1976[3] (TB-Nr. 480). Th.-Verz.: 1205

318 Dürckheim, K.v.: Im Zeichen der großen Erfahrung. Barth, München, 1978[2]. Th.-Verz.: 1205, 1615

319 Dürckheim, K.v.: Übungen des Leibes. Eine kurze praxisorientierte Einführung in die Grundlagen meditativer Praxis. Lurz, München, 1981. Th.-Verz.: 1205, 1615

320 Dürckheim, K.v. (Hrsg.): Der zielfreie Weg. Im Kraftfeld initiatischer Therapie. Herder, Freiburg, 1982. Th.-Verz.: 1205

321 Dürckheim, K.v.: Meditieren, wozu und wie. Die Wende zum Initiatischen. Herder, Freiburg, 1983. Th.-Verz.: 1205, 1615

322 Dürckheim, K.v.: Initiatische Therapie als Forum Transpersonaler Psychotherapie. In: Integrative Therapie, 3/84, p. 218-223. Th.-Verz.: 1205

323 Dychtwald, K.: Körperbewußtsein. Synthesis, Essen, 1981. Th.-Verz.: 1350

324 Easwaram, E.: Mantram. Hilfe durch die Kraft des Wortes. Freiburg, 1982. Th.-Verz.: 1615

325 Eberhard, L.: Heilkräfte der Farben. Drei Eichen, München, 1984. Th.-Verz.: 510, 865

326 Eberlein, G.: Autogenes Training für Fortgeschrittene. Rowohlt, Reinbek, 1980 (TB-Nr. 6925). Th.-Verz.: 265

327 Edel/Knauth: Gründzüge der Atemtherapie. Steinkopf, Dresden, 1977. Th.-Verz.: 220

328 Edwards, H.: Praxis der Geistheilung. Bauer, Freiburg, 1981[2].

329 Egan, G.: Helfen durch Gespräch. Psychologische Beratung in Therapie, Beruf und Alltag. Rowohlt, Reinbek, 1984

330 Eichenbaum, L./Orbach, S.: Feministische Psychotherapie. Auf der Suche nach einem neuen Selbstverständnis der Frau. Kösel, München, 1984. Th.-Verz.: 875, 935

331 Eissler, K.R.: Der sterbende Patient. Frommann-Holzboog, Stuttgart, 1978. Th.-Verz.: 2680

332 Eklektische Therapie (Stichwort). In: Benesch, H.: Wörterbuch zur klinischen Psychologie, dtv, München, 1981, Bd. 1, p. 161-168

333 Ellis, A.: Die rational-emotive-Therapie. Das innere Selbstgespräch bei seelisch bedingten Problemen und seine Veränderung. Pfeiffer, München, 1978[2]. Th.-Verz.: 1380, 2190

334 Ellis, A./Grieger, R.: Praxis der rational-emotiven Therapie. Urban & Schwarzenberg, München, 1979. Th.-Verz.: 1380, 2190

335 Elsaesser, P.S.: Wenn sie dir zu nahe kommen. Die seelische Ökonomie des Psychotherapeuten. Beltz, Weinheim, 1981

336 Emotion. Wilhelm-Reich-Zeitschrift für Triebenergie, Charakterstruktur, Krankheit und Gesellschaft. Wilhelm-Reich-Institut (Hrsg.), erscheint seit 1980 halbj. Edition Pléjaden, Berlin. Th.-Verz.: 1845, 2810

337 Engelke, E.: Psychodrama in der Praxis. Anwendung in Therapie, Beratung und Sozialarbeit. Pfeiffer, München, 1981. Th.-Verz.: 2070

338 Engelke, E./Schmoll, H.J./Wolff, G. (Hrsg.): Sterbebeistand bei Kindern und Erwachsenen. Enke, Stuttgart, 1979. Th.-Verz.: 2680

339 English, F.: Transaktionsanalyse. Gefühle und Ersatzgefühle. Isko-Press, Hamburg, 1980. Th.-Verz.: 2750

340 English, F.: Es ging doch gut, was ging denn schief? Beziehungen in Partnerschaft, Familie und Beruf. Kaiser, München, 1982. Th.-Verz.: 850, 2750, 2755

341 Engnolf, H.: Wunder des Atmens. Stuttgart, 1953. Th.-Verz.: 220

342 Enke, H./Tschuschke, V./Volk. W. (Hrsg.): Psychotherapeutisches Handeln. Einführung in die Grundlagen, Methoden und Forschungsergebnisse. Kohlhammer, Stuttgart, 1983

343 Enomiya-Lasalle, H.M.: Zen, Weg zur Erleuchtung. Herder, Wien, 1971[3]. Th.-Verz.: 1615, 2915

344 Enomiya-Lasalle, H.M.: Zen-Meditation. Eine Einführung. Einsiedeln, 1975. Th.-Verz.: 1615, 2915

345 Enzyklopädie der Psychologie. Themenbereich B, Serie III, Bde. 1-4, Themenbereich D, Serie II, Bde. 3-5. Hogrefe, Göttingen, 1984 ff.

346 Epstein, G.: Wachtraumtherapie. Der Traumprozess als Imagination. Klett-Cotta, Stuttgart, 1985

347 Erickson, M.H./Rossi, E.L.: Hypnosetherapie. Aufbau, Beispiele, Forschung. Pfeiffer, München, 1981. Th.-Verz.: 1160

348 Erickson, M.H./Rossi, E.L./Rossi, S.L.: Hypnose. Induktion, psychotherapeutische Anwendung, Beispiele. Pfeiffer, München, 1978. Th.-Verz.: 1160

349 Erikson, E.H.: Kindheit und Gesellschaft. Klett, Stuttgart, 1961. Th.-Verz.: 1740

350 Ernst, H.: Neue Formen der Psychotherapie. Psychologie Heute, Sonderheft. Beltz, Weinheim. 1980

351 Ernst, S./Goodison, L.: Selbsthilfe-Therapie. Ein Handbuch für Frauen. Frauenoffensive, München, 1982. Th.-Verz.: 875, 935

352 Errod, N.: Unglück steckt an. Ein besonderer Aspekt der psychotherapeutischen Situation. In: Psyche, 14/1960-61, p. 336-359

353 Eschenbach, U. (Hrsg.): Therapeutische Konzepte der analytischen Psychologie C.G. Jungs, 5 Bde.,Walter, Freiburg, 1978-83. Th.-Verz.: 125, 1415

354 Eschenbach, U. (Hrsg.): Die Behandlung in der analytischen Psychologie, 2 Bde., Bonz, Fellbach-Oeffingen, 1981. Th.-Verz.: 125, 1415

355 Eschner, M.D.: Psychologik. Kersken-Canbaz, Berlin, 1984. Th.-Verz.: div. Th.

356 Eschner, M.D.: Techniken der Bewußtseinsveränderung. Kersken-Canbaz, Berlin, 1984. Th.-Verz.: div. Th.

357 Esser, P.: Erlebnisorientierte Psychotherapie. Kohlhammer, Stuttgart, 1983. Th.-Verz.: 1365-1380

358 Ewe, R./Falk, J./Kase, G.: Verhalten ändern in der Familie. Rowohlt, Reinbek, 1977 und Fachbuchhandlung für Psychologie, Frankfurt, 1980[2]. Th.-Verz.: 850

359 Eysenck, H.J./Rachmann, S.: Neurosen. Ursachen und Heilmethoden. Einführung in die moderne VT. Deutscher Verlag der Wissenschaften. Berlin/DDR, 1971. Th.-Verz.: 2830, 2850

360 Fabry, J.B.: Das Ringen um Sinn. Eine Einführung in die Logotherapie. Herder, Freiburg, o.J. (TB-Nr. 657). Th.-Verz.: 1550

361 Faisst, M/Brozio, R.: Abenteuer Selbsterfahrung. Therapeutische Anregungen aus Encounter- und Wachstumsgruppen. c/o: Therapiezentrum, Altbessingen, Burghäuser-Str. 12. Th.-Verz.: 705

362 Familientherapie (Stichwort). In: Benesch, H.: Wörterbuch zur klinischen Psychologie, dtv, München, 1981, Bd. 1, p. 190-201. Th.-Verz.: 850

363 Farau, A./Cohn, R.: Gelebte Geschichte der Psychotherapie. Klett-Cotta, Stuttgart, 1984. Th.-Verz.: 2055, 2685

364 Fast, H.: Die Kunst der Zen-Meditation. Sphinx, Basel, 1980. Th.-Verz.: 1615, 2915

365 Fast, J.: Körpersprache. Rowohlt, Reinbek, 1979 (TB-Nr. 7244). Th.-Verz.: 1350-1360.

366 Fatzer, G./Jansen, H.H.: Die Gruppe als Methode. Gruppendynamische und gruppentherapeutische Verfahren und ihre Wirksamkeit. Beltz, Weinheim, 1981. Th.-Verz.: 1078

367 Feiereis, H./Thilo, H.J.: Basiswissen Psychotherapie. Kleines Repetitorium der wichtigsten Grundbegriffe tiefenpsychologisch orientierter Psychotherapie. Vandenhoeck & und Ruprecht. 1980

368 Feldenkrais, M.: Abenteuer im Dschungel des Gehirns. Insel, Frankfurt, 1977. Th.-Verz.: 365, 960

369 Feldenkrais, M.: Bewußtheit durch Bewegung. Suhrkamp, Frankfurt, 1978. Th.-Verz.: 365, 960

370 Feldenkrais, M.: Die Entdeckung des Selbstverständlichen. Insel, Frankfurt, 1985. Th.-Verz.: 365, 960

371 Feldhege, F.J./Krauthan, G.: Übungsheft für Klienten. Arbeitsunterlage zum Verhaltenstrainingsprogramm zum Aufbau sozialer Kompetenz. Springer, Heidelberg, 1979. Th.-Verz.: 1365-1380, 2855

372 Feldmann, W.: Sozialtherapie. Gruppendynamische Prozess in Familien und Institutionen. Scharioth'sche Buchhandlung, Essen, 1970. Th.-Verz.: 850, 1078, 2455

373 Fengler, J.: Verhaltensänderung in Gruppenprozessen. Quelle & Meyer, Heidelberg, 1975. Th.-Verz.: 1078

374 Fenichel, O.: Aufsätze, 2 Bde., Walter, Freiburg, 1979/81. Th.-Verz.: 1740

375 Fenichel, O.: Psychoanalytische Neurosenlehre, 3 Bde., Walter, Freiburg, 1974 ff. Th.-Verz.: 1740

376 Fensterheim, H./Baer, J.: Sag' nicht Ja, wenn du Nein sagen willst. Goldmann, München, 1982^2 (TB-Nr. 11297). Th.-Verz.: 1735, 2345

377 Ferenczi, S.: Schriften zur Psychoanalyse, 2 Bde., Fischer, Frankfurt, 1982 (TB-Nr. 7316/17). Th.-Verz.: 65, 1745

378 Ferrucci, P.: Werde was du bist. Sphinx, Basel, 1984. Th.-Verz.: 2135

379 Fervers, C.: Die Narkoanalyse als initiale Methode in der Psychotherapie. Lehmann, München, 1951. Th.-Verz.: 1710, 1925, 2100

380 Feser, H. (Hrsg.): Drogenerziehung. Handbuch für pädagogische und soziale Berufe, Eltern, Studenten. Vaas, Langenau-Ulm. 1982. Th.-Verz.: 625, 2515

381 Feuser, G./Jantzen, W. (Hrsg.): Jahrbuch für Psychopathologie und Psychotherapie. Pahl-Rugenstein, Köln, 1981 ff.

382 Fiedler, P.A. (Hrsg.): Psychotherapieziel: Selbstbehandlung. Grundlagen kooperativer Psychotherapie. Chemie, Weinheim, 1981.

383 Fiedler, P.A./Hörmann, G. (Hrsg.): Therapeutische Sozialarbeit. DGVT, Tübingen, 1976. Th.-Verz.: 1375, 1380, 2455

384 Fiegenbaum, W. (Hrsg.): Psychologische Therapie in der Praxis. Kohlhammer, Stuttgart, 1982

385 Fierz, H.K.: Die Psychologie C.G. Jungs und die Psychiatrie, o.O., 1982. Th.-Verz.: 125, 1415

386 Figge, R.A.W.: Dramatherapie bei Kontaktstörungen. Spielräume erlebensbezogener Verhaltenstherapie. Kösel, München, 1982. Th.-Verz.: 620

387 Finzen, A.: Medikamentenbehandlung bei psychischen Störungen. Leitlinien für den psychiatrischen Alltag. Psychiatrie, Rehburg/Loccum, 1979. Th.-Verz.: 1925

388 Fischle-Carl, H.: Fühlen, was Leben ist. Die Bedeutung der Gefühlsfunktion. Kreuz, Stuttgart, 1981

389 Fischle-Carl, H.: Das schöne Miteinander. Kreuz, Stuttgart, 1982^2.

390 Fischle-Carl, H.: Lust als Steigerung des Daseins. Überwindung der Frustration. Kreuz Stuttgart, 1982

391 Fitkau et al.: Kommunizieren lernen. Westermann, Braunschweig, 1977. Th.-Verz.: 1390 2360, 2365, 2820-2850

392 Flatischler, R.: Die vergessene Macht des Rhythmus. Der rhythmische Weg zur Bewußtheit. Synthesis, Essen, 1985

393 Fliegel/Groeger et al.: Verhaltenstherapeutische Standardmethoden. Ein Übungsbuch. Urban & Schwarzenberg, München, 1981. Th.-Verz.: 1375, 1380, 2820-2850

394 Foerst, K.A.: Die psychologische Intervention, o.O., 1982.

395 Försterling, F.: Disputationstechniken in der Rational-Emotiven-Therapie. In: RET-Report, 1,1/80, p. 19-26. Th.-Verz.: 1380, 2190

396 Fordham, M.: Das Kind als Individuum. Kinderpsychotherapie aus der Sicht der analytischen Psychologie C.G. Jungs. Reinhardt, München, 1974. Th.-Verz.: 125, 1415

397 Forel, A.: Der Hypnotismus oder die Suggestion in der Psychotherapie. Enke, Stuttgart, 1923[12]. Th.-Verz.: 1135-1155

398 Foulkes, S.H.: Praxis der gruppenanalytischen Psychotherapie. Reinhardt, München, 1978. Th.-Verz.: 115, 1078, 1085, 2055

399 Frank, J.D.: Die Heiler. Wirkungsweisen psychotherapeutischer Beeinflussung. Klett-Cotta, Stuttgart, 1981 / dtv, Klett-Cotta, Stuttgart, 1985 (TB-Nr. 15001)

400 Franke, A.: Klientenzentrierte Gruppenpsychotherapie. Kohlhammer, Stuttgart, 1978. Th.-Verz.: 1035, 1078, 1340

401 Franke, A.: Gruppentraining gegen psychosomatische Störungen. Urban & Schwarzenberg, München, 1984. Th.-Verz.: 1078

402 Frankl, V.E.: Ärztliche Seelsorge. Grundlagen der Logotherapie und Existenzanalyse. Fischer, Frankfurt (TB-Nr. 42157). Th.-Verz.: 1550

403 Frankl, V.E.: Theorie und Therapie der Neurosen. Reinhardt, München, 1954[4] (UTB 457). Th.-Verz.: 1550

404 Frankl, V.E.: Der unbewußte Gott. Psychotherapie und Religion. Kösel, München, 1974. Th.-Verz.: 775, 1550

405 Frankl, V.E.: Das Leiden am sinnlosen Leben. Herder, Freiburg, 1977. Th.-Verz.: 1550

406 Frankl, V.E.: Der Wille zum Sinn. Vorträge zur Logotherapie. Huber, Stuttgart, 1982[3]. Th.-Verz.: 1550

407 Frankl, V.E.: Die Psychotherapie in der Praxis. Eine kasuistische Einführung für Ärzte. Deuticke, Wien, 1982[4]. Th.-Verz.: 1550

408 Frankl, V.E.: Der leidende Mensch. Huber, Bern, 1984[2]. Th.-Verz.: 1550

409 Frankl, V.E.: Der Mensch vor der Frage nach dem Sinn. Auswahl aus dem Gesamtwerk. Piper, München, 1985. Th.-Verz.: 1550

410 Frankl. V.E./Gebsattel, E./Schultz, J.H. (Hrsg.): Handbuch der Neurosenlehre und Psychotherapie, 5 Bde., Springer, Berlin, 1957 ff.

411 Franks,V./Burtle, V. (Hrsg.): Frauen und Psychotherapie. Fragen, Probleme, Modelle. Pfeiffer, München, 1979. Th.-Verz.: 875, 935

412 Franz, M.L. v.: Spiegelungen der Seele. Projektion und innere Sammlung. Kreuz, Stuttgart, 1978. Th.-Verz.: 125, 1415

413 Franzke, E.: Der Mensch und sein Gestaltungserleben. Psychotherapeutische Nutzung kreativer Arbeitsweisen. Huber, Stuttgart, 1983[2]. Th.-Verz.: 1055, 1515, 1520, 1585

414 Freedmann, A.M./Kaplan, H.J. et al. (Hrsg.): Psychiatrie in Praxis und Klinik, 7 Bde., o.O., 1984

415 Freihold, J.F.: Der Orgonakkumulator nach Wilhelm Reich. Edition space, Konstanze Freihold, Berlin, 1983. Th.-Verz.: 1845, 2810

416 Frétigny, R./Virel, A.: Oneirotherapie. In: Singer, J.L.: Phantasie und Tagtraum. Pfeiffer, München, 1978, p. 92-102. Th.-Verz.: 1820

417 Freud, A.: Einführung in die Technik der Kinderanalyse. Reinhardt, München, 1966[4]. Th.-Verz.: 1740, 2055

418 Freud, S.: Studienausgabe, kommentiert, 12 Bde. Fischer, Frankfurt, 1982. Th.-Verz.: 2055

419 Friebe, G. & M.: Das Alpha-Training. Drei Eichen, München, 1983. Th.-Verz.: 95

420 Fried, E.: Der intensive Mensch. Wege zur Änderung passiven Verhaltens. Kindler, München, 1980 (TB-Nr. 2211)

421 Frings-Keyes, M.: Selbsterfahren durch Gestalten. Künstl. Ausdruck als Weg zu sich selbst. Humanistische Psychologie, Frankfurt, 1978. Th.-Verz.: 1055, 1515, 1520, 1585

422 Fritz, J.: Emanzipatorische Gruppendynamik. München, 1974. Th.-Verz.: 1078

423 Frohne, J.: Musiktherapie als Form kreativer Therapie. In.: Integrative Therapie, 4/82, p. 325-343. Th.-Verz.: 1685, 1690

424 Frohne, J./Maack, M.M.: Musiktherapie in der Drogenberatung. Eres, Lilienthal, 1976. Th.-Verz.: 625, 1685, 1690, 2515

425 Fromm, E.: Werkausgabe, 10 Bde., DVA, Stuttgart, 1973 (Einzelausgaben als Taschenbücher bei Ullstein, Berlin). Th.-Verz.: 1740

426 Fromm-Reichmann, F.: Intensive Psychotherapie. Grundzüge und Technik. Hippokrates, Stuttgart, 1959. Th.-Verz.: 60, 610, 1265, 1740

427 Fromm-Reichmann, F.: Psychoanalyse und Psychotherapie. Klett-Cotta, Stuttgart, 1978. Th.-Verz.: 60, 610, 1265, 1740

428 Frostig, M.: Bewegungs-Erziehung. Reinhardt, München, 1975. Th.-Verz.: 950

429 Frühmann, R. (Hrsg.): Frauen und Therapie. Junfermann, Paderborn, 1984. Th.-Verz.: 875, 935

430 Fryba, M.: Abhidhamma - eine uralte Grundlage transpersonaler Psychotherapie. In: Integrative Therapie, 3/84, p. 263-272. Th.-Verz.: 10

431 Fuchs, M.: Funktionelle Entspannung. Hippokrates, Stuttgart, 1979². Th.-Verz.: 970

432 Fuchs, M. (Hrsg.): Funktionelle Entspannung in der Kinderpsychotherapie. Reinhardt, München, 1985. Th.-Verz.: 970

433 Fuchs, P.: Einführung in die Charakteranalyse von Wilhelm Reich. Maulwurf, Berlin, 1979. Th.-Verz.: 490

434 Fuchs, W.: Todesbilder in der modernen Gesellschaft. Suhrkamp, Frankfurt, 1973. Th.-Verz.: 1565, 2680

435 Füllgrabe, U.: Kriminalpsychologie. Verlag für angewandte Psychologie, Stuttgart, 1982. Th.-Verz.: 1495, 1525

436 Fuerst, K.A.: Die psychologische Intervention. Enke, Stuttgart, 1982.

437 Gaertner, A. (Hrsg.): Sozialtherapie. Konzepte zur Prävention und Behandlung des psychosozialen Elends. Luchterhand, Neuwied, 1982. Th.-Verz.: 2455

438 Garcia, J.: Autogenes Training und Biokybernetik. Hippokrates, Stuttgart, 1983. Th.-Verz.: 265

439 Garfield, P.: Kreativ Träumen. Bauer, Freiburg, 1980. Th.-Verz.: 2780

440 Garfield, P.: Der Weg des Traum-Mandala Ansatz. Bauer, Freiburg, 1982. Th.-Verz.: 2780

441 Garfield, S.L.: Psychotherapie. Ein eklektischer Ansatz. Beltz, Weinheim, 1982. Th.-Verz.: 665

442 Gastager, H. & S.: Fassadenfamilie. Fischer, Frankfurt, 1980 (TB-Nr. 2220). Th.-Verz.: 850

443 Gastager, H. & S. (Hrsg.): Hilfe in Krisen. Wege und Chancen einer personalen Krisenintervention. Vandenhoeck & Ruprecht, Göttingen, 1982. Th.-Verz.: 1875

444 Gawain, S.: Stell dir vor. Kreativ visualisieren. Sphinx, Basel, 1984. Th.-Verz.: 2870

445 Geba, B.H.: Das Atembuch. Edition Pléjade, Berlin, 1977². Th.-Verz.: 230

446 Geck, M.: Musiktherapie als Problem der Gesellschaft. Klett-Cotta, Stuttgart, 1973. Th.-Verz.: 1685, 1690

447 Geleerd, E.R. (Hrsg.): Kinderanalytiker bei der Arbeit. Klett-Cotta, Stuttgart, 1972. Th.-Verz.: 1740, 2055

448 Gemeindepsychologie (Stichwort). In: Asanger, R./Wenninger, G. (Hrsg.): Handwörterbuch der Psychologie. Beltz, Weinheim, 1980, p. 162-167. Th.-Verz.: 1000

449 Gemeindepsychologie (Stichwort). In: Benesch, H.: Wörterbuch zur klinischen Psychologie, dtv, München, 1981, 1. Bd., p. 217-224 (TB-Nr. 3242). Th.-Verz.: 1000

450 Gendlin, E.T.: Eine Theorie der Persönlichkeitsveränderung. In: Bommert/Dahlhoff (Hrsg.): Das Selbsterleben in der Psychotherapie. Urban & Schwarzenberg, München, 1978. Th.-Verz.: 910

451 Gendlin, E.T.: Focusing. Die Technik der Selbsthilfe bei der Lösung persönlicher Probleme. Müller, Salzburg, 1981. Th.-Verz.: 910

452 Gendlin, E.T.: Interview. In: Psychologie Heute, 3/84, p. 29-32. Th.-Verz.: 910

453 Gerhard, L.: Über die richtige Angst und die falsche Scham. Emotionale Beziehungen zu Klienten. Focus, Giessen, 1979.

454 Gesprächspsychotherapie (Stichwort). In: Benesch, H.: Wörterbuch zur klinischen Psychologie, dtv, München, 1981, Bd. 1, p. 225-251. Th.-Verz.: 1035, 1340

455 Gesprächstherapie (Stichwort). In: Herrmann, T./Hofstätter, P.R. et al. (Hrsg.): Handbuch psychologischer Grundbegriffe. Kösel, München, 1977, p. 180-184. Th.-Verz.: 1035, 1340

456 Gessmann, H.W. (Hrsg.): Bausteine zur Gruppenpsychotherapie. Psychodrama, Bd. 1, Psychtherapeutisches Institut, Kerpen, 1984. Th.-Verz.: 2070

457 Gillies, J.: Transzendenter Sex. Zsolnay, München, 1980 / Heyne, München, 1983 (TB-Nr. 7206). Th.-Verz.: 1615, 2400, 2665

458 Ginott, H.G.: Gruppenpsychotherapie mit Kindern. Theorie und Praxis der Spieltherapie. Fischer, Frankfurt, 1979 (TB-Nr. 6707). Th.-Verz.: div. Th.

459 Glaser, B.G./Strauss, A.: Interaktion mit Sterbenden. Vandenhoeck & Ruprecht, Göttingen, 1974. Th.-Verz.: 2680

460 Glaser, V.: Physiologische Grundlagen einer modernen Bewegungslehre, Teil I-V. In: Atem und Mensch, 1-4/64, 1/65. Helfer, Bad Homburg. Th.-Verz.: 235, 2155

461 Glaser, V.: Die psychotaktile Therapie nach Glaser-Veldmann. In: Physik. Med.,10/66. Th.-Verz.: 235, 2155

462 Glaser, V.: Eutonie. Das Verhaltensmuster des menschlichen Wohlbefindens. Haug, Heidelberg, 1981^2. Th.-Verz.: 770

463 Glasser, W.: Realitätstherapie. Beltz, Weinheim, 1972. Th.-Verz.: 2215

464 Glasser, W.: Identität und Gesellschaft. Beltz, Weinheim, 1974. Th.-Verz.: 2215

465 Goble, F.: Die dritte Kraft. A.H. Maslows Beitrag zu einer Psychologie seelischer Gesundheit. Walter, Freiburg, 1981. Th.-Verz.: 2760

466 Goeppert, S.: Grundkurs Psychoanalyse. Rowohlt, Reinbek, 1976. Th.-Verz.: 2055

467 Göppinger, H./Bresser, P.H. (Hrsg.): Sozialtherapie. Grenzfragen bei der Beurteilung psychischer Auffälligkeiten im Strafrecht. Enke, Stuttgart, 1982. Th.-Verz.: 1495, 1525, 2455

468 Görres, A.: Die Primärtherapie Arthur Janovs. In: Die Psychologie des 20 Jh., Zürich, 1977, p. 1210-1221. Th.-Verz.: 2015, 2805

469 Goetze, H. (Hrsg.): Personenzentrierte Spieltherapie. Grundlagen, Erfahrungen und Perspektiven einer Kindertherapie nach C. Rogers. Hogrefe, Göttingen, 1981. Th.-Verz.: 1035, 1340, 2480

470 Goetze, H./Jaede, W.: Die nicht-direktive Spieltherapie. Fischer, Frankfurt, 1984. (TB-Nr. 42262). Th.-Verz.: 1790, 2475

471 Golan, N.: Krisenintervention. Strategien psychosozialer Hilfe. Lambertus, Freiburg, 1981. Th.-Verz.: 2455

472 Goldberg, C.: Gleichheit in der Psychotherapie? Theorie und Praxis therap. Beziehung. Pfeiffer, München, 1980

473 Goldbrunner, H.: Therapeutische Gruppenarbeit mit Straffälligen. Die ambulante Behandlung von Delinquenten. Kohlhammer, Stuttgart, 1983. Th.-Verz.: 1495, 1525, 2455

474 Goldstein, A.P.: Strukturierte Lerntherapie. Urban & Schwarzenberg, München, 1978. Th.-Verz.: 2655

475 Goldstein, A.P./Stein, N.: Maßgeschneiderte Psychotherapie. Steinkopf, Darmstadt, 1980.

476 Goldstein, J.: Vipassana-Meditation. Schickler, Berlin, 1978. Th.-Verz.: 2865

477 Goleman, D.: Grenzerfahrung Tod. In: Psychologie Heute, 6/77, p. 44 ff. Th.-Verz.: 2680

478 Gordon, R.: Deine heilende Hände. Irisiana, Haldenwang, 1981[2]. Th.-Verz.: 1970, 1975

479 Gordon, T.: Familienkonferenz. Lösung von Konflikten zwischen Eltern und Kind. Rowohlt, Reinbek, 1980 (TB-Nr. 7347). Th.-Verz.: 1070

480 Gordon, T.: Familienkonferenz in der Praxis. Wie Konflikte mit Kindern gelöst werden. Rowohlt, Reinbek, 1981 (TB-Nr. 7461). Th.-Verz.: 1070

481 Goulding, M. & R.L.: Neuentscheidung. Klett-Cotta, Stuttgart, 1981. Th.-Verz.: 1760, 2750

482 Govinda, L.A.: Schöpferische Meditation und multidimensionales Bewußtsein. Freiburg, 1977. Th.-Verz.: 1615

483 Graber, G.H.: Neue Beiträge zur Lehre und Praxis der Psychotherapie. Kernprobleme peri- und pränataler Tiefenpsychologie. Goldmann, München, 1972 (TB-Nr. 9007). Th.-Verz.: 1885, 1995

484 Graber, G.H.: Pränatale Psychologie. Fischer, Frankfurt (TB-Nr. 2123). Th.-Verz.: 1995

485 Graber, G.H./Kruse, F. (Hrsg.): Vorgeburtliches Seelenleben. Kindler, München, 1973. Th.-Verz.: 1885, 1995

486 Gräff: Konzentrative Bewegungstherapie in der Praxis. Hippokrates, Stuttgart, 1983. Th.-Verz.: 1460

487 Graupe, S.R.: Entwicklungstendenzen in der Psychotherapie. In: Psychiatr. Praxis, 4/77, P. 50-58

488 Grawe, K.: Verhaltenstherapie in Gruppen. Urban & Schwarzenberg, München, 1980. Th.-Verz.: 1078, 2820-2855

489 Grawe, K./Dziewas, H.: Interaktionelle Verhaltenstherapie. In: DGVT (Hrsg.): Fortschritte in der Verhaltenstherapie. Kongressbericht Berlin 1977, Sonderheft I/1978, p. 27-49. Th.-Verz.: 1270

490 Grawe, K./Plog, U.: Differentielle Psychotherapie I u. II. Huber, Bern, 1976

491 Green, E. & A.: Biofeedback. Eine Möglichkeit zu heilen. Bauer, Freiburg, 1978. Th.-Verz.: 440, 1615

492 Greenson, R.R.: Technik und Praxis der Psychoanalyse. Klett-Cotta, Stuttgart, 1981[3]. Th.-Verz.: 2055

493 Greenson, R.R.: Psychoanalytische Erkundungen. Klett-Cotta, Stuttgart, 1982. Th.-Verz.: 2055

494 Grinder, J./Bandler, R.: Kommunikation und Veränderung. Struktur der Magie II. Junfermann, Paderborn, 1982. Th.-Verz.: 1135-1160, 1765,

495 Grinder, J./Bandler, R.: Therapie in Trance. Hypnose: Kommunikation mit dem Unvewußten. Klett-Cotta, Stuttgart, 1984. Th.-Verz.: 1135-1160, 1765

496 Groddeck, G.: Psychoanalytische Schriften zur Psychosomatik. Limes, Wiesbaden, 1964. Th.-Verz.: 2055

497 Groddeck, G.: Der Mensch als Symbol. Limes, Wiesbaden, 1965. Th.-Verz.: 2055

498 Groddeck, G.: Das Buch vom Es. Limes, Wiesbaden, 1965 / Fischer, Frankfurt (TB-Nr. 6367). Th.-Verz.: 2055

499 Groddeck, G.: Der Mensch und sein Es. Limes, Wiesbaden, 1966. Th.-Verz.: 2055

500 Groddeck, G.: Verdrängen und heilen. Kindler, München, 1974 (TB-Nr. 2140). Th.-Verz.: 2055

501 Groddeck, G.: Krankheit als Symbol. Fischer, Frankfurt, 1983 (TB-Nr. 6396). Th.-Verz.: 2055

502 Groddeck, G.: Die Natur heilt. Fischer, Frankfurt, 1984 (TB-Nr. 6776). Th.-Verz.: 2055

503 Grof, S.: Topographie des Unbewußten. LSD im Dienst der tiefenpsychologischen Forschung. Klett-Cotta, Stuttgart, 1978. Th.-Verz.: 1565, 1925

504 Grof, S.: Interview mit W. Gross. In: Warum, 3/81, p. 24-30. Th.-Verz.: 1615, 2760

505 Grof, S.: Psychodelische Therapie und Holonomische Integration. In: Integrative Therapie, 3/84, p. 233-252. Th.-Verz.: 1131, 1565, 2065, 2680

506 Grof, S. & C.: Jenseits des Todes. An den Toren des Bewußtseins. Kösel, München, 1984 Th.-Verz.: 1565, 2680

507 Grof, S./Halifax, J.: Die Begegnung mit dem Tod. Klett-Cotta, Stuttgart, 1980. Th.-Verz.: 2680, 2760

508 Gross, E.: Kindertherapie. Ein integratives Therapiekonzept. Fachbuchhandlung für Psychologie. Frankfurt, 1983.

509 Gross, E.: Heilatmung für jeden. Gräfe & Unzer, München, 1984. Th.-Verz.: 220

510 Gross, W.: Geburtserfahrungen in der Psychotherapie. Expeditionen an den Rand unserer Wissenschaften. In.: Kindheit, 2,4/80, p. 271-291. Th.-Verz.: 1885

511 Gross, W.: Was erlebt ein Kind im Mutterleib? Ergebnisse und Folgen der pränatalen Psychologie. Herder, Freiburg, 1982. Th.-Verz.: 1995

512 Gross, W.: Daseinswechsel. Neuere Ansätze der pränatalen und perinatalen Psychologie von Laing, Janov, Grof, Orr, Kruse, Leboyer, Tomatis. In: Emotion, 6/84, p. 47-78. Th.-Verz.: 145, 775, 1131, 1565, 2015, 2230, 2330, 2725, 2805

513 Gross, W.: Finde ich meinen Körper, so finde ich mich. Die neuen Körpertherapien. Herder, Freiburg, 1984 (TB-Nr. 1127). Th.-Verz.: 1350-1360

514 Gross, W./Zeitel, F.: Gruppentherapie - Hilfe für wen? Ein kritischer Überblick über die neuen Methoden und ihre Anwendungserfolge. Herder, Freiburg, 1978 (TB-Nr. 640). Th.-Verz.: 1078

515 Gross-Gstoehl, E.: Zur Bedeutung des Anfassens in der Atemtherapie nach Glaser, o.O., 1984. Th.-Verz.: 235, 2155

516 Gross-Hardt, M.: Erlebnisaktivierung in der Gesprächspsychotherapie. Fachbuchhandlung für Psychologie, Frankfurt, 1983. Th.-Verz.: 1035, 1340

517 Grunwald, M./Marschner, G.: Musik als Therapie oder Störfaktor. Haug, Heidelberg, 1980. Th.-Verz.: 1685, 1690

518 Gruppendynamik (Stichwort). In: Herrmann, T./Hofstätter, P.R. et al. (Hrsg.): Handbuch psychologischer Grundbegriffe. Kösel, München, 1977, p. 184-196. Th.-Verz.: 1078

519 Gruppenpsychotherapie (Stichwort). In: Herrmann, T./Hofstätter, P.R. et al. (Hrsg.): Handbuch psychologischer Grundbegriffe. Kösel, München, 1977, p. 196-202. Th.-Verz.: 1078

520 Gruppentherapie (Stichwort). In: Benesch, H.: Wörterbuch zur klinischen Psychologie, dtv, München, 1981, Bd. 1, p. 252-275 (TB-Nr. 3242). Th.-Verz.: 1078

521 Gschwend, G.: Das positive Tagträumen oder Die Verwirklichung des unbewußten Ichs. Profil, o.O., 1984

522 Günther, H.V.: Tantra als Lebensanschauung. Scherz, München, 1974. Th.-Verz.: 1615, 2400, 2665

523 Guggenbühl-Craig, A.: Seelenwüsten. Betrachtungen über Eros und Psychopathie. Bonz, Fellbach-Oeffingen, o.J. Th.-Verz.: 125, 1415

524 Guhr, E.: Personale Beratung. Voraussetzung und Methode. Vandenhoeck & Ruprecht, Göttingen, 1981. Th.-Verz.: 1875

525 Gundermann, H.: Die Behandlung der gestörten Sprachstimme. Kommunikative Stimmtherapie. Kritik, Theorie, Praxis. Fischer, Stuttgart, 1977. Th.-Verz.: 2495

526 Guntern, G. (Hrsg.): Die Welt, ein schwingendes Gewebe. 2. Internat. ISO-Symposium, Brig, 1983. Th.-Verz.: 2570, 2571

527 Guntern, G./Minuchin, S.: Systemtherapie und Structural Family Therapy. ISO, Brig, 1983. Th.-Verz.: 2570, 2571, 2635.

528 Gutheil, E.A.: Aktive Psychoanalyse. In: Handbuch der Neurosenlehre und Psychotherapie, Bd. 3. Urban & Schwarzenberg, München, 1959. Th.-Verz.: 55, 2055

529 Gutter, A./Luban-Plozza, B.: Familie als Risiko und Chance. Antonius, Solothurn, 1978. Th.-Verz.: 825, 850

530 GWG (Hrsg.): Die klientenzentrierte Gesprächspsychotherapie. Fischer, Frankfurt, 1980 (TB-Nr. 42149). Th.-Verz.: 1035, 1340

531 Haardt, A.M./Klemm, H.: Musiktherapie. Selbsterfahrung durch Musik. Heinrichshofen, Wilhelmshaven, 1982. Th.-Verz.: 1685, 1690

532 Haas, J.: Musiktherapie bei psychischen Störungen. Mit Discographie, Notationsbeispielen, Cassette. Fischer, Stuttgart, 1983. Th.-Verz.: 1685, 1690

533 Haase, H.J.: Die unter sich selbst leiden. Hilfe für psychische Kranke. Ein Psychiatrie-Lehrbuch für Behandelnde und Betroffene. Perimed, Erlangen, 1980

534 Haase, H.J.: Therapie mit Psychopharmaka. Schattauer, Stuttgart, 1982^5. Th.-Verz.: 1925

535 Hackney, H./Cormier, L.S.: Beratungsstrategien, Beratungsziele. Reinhardt, München, 1982^2

536 Haddenbrock, S./Mederer, S.: Tänzerische Gruppenausdrucksgymnastik in der Psychosebehandlung. In: Zeitschrift für Psychotherapie und medizinische Psychologie, 10/60, p. 221-229. Th.-Verz.: 1078, 2670

537 Haeberle, E.J.: Die Sexualität des Menschen. Handbuch und Atlas. De Gruyter, Berlin, 1983. Th.-Verz.: 2400

538 Haendler, O.: Meditation als Lebenspraxis. Berlin, 1977. Th.-Verz.: 1615

539 Hahlweg, K./Schindler, L/Revenstorf, D.: Partnerschaftsprobleme. Diagnose und Therapie. Handbuch für Therapeuten. Springer, Heidelberg, 1982. Th.-Verz.: 1370-1380, 2820-2855

540 Hahlweg, K./Schindler, L./Revenstorf, D.: Partnerschaftsprobleme. Möglichkeiten zur Bewältigung. Ein verhaltenstherapeutisches Programm für Paare. Springer, Heidelberg, 1982. Th.-Verz.: 1370-1380, 2820-2855

541 Halder-Sinn, P.: Verhaltenstherapie. Kohlhammer, Stuttgart, 1985^3. Th.-Verz.: 1370-1380, 2820-2855

542 Haley, J.: Die Kunst der Psychoanalyse. In: Wort und Wirklichkeit, Darmstadt, o.J. Th.-Verz.: 2055

543 Haley, J.: Die Psychotherapie M.H. Ericksons. Pfeiffer, München, 1978. Th.-Verz.: 1160

544 Haley, J.: Gemeinsamer Nenner Interaktion. Strategien der Psychotherapie. Pfeiffer, München, 1978

545 Haley, J.: Ablösungsprobleme Jugendlicher. Familientherapie. Beispiele, Lösungen. Pfeiffer, München, 1981. Th.-Verz.: 850

546 Hall, J.A.: Arbeit mit Träumen in Klinik und Praxis. Junfermann, Paderborn, 1982. Th.-Verz.: 125, 1415

547 Halpern, H.: Abschied von den Eltern. Isko-Press, Hamburg, 1978. Th.-Verz.: 850

548 Halpern, H.: Festhalten oder Loslassen. Wie Eltern zu ihren erwachsenen Kindern eine bessere Beziehung herstellen können. Isko-Press, Hamburg, 1981. Th.-Verz.: 850

549 Halpern, H.: Liebe und Abhängigkeit. Wie wir übergroße Abhängigkeit in einer Beziehung beenden können. Isko-Press, Hamburg, 1982. Th.-Verz.: 850

550 Halprin, A.: Movement Ritual. Bewegungsrituale. Synthesis, Essen, 1983. Th.-Verz.: 2670

551 Hambrecht, M.: Wenn Helfer zu Komplizen werden. Im Teufelskreis der Abhängigkeit. In: Psychologie Heute, 5/82, p. 28-33

552 Hamel, P.M.: Durch Musik zum Selbst, dtv, München, 1980 (TB-Nr. 1589). Th.-Verz.: 1685, 1690

553 Hanefeld, E.: Transpersonale Psychologie und Psychotherapie. c/o: Gesellschaft für Transpersonale Psychologie, Freiburg. Th.-Verz.: 2760

554 Hannah, B.: Begegnungen mit der Seele. Aktive Imagination. Der Weg zu Heilung und Ganzheit. Kösel, München, 1985. Th.-Verz.: 125, 1415

555 Hanus, O.K.: Sehen und heilen. Das neuro-visuelle Training von Georges Quertant. Holler, München, 1984. Th.-Verz.: 1775

556 Happich, C.: Das Bildbewußtsein als Ansatzstelle psychischer Behandlung. In: Zeitschrift für Psychotherapie, Bd. 5. Th.-Verz.: 410, 1615

557 Happich, C.: Anleitung zur Meditation. Roether, Darmstadt, 1948. Th.-Verz.: 410, 1615

558 Harder, G. (Hrsg.): Grundlagen der Musiktherapie und Musikpsychologie. Fischer, Stuttgart, 1982[2]. Th.-Verz.: 1685, 1690

559 Harding, G.: Spieldiagnostik. Weinheim, 1972. Th.-Verz.: 2473

560 Harf, A.: Yoga Praxis. Durch Leibbeherrschung zu Meditation. Freiburg, 1978. Th.-Verz.: 1615, 2905

561 Hariharanada: Krya-Yoga. Hugendubel, München, 1984. Th.-Verz.: 2905

562 Haring, C.: Lehrbuch des autogenen Trainings. Enke, Stuttgart, 1979. Th.-Verz.: 265

563 Hark, H.: Religiöse Neurosen. Ursachen und Heilung. Kreuz, Stuttgart, 1984. Th.-Verz.: 1875

564 Harlfinger, H.: Arbeit als Mittel psychiatrischer Therapie. Hippokrates, Stuttgart, 1968. Th.-Verz.: 175, 360

565 Harper, R.A.: Die neuen Psychotherapien. Müller, Salzburg, 1979. Th.-Verz.: div. Th.

566 Harris, T.A.: Ich bin o.k., du bist o.k. Rowohlt, Reinbek, 1978[8] (TB-Nr. 6916). Th.-Verz.: 2750

567 Hart, J./Corriere, R./Binder, J.: Lebendiges Fühlen. Einführung in die Gefühlstherapie Fachbuchhandlung für Psychologie, Frankfurt, 1983. Th.-Verz.: 870, 990

568 Hart, O. v.d.: Abschiednehmen. Abschiedsrituale in der Psychotherapie. Pfeiffer, München, 1982. Th.-Verz.: 2680

569 Hartig, M. (Hrsg.): Selbstkontrolle. Urban & Schwarzenberg, München, 1975[2]. Th.-Verz.: div. Th.

570 Hartwig, H./Menzen, K.H. (Hrsg.): Kunst-Therapie. In: Ästhetik und Kommunikation, 1984. Th.-Verz.: 1515, 1585

571 Hassan, S.A.: Familie und Störungen Jugendlicher. In: Familiendynamik, 1/77, p. 69-100 / 3/77, p. 242-278. Th.-Verz.: 850

572 Hau, T.F.: Klinische Psychotherapie in ihren Grundzügen. Stuttgart, 1975

573 Hau, T.F./Schindler, S. (Hrsg.): Pränatale und perinatale Psychosomatik. Hippokrates, Stuttgart, 1982. Th.-Verz.: 1885, 1995

574 Hausner, M./Kratochvil, S./Höck, K. (Hrsg.): Psychotherapie in sozialistischen Ländern. Thieme, Leipzig, 1975.

575 Hautzinger, M./Linden, M.: Kognitive Psychotherapie. In: Nervenarzt, 51,11/80, p. 637-643. Th.-Verz.: div. Th.

576 Hautzinger, M./Schulz, W. (Hrsg.): Psychotherapie und Gesellschaft. Ausbildung, Gruppen-, Drogen-, Sozialtherapie. DGVT-Kongress, Tübingen, 1980, Bd. 5. Th.-Verz.: 625, 1078, 2455, 2515

577 Headley, L.: Erwachsene und deren Eltern in gemeinsamer Therapie. Ziele, Methoden, Lösungen. Pfeiffer, München, 1979. Th.-Verz.: 850

578 Heckmann, W. (Hrsg.): Praxis der Drogentherapie. Von der Selbsthilfe zum Verbundsystem. Beltz, Weinheim, 1982. Th.-Verz.: 625, 2515

579 Heermann, M.: Schreibbewegungstherapie als Psychotherapieform bei verhaltensgestörten, neurotischen Kindern und Jugendlichen. Reinhardt, München, 1985[3]. Th.-Verz.: 2605

580 Hegenbarth, W.: Wie radikal ist die Radikale Psychiatrie? In: Psychologie und Gesellschaftskritik, 3 (9/10), 1979, p. 249ff. Th.-Verz.: 2175

581 Heide, P. v.d.: Das therapeutische Gespräch. Freies Geistesleben, Stuttgart, 1981. Th.-Verz.: 140

582 Heide, P. v.d.: Künstlerische Therapie und Heilkunde. Freies Geistesleben, Stuttgart, 1981. Th.-Verz.: 140 u.a.

583 Heide, P. v.d.: Kunst als Therapie. Freies Geistesleben, Stuttgart, 1983. Th.-Verz.: 140 u.a.

584 Heidelberb, R.: Transzendentale Meditation in der geburtshilflichen Psychoprophylaxe. Hannemann, Husum, 1981. Th.-Verz.: 1615, 2765

585 Heigl, F.: Psychotherapeuten vor der Lebensmitte. Einige Charakteristika. In: Prax. Psychother. Psychosom. 25,4/80, p. 163-171

586 Heigl, F./Neun, H. (Hrsg.): Psychotherapie im Krankenhaus. Behandlungskonzepte und -methoden in der stationären Psychotherapie. Vandenhoeck & Ruprecht, Göttingen, 1981

587 Heigl-Evers, A. (Hrsg.): Psychoanalyse und Gruppe. Vandenhoeck & Ruprecht, Göttingen, 1971. Th.-Verz.: 115, 1078, 1085, 2055

588 Heigl-Evers, A. (Hrsg.): Gruppendynamik. Vandenhoeck & Ruprecht, Göttingen, 1973. Th.-Verz.: 115, 1078, 1085, 2055

589 Heigl-Evers, A.: Konzepte der analytischen Gruppenpsychotherapie. Vandenhoeck & Ruprecht, Göttingen, 1978[2]. Th.-Verz.: 115, 1078, 1085, 2055

590 Heigl-Evers, A./Heigl, F.: Gruppenpsychotherapie. Interaktionell-tiefenpsychologisch fundiert, psychoanalytisch. In: Gruppenpsychotherapie und Gruppendynamik, 3/72, p. 132 - 157. Th.-Verz.: 115, 1078, 1085, 2055

591 Heigl-Evers, A./Schepank, H. (Hrsg.): Ursprünge seelisch bedingter Krankheiten. 2 Bde., Vandenhoeck & Ruprecht, Göttingen, 1982

592 Heilveil, J.: Video in der Psychotherapie. Ein Handbuch für die Praxis. Urban & Schwarzenberg, München, 1984

593 Heim, E. (Hrsg.): Milieu-Therapie. Huber, Stuttgart, 1978. Th.-Verz.: 1635

594 Heim, E.: Stütztherapie - neu entdeckt? Plädoyer für adaptive Psychotherapien. In: Psychother. Psychosom. med. Psychol., 30, 6/80, p. 261-273

595 Heim, E.: Praxis der Milieutherapie. Springer, Berlin, 1984. Th.-Verz.: 1635

596 Heiman, J./Lopiccolo, L. & J.: Gelöst im Orgasmus. Humanistische Psychologie, Flach, Frankfurt, 1978. Th.-Verz.: 2400

597 Heinl, H./Petzold, H. (Hrsg.): Psychotherapie und Arbeitswelt. Junfermann, Paderborn, 1983. Th.-Verz.: 175, 360

598 Heinrichs, H.J. (Hrsg.): Der Körper und seine Sprache. Qumran, Frankfurt, 1984.

599 Heinz, W./Korn, S.: Sozialtherapie als Alibi? Fischer, Frankfurt, 1973. Th.-Verz.: 2455

600 Heising, G./Wolff, E.: Kotherapie in Gruppen. Vandenhoeck & Ruprecht, Göttingen, 1976. Th.-Verz.: 1078

601 Heisterkamp, G.: Grundzüge der Therapie und Beratung. In: Zeitschrift für Individualpsychologie, 5,1/80, p. 32-40 / 5,2/80, p. 65-81. Th.-Verz.: 1195, 2675

602 Hellbrügge, T.: Münchner funktionelle Entwicklungsdiagnostik. München, 1978

603 Hellerich, G.: Radikale Therapie und Enttherapeutisierung. Alternative Bewegung in den USA. In: Wambach, M.M. et al. (Hrsg.): Die Museen des Wahnsinns und die Zukunft der Psychiatrie. Suhrkamp, Frankfurt, 1980. Th.-Verz.: 2175

604 Helm, J.H.: Gesprächspsychotherapie. Forschung, Praxis. Ausbildung. Steinkopf, Darmstadt, 1981[3]. Th.-Verz.: 1035, 1340

605 Helmchen, H./Linden, M./Rüger, U. (Hrsg.): Psychotherapie in der Psychiatrie. Springer, Berlin, 1982

606 Hergrüter, E.: Therapie in der Gemeinschaft. Erfahrungen mit therapeutischen Übergangseinrichtungen. Campus, Frankfurt, 1983

607 Hernegger, R.: Psychologische Anthropologie. Von der Vorprogrammierung zur Selbststeuerung. Beltz, Weinheim, 1982

608 Herrmann, T./Hofstätter, P.R. et al. (Hrsg.): Handbuch psychologischer Grundbegriffe. Kösel, München, 1977. Th.-Verz.: div. Th.

609 Herzog-Dürck, J.: Menschsein als Wagnis. Neurose und Heilung im Sinne einer Personalen Psychotherapie. Klett,Stuttgart, 1960. Th.-Verz.: 1910

610 Herzog-Dürck, J.: Probleme menschlicher Reife. Person und Identität in der Personalen Psychotherapie. Klett, Stuttgart, 1969. Th.-Verz.: 1910

611 Heyer-Grote, L. (Hrsg.): Atemschulung als Element der Psychotherapie. Wissenschaftliche Buchgesellschaft, Darmstadt, 1970. Th.-Verz.: 220

612 Hicklin, A.: Begegnung und Beziehung. Ein Versuch, zu umschreiben, was frei-sein in Beziehungen sein könnte. Benteli, Bern, 1982. Th.-Verz.: 575, 785

613 Hille, J.: Gestaltberatung. In: Gruppendynamik, 2/82, p. 91-103. Th.-Verz.: 1050

614 Hillmann, J.: Am Anfang war das Bild. Unsere Träume, Brücke der Seele zu den Mythen, o.O., 1983. Th.-Verz.: 2780

615 Hillmann, J.: Pan und die natürliche Angst. Über die Notwendigkeit der Alpträume für die Seele. Bonz, Fellbach-Oeffingen, o.J.

616 Hinsch/Pfingsten: Gruppentraining sozialer Kompetenz. Urban & Schwarzenberg, München, 1983. Th.-Verz.: 1078

617 Hippius, M. (Hrsg.): Transzendenz als Erfahrung. Weilheim, 1966. Th.-Verz.: 1205

618 Hockel, M./Feldhege, F.J. (Hrsg.): Handbuch der angewandten Psychologie, Bd. 2: Behandlung und Gesundheit. Moderne Industrie, Landsberg, 1981. Th.-Verz.: div. Th.

619 Hodgson, R./Miller, P.: Der abhängige Mensch. Was tun gegen Süchte, Gewohnheiten, Zwänge? Kösel, München, 1985. Th.-Verz.: 625, 2515

620 Hoellen, B./Kessler, B.H.: Grundzüge der Rational-Emotiven-Psychotherapie. In: RET-Report, 1,1/80, p. 9-18. Th.-Verz.: 1380, 2190

621 Hoellering, A.: Die Bedeutung der rhythmisch-musikalischen Erziehung für die Psychotherapie. In: Petzold, H.: Psychotherapie und Körperdynamik. Junfermann, Paderborn, 1977[2], p. 266-288. Th.-Verz.: 2305

622 Hörmann, K.: Die heilende Kraft der Klänge. Musiktherapie. In: Psychologie Heute, 12/84, p. 40-47. Th.-Verz.: 1685, 1690

623 Hofbauer, L.: Atmungspathologie und Therapie. Berlin, 1982. Th.-Verz.: 220

624 Hoff, F.: Zur Psychologie des Sterbenden. In: Medizin. Welt, 26,1/75, p. 12-17. Th.-Verz.: 2680

625 Hoffmann, B.: Handbuch des autogenen Trainings, dtv, München, 1979[2] (TB-Nr. 3138). Th.-Verz.: 265

626 Hoffmann, K.: Tanz-Trance-Transformation. Ein Handbuch. Dianus-Trikont, München, 1984. Th.-Verz.: 2670

627 Hoffmann, L.: Grundlagen der Familientherapie. Konzepte für die Entwicklung von Systemen. Isko-Press, Hamburg, 1982. Th.-Verz.: 850

628 Hoffmann, M.: Intensivtraining in Rational-Emotiver-Therapie. In: Mitteilungen der DGVT, 12,1/80, p. 110-113. Th.-Verz.: 1380, 2190

629 Hoffmann, N.: Therapeutische Methoden in der Sozialarbeit. Müller, Salzburg, 1977. Th.-Verz.: 2455

630 Hoffmann, N. (Hrsg.): Grundlagen kognitiver Therapie. Huber, Stuttgart, 1979. Th.-Verz.: 1380

631 Hofmann, A.: LSD - Seine Erfindung und Stellung innerhalb der Psychodrogen. In: Völger, G. (Hrsg.): Rausch und Realität, 3 Bde., Rowohlt, Reinbek, 1983. Th.-Verz.: 625, 1565, 2515

632 Hofstätter, P.: Gruppendynamik. Rowohlt, Reinbek (TB-Nr. 038). Th.-Verz.: 1078

633 Hollmann, W.: Psychosomatische Atemtherapie. In: Die Heilkunst, 1,23/53. Th.-Verz.: 220

634 Horney, K.: Unsere inneren Konflikte. Neurosen in unserer Zeit. Entstehung, Entwicklung, Lösung. Kindler, München, 1973 (TB-Nr. 2104). Th.-Verz.: 1740

635 Hostie, R.: Training zur Sensibilisierung für menschliche Beziehungen. Ein praktischer Leitfaden. Müller, Salzburg, 1975

636 Houben, A.: Klinisch-psychologische Beratung. Ansätze einer psychoanalytisch fundierten Technik. Reinhardt, München, 1975 (UTB 453). Th.-Verz.: 2055

637 Houston, J.: Interview mit W. Gross. In: Warum, 5/81, p. 25-27. Th.-Verz.: 2120, 2760

638 Houston, J.: Der mögliche Mensch. Handbuch zur Entwicklung des menschlichen Potentials. Sphinx, Basel, 1984. Th.-Verz.: 220, 1615, 2120

639 Howe, J. (Hrsg.): Integratives Handeln in der Gesprächstherapie. Ein Kompendium zur Kombination therapeutischer Verfahren. Beltz, Weinheim, 1982. Th.-Verz.: div. Th.

640 Howe, E.J. (Hrsg.): Therapieformen im Dialog. Anwendung und Integration von Gesprächspsychotherapie, Psychoanalyse und Verhaltenstherapie. Kösel, München, 1982. Th.-Verz.: div. Th.

641 Howe, J./Ochsmann, R. (Hrsg.): Tod - Sterben - Trauer. Bericht über die 1. Tagung zur Thanato-Psychologie. Fachbuchhandlung für Psychologie, Frankfurt, 1984. Th.-Verz.: 2680

642 Howells, J.G.: Familien-Psychotherapie. Grundlagen und Methoden. Reinhardt, München, 1978. Th.-Verz.: 850

643 Huddleston, P.: Selbstheilung durch Vorstellungskraft. In: Hologramm, 18/80, p. 17-19

644 Humanistische Psychologie (Stichwort). In: Asanger, R./Wenninger, G. (Hrsg.): Handwörterbuch der Psychologie. Beltz, Weinheim, 1980, p. 194-203

645 Humanistische Therapie (Stichwort). In: Benesch, H.: Wörterbuch zur klinischen Psychologie, dtv, München, 1981, Bd. 1, p. 276-287. (TB-Nr. 3242)

646 Hume, W.: Biofeedback. Forschung und Therapie. Huber, Stuttgart, 1979. Th.-Verz.: 440

647 Huppmann, G./Strobel, W.: Musiktherapie. Hogrefe, Göttingen, 1978. Th.-Verz.: 1685, 1690

648 Husemann, F.: Das Bild des Menschen als Grundlage der Heilkunst, 3 Bde., Freies Geistesleben, Stuttgart, 1980. Th.-Verz.: 140

649 Husemann, F.: Vom Bild und Sinn des Todes. Geschichte, Physiologie und Psychologie des Todesproblems. Fischer, Frankfurt, 1982 (TB-Nr. 5510). Th.-Verz.: 2680

650 Hypnosetherapie (Stichwort). In: Benesch, H.: Wörterbuch zur klinischen Psychologie, dtv, München, 1981, Bd. 1, p. 288-301 (TB-Nr. 3242). Th.-Verz.: 1135-1160

651 Iljine, V.N.: Therapeutisches Theater. In: Petzold, H.: Angewandtes Psychodrama. Junfermann, Paderborn, 1978, p. 228-246. Th.-Verz.: 2695

652 Illing, H.S./Benedict, J.: Entwicklung und Stand der amerikanischen Musiktherapie. In: Teirich, H.R. (Hrsg.): Musik in der Medizin. Stuttgart, 1958, p. 26-33. Th.-Verz.: 1685, 1690

653 Imhof, A.E.: Die gewonnenen Jahre oder von der Notwendigkeit einer neuen Einstellung zu Leben und Sterben. Beck, München, 1981. Th.-Verz.: 2680

654 Immisch, H./Ständer, H./Auert, R.: Malen - Hilfe für Erwachsene. Lambertus, Freiburg, 1984. Th.-Verz.: 1515, 1520, 1585

655 Inkeles, G./Todris, M.: Die Kunst der zärtlichen Massage. Bauer, Freiburg, 1982. Th.-Verz.: 1970, 1975, 2400

656 Ivey, A.E./Authier, J.: Microcounseling. Neue Wege im Kommunikationstraining. Bratt-Institut für Neues Lernen, 1983. Th.-Verz.: 1390

657 Jaccard, R.: Der Wahnsinn. Zusammenfassung heutiger Theorien, Kategorien und Therapieverfahren. Ullstein, Berlin, 1983 (TB-Nr. 35160). Th.-Verz.: div. Th.

658 Jacoby, H.: Alfred Adlers Individualpsychologie und dialektische Charakterkunde. Fischer, Frankfurt, 1983 (TB-Nr. 6773). Th.-Verz.: 1195

659 Jaeggi, E.: Kognitive Verhaltenstherapie. Beltz, Weinheim, 1979. Th.-Verz.: 1380

660 Jaeggi, E. et al.: Andere Verstehen. Ein Trainingskurs für Psychotherapeuten und Berater. Beltz, Weinheim, 1983.

661 Jaffe, J./Peterson, R./Hodgson, R.: Sucht und Abhängigkeit. Flucht aus dem Alltag. Beltz, Weinheim, 1982. Th.-Verz.: 625, 2515

662 James, M./Jongeward, D.: Spontan leben. Übungen zur Selbstverwirklichung. Rowohlt, Reinbeck, 1981. Th.-Verz.: 1050, 2750

663 James, M./Savary, L.M.: Befreites Leben. Transaktionsanalyse und religiöse Erfahrung. Kaiser, München, 1982^2. Th.-Verz.: 2750

664 Jampolsky, G.G.: Lieben heißt die Angst verlieren. Hübner, Waldeck-Dehringhausen, 1983^3. Th.-Verz.: 2680

665 Jambpolsky, G.G.: Wenn deine Botschaft Liebe ist. Kösel, München, 1984. Th.-Verz.: 2680

666 Janke, W.: Einführung in die Pharmakopsychologie. Stuttgart, 1977. Th.-Verz.: 1925

667 Jankowski, P. et al. (Hrsg.): Klientenzentrierte Psychotherapie heute. 1. Europ. Kongr. f. Gesprächspsychotherapie in Würzburg 1974. Hogrefe, Göttingen, 1976. Th.-Verz.: 1035, 1340

668 Janov, A.: Anatomie der Neurose. Fischer, Frankfurt. (TB-Nr. 6322). Th.-Verz.: 2015, 2805

669 Janov, A.: Das befreite Kind. Fischer, Frankfurt (TB-Nr. 6345). Th.-Verz.: 2015, 2805

670 Janov, A.: Der Urschrei. Fischer, Frankfurt (TB-Nr. 6286). Th.-Verz.: 2015, 2805

671 Janov, A.: Revolution der Psyche. Fischer, Frankfurt, 1976. Th.-Verz.: 2015, 2805

672 Janov, A.: Gefangen im Schmerz, Fischer, Frankfurt, 1981. Th.-Verz.: 2015, 2805

673 Janov, A.: Frühe Prägungen. Fischer, Frankfurt, 1984. Th.-Verz.: 2015, 2805

674 Jaquenoud, R./Rauber, A.: Intersubjektivität und Beziehungserfahrung als Grundlage der therapeutischen Arbeit in der Gestalttherapie. Junfermann, Paderborn, 1981. Th.-Verz.: 1050

675 Jentschura, G. (Hrsg.): Beschäftigungstherapie. Thieme, Stuttgart, 1979^3. Th.-Verz.: 175, 360

676 Jervis, G.: Kritisches Handbuch der Psychiatrie. Syndikat, Frankfurt, 1978^2. Th.-Verz.: 145

677 Johnson, D.: Rolfing und die menschliche Flexibilität. Synthesis, Essen, 1980. Th.-Verz.: 2320

678 Jonas, A.D.: Kurz-Psychotherapie in der Allgemeinmedizin. Das gezielte Interview. Hippokrates, Stuttgart, 1981

679 Jones, G.S.: Therapie oder Tortur? Philosophie, Technik und Zukunft der Psychodynamik. Klett-Cotta, Stuttgart, 1977

680 Jones, M.: Prinzip der therapeutischen Gemeinschaft. Huber, Stuttgart, 1976

681 Jürgens, G.: Überblick zur Familientherapie. Ausbildung, berufliche Situation, Supervision. In: Schneider, K. (Hrsg.): Familientherapie aus der Sicht therapeutischer Schulen. Junfermann, Paderborn, 1983. Th.-Verz.: 850

682 Jumpertz, H.: Geöffnete (r) Faust III. Teil. Ein Beispiel zur Selbsttherapie. Von der Individualpsyche zur Kollektivpsyche. Jumpertz, Freiburg, 1982

683 Jung, C.G.: Bewußtes und Unbewußtes. Fischer, Frankfurt (TB-Nr. 6058). Th.-Verz.: 125, 1415

684 Jung, C.G.: Über die Psychologie des Unbewußten. Fischer, Frankfurt (TB-Nr. 6299). Th.-Verz.: 125, 1415

685 Jung, C.G.: Über Grundlagen der analytischen Psychologie. Fischer, Frankfurt (TB-Nr. 6302)

686 Jung, C.G.: Werkausgabe. Walter, Freiburg, 1978 ff. Th.-Verz.: 125, 1415

687 Junker, H./Wassner, T.: Psychotherapeutisch denken. Patient und Therapeut in der analytischen Arbeit. Springer, Heidelberg, 1984. Th.-Verz.: 2055

688 Jyengar, B.K.S.: Licht auf Pranayama. Das grundlegende Lehrbuch der Atemschule des Yoga. Barth, München, 1984. Th.-Verz.: 220, 2905

689 Kadinsky, D.: Die Entwicklung des Ich beim Kinde. Ein Beitrag zur analytischen Kinderpsychologie. Fischer, Frankfurt, 1983 (TB-Nr. 42242). Th.-Verz.: 125, 1415

690 Kadis, A.L. et al.: Praktikum der Gruppenpsychotherapie. Frommann-Holzboog, Stuttgart, 1982. Th.-Verz.: 1078

691 Kalweit, H.: Die Entfremdung des Bewußtseins I u. II. In: Psychologie Heute, 7/82, p. 54-60. Th.-Verz.: 2760

692 Kamala Devi: Tantra Sex. Goldmann, München (TB-Nr. 10743). Th.-Verz.: 2400, 2665

693 Kanfer, F.H./Goldstein, A.P.: Möglichkeiten der Verhaltensänderung. Urban & Schwarzenberg, München, 1977. Th.-Verz.: 1380, 2360, 2655, 2850

694 Kaplan, H.S.: Sexualtherapie. Ein neuer Weg für die Praxis. Enke, Stuttgart, 1979. Th.-Verz.: 2400

695 Kaplan, H.S.: Hemmungen der Lust. Neue Konzepte der Psychosexualtherapie. Enke, Stuttgart, 1981. Th.-Verz.: 2400

696 Kappstein, S.: An-mo. Die chinesiche Mikromassage. Bauer, Freiburg, 1982. Th.-Verz.: 1350-1360

697 Kapuste, H.: Befunde, Hypothesen und Fragen zur Psychologie der Sucht. Institut für Ausbildungsforschung G.m.b.H., München. Th.-Verz.: 625, 2515

698 Kast, V.: Trauern. Phasen und Chancen des psychischen Prozesses. Kreuz, Stuttgart, 1982. Th.-Verz.: 2680

699 Kast, V./Barth, H.M./Pflüger, P.M.: Grenzen in Seelsorge und Psychotherapie. Bonz, Fellbach-Oeffingen, 1981.

700 Katzenstein, A.: Psychotherapie. Wege zur Veränderung von Einstellung und Verhalten. Akademie, Berlin, 1980

701 Kaufman, E./Kaufmann, P. (Hrsg.): Familientherapie bei Alkohol- und Drogenabhängigkeit. Lambertus, Freiburg, 1983. Th.-Verz.: 625, 850, 2515

702 Kaufmann, L.: Familie - Kommunikation - Psychose. Huber, Bern, 1972. Th.-Verz.: 850

703 Kaufmann, L.: Familientherapie. In: Kisker, K.P. et al. (Hrsg.): Psychiatrie der Gegenwart, Vol. III. Springer, Berlin, 1975, p. 669-710. Th.-Verz.: 850

704 Kehrer, A./Scheer, P. (Hrsg.): Das weite Land der Individualpsychologie. Literas, Wien, 1983. Th.-Verz.: 1195

705 Keleman, S.: Lebe dein Sterben. Isko-Press, Hamburg, 1979. Th.-Verz.: 1050, 1350, 2680

706 Keleman, S.: Leibhaftes Leben. Wie wir uns über den Körper wahrnehmen und gestalten können. Kösel, München, 1982. Th.-Verz.: 430, 1050, 1350

707 Keleman, S.: Dein Körper formt dein Selbst. Selbsterfahrung durch Bioenergetik. MVG, Landsberg, 1984. Th.-Verz.: 430

708 Keller-Husemann, U.: Destruktive Sexualität. Krankheitsverständnis und Behandlung der sexuellen Perversion. Fachbuchhandlung für Psychologie, Frankfurt, 1983. Th.-Verz.: 2400

709 Kempler, W.: Grundzüge der Gestalt-Familientherapie. Klett-Cotta, Stuttgart, 1975 und dtv, Klett-Cotta, Stuttgart, 1985 (TB-Nr. 15008). Th.-Verz.: 850, 1040, 1050

710 Kennedy, E.: Handbuch der Sexualberatung. Styria, Graz/Wien, 1979. Th.-Verz.: 2400

711 Kersken-Canbaz, S.: Die Befreiung der Körperenergie. Ein praktisches Übungshandbuch. Esoterischer Verlag, Kersken-Canbaz, Berlin, 1984. Th.-Verz.: 1350-1360, 1615, 2905

712 Kessler, B.H./Hoellen, B.: Rational-Emotive-Therapie in der klinischen Praxis. Beltz, Weinheim, 1982. Th.-Verz.: 1380, 2190

713 Kestler, M.: Feminismus und Psychotherapie. Psychische Aspekte der Emanzipation. Reinhardt, München, 1978. Th.-Verz.: 875, 935

714 Keupp, H./Rerrich, D. (Hrsg.): Psychosoziale Praxis - Gemeindepsychologische Perspektiven. Ein Handbuch in Schlüsselbegriffen. Urban & Schwarzenberg, München, 1982. Th.-Verz.: 1000, 1635, 2455

715 Keyerling, A.: Der Körper ist nicht das Grab der Seele, sondern das Abenteuer des Bewußtseins. Verlag im Waldgut, Wald/Schweiz, o.J. Th.-Verz.: 1350-1360

716 Keyes, K.: Das Leben genießen - trotz allem. Hübner, Waldeck-Dehringhausen, 1984. Th.-Verz.: div. Th.

717 Keyes, M.F.: Kreative Therapie und Gestalt. In: Integrative Therapie, 1/75, p. 34-44. Th.-Verz.: 560

718 Keyserling, A.: Interview mit W. Gross. In: Warum, 5/81, p. 20-24. Th.-Verz.: 2760

719 Keyserlingk, L. v.: Rollenspiele für Kinderprobleme. Herder, Freiburg, 1979 (TB-Nr. 9069). Th.-Verz.: 2475, 2480

720 Kickbusch, J./Trojan, A.: Gemeinsam sind wir stärker. Selbsthilfegruppen und Gesundheit. Fischer, Frankfurt, 1981. Th.-Verz.: 1078

721 Kiernan, T.: Psychotherapie. Kritischer Führer durch Theorien und Praktiken. Fischer, Frankfurt, 1976 (TB-Nr. 6374). Th.-Verz.: div. Th.

722 Kind, H.: Psychotherapie und Psychotherapeuten. Methoden und Praxis. Thieme, Stuttgart, 1982. Th.-Verz.: div. Th.

723 Kindertherapie (Stichwort). In: Benesch, H.: Wörterbuch zur klinischen Psychologie, dtv, München, 1981, Bd. 1, p. 339-351. Th.-Verz.: div. Th.

724 Kinder- und Jugendlichenpsychotherapie (Stichwort). In: Asanger, R./Wenninger, G. (Hrsg.): Handwörterbuch der Psychologie. Beltz, Weinheim, 1980, p. 231-235. Th.-Verz.: div. Th.

725 Kindler (Hrsg.): Psychologie des 20. Jahrhunderts. 15 Bde. u. 1 Reg.Bd., Kindler München, 1981. Neuauflage: Beltz, Weinheim, 1983 ff. Th.-Verz.: div. Th.

726 Kiphard, E.J.: Bewegung heilt. Flottmann, Hamburg, 1977^{6}. Th.-Verz.: 365-380, 1660

727 Kiphard, E.J.: Psychomotorische Entwicklungsförderung, 3 Bde., Flottmann, Hamburg, 1980 ff. Th.-Verz.: 365-380, 1660

728 Kiphard, E.J./Huppertz, H.: Erziehung durch Bewegung. Dürr'sche Buchhandlung, Bad Godesberg, 1973^{3}. Th.-Verz.: 365-380, 1660

729 Kirchmann, E.: Moderne Methoden der Bewegungstherapie. Integrative Therapie, Beiheft 2, Junfermann, Paderborn, 1979. Th.-Verz.: 1240, 1460, 2300, 2305

730 Kirsten/Müller-Schwarz: Gruppentraining. Übungsbuch mit 59 Psycho-Spielen. Trainingsaufgaben und Tests. Rowohlt, Reinbek, 1976 (TB-Nr. 6943). Th.-Verz.: 1078

731 Kittler, U./Munzel, F.: Was lese ich, wenn ich traurig bin. Angewandte Bibliotherapie. Herder, Freiburg, 1984 (TB-Nr. 1109). Th.-Verz.: 400

732 Kjellrup, M.: Bewußt mit dem Körper leben. Ehrenwirth, München, 1982[3]. Th.-Verz.: 770

733 Klages, W.: Der sensible Mensch. Psychologie, Psychopathologie, Therapie. Enke, Stuttgart, 1978. Th.-Verz.: div. Th.

734 Klauss, T.: Der Heim-Psychologe. Reinhardt, München, 1983. Th.-Verz.: 1635, 2455

735 Klein, I.: Gruppenleiten ohne Angst. Ein Handbuch für Gruppenleiter. Pfeiffer, München, 1984. Th.-Verz.: 1078

736 Klein, M.: Die Psychoanalyse des Kindes. Reinhardt, München, 1971[2]. Th.-Verz.: 120, 2480

737 Klein, M.: Ein Kind entwickelt sich. Methode und Technik der Kinderanalyse. Fischer, Frankfurt, 1981 (TB-Nr. 2222). Th.-Verz.: 120, 2480

738 Klein, M.: Ein Mensch für mich. Wege zu Freundschaft, Liebe und Partnerschaft. Econ, Düsseldorf, 1982. Th.-Verz.: 2750

739 Klein, M.: Das Seelenleben des Kleinkindes. Standardwerk der Psychoanalyse. Klett-Cotta, Stuttgart, 1982[2]. Th.-Verz.: 120, 2480

740 Klein, P.: Tanztherapie. Eine einführende Betrachtung im Vergleich mit konzentrativer und integrativer Bewegungstherapie. Pro Hanus, Suderburg, 1985. Th.-Verz.: 1240, 1460, 2670

741 Kleinsorge, H.: Selbstentspannung. Trainingsheft für das Autogene Training. Fischer, Stuttgart, 1983[6]. Th.-Verz.: 11, 265

742 Kleinsorge, H./Klumbies, G.: Technik der Hypnose für Ärzte. Fischer, Jena/DDR, 1969. Th.-Verz.: 11, 1135-1160

743 Klotz-Wiesenhütter, M.: Selbstfindung über den Leib. Funktionelle Entspannung als tiefenpsychologisch fundiertes Verfahren. Hippokrates, Stuttgart, 1982. Th.-Verz.: 970

744 Kluge, K.J./Pick, C.: Spieltherapie und ihre Methoden. Reha, Bonn, 1980. Th.-Verz.: 2480

745 Klumbies, G.: Psychotherapie in der Inneren und Allgemeinmedizin. Akademie, Berlin, 1980[3].

746 Kniffki, C.: Transzendentale Meditation und Autogenes Training. Kindler, München, 1979 (TB-Nr. 2197). Th.-Verz.: 265, 2765

747 Knill, P.J.: Ausdruckstherapie. Künstlerischer Ausdruck in Therapie und Erziehung als intermediale Methode. Ohlsen/Eres, Lilienthal, 1979. Th.-Verz.: 260, 750, 1515-1520, 1585

748 Knobloch, F. & J.: Integrierte Psychotherapie. Enke, Stuttgart, 1983

749 Knoepfel, H.K.: Einführung in die Balint-Gruppenarbeit. Fischer, Stuttgart, 1980. Th.-Verz.: 310

750 Knoepfel, H.K.: Einführung in die analytische Psychotherapie. Fischer, Stuttgart, 1983. Th.-Verz.: 2055

751 Kockott, G. (Hrsg.): Sexuelle Störungen. Urban & Schwarzenberg, München, 1977. Th.-Verz.: 2400

752 Körpertherapie (Stichwort). In: Benesch, H.: Wörterbuch zur klinischen Psychologie, dtv, München, 1981 (TB-Nr. 3243), Bd. 2, p. 21-29. Th.-Verz.: div. Th.

753 Koestler, A.: Rückkehr in den Kosmos. In: Psychologie Heute, 6/77, p. 48 ff. Th.-Verz.: 2680

754 Kofler, L.: Die Kunst des Atmens. Bärenreiter, Kassel, 1977[24]. Th.-Verz.: 220

755 Kogan, G. (Hrsg.): Dein Körper arbeitet. Ein Wegweiser zu Gesundheit, Energie und Gleichgewicht. Voksverlag, Linden, 1983. Th.-Verz.: 1350-1360, 1615, 1990, 2320, 2760

756 Kognitive Therapie (Stichwort). In: Benesch, H.: Wörterbuch zur klinischen Psychologie, dtv, München, 1981 (TB-Nr. 3242), Bd. 1, p. 387-395. Th.-Verz.: div. Th.

757 Kohler, C.: Kommunikative Psychotherapie. Jena, 1968. Th.-Verz.: 1400

758 Kohler, C. (Hrsg.): Musiktherapie. Theorie und Methodik. Jena, 1971. Th.-Verz.: 1685-1690

759 Kommunikationstherapie (Stichwort). In: Benesch, H.: Wörterbuch zur klinischen Psychologie, dtv, München, 1981 (TB-Nr. 3242), Bd. 1, P. 396-410. Th.-Verz.: 1390

760 Komplexe Psychologie (Stichwort). In: Benesch, H.: Wörterbuch zur klinischen Psychologie, dtv, München, 1981 (TB-Nr. 3242), Bd. 1, p. 411-423. Th.-Verz.: 125, 1415

761 Koob, O.: Erkennen und heilen. Anthroposophische Gesichtspunkte zur seelischen Hygiene. Freies Geistesleben, Stuttgart, 1984. Th.-Verz.: 140

762 Kopp, S.: Triffst du Buddha unterwegs - töte ihn. Psychotherapie und Selbsterfahrung. Fischer, Frankfurt, 1978 (Tb-Nr. 3374). Th.-Verz.: 1615, 2760

763 Kopp, S.: Kopfunten hängend sehe ich alles anders. Psychotherapie und die Kräfte des Dunkels. Diederichs, Düsseldort, 1982. Th.-Verz.: 2760

764 Kopp, S.: Rollenschicksal und Freiheit. Psychotherapie als Theater. Junfermann, Paderborn, 1982. Th.-Verz.: 2760

765 Kottwitz, G.: Wege zur Neuentscheidung. Institut für Kommunikationstherapie, Kottwitz, Berlin, 1980. Th.-Verz.: 2750

766 Kovel, J.: Kritischer Leitfaden der Psychotherapie. Campus, Frankfurt, 1977. Th.-Verz.: div. Th.

767 Kraiker, C.: Handbuch der Verhaltenstherapie. Kindler, München, 1974. Th.-Verz.: 1380, 2850

768 Kraiker, C./Peter, B. (Hrsg.): Psychotherapieführer. Beck, München, 1983. Th.-Verz.: div. Th.

769 Kramer, E.: Kunst als Therapie mit Kindern. Reinhardt, München, 1978[2]. Th.-Verz.: 1515, 1520, 1585

770 Kranich, R. (Hrsg.): Dialektische Meditation. Materialien zum Bewußtseinswandel. Anders Leben, Wies, 1984. Th.-Verz.: 1615

771 Kraus, W.: Gemeindepsychologie in der Praxis. Evaluation gemeindepsychiatrischer Praxis. DGVT, Tübingen, 1981. Th.-Verz.: 1000

772 Krause, R.: Kombination therapeutischer Vorgehensweisen. In: Jankowski, P. et al. (Hrsg.): Klientenzentrierte Psychotherapie heute. Bericht über den 1. Europ. Kongr. fü. GT in Würzburg, 1974. Hogrefe, Göttingen, 1976, p. 208-213. Th.-Verz.: div. Th.

773 Krause, R./Simons, D.: Sozialtherapeutische Ansätze im Strafvollzug. In: Handbuch der Psychologie. Hogrefe, Göttingen, o.J., Bd. 8/2. Halb., p. 2980-3001. Th.-Verz.: 1495, 1525, 2455

774 Kravette, S.: Hundert Wege zur vollkommenen Entspannung. Bodymind, Berlin, 1983. Th,. Th.-Verz.: div. Th.

775 Kravette, S.: Meditation - Das unbegrenzte Abenteuer. Dianus-Trikont, München, 1984. Th.-Verz.: 1615

776 Krebstherapie (Stichwort). In: Themenheft "Hypnose und Kognition", 1/84. Th.-Verz.: 1135-1160, 1490, 1605, 1615

777 Krege, W.: Begriffe der Gruppendynamik. Klett-Cotta, Stuttgart, 1977. Th.-Verz.: 1078

778 Kreiler, K.: Der sezierte Dämon. Zum Fall Otto Gross. In: Ästhetik & Kommunikation 37/79, p. 47-55. Th.-Verz.: 125, 1415, 2055

779 Kretschmer, E.: Psychotherapeutische Studien. Thieme, Stuttgart, 1949

780 Kretschmer, W.: Protreptik. In.: Frankl, V.E. et al. (Hrsg.): Handbuch der Neurosenlehre und Psychotherapie. München, 1959. Th.-Verz.: 2035

781 Kreuzer, F./Frankl. V.E.: Im Anfang war der Sinn. Von der Psychoanalyse zur Logotherapie. Deuticke, Wien, 1982. Th.-Verz.: 1550

782 Kriminaltherapie (Stichwort). In: Benesch, H.: Wörterbuch zur klinischen Psychologie, dtv, München, 1981 (TB-Nr. 3243), Bd. 2, p. 30-34. Th.-Verz.: 1495, 1525, 2455

783 Kröger, M.: Themenzentrierte Seelsorge nach C. Rogers und R. Cohn. Kohlhammer, Stuttgart, 1983[3]. Th.-Verz.: 1035, 1340, 1875, 2685

784 Kröner, B./Sachse, R.: Biofeedbacktherapie. Kohlhammer, Stuttgart, 1981. Th.-Verz.: 440

785 Krüger, W.: Neue Wege der Gruppentherapie. Das Berliner Modell von J. Rattner, dtv, München, 1984 (TB-Nr. 10243). Th.-Verz.: 1078

786 Kübler-Ross, E.: Was können wir noch tun? Kreuz, Berlin, 1975 / GTB-Siebenstern (TB-Nr. 369). Th.-Verz.: 2680

787 Kübler-Ross, E.: Interviews mit Sterbenden. Kreuz, Stuttgart, 1977[11]. Th.-Verz.: 2680

788 Kübler-Ross, E.: Leben, bis wir Abschied nehmen. Kreuz, Stuttgart, 1979. Th.-Verz.: 2680

789 Kübler-Ross, E.: Reif werden zum Tod. Kreuz, Stuttgart, 1981[4]. Th.-Verz.: 2680

790 Kübler-Ross, E.: Verstehen, was Sterbende sagen wollen. Einführung in ihre symbolische Sprache. Kreuz, Stuttgart, 1982. Th.-Verz.: 2680

791 Kübler-Ross, E.: Befreiung aus der Angst. Berichte aus dem Workshop 'Leben, Tod und Übergang'. Kreuz, Stuttgart, 1983. Th.-Verz.: 2680

792 Küchler, J.: Gruppendynamische Verfahren in der Aus- und Weiterbildung. Grundlagen, Materialien, Einsatzmöglichkeiten. Kösel, München, 1979. Th.-Verz.: 1078

793 Kühlewind, G.: Vom Normalen zum Gesunden. Wege zur Befreiung des erkrankten Bewußtseins. Freies Geistesleben, Stuttgart, 1983. Th.-Verz.: 140

794 Kümmel, W.F.: Musik und Medizin. Alber, München, 1977. Th.-Verz.: 1685, 1690

795 Kuhn, M.: So macht Leben Spaß. Bauer, Freiburg, 1984. Th.-Verz.: div. Th.

796 Kurtz, R.: Körperzentrierte Psychotherapie. Die Hakomi-Methode. Synthesis, Essen, 1984. Th.-Verz.: 1100, 1360

797 Kurtz, R./Prestera, H.: Botschaften des Körpers. Kösel, Stuttgart, 1981[2]. Th.-Verz.: 1350, 1360

798 Kurztherapie (Stichwort). In: Benesch, H.: Wörterbuch zur klinischen Psychologie, dtv, München, 1981 (TB-Nr. 3243), Bd. 2, p. 35-38. Th.-Verz.: div. Th.

799 Kutter, P.: Elemente der Gruppentherapie. Vandenhoeck & Ruprecht, Göttingen, 1976. Th.-Verz.: 1078

800 Kutter, P. (Hrsg.): Gruppendynamik der Gegenwart. Wissenschaftliche Buchgesellschaft, Darmstadt, 1981. Th.-Verz.: 1078

801 Kuypers, U. (Hrsg.): Sucht und Therapie. Therapeutische Ansätze, die Persönlichkeit des Helfers, die Sinnfrage in der Therapie. Lambertus, Freiburg, 1983. Th.-Verz.: 625, 2515

802 Laing, R.D.: Das geteilte Selbst. Rowohlt, Reinbek, 1976 (TB-Nr. 6978). Th.-Verz.: 145, 775, 850

803 Laing, R.D.: Das Selbst und die anderen. Kiepenheuer & Witsch, Köln, 1976. Th.-Verz.: 145, 775, 850

804 Laing, R.D.: Die Politik der Familie. Rowohlt, Reinbek, 1979 (TB-Nr. 7276). Th.-Verz.: 145, 775, 850

805 Laing, R.D.: Die Stimme der Erfahrung. Erfahrung, Wissenschaft und Psychiatrie. Kiepenheuer & Witsch, Köln, 1983. Th.-Verz.: 145, 775

806 Lange, K.J.: Süchtiges Verhalten. Therapie aus lerntheoretischer Sicht. Freiburg, 1974. Th.-Verz.: 625, 2515, 2850

807 Langen, D.: Kompendium der medizinischen Hypnose. Karger, Basel, 1972[3]. Th.-Verz.: 1135-1160

808 Langen, D.: Psychotherapie. Kompendium für Studierende und Ärzte. DTV, München (TB-Nr. 4063). Th.-Verz.: div. Th.

809 Langguth, V.: Der Atem und Bewußtseinserweiterung. c/o: Institut für Atemtherapie, Atemunterricht und Integrative Naturheilverfahren, Postweg 23, 6124 Beerfelden -Falkengesäss. Th.-Verz.: 220

810 Langmaack, B./ Braune-Krickau, M: Wie die Gruppe laufen lernt. Anregungen zum Planen und Leiten von Gruppen. Beltz, Weinheim, 1985. Th.-Verz.: 1078

811 Laplanche, J./Pontalis, J.B.: Das Vokabular der Psychoanalyse. Suhrkamp, Frankfurt, 1972. Th.-Verz.: 2055

812 Lauterbach, W.: Psychotherapie in der Sowjetunion. Urban & Schwarzenberg, München, o.J.

813 Lay, R.: Meditationstechniken für Manager. Methoden zur Persönlichkeitsentfaltung. Rowohlt, Reinbek, 1979 (TB.-Nr. 7242). Th.-Verz.: 1615

814 Lazarus, A.A. (Hrsg.): Angewandte Verhaltenstherapie. Klett-Cotta, Stuttgart, 1976. Th.-Verz.: 1380, 2850

815 Lazarus, A.A.: Verhaltenstherapie im Übergang. Breitbandmethoden für die Praxis. Reinhardt, München, 1978. Th.-Verz.: 315, 340, 1180, 1380, 1665, 2660, 2745, 2835, 2850

816 Lazarus, A.: Innenbilder. Imagination in der Therapie und als Selbsthilfe. Pfeiffer, München, 1980. Th.-Verz.: 1180

817 Lazarus, A.A.: Multimodale Verhaltenstherapie. Fachbuchhandlung für Psychologie, Frankfurt, 1982. Th.-Verz.: 315, 1665

818 Leboyer, F.: Der sanfte Weg ins Leben. Desch, München, 1974. Th.-Verz.: 2330

819 Leboyer, F.: Sanfte Hände. Kösel, München, 1979. Th.-Verz.: 2330

820 Leboyer, F.: Weg des Lichts. Yoga für Schwangere. Kösel, München, 1980. Th.-Verz.: 2330

821 Leboyer, F.: Geburt ohne Gewalt. Kösel, München, 1981[2]. Th.-Verz.: 2330

822 Leboyer, F.: Das Fest der Geburt. Kösel, München, 1982. Th.-Verz.: 2330

823 Leboyer, F.: Die Kunst zu atmen. Kösel, München, 1983. Th.-Verz.: 220, 2330

824 Leboyer, F./Nayr, S.: Atmen und Singen. Mit Übungscassette. Kösel, München, 1984. Th.-Verz.: 220, 1615

825 Lecourt, E.: Praktische Musiktherapie. Müller, Salzburg, 1979. Th.-Verz.: 1685, 1690

826 LeCron, L.M.: Selbsthypnose. Goldmann, München, 1978 / Ariston, Genf, 1982. Th.-Verz.: 270, 1135-1160, 2350

827 Lederer, W.J./Jackson, D.D.: Ehe als Lernprozess. Wie Partnerschaft gelingt. Pfeiffer, München, 1980[4]. Th.-Verz.: 850

828 Legewie, H./Nusselt, L. (Hrsg.): Biofeedback-Therapie. Urban & Schwarzenberg, München, 1975. Th.-Verz.: 440

829 Lehmann, G.: Menschsein ist Mitsein. Das Selbst und die Phänomenologie des Zwischenmenschlichen in Psychologie und Psychotherapie. Vandenhoeck & Ruprecht, Göttingen, 1982

830 Lehnert, R. (Hrsg.): Lebenswert leben lernen. Ein bibliotherapeutisches Lese- und Arbeitsbuch. Edition Eisbrecher, Karlsruhe, 1982. Th.-Verz.: 400

831 Lehr, U.: Psychologie des Alterns. Quelle & Meyer, Heidelberg, 1977[3]. Th.-Verz.: 1025, 1290

832 Lehr, U.: Interventionsgerontologie. Steinkopff, Darmstadt, 1979. Th.-Verz.: 1025, 1290

833 Leichter, E.: Behandlung von Ehe-Paargruppen. In: Gruppenpsychother. Gruppendyn. 16, 1-2/80, p. 107-128. Th.-Verz.: 850, 1078

834 Lemaire, J.G.: Leben als Paar. Strukturen, Krisen, therapeutische Hilfen. Walter, Freiburg, 1980. Th.-Verz.: 850, 2400

835 Leonhard, K.: Individualtherapie der Neurosen. Fischer, Stuttgart, 1981[3]. Th.-Verz.: 1195

836 Lepp, J.: Klarheiten und Finsternisse der Seele. Wege zur Psychosynthese. Arena, Würzburg, 1961. Th.-Verz.: 1875, 2135

837 Lerche, D.: Kinder brauchen Liebe. Psycho-horror-picture-show II. Krüger, Frankfurt, 1982

838 Lermer, S.: Empirische Ergebnisse zur Bedeutung der Selbsterfahrung in der psychotherapeutischen Fort- und Weiterbildung. In: Prax. Psychother. Psychosom., 24,1/79, p. 33-53

839 Lermer, S.: Die neue Psychotherapie. Ein Ratgeber. Hilfe zur Selbsthilfe. Causa, München, 1983. Th.-Verz.: div. Th.

840 Lermer, S.: Krebs und Psyche. Causa, München, 1984. Th.-Verz.: 1490, 1605

841 Leshan, L.: Meditation als Lebenshilfe. Hilfreiche Methoden zur Überwindung von beruflichen und privaten Problemen. Lübbe, Bergisch Gladbach, 1978. Th.-Verz.: 1615

842 Leshan, L.: Psychotherapie gegen Krebs. Über die Bedeutung emotionaler Faktoren bei der Entstehung und Heilung von Krebs. Klett-Cotta, Stuttgart, 1982. Th.-Verz.: 1490, 1605

843 Leuner, H.C.: Halluzinogene. Psychische Grenzzustände in Forschung und Psychotherapie. Huber, Stuttgart, 1981. Th.-Verz.: 625, 1310, 1565, 1925, 2515

844 Leuner, H.C.: Katathymes Bilderleben. Huber, Stuttgart, 1983². Th.-Verz.: 1310

845 Leuner, H.C.: Lehrbuch des gesamten Katathymen Bilderlebens. Imagination, Tagtraum, Symboldrama. Huber, Stuttgart, 1984. Th.-Verz.: 1310

846 Leuner, H.C./Lang, O. (Hrsg.): Psychotherapie mit dem Tagtraum. Katathymes Bilderleben, Ergebnisse II, Fallanalysen, Theorien. Huber, Stuttgart, 1982. Th.-Verz.: 1310

847 Leuner/Horn/Klessmann: Katathymes Bilderleben mit Kindern und Jugendlichen. Reinhardt, München, 1978. Th.-Verz.: 1310

848 Lewis, S.: Massage zu zweit. Heyne, München, 1979⁴ (TB-Nr. 4494). Th.-Verz.: 1350, 2395, 2400

849 Lidz, T.: Die Familienumwelt des Schizophrenen. Klett-Cotta, Stuttgart, 1979. Th.-Verz.: 850

850 Lidz, T.: Familie und psychosoziale Entwicklung. Fischer, Frankfurt, 1982 (TB-Nr. 6763). Th.-Verz.: 850

851 Lilly, J.: Das Zentrum des Zyklons. Fischer, Frankfurt, o.J. (TB-Nr. 1768). Th.-Verz.: 1615, 1925, 2325

852 Lindemann, H.: Einfach entspannen. Psychohygiene Training. Mosaik, München, 1984. Th.-Verz.: div. Th.

853 Linden, M./Hautzinger, M. et al. (Hrsg.): Psychotherapie-Manual. Springer, Berlin, 1981. Th.-Verz.: div. Th.

854 Linden, W./Manns, M.: Psychopharmakologie für Psychologen. Müller, Salzburg, 1977. Th.-Verz.: 1925

855 Lindner, W.V.: Psychoanalytisch orientiertes Weiterbildungsprogramm zum Sozialtherapeuten im Suchtbereich. In: Mat. z. Psychoanalyse 6,2/80, p. 165 - 179. Th.-Verz.: 625, 2055, 2455, 2515

856 Lindquist, J.: Therapie durch Spiel. Haupt, Bern, 1980. Th.-Verz.: 2480

857 Lingerman, H.A.: Bewußt hören. Musik zum Heilen, Therapieren, Aktivieren. Edition Schangrila, Haldenwang, 1984. Th.-Verz.: 1685, 1690

858 Linke, N.: Heilung durch Musik? Didaktische Handreichung zur Musiktherapie. Heinrichshofen, Wilhelmshaven, 1977. Th.-Verz.: 1685, 1690

859 Lobo, R.: Yoga. Sensibilitätstraining für Erwachsene. Grundwissen und Übungen. Hueber-Holzmann, Ismaning, 1978. Th.-Verz.: 2905

860 Lodes, H.: Atme richtig. Der Schlüssel zu Gesundheit und Ausgeglichenheit. Ehrenwirth, München, 1984. Th.-Verz.: 220

861 Löcherbach, : Biblographie der Gestalt-Therapie. In: Integrative Therapie, 1/75, p. 53-55, 3-4/77, p. 241-256. Th.-Verz.: 1050

862 Lösel, F. (Hrsg.): Kriminalpsychologie. Grundlagen und Anwendungsbereiche. Beltz, Weinheim, 1983. Th.-Verz.: 1495, 1525

863 Lowen, A.: Bioenergetik. Rowohlt, Reinbek, 1979 (TB-Nr. 7233). Th.-Verz.: 430

864 Lowen, A.: Liebe und Orgasmus. Ein Weg zu menschlicher Reife und sexueller Erfüllung. Kösel, München, 1980. Th.-Verz.: 430, 2400

865 Lowen, A.: Der Verrat am Körper. Scherz, München, 1980² (TB-Nr. 7660 Rowohlt). Th.-Verz.: 430

866 Lowen, A.: Lust. Der Weg zu kreativem Leben. Kösel, München, 1980[2]. Th.-Verz.: 430, 2400

867 Lowen, A.: Angst vor dem Leben. Über den Ursprung seelischen Leidens und den Weg zu einem reicheren Dasein. Kösel, München, 1981. Th.-Verz.: 430

868 Lowen, A.: Körperausdruck und Persönlichkeit. Grundlagen und Praxis der Bioenergetik. Kösel, München, 1981. Th.-Verz.: 430

869 Lowen, A.: Depression. Unsere Zeitkrankheit. Ursachen und Wege der Heilung. Kösel, München, 1982[3]. Th.-Verz.: 430

870 Lowen, A.: Narzißmus. Die Verleugnung des wahren Selbst. Kösel, München, 1984. Th.-Verz.: 430

871 Lowen, A./Lowen, L.: Bioenergetik für jeden. Kirchheim, Gauting, 1979. Th.-Verz.: 430

872 Luban-Plozza, B. et al.: Balint-Methode in der medizinischen Ausbildung. Fischer, Stuttgart, 1978. Th.-Verz.: 310

873 Luban-Plozza, B./Loch : Psychotherapie in der ärztlichen Sprechstunde. Fischer, Stuttgart, 1979. Th.-Verz.: 310

874 Lüders, W.: Psychotherapeutische Beratung. Theorien und Technik. Vandenhoeck & Ruprecht, Göttingen, 1974. Th.-Verz.: div. Th.

875 Luft, J.: Einführung in die Gruppendynamik. Klett-Cotta, Stuttgart, 1974. Th.-Verz.: 1078

876 Lukas, E.: Von der Tiefen- zur Höhenpsychologie. Logotherapie in der Beratungspraxis. Herder, Freiburg, 1983 (TB-Nr. 1020). Th.-Verz.: 1550

877 Lukas, E.: Psychologische Seelsorge. Logotherapie - die Wende zu einer menschenwürdigen Psychotherapie. Herder, Freiburg, 1985 (TB-Nr. 1180). Th.-Verz.: 1550

878 Lukesch, H.: Schwangerschafts- und Geburtsängste. Verbreitung, Genese, Therapie. Enke, Stuttgart, 1981

879 Lu K'uan Yü: Geheimnisse der chinesichen Meditation. Bauer, Freiburg, 1984. Th.-Verz.: 1615

880 Luthman, S.G. Kirschenbaum, M.: Familiensysteme. Wachstum und Störungen. Einführung in die Familientherapie. Pfeiffer, München, 1977. Th.-Verz.: 850

881 Lutz, R.: Skript zur Entspannungsinstruktion. In: Mitteilungen der DGVT, 12,3/80, p. 530-545. Th.-Verz.: 2850

882 Lutz, R. (Hrsg.): Genuss und Geniessen. Zur Psychologie des genussvollen Erlebens und Handelns. Beltz, Weinheim, 1983.

883 Lysebeth, A.v.: Pranajama. Die große Kraft des Atems. Lehre und Übungen. Barth, Weilheim, 1982[4]. Th.-Verz.: 220, 1615

884 Maass, H.: Der Therapeut in uns. Heilung durch aktive Imagination. Walter, Freiburg, 1981. Th.-Verz.: 125, 1415

885 Maass, H.: Der Seelenwolf. Das Böse wandelt sich in positive Kraft. Walter, Freiburg, 1984.

886 Madelung, E.: Geboren, um wieder geboren zu werden. In: Warum, 8/82, p. 63-67. Th.-Verz.: 2015, 2230

887 Maeder, A.: Studien über Kurzpsychotherapie. Klett-Cotta, Stuttgart, 1963. Th.-Verz.: div. Th.

888 Mahler, M.: Kreativer Tanz. Zytglogge, Gümligen/Bern, 1984. Th.-Verz.: 2670

889 Mahoney, M.J.: Kognitive Verhaltenstherapie. Neue Entwicklungen und Integrationsschritte. Pfeiffer, München, 1979[2]. Th.-Verz.: 1380

890 Mai, K. (Hrsg.): Psychologie hinter Gittern. Beltz, Weinheim, 1981. Th.-Verz.: 1495, 1525, 2455

891 Malan, D.H.: Psychoanalytische Kurztherapie. Klett-Cotta, Stuttgart, 1965. Th.-Verz.: 925

892 Male, P.: Psychotherapie bei Jugendlichen. Krisen und Probleme in der späten Pubertät. Fachbuchhandlung für Psychologie, Frankfurt, 1983

893 Maltz, M.: Erfolg kommt nicht von ungefähr. Psychokybernetik. Econ, Düsseldorf, 1982. Th.-Verz.: 1976, 2060

894 Mandel, A./ Mandel, K.H./ Rosenthal, H.: Einübung der Liebesfähigkeit. Pfeiffer, München, 1976[3]. Th.-Verz.: 1390

895 Mandel, A./ Mandel, K.H./ Rosenthal, H.: Einübung in Partnerschaft. Pfeiffer, München, 1976[9]. Th.-Verz.: 1390

896 Mandel, P.: Farbe - die kosmische Therapie. Synthesis, Essen, 1984. Th.-Verz.: 510, 865

897 Mangoldt, U.: Wege der Meditation heute. Weilheim, 1970. Th.-Verz.: 1615

898 Mangoldt, U.: Östliche und westliche Meditationen. Einführung und Abgrenzung. München, 1977. Th.-Verz.: 1615

899 Ma Prem Cordula: Das Geburtstagsbuch. Sannyas, Meinhard-Schwebda, 1983. Th.-Verz.: 2230

900 Marcus, E.: Gestalttherapie. Isko-Press, Hamburg, 1979. Th.-Verz.: 1050

901 Marcus, E.: Weisse Indianer. Entwicklungen in der Gestalt-Therapie. Isko-Press, Hamburg, 1981. Th.-Verz.: 1050

902 Marquardt, H.: Reflexzonenarbeit am Fuß. Haug, Heidelberg, 1979. Th.-Verz.: 1630, 1995, 2250

903 Martin, D.G.: Gesprächspsychotherapie als Lernprozess. Müller, Salzburg, 1975. Th.-Verz.: 1035, 1340

904 Martini, G.: Malen als Erfahrung. Stuttgart, 1977. Th.-Verz.: 1055, 1515, 1520, 1585

905 Marxen, J.: Psychologie der Lebenskunst. Gelassenheit, Klarheit, Meditation. In: Ars Vitae, XI/82, Kuffer, Regensburg. Th.-Verz.: 1615

906 Marxen, J./Wessel, T.: Meditation und Fantasie. Materialien zur Einführung in Meditations- u. Entspannungstechniken (Manuskript), c/o: Jörg Marxen, Helmstedter Str. 169, 3300 Braunschweig. Th.-Verz.: 1615

907 Marxen, J./Wessel, T.: Meditation und Therapie. In: Partnerberatung, 1/83, p. 26-30. Th.-Verz.: 1615

908 Maslow, A.: Die Psychologie des Seins. Kindler, München, 1973. Th.-Verz.: 2760

909 Maslow, A.: Motivation und Persönlichkeit. Rowohlt, Reinbek, 1981 (TB-Nr. 7395). Th.-Verz.: 2760

910 Massa, W. (Hrsg.): Kontemplative Meditation. Die Wolke des Nichtwissens. Mainz, 1974. Th.-Verz.: 1615

911 Masters, R./Houston, J.: Bewußtseinserweiterung über Körper und Geist. Ein praktisches Übungsbuch. Kösel, München, 1983. Th.-Verz.: 2120, 2760

912 Masters, R./Houston, J.: Phantasie-Reisen. Zu neuen Stufen des Bewußtseins: Ein Führer durch unsere inneren Räume. Kösel, München, 1984. Th.-Verz.: 2120, 2760

913 Masters, W.H./Johnson, V.E.: Impotenz und Anorgasmie. Goverts-Krüger-Stahlberg, Frankfurt, 1973. Th.-Verz.: 2400

914 Matter, M.L.: Familientherapie in der Schweiz. Ausbildung und Berufspolitik. In: Familiendynamik 5,4/80, p. 333-343. Th.-Verz.: 850

915 Mauch, G. & M.: Sozialtherapie und sozialtherapeutische Anstalt. Enke, Stuttgart, 1971. Th.-Verz.: 2455

916 Maultsby, M.: Hilf dir selbst zum Glück durch Rationale Selbstberatung. Hogrefe, Stuttgart, 1982. Th.-Verz.: 1380, 2200

917 Maurer, Y. (Hrsg.): Bedeutende Psychotherapieformen der Gegenwart, o.O., 1984. Th.-Verz.: div. Th.

918 Maurer, Y.: Hauptformen der Psychotherapie. Hippokrates, Stuttgart, 1984. Th.-Verz.: div. Th.

919 Maurin, R.: Mehr Glück durch Entspannung. MVG, München, 1980. Th.-Verz.: 220, 440, 1615, 2905, 2915

920 May, G.G.: Der sanfte Weg. Ein Meditationshandbuch. Isko, Hamburg, 1980. Th.-Verz.: 1615

921 May, R.: Der verdrängte Eros. Wegener, Hamburg, 1970. Th.-Verz.: 790

922 May, R.: Antwort auf die Angst. Leben mit einer verdrängten Dimension. DVA, Stuttgart, 1982. Th.-Verz.: 790

923 May, R.: Freiheit und Schicksal. Anatomie eines Widerspruchs. DVA, Stuttgart, 1983. Th.-Verz.: 790

924 Mayer, L.: Die Technik der Hypnose. Bergmann, München, 1980[8]. Th.-Verz.: 1135-1160

925 Meder, H.: Bewußt träumen. Meditative Übungen zur kreativen Traumarbeit. Edition Schangrila, Haldenwang, 1985. Th.-Verz.: 1615, 2780

926 Meditation (Stichwort). In: Benesch, H.: Wörterbuch zur klinischen Psychologie, dtv, München, 1981 (TB-Nr. 3243), Bd. 2, p. 73-82. Th.-Verz.: 1615

927 Meerwein, F. et al. (Hrsg.): Einführung in die Psycho-Onkologie. Huber, Bern, 1981[2]. Th.-Verz.: 1490, 1605

928 Meichenbaum, D.W.: Kognitive Verhaltensmodifikation. Urban & Schwarzenberg, München, 1980. Th.-Verz.: 1380, 2355, 2370

929 Meinhold, W.J.: Spektrum der Hypnose. Das grosse Handbuch für Theorie und Praxis. Ariston, Genf, 1984. Th.-Verz.: 1135-1160

930 Meistermann-Seeger, E.: Gestörte Familien. Familiendiagnose und Familientherapie. Beck, München, 1976. Th.-Verz.: 850

931 Melzer, F.: Meditation in Ost und West. Stuttgart, 1957. Th.-Verz.: 1615

932 Melzer, F.: Anleitung zur Meditation. Stuttgart, 1959. Th.-Verz.: 1615

933 Melzer, F.: Innerung. Stufen der Meditation. Kassel, 1968. Th.-Verz.: 1615

934 Melzer, F.: Konzentration, Meditation, Kontemplation. Kassel, 1977. Th.-Verz.: 1615

935 Melzer, G.: Familientherapie und klientenzentrierte Gesprächsführung in der Sozialarbeit. Kösel, München, 1979. Th.-Verz.: 850, 1035, 1340

936 Mengering, B.: Wahrheitsserum. Analyse und Verhör im Dämmerschlaf. Kinau, Lüneburg, o.J. Th.-Verz.: 1565, 1710, 1925, 2100

937 Menninger, W.C./Leaf, M.: Psychotherapie für Jedermann. Reinhardt, München, 1971[4].

938 Menssen, H.G. (Hrsg.): Psychotherapeutische Welt. Pmi-Pharm & Medical Inform, 1984.

939 Mente, A./Spittler, H.D.: Erlebnisorientierte Gruppenpsychotherapie, 2 Bde., Junfermann, Paderborn, 1980. Th.-Verz.: 1078

940 Merl, H.: Familiengerechte Psychotherapie. In: Gruppenpsychotherapie und Gruppendynamik, 16, 1-2/80, p. 4-23. Th.-Verz.: 850, 1078

941 Mertens, W. (Hrsg.): Psychoanalyse. Ein Handbuch in Schlüsselbegriffen. Urban & Schwarzenberg, München, 1983. Th.-Verz.: 2055

942 Meves, C.: Kleines ABC für Seelenhelfer. Grundregeln für die Begegnung mit Ratsuchenden und Patienten. Herder, Freiburg, 1980 (TB-Nr. 810)

943 Meyer, E. (Hrsg.): Handbuch Gruppenpädagogik/Gruppendynamik. Quelle & Meyer, Heidelberg, 1977. Th.-Verz.: 1078

944 Michel, E./Sborowitz, A. (Hrsg.): Der leidende Mensch. Personale Psychotherapie in anthropologischer Sicht. Wissenschaftliche Buchgesellschaft, Darmstadt, 1960. Th.-Verz.: div. Th.

945 Middendorf, I.: Der erfahrbare Atem. Eine Atemlehre (mit 2 Cassetten). Junfermann, Paderborn, 1985. Th.-Verz.: 240

946 Milieutherapie (Stichwort). In: Benesch, H.: Wörterbuch der klinischen Psychologie, dtv, München, 1981 (TB-Nr. 3243), Bd. 2, p. 93-98. Th.-Verz.: 1635

947 Miller, D.E.: Bodymind. Maier, Berlin, 1981. Th.-Verz.: 465, 1350

948 Milz, H.: Ganzheitliche Medizin. Neue Wege zur Gesundheit. Athenäum, Königstein, 1985. Th.-Verz.: div. Th.

949 Minsel, W.R./Scheller, R. (Hrsg.): Prävention. Kösel, München, 1981

950 Minsel, W.R./Scheller, R. (Hrsg.): Psychotherapie. Kösel, München, 1981. Th.-Verz.: div. Th.

951 Minsel, W.R./Scheller, R. (Hrsg.): Psychologie und Medizin. Kösel, München, 1982

952 Minsel, W.R./Scheller, R. (Hrsg.): Rehabilitation. Kösel, München, 1982

953 Minuchin, S. et al.: Psychosomatische Krankheiten in der Familie. Klett-Cotta, Stuttgart, 1981. Th.-Verz.: 850, 2635

954 Minuchin, S.: Familie und Familientherapie. Theorie und Praxis struktureller Familientherapie. Lambertus, Freiburg, 1981[5]. Th.-Verz.: 2635

955 Minuchin, S./Fishman, H.C.: Praxis der strukturellen Familientherapie. Lambertus, Freiburg, 1983. Th.-Verz.: 2635

956 Mittermair, F.: Körpererfahrung und Körperkontakt. Spiele, Übungen und Experimente für Gruppen, Einzelne und Paare. Kösel, München, 1985. Th.-Verz.: div. Th.

957 Moegling, K./Moegling, B. (Hrsg.): Sanfte Körpererfahrung, 2 Bde., Kasseler Verlag für Pädagogik und Sozialwissenschaften, Kassel, o.J.

958 Möhlen, K./Heising, G.: Integrative stationäre Psychotherapie. In: Gruppenpsychotherapie und Gruppendynamik, 15, 1/2/80, p. 16-31. Th.-Verz.: div. Th.

959 Möller, H.J. (Hrsg.): Kritische Stichwörter: Psychotherapie. Fink, München, 1981. Th.-Verz.: div. Th.

960 Moeller, M.L.: Selbsthilfegruppen. Rowohlt, Reinbek, 1978. Th.-Verz.: 1078

961 Moeller, M.L.: Anders helfen. Selbsthilfegruppen und Fachleute arbeiten zusammen. Klett-Cotta, Stuttgart, 1981. Th.-Verz.: 1078

962 Moeller, M.L.: Psychologisch-Therapeutische Selbsthilfegruppen. Schriftenreihe des Bundesministeriums für Jugend, Familie und Gesundheit, Bd. 136, 1984. Th.-Verz.: 1078

963 Mohr, F. (Hrsg.): Individualpsychologische Therapie und Beratung. Reinhardt, München, 1984. Th.-Verz.: 1195

964 Molcho, S.: Körpersprache. Mosaik, München, 1983.

965 Montagu, A.: Körperkontakt. Klett, Stuttgart, 1974

966 Moreno, J.L.: Gruppenpsychotherapie und Psychodrama. Thieme, Stuttgart, 1973[2]. Th.-Verz.: 2070

967 Morgenthaler, F.: Technik. Zur Dialektik der psychoanalytischen Praxis. Syndikat, Frankfurt, 1978. Th.-Verz.: 2055

968 Müller, E.: Bewußter leben durch Autogenes Training und richtiges Atmen. Übungsanleitungen zu AT, Atemtraining und meditative Übungen durch gelenkte Phantasie. Rowohlt, Reinbek, 1983 (TB-Nr. 7753). Th.-Verz.: 220, 265, 1615

969 Müller, E.: Du spürst unter deinen Füssen das Gras. Autogenes Training in Phantasie und Märchenreisen. Vorlesegeschichten. Fischer, Frankfurt, 1983 (TB-Nr. 3325). Th.-Verz.: 265

970 Müller, G.F./Moskau, G.: Elterntraining. Familienleben als Lernprozess. Kiepenheuer & Witsch. Köln, 1978. Th.-Verz.: 685, 690, 850

971 Müller, R.: Wandlung zur Ganzheit. Die initiatische Therapie nach K. von Dürckheim und M. Hippius. Herder, Freiburg, 1981. Th.-Verz.: 1205

972 Müller-Dietz, H. (Hrsg.): Kriminaltherapie heute. De Gruyter, Berlin, 1973. Th.-Verz.: 1495, 1525, 2455

973 Müller-Elmau, B.: Kräfte aus der Stille. Transzendentale Meditation. Econ, Düsseldorf, 1977. Th.-Verz.: 1615, 2765

974 Müller-Hegemann, D.: Autogene Psychotherapie. Weiterentwicklung des Autogenen Trainings. Rowohlt, Reinbek, 1982. Th.-Verz.: 265

975 Müller-Schwefe, R.: Das Radix-Konzept von Charles Kelley. In: Emotion, 6/84, p. 79-87. Th.-Verz.: 2180

976 Mumford, J.: Psychosomatischer Yoga. Sphinx, Basel, 1983. Th.-Verz.: 1615, 2905

977 Mumford, J.: Tantrische Sexualmagie. Theorie und Praxis der okkulten Liebe. Sphinx, Basel, 1984. Th.-Verz.: 2400, 2665

978 Mummert, I.: Der Königsweg zum Selbst. In: Warum, 12/82, p. 47-51. Th.-Verz.: 485

979 Mummert, I.: Nur eine Frage der Energie. In: Warum, 12/82, p. 52-55. Th.-Verz.: 485

980 Musiktherapeut, Ausbildung zum ... Bertelsmann, Bielefeld, Blätter zur Berufskunde, 2-II A 30. Th.-Verz.: 1685, 1690

981 Musiktherapeuten, Entwurf des Curriculums zur berufsbegleitenden tiefenpsychologischen Aus- und Weiterbildung zum klinischen ... In: Integrative Therapie 4/82, p. 356-358. Th.-Verz.: 1685, 1690

982 Nagel, H./Seigert, M. (Hrsg.): Inflation der Therapieformen. Rowohlt, Reinbek, 1979 (TB-Nr. 7235). Th.-Verz.: div. Th.

983 Nagera, H.: Psychoanalytische Grundbegriffe. Eine Einführung S. Freuds Terminologie und Theoriebildung. Fischer, Frankfurt, 1978[2] (TB-Nr. 6331). Th.-Verz.: 2055

984 Nakamura, T.: Das grosse Buch vom richtigen Atmen. Scherz/Barth, München, 1984. Th.-Verz.: 220

985 Napier, A.Y./Whitaker, C.: Tatort Familie. Diederichs, Köln, 1979. Th.-Verz.: 850

986 Naranjo, C.: Techniken der Gestalttherapie. Isko-Press, Hamburg, 1978. Th.-Verz.: 1050

987 Naranjo, C.: Die Reise zum Ich. Fischer, Frankfurt, 1979 (TB-Nr. 3381). Th.-Verz.: 1050, 1565, 1925

988 Naranjo, Claudio.In: Sphinx, 29/84, p. 32-34. Th.-Verz.: 1050, 1565, 1615, 1925

989 Naranjo, C./Ornstein, R.E.: Psychologie der Meditation. Fischer, Frankfurt, 1980[3] (TB-Nr. 1811). Th.-Verz.: 1615

990 Needlemann, C.: Handwerk. Ein Weg zu sich selbst. Martin, Frankfurt, 1980. Th.-Verz.: div. Th.

991 Nellessen, L.: Kommunikationstherapie. In: Heinerth, K. (Hrsg.): Einstellungs- und Verhaltensänderung. München, 1979, p. 251-270. Th.-Verz.: 1390, 1395, 1400

992 Neopsychoanalyse (Stichwort). In: Benesch, H.: Wörterbuch zur klinischen Psychologie, dtv, München, 1981 (TB-Nr. 3243), Bd. 2, p. 99-119. Th.-Verz.: 1740

993 Netherton, M./Shiffrin, N.: Bericht vom Leben vor dem Leben. Ein neuer Weg in die Tiefe der Seele. Heyne, München, 1981 (TB-Nr. 7157). Th.-Verz.: 2230, 2275

994 Neutra, W.: Rationalpsychagogik. Wien, 1935. Th.-Verz.: 2205

995 Nijkerk, K.J./Praag, P.H.v.: Die Arbeit mit Gruppen. Ein Handbuch. Lambertus, Freiburg, 1982[2]. Th.-Verz.: 1078

996 Nordoff, P./Robbins, C.: Kreative Musiktherapie. Praxis der Musiktherapie III. Fischer, Stuttgart, 1983. Th.-Verz.: 1685, 1690

997 Nordoff, P./Robbins, C.: Musik als Therapie für behinderte Kinder. Klett-Cotta, Stuttgart / Ullstein, Berlin (TB-Nr. 39057). Th.-Verz.: 1685, 1690

998 North, M.: Mythos und Wirklichkeit der Psychotherapie. München, 1975

999 Norvell, A.: Die Zauberkraft der Transzendentalen Meditation. Bauer, Freiburg, 1975[2]. Th.-Verz.: 1615, 2765

1000 Oaklander, V.: Gestalttherapie mit Jugendlichen. Klett-Cotta, Stuttgart, 1981. Th.-Verz.: 1050

1001 Odent, M.: Die Geburt des Menschen. Für eine ökologische Wende in der Geburtshilfe. Kösel, München, 1980. Th.-Verz.: 2330

1002 Odent, M.: Interview. In: Warum, 9/81, p. 22-26. Th.-Verz.: 2330

1003 Odent, M.: Die sanfte Geburt. Die Leboyer Methode in der Praxis. Kösel, München, 1981[4]. Th.-Verz.: 2330

1004 Offit, A.: Das sexuelle Ich. Klett-Cotta, Stuttgart, 1984 (Ullstein, TB-Nr. 39085). Th.-Verz.: 2400

1005 Ohm, W.: Verführung als Therapie. Partner-Surrogat. In: Warum, 6/81, p. 46-51, 7/81, p. 52-56. Th.-Verz.: 2400

1006 Olsen, P. (Hrsg.): Emotionale Stimulation und Überfluten der Gefühle in der Psychotherapie. Reinhardt, München, 1980. Th.-Verz.: div. Th.

1007 Orban, P.: Die Reise des Helden. Sie Seele auf der Suche nach sich selbst. Kösel, München, 1983. Th.-Verz.: 2120, 2760

1008 Orff, G.: Die Orff-Musiktherapie. Kindler, München, 1974 (TB-Nr. 2193). Th.-Verz.: 1835

1009 Orff, G.: Schlüsselbegriffe der Orff-Musiktherapie. Darstellung und Beispiele. Beltz, Weinheim, 1984. Th.-Verz.: 1835

1010 Ornstein, R.: Die Psychologie des Bewußtseins. Fischer, Frankfurt, o.J. (TB-Nr. 6317). Th.-Verz.: 1615

1011 Ortner, H./Wetter, R.: Sozialarbeit ohne Mauern. Anstösse zu einer befreienden Gefangenenarbeit. Klett-Cotta, Stuttgart, o.J. Th.-Verz.: 1495, 1525, 2455

1012 Osis, K./Haraldsson, E.: Der Tod - ein neuer Anfang. Visionen und Erfahrungen an der Schwelle des Seins. Bauer, Freiburg, 1982[4]. Th.-Verz.: 2680

1013 Osterheld, M.: Psychotank. Wiedergeboren aus dem Wasser und dem eigenen Geist. In: Warum, 9/79, p. 48-51. Th.-Verz.: 2325

1014 Ostertag, S.: Einswerden mit sich selbst. Ein Weg der Erfahrung durch meditative Übung. Kösel, München, 1983[2]. Th.-Verz.: 1615, 2915

1015 Ostrander, S. & N./Schroeder, L.: Super Learning. Die revolutionäre Lernmethode. Goldmann, München, 1982 (TB-Nr. 11318). Th.-Verz.: 1560, 2525

1016 Oswald, G./Müllensiefen, D.: Psychosoziale Familienberatung. Lambertus, Freiburg, 1985. Th.-Verz.: 850

1017 Overbeck, G. & A. (Hrsg.): Seelischer Konflikt - körperliches Leiden. Rowohlt, Reinbek, 1978

1018 Pahlen, K. (Hrsg.): Musiktherapie. Behandlung geistiger und seelischer Störungen durch Musik. Heyne, München, 1973. Th.-Verz.: 1685, 1690

1019 Pahlen, K. (Hrsg.): Musik und Bewegung. Haupt, Bern, 1976. Th.-Verz.: 1685, 1690

1020 Painter, J.: Körperarbeit und persönliche Entwicklung. Kösel, München, 1984. Th.-Verz.: 1990

1021 Pakesch, E. (Hrsg.): Die Familie als Patient. Akad. Druck u. Verlag, Graz, 1974. Th.-Verz.: 850

1022 Palos, S.: Atem und Meditation. Moderne chinesische Atemtherapie. Scherz, München, 1974/ Heyne, München, 1985 (TB-Nr. 9003). Th.-Verz.: 220, 1615

1023 Pankow, G.: Familienstruktur und Psychose. Ullstein, Frankfurt, 1984 (TB-Nr. 35202). Th.-Verz.: 850, 2055

1024 Parow, H.: Die Heilung der Atmung. Hippokrates, Stuttgart, 1981[3]. Th.-Verz.: 220

1025 Parow, J.: Funktionelle Atmungstherapie. Haug, Heidelberg, 1984. Th.-Verz.: 220

1026 Pasch, E.: Methodik der Entspannungs- und Atemtherapie. Barth, Leipzig, 1970. Th.-Verz.: 220

1027 Pavel, F.G.: Die Entwicklung der klientenzentrierten Psychotherapie. In: GWG (Hrsg.): Die klientenzentrierte Psychotherapie. Kindler, München, 1975 (TB-Nr. 2149). Th.-Verz.: 1035, 1340

1028 Pavel, F.G.: Die klientenzentrierte Psychotherapie. Pfeiffer, München, 1978. Th.-Verz.: 1035, 1340

1029 Payk, T.R.: Therapie psychischer Erkrankungen. Grundlagen und Methoden der psychiatrischen und psychatherapeutischen Behandlung. Hippokrates, Stuttgart, 1982

1030 Pearson, G.H.J.: Handbuch der Kinder-Psychoanalyse. Einführung in die Psychoanalyse von Kindern und Jugendlichen. Fischer, Frankfurt, 1983 (TB-Nr. 7324). Th.-Verz.: 1740, 2055

1031 Peick, P.A./Klawe, W.: Selbsthilfe für Helfer. Kontrolle des beruflichen Handelns. Grundlagen, Beispiele, Übungen. Kösel, München, 1981

1032 Perlmann, H.H.: Soziale Einzelfallhilfe als problemlösender Prozess. Freiburg, 1970[2]. Th.-Verz.: 480

1033 Perls, F.S.: Gestalttherapie in Aktion. Klett, Stuttgart, 1976. Th.-Verz.: 1050

1034 Perls, F.S.: Grundlagen der Gestalttherapie. Pfeiffer, München, 1977[2]. Th.-Verz.: 1050

1035 Perls, F.S.: Gestalt-Wachstum-Integration. Junfermann, Paderborn, 1980. Th.-Verz.: 1050

1036 Perls, F.S.: Gestalt-Wahrnehmung. Humanistische Psychologie, W. Flach, Frankfurt, 1981. Th.-Verz.: 1050

1037 Perls, F.S./Hefferline/Goodman: Lebensfreude und Persönlichkeitsentfaltung I. Klett-Cotta, Stuttgart, 1979. Th.-Verz.: 1050

1038 Perls, F.S./Hefferline/Goodman: Wiederbelebung des Selbst II. Klett-Cotta, Stuttgart, 1979. Th.-Verz.: 1050

1039 Peseschkian, N.: Positive Familientherapie. Eine Behandlungsmethode der Zukunft. Fischer, Frankfurt, 1980 (TB-Nr. 6761). Th.-Verz.: 850, 1980

1040 Peseschkian, N.: Auf der Suche nach dem Sinn. Psychotherapie der kleinen Schritte. Fischer, Frankfurt, 1983 (TB-Nr. 6770). Th.-Verz.: 1980

1041 Peseschkian, N.: Positive Psychotherapie. Theorie und Praxis einer neuen Methode. Fischer, Frankfurt, o.J. Th.-Verz.: 1980

1042 Peter, B. (Hrsg.): Hypnose und Hypnotherapie nach M.H. Erickson. Grundlagen und Anwendungsfelder. Pfeiffer, München, 1985. Th.-Verz.: 1160

1043 Petrilowitsch, N. (Hrsg.): Die Sinnfrage in der Psychotherapie. Wissenschaftliche Buchgesellschaft, Darmstadt, 1972

1044 Petzold, H.: Kreativität und Konflikt. Junfermann, Paderborn, 1973. Th.-Verz.: 1050, 1055, 1240, 1480, 1485

1045 Petzold, H. (Hrsg.): Die neuen Körpertherapien. Junfermann, Paderborn, 1977. Th.-Verz.: div. Th.

1046 Petzold, H.: Psychotherapie und Körperdynamik. Junfermann, Paderborn, 1977. Th.-Verz.: div. Th.

1047 Petzold, H.: Angewandtes Psychodrama. Junfermann, Paderborn, 1978. Th.-Verz.: 2070

1048 Petzold, H.: Psychodramatherapie. Junfermann, Paderborn, 1979. Th.-Verz.: 2070

1049 Petzold, H.: Bibliographie zur Psychotherapie mit alten Menschen. In: Petzold, H./ Bubolz, E.: Psychotherapie mit alten Menschen. Junfermann, Paderborn, 1980, p. 447-462. Th.-Verz.: 1020, 1025

1050 Petzold, H.: Die Rolle des Therapeuten und die therapeutische Beziehung. Junfermann, Paderborn, 1980

1051 Petzold, H.: Drogentherapie. Methoden, Modelle, Erfahrungen. Junfermann, Paderborn, 1980. Th.-Verz.: 625, 1050, 2515

1052 Petzold, H.: Widerstand. Ein strittiges Konzept in der Psychotherapie. Junfermann, Paderborn, 1981

1053 Petzold, H. (Hrsg.): Dramatische Therapie. Neue Wege der Behandlung durch Psychodrama, Rollenspiel, Therapeutisches Theater. Hippokrates, Stuttgart, 1982. Th.-Verz.: 620, 2070, 2695

1054 Petzold, H.: Methodenintegration in der Psychotherapie. Junfermann, Paderborn, 1982. Th.-Verz.: div. Th.

1055 Petzold, H. et al.: Poesie- und Musiktherapie. Junfermann, Paderborn, 1983. Th.-Verz.: 1685, 1690, 1965

1056 Petzold, H. (Hrsg.): Psychotherapie, Meditation, Gestalt. Junfermann, Paderborn, 1983. Th.-Verz.: 1050, 1615

1057 Petzold, H. (Hrsg.): Puppen und Puppenspiele in der Psychotherapie. Pfeiffer, München, 1983. Th.-Verz.: 2170

1058 Petzold, H. (Hrsg.): Wege zum Menschen. Methoden und Persönlichkeiten moderner Psychotherapie. Ein Handbuch. 2 Bde. Junfermann, Paderborn, 1984. Th.-Verz.: div. Th.

1059 Petzold, H. (Hrsg.): Leiblichkeit. Philosophische, gesellschaftliche und therapeutische Perspektiven. Junfermann, Paderborn, 1985. Th.-Verz.: 1240

1060 Petzold, H. (Hrsg.): Mit alten Menschen arbeiten. Bildungsarbeit, Psychotherapie, Soziotherapie. Pfeiffer, München, 1985. Th.-Verz.: 1025, 1050, 2455

1061 Petzold, H./Bubholz, E.: Psychotherapie mit alten Menschen. Junfermann, Paderborn, 1979. Th.-Verz.: 1025, 1050

1062 Petzold, H./Orth, J.: Poesietherapie. Über die Heilkraft der Sprache. Junfermann, Paderborn, 1984. Th.-Verz.: 400, 1965

1063 Petzold, H./Vormann, G.: Therapeutische Wohngemeinschaften. Erfahrungen, Modelle, Supervision. Pfeiffer, München, 1980. Th.-Verz.: 1635, 2455

1064 Pfeiffer, J.W./Jones, J.E.: Arbeitsmaterial zur Gruppendynamik. Christophorus, Freiburg, 1974-79. Th.-Verz.: 1078

1065 Pflüger, P.M. (Hrsg.): Rhythmus als Ausdruck menschlichen Fühlens. Bonz, Fellbach-Oeffingen, 1979. Th.-Verz.: 1685, 1690

1066 Pflüger, P.M.: Rhythmus - Entspannung - Heilung. Bonz, Fellbach, 1979. Th.-Verz.: 1685, 1690

1067 Pfrogner, H.: Die sieben Lebensprozesse. Die Kommenden, Freiburg, 1978. Th.-Verz.: 1685, 1690

1068 Pharmakopsychologie (Stichwort). In: Herrmann, T./Hofstätter, P.R. (Hrsg.): Handbuch psychologischer Grundbegriffe. Kösel, München, 1977, p. 355-366. Th.-Verz.: 625, 1925, 2515

1069 Pielmaier, H. (Hrsg.): Training sozialer Verhaltensweisen. Kösel, München, 1980. Th.-Verz.: 2455, 2820-2855

1070 Pierrakos, J.: Die Energie deines Zentrums. Entwickling und Anwendung der Core-Therapie. Synthesis, Essen, 1985. Th.-Verz.: 545

1071 Pincus, L./Dare, C.: Geheimnisse in der Familie. DVA, Stuttgart, 1982. Th.-Verz.: 850

1072 Ploeger, A.: Die Stellung des Psychodramas in der Psychotherapie. In: Battegay, R. (Hrsg.): Gruppenpsychotherapie und Gruppendynamik. Göttingen, 1968/69, Bd. 2-3. Th.-Verz.: 2070

1073 Ploeger, A.: Die therapeutische Gemeinschaft in der Psychotherapie und Sozialpsychiatrie. Thieme, Stuttgart, 1972. Th.-Verz.: 1635, 2455

1074 Ploeger, A.: Tiefenpsychologisch fundierte Psychodramatherapie. Kohlhammer, Stuttgart, 1983. Th.-Verz.: 2070

1075 Poesie- und Bibliotherapie/Musiktherapie (Stichwort). In: Integrative Therapie, 4/82, Themenheft. Junfermann, Paderborn. Th.-Verz.: 400, 1685, 1690, 1965

1076 Poesie- und Bibliotherapie, Curriculum zur Ausbildung in ... In: Integrative Therapie, 4/82, p. 351-355. Th.-Verz.: 400, 1965

1077 Polster, E./Polster, M.: Gestalttherapie. Fischer, Frankfurt (TB-Nr. 42150). Th.-Verz.: 1050

1078 Pongratz, L. (Hrsg.): Psychotherapie in Selbstdarstellungen. Huber, Bern, 1973. Th.-Verz.: div. Th.

1079 Pontvik, A.: Grundgedanken zur psychischen Heilwirkung der Musik unter Berücksichtigung der Musik J.S. Bach's. Rascher, Zürich, 1955. Th.-Verz.: 1685, 1690

1080 Pontvik, A.: Heilen durch Musik. Rascher, Zürich, 1955. Th.-Verz.: 1685, 1690

1081 Pontvik, A.: Der tönende Mensch. Psychorhythmie als gehör-seelische Erziehung. Rascher, Zürich, 1962. Th.-Verz.: 1685, 1690

1082 Potthoff, P.: Der Tod im medizinischen Denken. Die Entwicklung kognitiver und emotionaler Dimensionen der Todesbedeutung. Enke, Stuttgart, 1980. Th.-Verz.: 2680

1083 Preuss, H.G. (Hrsg.): Analytische Gruppenpsychotherapie. Grundlagen und Praxis. Rowohlt, Reinbek, 1972. Th.-Verz.: 115, 1085, 2055

1084 Priestley, M.: Musiktherapeutische Erfahrungen. Grundlagen und Praxis. Fischer, Stuttgart, 1982. Th.-Verz.: 1685, 1690

1085 Priestley, M.: Psychoanalytische Musiktherapie. Vorlesungen am Gemeinschaftskrankenhaus Herdecke. Klett-Cotta, Stuttgart, 1983. Th.-Verz.: 1685, 1690, 2055

1086 Proskauer, M.: Dynamische Atemtherapie. In: Integrative Therapie, 2/78, p. 116-122. Th.-Verz.: 630

1087 Psychiatrie und Antipsychiatrie, Reader zur ... Arbeitsgemeinschaft sozialpolitischer Arbeitskreise (AG Spak Publikationen), 1978-82. Th.-Verz.: 145

1088 Psychoanalyse (Stichwort). In: Benesch, H.: Wörterbuch zur klinischen Psychologie, dtv München, 1981 (TB-Nr. 3243), Bd. 2, p. 152-187. Th.-Verz.: 2055

1089 Psychoanalytische Familien und Sozialtherapie. In: Psychosozial 24/25, Themenheft. Th.-Verz.: 110, 2055, 2455

1090 Psychopharmakotherapie (Stichwort). In: Benesch, H.: Wörterbuch zur klinischen Psycho- dtv, München, 1981 (TB-Nr. 3243), Bd. 2, p. 198-205. Th.-Verz.: 1925

1091 Psychotherapie (Stichwort). In: Asanger, R./Wenninger, G. (Hrsg.): Handwörterbuch der Psychologie. Beltz, Weinheim, 1980, p. 394-407

1092 Psychotherapie, Deutende ... (Stichwort). In: Herrmann, T./Hofstätter, P.R. (Hrsg.): Handbuch psychologischer Grundbegriffe. Kösel, München, 1977, p. 389-401

1093 Psychotherapie, Neue Formen der ... Beltz, Weinheim, 1982^4. Th.-Verz.: div. Th.

1094 Pütz, A.: Der Therapeut oder die Irren auf der Bastion. Ullstein, München, 1982 (TB-Nr. 38538)

1095 Pütz, A./Mösslein, A.: Therapie in Heim und Internat. Pfeiffer, München, 1977

1096 Pütz, R.M.: Kunsttherapie. Eine Alternative zur Regeneration des Menschen, o.O., 1981. Th.-Verz.: 1055, 1515, 1520, 1585

1097 Puppen- und Schauspieltherapie. In: Integrative Therapie 1/83, Themenheft. Th.-Verz.: 2170

1098 Queckelberghe, R.V.: Modelle kognitiver Therapie. Urban & Schwarzenberg, München, 1979. Th.-Verz.: 1370-1380

1099 Queckelberghe, R.V.: Systematik der Psychotherapie. Urban & Schwarzenberg, München, 1979. Th.-Verz.: 1370-1380

1100 Raben, J.G.: Urschrei und verwandte Therapien. Beschreibung und kritischer Vergleich einiger kathartischer Therapieformen. Dipl.-Arbeit, Universität Münster, 1977. Th.-Verz.: 2015, 2805

1101 Raben, J.G.: Literaturliste zur Primärtherapie und verwandten Therapien. Institut für Psychotherapie und medizinische Psychologie, München, 1980. Th.-Verz.: 2015, 2805

1102 Rachman, S./Teasdale, J.: Verhaltensstörungen und Aversionstherapie. Fachbuchhandlung für Psychologie, Frankfurt, 1975. Th.-Verz.: 290, 2850

1103 Radebold, H. (Hrsg.): Gruppenpsychotherapie im Alter. Vandenhoeck & Ruprecht, Göttingen, 1983. Th.-Verz.: 1025, 1078

1104 Radebold, H./Bechtler, H./Pina, J.: Therapeutische Arbeit mit älteren Menschen. Ein Handbuch. Lambertus, Freiburg, 1983. Th.-Verz.: 1025

1105 Radebold, H./Schlesinger-Kipp, G. (Hrsg.): Familien- und Paartherapeutische Hilfen bei älteren und alten Menschen. Vandenhoeck & Ruprecht, Göttingen, 1982. Th.-Verz.: 850, 1025

1106 Rahm, D.: Gestaltberatung. Junfermann, Paderborn, 1979. Th.-Verz.: 1050

1107 Raley, P.: Making Love. Wie Sie ihr eigener Sexualtherapeut werden können. Ullstein, Berlin, 1980. Th.-Verz.: 2400

1108 Ramström, J.: Drogenabhängigkeit. Psychosoziale Ursachen, Verlauf, Therapie. Deutscher Ärzte-Verlag, Köln, 1984. Th.-Verz.: 625, 2515

1109 Ransohoff, M.: Psychosomatische Atemtherapie. Eine Behandlungsform für Organneurosen. In: Zeitschrift für Psychosom. Med. u. Psychoanalyse, 21,1/75, p. 68-80. Th.-Verz.: 220

1110 Rasch, W. (Hrsg.): Forensische Sozialtherapie. Müller, Heidelberg, 1977. Th.-Verz.: 1495, 1525, 2455

1111 Rattner, J.: Neue Psychoanalyse und intensive Psychotherapie. Fischer, Frankfurt, 1974 (TB-Nr. 6266). Th.-Verz.: 1195, 2055, 2675

1112 Rattner, J.: Heilung durch das Gespräch. Goedde, Berlin, 1977. Th.-Verz.: 1195

1113 Rattner, J.: Gruppentherapie. Die Psychotherapie der Zukunft. Fischer, Frankfurt, 1979[4]. (TB-Nr. 6223). Th.-Verz.: 1078

1114 Rattner, J. (Hrsg.): Pioniere der Tiefenpsychologie. Europa, Wien, 1980. Th.-Verz.: div. Th.

1115 Rattner, J. (Hrsg.): Der Weg zum Menschen. 13 Methoden und ihre Begründer. Europa, Wien, 1981. Th.-Verz.: div. Th.

1116 Rattner, J.: Psychotherapie als Menschlichkeit. Fischer, Frankfurt, 1981[3] (TB-Nr. 6253). Th.-Verz.: 1195, 2675

1117 Rattner, J.: Psychologie der zwischenmenschlichen Beziehungen. Eine Einführung in die Sozialpsychologie von H.S. Sullivan. Fischer, Frankfurt, 1983 (TB-Nr. 6771). Th.-Verz.: 1275, 1285

1118 Rauber, M./Heer, K.: Sensitivitätstraining und Meditation. Fachbuchhandlung für humanistische Psychologie, W. Flach, Frankfurt, o.J. Th.-Verz.: 1615, 2385, 2390, 2395

1119 Rautenberg, W./Rogoll, R.: Werde, der du werden kannst. Anstösse zur Persönlichkeitsentfaltung mit Hilfe der Transaktionsanalyse. Herder, Freiburg, 1981[2] (TB-Nr. 776). Th.-Verz.: 2750

1120 Rebirthing (Stichwort). Bewußtes Atmen. Fragen und Antworten zu Rebirthing. c/o: Deutsche Gesellschaft für Rebirthing. Berufsverband deutscher Rebirther e.V. Geschäftsstelle: Weissach 1B, 8974 Oberstaufen. Th.-Verz.: 2230

1121 Reda, G.: Die Integration sexualtherapeutischer Maßnahmen in die Familientherapie. TU-Berlin, Ges.- u. Planungswissensch. Diss., 1979. Th.-Verz.: 850, 2400

1122 Rehn, G.: Strukturen der sozialtherapeutischen Anstalt und deren Auswirkungen auf das Selbstverständnis und das Handeln des Therapeuten. In: Gruppendynamik 5/76. Th.-Verz.: 1495, 1525, 2455

1123 Rehn, G.: Behandlung im Strafvollzug. Weinheim, 1979. Th.-Verz.: 1495, 1525, 2455 Th.-Verz.: 1495, 1525, 2455

1124 Reich, W.: Charakteranalyse. Fischer, Frankfurt, 1983 (TB-Nr. 6755). Th.-Verz.: 490, 1845, 2810

1125 Reich, W.: Die Entdeckung des Orgons I: Die Funktion des Orgasmus. Fischer, Frankfurt, 1983 (TB-Nr. 6752). Th.-Verz.: 490, 1845, 2810

1126 Reich, W.: Die Entdeckung des Orgons II: Der Krebs. Fischer, Frankfurt, 1983 (TB-Nr. 6753). Th.-Verz.: 490, 1845, 2810

1127 Reich, W.: Der Einbruch der sexuellen Zwangsmoral. Fischer, Frankfurt, 1983 (TB-Nr. 6750). Th.-Verz.: 490, 1845, 2810

1128 Reich, W.: Die Massenpsychologie des Faschismus. Fischer, Frankfurt, 1983 (TB-Nr. 6754). Th.-Verz.: 490, 1845, 2810

1129 Reich, W.: Die sexuelle Revolution. Fischer, Frankfurt, 1983 (TB-Nr. 6749). Th.-Verz.: 490, 1845, 2810

1130 Reid, W.J./Epstein, L.: Gezielte Kurzzeitbehandlung in der sozialen Einzelhilfe. Lambertus, Freiburg, 1979

1131 Reik, T.: Hören mit dem dritten Ohr. Die innere Erfahrung eines Psychoanalytiker. Fischer, Frankfurt, 1983 (TB-Nr. 6766). Th.-Verz.: 1295

1132 Reimer, F. (Hrsg.): Flankierende Therapieverfahren in der Psychiatrie. 12. Weinsberger Kolloquium. Weissenhof, Weinsberg, o.J.

1133 Reinecker, H. (Hrsg.): Aversionstherapie. Theorie und Praxis. Müller, Salzburg, 1981. Th.-Verz.: 290, 2850

1134 Reinelt, R./Otalora, Z./Kappus, H. (Hrsg.): Die Begegnung der Individualpsychologie mit anderen Therapieformen. Reinhardt, München, 1984. Th.-Verz.: 1195 u.a.

1135 Reiter, U. (Hrsg.): Meditation. Wege zum Selbst. Goldmann, München, 1981 (TB-Nr. 11305). Th.-Verz.: 1615

1136 Remschmidt, H. (Hrsg.): Psychotherapie mit Kindern, Jugendlichen und Familien, 2 Bde. Enke, Stuttgart, 1984. Th.-Verz.: 850

1137 Rest, F.: Den Sterbenden beistehen. Ein Wegweiser für die Lebenden. Quelle & Meyer, Heidelberg, 1981. Th.-Verz.: 2680

1138 Reukauf, W.: Kinderpsychotherapien. Schulbildungen, Schulstreitigkeiten, Integrationsversuche. Schwabe, Stuttgart, 1983. Th.-Verz.: div. Th.

1139 Revenstorf, D.: Psychotherapeutische Verfahren I. Tiefenpsychologische Therapie. Kohlhammer, Stuttgart, 1982 (Urban, TB-Nr. 340). Th.-Verz.: 1740, 2055

1140 Revenstorf, D.: Psychotherapeutische Verfahren II. Verhaltenstherapie. Kohlhammer, Stuttgart, 1982 (Urban, TB-Nr. 341). Th.-Verz.: 1380, 2850

1141 Revenstorf, D.: Psychotherapeutische Verfahren III. Humanistische Therapien. Kohlhammer, Stuttgart, 1983 (Urban, TB-Nr. 342). Th.-Verz.: div. Th.

1142 Revers, W.J./Harrer, G./Simon, W.C. (Hrsg.): Neue Wege der Musiktherapie. Econ, Düssel-1974. Th.-Verz.: 1685, 1690

1143 Rhinehart, L.: Das Buch EST. Kailash, Hugendubel, 1983. Th.-Verz.: 760

1144 Richter, H.E.: Die Gruppe. Rowohlt, Reinbek, 1972. Th.-Verz.: 1078, 1740

1145 Richter, H.E.: Flüchten oder Standhalten. Rowohlt, Reinbek, 1980 (TB-Nr. 7308). Th.-Verz.: 1740

1146 Richter, H.E.: Psychotherapie in der Krise. In: Merkur, 24,2/80, p. 136-146. Th.-Verz.: 1740

1147 Richter, H.E./Strotzka, H./Willi, J. (Hrsg.): Familie und seelische Krankheit. Eine neue Perspektive der psychologischen Medizin und der Sozialtherapie. Rowohlt, Reinbek, 1976. Th.-Verz.: 110, 1385, 1740

1148 Richter, M.: Aktive Musiktherapie in Gruppen. Bonz, Fellbach-Oeffingen, 1977. Th.-Verz.: 1078, 1685, 1690

1149 Ridder, P.:Therapie der Familie. In: Neue Praxis, 1/73. Th.-Verz.: 850

1150 Ridder, P.: Prozess und Dynamik in der Familientherapie. Beltz, Weinheim, 1977. Th.-Verz.: 850

1151 Riedel, J.: Farben. In Religion, Gesellschaft, Kunst und Psychotherapie, o.O., 1983. Th.-Verz.: 510, 865

1152 Rieder, H.: Sport als Therapie. Bartels & Wernitz, Berlin, 1977². Th.-Verz.: 2490

1153 Riemann, F.: Grundformen helfender Partnerschaft. Pfeiffer, München, 1979³. Th.-Verz.: 1740

1154 Piper, C.v.: Sprech-Stunde in der Praxis eines Sprachtherapeuten. Reinhardt, München, 1982. Th.-Verz.: 2495

1155 Roberts, J.: Seth. Ariston, Genf, 1979. Th.-Verz.: 1615, 2760

1156 Roden, R.v.: Heilwerden durch sich selbst. Einführung und Einübung auf dem Initiatischen Weg. Herder, Freiburg, 1982 (TB-Nr. 995). Th.-Verz.: 1205

1157 Roden, R.v.: Aus Dir mach Wir. Praktische Einübung in die Partnerschaft. Herder, Freiburg, 1984 (TB-Nr. 1147). Th.-Verz.: 1205

1158 Roeck, B.P. de: Gras unter meinen Füßen. Gestalttherapie für jedermann. Kohlhammer, Stuttgart, 1982. Th.-Verz.: 1050

1159 Roeck, B.P. de: Dein eigener Freund werden. Wege aus der Lauernuss, o.O., 1983. Th.-Verz.: 1050

1160 Roeck, B.P. de: Die Lauernuss. Therapie gegen den Seelenpanzer, o.O., 1983. Th.-Verz.: 1050

1161 Rogers, C.R.: Entwicklung der Persönlichkeit. Psychotherapie aus der Sicht eines Therapeuten. Klett-Cotta, Stuttgart, 1973. Th.-Verz.: 1035, 1340

1162 Rogers, C.R.: Die nicht-direktive Beratung. Fischer, Frankfurt, 1976 (TB-Nr. 2176). Th.-Verz.: 1035, 1340

1163 Rogers, C.R.: Die Kraft des Guten. Kindler, München, 1978. Th.-Verz.: 1035, 1340

1164 Rogers, C.R.: Lernen in Freiheit. Kösel, München, 1979³. Th.-Verz.: 1035, 1340

1165 Rogers, C.R.: Der neue Mensch. Klett-Cotta, Stuttgart, 1983². Th.-Verz.: 1035, 1340

1166 Rogers, C.R.: Partnerschule. Fischer, Frankfurt, 1983 (TB-Nr. 2236). Th.-Verz.: 1035, 1340

1167 Rogers, C.R.: Therapeut und Klient. Grundlagen der Gruppenpsychotherapie. Fischer, Frankfurt, 1983 (TB-Nr. 42250). Th.-Verz.: 1035, 1340

1168 Rogers, C.R.: Encounter-Gruppen. Das Erlebnis der menschlichen Begegnung. Fischer, Frankfurt, 1984. Th.-Verz.: 705, 1035, 1340

1169 Rogers, C.R.: Die klientbezogene Gesprächstherapie. Fischer, Frankfurt (TB-Nr. 2175). Th.-Verz.: 1035, 1340

1170 Rogers, C.R./Rosenberg, R.L.: Die Person als Mittelpunkt der Wirklichkeit. Klett-Cotta, Stuttgart, 1980. Th.-Verz.:1035, 1340

1171 Rogers, C.R./Stevens, B.: Von Mensch zu Mensch. Junfermann, Paderborn, 1984. Th.-Verz.: 1035, 1340

1172 Rogoll, R.: Nimm dich, wie du bist. Einführung in die TA. Herder, Freiburg, 1979⁶ (TB-Nr. 593). Th.-Verz.: 2750

1173 Rohe, F./Anderson, D.: Zen des Laufens. Edition Pléjade, Berlin, 1981. Th.-Verz.: 1615, 2915

1174 Ronall, R./Feder, B.: Gestaltgruppen. Klett-Cotta, Stuttgart, 1983. Th.-Verz.: 1050, 1078

1175 Rosa, K.R.: Psychosomatische Selbstregulation. Hippokrates, Stuttgart, 1976. Th.-Verz.: 970 u.a.

1176 Rosa, K.R./Rosa-Wolff, L.: Psychosomatische Selbstentspannung. Grundlagen und Technik der Funktionellen Entspannung. Hippokrates, Stuttgart, 1976. Th.-Verz.: 970

1177 Rosemann, H.: Autogene Entspannung. Anleitung zum Lernen und Vertiefen. Schnellsche Buchh., Warendorf, 1982. Th.-Verz.: 265

1178 Rosen, J.N.: Psychotherapie der Psychosen. Hippokrates, Stuttgart, 1964. Th.-Verz.: 605, 610

1179 Rosenberg, J.L.: Orgasmus. Herzschlag, Berlin, 1979[5]. Th.-Verz.: 430, 1050, 1845, 2400, 2810

1180 Rosenberg, J.L.: Bewegen und erregen...wie du den Verstand verlierst. Vorschläge für Entdeckungsreisen in eine neue Sinnlichkeit. Tanner & Staehelin, Zürich, 1980. Th.-Verz.: 430, 1050, 1845, 2400, 2810

1181 Rosenberg, J.L.: Entspannter Körper. Tanner & Staehelin, Zürich, 1980. Th.-Verz.: 430, 1050, 1845, 2400, 2810

1182 Rosenberg, J.L.: Bioenergetik. Arbeitsbuch für Partnerschaftsübungen. Herzschlag, Berlin, 1984. Th.-Verz.: 430, 1050, 1845, 2400, 2810

1183 Roshi, E.S.: Der Weg der wolkenlosen Klarheit. Bauer, Freiburg, o.J. Th.-Verz.: 1615, 2915

1184 Roth, D.: Modelle der Drogentherapie. In: Psychologie Heute, 3/76, p. 15ff. Th.-Verz.: 625, 2515

1185 Roth, J.K.: Hilfe für Helfer. Balint-Gruppen. Piper, München, 1984. Th.-Verz.: 310

1186 Roth, J.W.: Konkrete Phantasie. Neue Erfahrungen mit dem Katathymen Bilderleben. Huber, Stuttgart, 1984. Th.-Verz.: 1310

1187 Rozman, D.: Mit Kindern meditieren. Fischer, Frankfurt, 1979 (TB-Nr. 3383). Th.-Verz.: 1615

1188 Rubin, T.J.: Leben - hier und jetzt. Selbsthilfeprogramm gegen die Zivilisationskrankheiten der Psyche. Wunderlich, Tübingen, 1982

1189 Rubinstein, D.: Selbstkonfrontationstechniken in der Familientherapie. In: Partnerberatung, 17,4/80, p. 169-180. Th.-Verz.: 850

1190 Rudhyar, D.: Die Magie der Töne. Musik als Spiegel des Bewußtseins. Scherz, München, 1984. Th.-Verz.: 1685, 1690

1191 Rüger, U.: Stationär-ambulante Gruppenpsychotherapie. Ein langfristiges Behandlungsmodell. Springer, Berlin, 1981. Th.-Verz.: 1078

1192 Ruitenbeek, H.M.: Die neuen Gruppentherapien. Klett-Cotta, Stuttgart, 1981 (Ullstein, TB-Nr. 39019). Th.-Verz.: 1078

1193 Rush, A.K.: Getting clear. Therapiehandbuch für Frauen. Frauenoffensive, München, 1977. Th.-Verz.: 875, 935

1194 Rywerant, Y.: Die Feldenkrais-Methode. Kübler, Heidelberg, 1984. Th.-Verz.: 365

1195 Sabetti, S.: Life Energy Therapy. Transpersonale Entwicklung durch Körperpsychotherapie. In: Integrative Therapie, 3/84, p. 224-232. Th.-Verz.: 1545, 2760

1196 Sabetti, S.: Lebensenergie. Barth, München, 1985. Th.-Verz.: 430, 1050, 1545, 1845

1197 Sachse, R./Musial, E.M.: Kognitionsanalyse und kognitive Therapie. Kohlhammer, Stuttgart, 1981. Th.-Verz.: 1380

1198 Sager, C.J./Singer-Kaplan, H.: Handbuch der Ehe-, Familien- und Gruppentherapie, 3 Bde. Kindler, München, 1973. Th.-Verz.: 655, 850, 1078, 1850

1199 Saint-John, R.: Pränatale Fußreflexologie. Synthesis, Essen, 1984. Th.-Verz.: 975, 1630, 1995, 2250

1200 Saint-John, R.: Metamorphose. Die pränatale Therapie. Synthesis, Essen, 1985. Th.-Verz.: 975, 1630, 1995, 2250

1201 Salber, W.: Kunst-Psychologie-Behandlung. Bonn, 1977

1202 Saltoon, D.: Bewußter leben. Kösel, München, 1983

1203 Samuels, M./Bennett, H.: Das Körperbuch. Edition Pléjade, Berlin, 1981. Th.-Verz.: div. Th.

1204 Sandler, J./Dare, C./Holder, A.: Grundbegriffe der psychoanalytischen Therapie. Klett-Cotta, Stuttgart, 1979[2]. Th.-Verz.: 1740, 2055

1205 Sandner, D.: Psychodynamik in Kleingruppen. Theorie des affektiven Geschehens in Selbsterfahrungs- und Therapiegruppen. Reinhardt, München, 1978 (UTB-Nr. 828). Th.-Verz.: 1078

1206 Satir, V.: Familienbehandlung. Kommunikation und Beziehung in Theorie, Erleben und Therapie. Lambertus, Freiburg, 1979[4]. Th.-Verz.: 540, 840, 845, 850, 1230, 1870, 2520

1207 Satir, V.: Gespräch mit V.S.(G. Jürgens/T. Stahl). In: Integrative Therapie, 3/82, p p. 193-215. Th.-Verz.: 540, 840, 845, 1230, 1870, 2520

1208 Satir, V.: Selbstwert und Kommunikation. Familientherapie für Berater und zur Selbsthilfe. Pfeiffer, München, 1982[5]. Th.-Verz.: 540, 840, 845, 1230, 1870, 2520

1209 Savary/Ehlen-Miller: Ich entdecke mich. Pfeiffer, München, 1980. Th.-Verz.: 2390, 2395

1210 Sbandi, P./Vogl, A. (Hrsg.): Lebenselement Gruppe. Kommunikation und Gruppe in psychischer Gesundheit und Krankheit. Pfeiffer, München, 1978. Th.-Verz.: 1078

1211 Sbandi, P.: Gruppenpsychologie. Einführung in die Wirklichkeit der Gruppendynamik aus sozialpsychologischer Sicht. Pfeiffer, München, 1979[3]. Th.-Verz.: 1078

1212 Scabia, G.: Das große Theater des Marco Cavallo. Phantasiearbeit in der Psychiatrischen Klinik Triest. Suhrkamp. Frankfurt, 1979

1213 Schäfer, C.E./Millmann, H.L.: Handbuch der Psychotherapie bei Kindern. Fachbuchhandlung für Psychologie, Frankfurt, 1981. Th.-Verz.: div. Th.

1214 Schaefer, E./Millmann, H.L.: Kompendium der Psychotherapie in Kindheit und Pubertät. Fachbuchhandlung für Psychologie, Frankfurt, 1983. Th.-Verz.: div. Th.

1215 Schäfer, M.: Musiktherapie als Heilpädagogik. Fachbuchhandlung für Psychologie, Frankfurt, 1981. Th.-Verz.: 1685, 1690

1216 Scharfenberg, J./Kämpfer, H.: Mit Symbolen leben. Soziologische, psychologische und religiöse Konfliktbearbeitung. Walter, Freiburg, 1980

1217 Scharfetter, C.: Über Meditation. Begriffsfeld, Sichtung der Befunde, Anwendung in der Psychotherapie. In: Psychother. med. Psych., 29, p. 78-95. Th.-Verz.: 1615

1218 Scharl, H.: Moderne Hypnose. Techniken für Mediziner. Marczell, Puchheim, 1977[2]. Th.-Verz.: 1135-1160

1219 Scharl, H.: Tiefenhypnose. Münks, Krefeld, 1978. Th.-Verz.: 1135-1160

1220 Scharl, H.: Handbuch der Regressions- und Reinkarnationstherapie. Techniken, Möglichkeiten, Grenzen. Tibor Marczell, München, 1982. Th.-Verz.: 2230, 2275

1221 Schaub, S.: Musik im autogenen Training. Eine experimentelle Untersuchung. In: Psychother. Psychosom. med. Psychol., 30,6/80, pl 286-292. Th.-Verz.: 265, 1685, 1690

1222 Scheerer, S.: Therapie als Strafe, Therapie als Kontrolle. In: Sozialmagazin 5 (7/8)/80

1223 Scheff, T.J.: Explosion der Gefühle. Über die kulturelle und therapeutische Bedeutung kathartischen Erlebens. Beltz, Weinheim, 1983

1224 Scheffer, M.: Bach-Blütentherapie. Theorie und Praxis. Hugendubel, München, 1981. Th.-Verz.: 305

1225 Scheffer, M.: Erfahrungen mit der Bach-Blütentherapie. Hugendubel, München, 1984. Th.-Verz.: 305

1226 Scheidt, F.: Lernziel Verständigung. Dialogprinzip und Dialogverhalten. Reinhardt, München, 1982

1227 Scheidt, J.v.: Hilfen für das Unbewußte. Esoterische Wege der Selbsterfahrung. Pfeiffer, München, 1980. Th.-Verz.: 1615, 2760

1228 Scheidt, J.v.: Der falsche Weg zum Selbst. Fischer, Frankfurt (TB-Nr. 42161). Th.-Verz.: Th.-Verz.: 625, 2515

1229 Scheidt, J.v.: Yoga für Europäer. Fischer, Frankfurt (TB-Nr. 42226). Th.-Verz.: 1615, 2905

1230 Scheidt, J.v.: Die Behandlung Drogenabhängiger. Nymphenburger, München, 1974. Th.-Verz.: 625, 2515

1231 Scheidt, J.v.: Schreiben als Selbsterfahrung. Psychotherapie und Meditation. München, 1983. Th.-Verz.: 1615

1232 Schellhammer, E.: Seelische Innenwelt im Alltag. Wege zur Selbstfindung und Lebensgestaltung. Peter Lang, Frankfurt, 1983

1233 Schicke, R.K.: Sozialpharmakologie. Kohlhammer, Stuttgart, 1976. Th.-Verz.: 1925

1234 Schiegl, H.: Color-Therapie. Heilung durch Farbenkraft. Bauer, Freiburg, 1983[2]. Th.-Verz.: 510, 865

1235 Schiff, J.L./Day, B.: Alle meine Kinder. Kaiser, München, 1980. Th.-Verz.: 2750

1236 Schiffer, M.: Die therapeutische Spielgruppe. Stuttgart, 1971. Th.-Verz.: 2470-2480

1237 Schill, S. de (Hrsg.): Psychoanalytische Therapie in Gruppen. Klett, Stuttgart, 1978[3]. 115, 1078, 1085, 2055

1238 Schindler, F.: Hypnose. Ungewöhnliche Wege zur Heilung psychischer Konflikte. Frech, Stuttgart, 1981. Th.-Verz.: 1135-1160

1239 Schindler, S. (Hrsg.): Geburt - Eintritt in eine neue Welt. Hogrefe, Göttingen, 1982. Th.-Verz.: 1885, 1995

1240 Schindler, W.: Die analytische Gruppentherapie nach dem Familienmodell. Reinhardt, München, 1980. Th.-Verz.: 115, 850, 1085

1241 Schlaffhorst, C./Andersen, H.: Atmung und Stimme. Berlin, 1928. Th.-Verz.: 220

1242 Schlaftherapie (Stichwort). In: Benesch, H.: Wörterbuch zur klinischen Psychologie, dtv, München, 1981 (TB-Nr. 3243), Bd. 2, p. 226-230. Th.-Verz.: 670, 1155, 2590

1243 Schlederer, F.: Psychotherapie für den Lehrer. Eine Einübung in Selbstbestimmung und Vermittlungskompetenz. Herder, Freiburg, 1980 (TB-Nr. 9071)

1244 Schlegel, L.: Grundriß der Tiefenpsychologie. 5 Bde. Urban & Schwarzenberg, München, 1973. Th.-Verz.: div. Th.

1245 Schlemmer, J. (Hrsg.): Anfang gut - alles gut? Beiträge zu einer Perinatologie. Quelle & Meyer, Heidelberg, 1979. Th.-Verz.: 1885, 1995

1246 Schlippe, A.v.: Familientherapie im Überblick. Basiskonzepte, Formen, Anwendungsmöglichkeiten. Junfermann, Paderborn, 1984. Th.-Verz.: 850

1247 Schlippe, A.v./Essen, S.: Die Familienperspektive überschreiten. Überlegungen von Familientherapeuten zu gesellschaftlichen Prozessen. In: Integrative Therapie 3/82, p.233-250. Th.-Verz.: 850

1248 Schmid, G.: Wachtraumbild-Behandlung. Hippokrates, Stuttgart, 1971. Th.-Verz.: div. Th.

1249 Schmidbauer, W.: Sensitivitätstraining und analytische Gruppendynamik. Piper, München, 1974[3] (TB-Nr. 56). Th..Verz.: 115, 1085, 2385

1250 Schmidbauer, W.: Heilungschancen durch Psychotherapie. Piper, München, 1975 (TB-Nr. SP 127)

1251 Schmidbauer, W.: Psychotherapie. Ihr Weg von der Magie zur Wissenschaft, dtv, München, 1975 (TB-Nr. 1056). Th.-Verz.: 1740, 2055

1252 Schmidbauer, W.: Selbsterfahrung in der Gruppe. Rowohlt, Reinbek, 1979 (TB-Nr. 7196). Th.-Verz.: 1078

1253 Schmidbauer, W.: Im Körper zuhause. Alternativen für die Psychotherapie. Fischer, Frankfurt, 1982 (TB-Nr. 4072). Th.-Verz.: 1810

1254 Schmidbauer, W.: Helfen als Beruf. Die Ware Nächstenliebe. Rowohlt, Reinbek, 1983

1255 Schmidbauer, W.: *Die Angst vor Nähe*. Rowohlt, Reinbek, 1985. Th.-Verz.: 850

1256 Schmidbauer, W./Scheidt, J.v.: *Handbuch der Rauschdrogen*. Fischer, Frankfurt, 1976 (TB-Nr. 1710). Th.-Verz.: 625, 1925, 2515

1257 Schmidt, G./Arentewicz, G.: Sexuelle Funktionsstörungen. In: *Handbuch der Psychologie*, Bd. 8/2. Halbb., Klinische Psychologie, p. 2161-2227. Hogrefe, Göttingen, o.J. Th.-Verz.: 2400

1258 Schmidt, R. (Hrsg.): *Die Individualpsychologie Alfred Alders*. Ein Lehrbuch. Kohlhammer, Stuttgart, 1982. Th.-Verz.: 1195

1259 Schmidtchen, S.: *Handeln in der Kinderpsychotherapie*. Kohlhammer, Stuttgart, 1978. Th.-Verz.: 1345

1260 Schmidtchen, S.: *Klientenzentrierte Spieltherapie*. Beltz, Weinheim, 1980[2]. Th.-Verz.: 1345

1261 Schmidtchen, S./Baumgärtel, F. (Hrsg.): *Methoden der Kinderpsychotherapie*. Kohlhammer, Stuttgart, 1980. Th.-Verz.: div. Th.

1262 Schmitt, J.L.: *Atemheilkunst*. Müller, München, 1965. Th.-Verz.: 220

1263 Schmitz, K.: *Hypnotherapie*. München, 1960. Th.-Verz.: 1135-1160

1264 Schmitz-Scherzer, R. (Hrsg.): *Freizeit*. Frankfurt, 1974. Th.-Verz.: 945

1265 Schneider, H.: *Auf dem Weg zu einem neuen Verständnis des psychotherapeutischen Prozesses*. Huber, Stuttgart, 1983

1266 Schneider, K. (Hrsg.): *Familientherapie in der Sicht therapeutischer Schulen*. Junfermann, Paderborn, 1983. Th.-Verz.: 850

1267 Schneider-Düker, M.: *Gruppenpsychotherapie*. Methoden, Probleme, Erfolge. Kösel, München, 1981 / Econ, Düsseldorf, 1985 (TB-Nr. 20055). Th.-Verz.: 1078

1268 Schöfer-Salzmann, E.v.: *Heilung durch Bewegung*. Durch Bewegungstherapie zu einem befreiten Leben. Pfeiffer, München, 1985.

1269 Schoeller, G.: *Heilung aus dem Ursprung*. Praxis der Initiatischen Therapie nach K. von Dürckheim und M. Hippius. Kösel, München, 1983. Th.-Verz.: 1205

1270 Schönberger, M.M.: *Von der Sexualität zur Polarität*. Das verlorene und wiedergefundene Paradies. Papyrus, Hamburg, 1982. Th.-Verz.: 2400

1271 Schönhöfer, P.S./Stock, K.: Therapeutischer Einsatz von Psychopharmaka. In: Fülgraff, G./Palm, D. (Hrsg.): *Klinische Pharmakologie*. Stuttgart, 1979[3]. Th.-Verz.: 1925

1272 Scholl, L.: *Das Augenübungsbuch*. Gillessen-Orlopp, Berlin, 1981 / Rowohlt, Reinbek, 1984 (TB-Nr. 7881). Th.-Verz.: 220, 430, 1050

1273 Schoop, T.: *Komm' und tanz mit mir*. Ein Versuch, dem psychotischen Menschen durch die Elemente des Tanzes zu helfen, o.O., 1982. Th.-Verz.: 2670

1274 Schröder, G.: *Verhaltenstherapie mit Kindern und Jugendlichen*. Erfahrungen und Hinweise aus der Praxis. Pfeiffer, München, 1977. Th.-Verz.: 2480, 2850

1275 Schröder, M.: Arbeitsbericht, Gründung und Entwicklung der AG für musisch-kreative Psychotherapie und Edukation (MPE). In: *Prax. Psychother. Psychosom.* 24,3/79, p. 149-151. Th.-Verz.: 1515, 1520, 1585, 1685, 1690

1276 Schubert, G.: *Klänge und Farben*. Formen der Musiktherapie und der Maltherapie. Fischer, Stuttgart, 1982. Th.-Verz.: 1515, 1520, 1585, 1685, 1690

1277 Schücking, B./Huchthausen, G.: *Leitfaden der Beschäftigungs- und Arbeitstherapie*. Darmstadt, 1961. Th.-Verz.: 175, 360

1278 Schulte, T.: *Transzendentale Meditation und wohin sie führt*. Abschiedsdisput einer TM-Lehrerin. Freies Geistesleben, Stuttgart, 1980. Th.-Verz.: 1615, 2765

1279 Schultz, J.H.: *Die seelische Krankenbehandlung*. Fischer, Stuttgart, 1963[8]. Th.-Verz.: 1740

1280 Schulz, J.H.: *Das autogene Training*. Thieme, Stuttgart, 1966. Th.-Verz.: 265

1281 Schultz, J.H.: Übungsheft für das Autogene Training. Thieme, Stuttgart, 1973[16]. Th.-Verz.: 120, 2480

1282 Schultz/Lohmann: Hypnose-Technik. Praktische Anleitung zum Hypnotisieren für Ärzte. Fischer, Stuttgart, 1983[8]. Th.-Verz.: 1135-1160

1283 Schultz-Hencke, H.: Lehrbuch der analytischen Psychotherapie. Thieme, Stuttgart, 1981[3]. Th.-Verz.: 1740

1284 Schultz-Hencke, H.: Der gehemmte Mensch. Entwurf eines Lehrbuchs der Neo-Psychoanalyse. Thieme, Stuttgart, 1982. Th.-Verz.: 1740

1285 Schulz, J.v.: Heilende Kräfte der Musik. Drei Eichen, München, 1983. Th.-Verz.: 1685, 1690

1286 Schulz von Thun, F.: Miteinander reden. Störungen und Klärungen. Psychologie der zwischenmenschlichen Kommunikation. Rowohlt, Reinbek, 1981 (TB-Nr. 7489). Th.-Verz.: 850, 1390

1287 Schulze, H.: Das Prinzip Handeln in der Psychotherapie. Ein Beitrag zur Verhaltensanalyse und Verhaltenstherapie der Neurosen. Enke, Stuttgart, 1975[2]. Th.-Verz.: 1380, 2825, 2850

1288 Schulze, H.: Nesthocker Mensch. Neurosen als Folge verfehlter Nestablösung. Enke, Stuttgart, 1977

1289 Schumann, H.E.: Gezielt helfen. Pragmatische Sozialtherapie. Rowohlt, Reinbek, 1980. Th.-Verz.: 2455

1290 Schutz, W.C.: Encounter. Isko-Press, Hamburg, 1977. Th.-Verz.: 705

1291 Schutz, W.C.: Freude. Rowohlt, Reinbek (TB-Nr. 6811). Th.-Verz.: 705, 2385, 2390, 2395

1292 Schwabe, C.: Musiktherapie bei Neurosen und funktionellen Störungen. Fischer, Stuttgart, 1972. Th.-Verz.: 1685, 1690

1293 Schwabe, C.: Musiktherapie. Fischer, Stuttgart, 1974. Th.-Verz.: 1685, 1690

1294 Schwabe, C.: Regulative Musiktherapie. Fischer, Stuttgart, 1979. Th.-Verz.: 1685, 1690

1295 Schwabe, C.: Methodik der Musiktherapie und deren theoretische Grundlagen. Barth, Leipzig, 1980[2]. Th.-Verz.: 1685, 1690

1296 Schwabe, C.: Aktive Gruppenmusiktherapie für erwachsene Patienten. Fischer, Stuttgart, 1983. Th.-Verz.: 1078, 1685, 1690

1277 Schwäbisch, L./Siems, M.: Anleitungen zum sozialen Lernen für Paare, Gruppen und Erzieher. Rowohlt, Reinbek, 1974 (TB-Nr. 6846). Th.-Verz.: 850, 1078, 1850, 2385

1298 Schwäbisch, L./Siems, M.: Selbstentfaltung durch Meditation. Eine praktische Anleitung. Rowohlt, Reinbek, 1980. Th.-Verz.: 1615

1299 Schwartz, D.: Imaginationstechniken in der Rational-Emotiven-Therapie. In: RET-Report, 1,1/80, p. 36-42. Th.-Verz.: 1380, 2190

1300 Schwartz, D.: Gefühle erkennen und positiv beeinflussen. MVG, München, 1984. Th.-Verz.: 1380, 2190

1301 Schwarzer, R. (Hrsg.): Beraterlexikon. Kösel, München, 1977

1302 Schwermer, J.: Das helfende Gespräch in der Seelsorge. Meinwerk, Salzkotten, 1980. Th.-Verz.: 1875

1303 Schwesinger, H.: Selbstbestimmung contra Fremdbestimmung. Psychotherapeutische Utopie oder psychosoziale Chance? Reinhardt, München, 1980

1304 Schwieger, C.: Bioenergetik. Fachbuchhandlung für humanistische Psychologie, W. Flach, Frankfurt, 1977. Th.-Verz.: 430

1305 Schwind, P. (Hrsg.): Der aufrechte Mensch. Körperstruktur und menschliche Entwicklung aus der Sicht des Rolfing. Synthesis, Essen, 1985. Th.-Verz.: 2320

1306 Schwung, H.: Ausdruckstherapie. Göttingen, 1956. Th.-Verz.: 260, 750

1307 Sebastian, U.:Psychoanalytische Theorie und Bioenergetische Analyse. MAKS-Publikationen, Münster, 1983. Th.-Verz.: 430, 2055

1308 Segal, H.: Melanie Klein. Eine Einführung in ihr Werk. Fischer, Frankfurt, 1983 (TB-Nr. 7325). Th.-Verz.: 2480

1309 Seiderer-Hartig, M.: Beziehung und Interaktion in der VT. Theorie, Praxis, Fallbeispiele. Pfeiffer, München, 1980. Th.-Verz.: 2850

1310 Seidmann, P.: Tiefenpsychologische Konfliktanalyse von Partnerproblemen. Francke, München, 1979 (UTB-872)

1311 Seifert S. & T.: Ich - Du - Wir. Psychologie des Zusammenlebens. Kreuz, Stuttgart, 1981

1312 Seifert, W.: Gruppendynamik. Veränderung durch Selbsterfahrung. Hain, Königstein, 1974. Th.-Verz.: 1078

1313 Seitz, W. (Hrsg.): Kriminal- und Rechtspsychologie. Ein Handbuch in Schlüsselbegriffen. Urban & Schwarzenberg, München, 1983. Th.-Verz.: 1495, 1525, 2455

1314 Selbstsicherheitstraining (Stichwort). In: Benesch, H.: Wörterbuch zur klinischen Psychologie, dtv, München, 1981 (TB-Nr. 3243), Bd. 2, p. 243-252. Th.-Verz.: 2345, 2365

1315 Selby, J.: Atmen. Ganzheitliche Gesundheit durch Atemintegration. Sphinx, Basel, 1984. Th.-Verz.: 220

1316 Selvini-Palazzoli, M.: Paradoxon und Gegenparadoxon. Klett-Cotta, Stuttgart, 1978[2]. Th.-Verz.: 850, 1305

1317 Senf, B.: Charles Kelley's 'Radix'. In: Emotion, 6/84, p. 89-96. Th.-Verz.: 2180

1318 Sexualstörungen (Stichwort). In: Benesch, H.: Wörterbuch zur klinischen Psychologie, dtv, München, 1981 (TB-Nr. 3243), Bd. 2, p. 267-284. Th.-Verz.: 2400

1319 Shaffer, J.P./Galinsky, M.D.: Handbuch der Gruppenmodelle. Burckhardthaus, Berlin, 1977. Th.-Verz.: 1078

1320 Sharp, E.F.: Traumanalyse. Klett-Cotta, Stuttgart, 1984. Th.-Verz.: 2780

1321 Sheleen, L.: Bewegung in Raum und Zeit. Zum Sinn von Tanz und Bewegung in der 'Expression Corporelle'. In: Integrative Therapie, 1/83, p. 62-72. Th.-Verz.: 810, 2670

1322 Shepard, M.: Sex als Therapie. Sexuelle Intimität zwischen Patient und Psychotherapeut. Kiepenheuer & Witsch, Köln, 1973. Th.-Verz.: 2400

1323 Shorr, J.E.: Psycho-Imagination. Isko-Press, Hamburg, 1981. Th.-Verz.: 2085

1324 Sieveking, N./Anchor, K.N.: Körperkontrolle durch passives Wollen. Forschungsbericht Biofeedback. In: Psychologie Heute, 1/83, p. 28-33, p. 38-39. Th.-Verz.: 440

1325 Sigrell, B.: Einführung in die Gruppenpsychotherapie. Beltz, Weinheim, 1972. Th.-Verz.: 1078

1326 Sigusch, V. (Hrsg.): Therapie sexueller Störungen. Thieme, Stuttgart, 1980[2]. Th.-Verz.: 2400

1327 Simkin, J.S.: Gestalttherapie. Jugenddienst, Wuppertal, 1978. Th.-Verz.: 1050

1328 Simon, F.B./Stierlin, H.: Die Sprache der Familientherapie. Ein Vokabular. Klett-Cotta, Stuttgart, 1984. Th.-Verz.: 850

1329 Simonton, C.: Interview. In: Warum, 1/81, p. 28-39 und In: Die Zeit, 6/82. Th.-Verz.: 1490

1330 Simonton, O.C./Matthews-Simonton, S./Creighton, J.: Wieder gesund werden. Eine Anleitung zur Aktivierung der Selbstheilungskräfte für Krebspatienten und ihre Angehörigen. Mit Cassette. Rowohlt, Reinbek, 1982. Th.-Verz.: 1490

1331 Singer, J.L.: Phantasie und Tagtraum. Imaginative Methoden in der Psychotherapie. Pfeiffer, München, 1978. Th.-Verz.: div. Th.

1332 Singer, J.L./Pope, K.S. (Hrsg.): Imaginative Verfahren in der Psychotherapie. Junfermann, Paderborn, 1984. Th.-Verz.: div. Th.

1333 Singer-Kaplan, H.: Die neue Sextherapie. In: Familiendynamik, 4/79, p. 3-22. Th.-Verz.: 2400

1334 Singer-Kaplan, H.: Sexualtherapie. Enke, Stuttgart, 1979. Th.-Verz.: 2400

1335 Singer-Kaplan, H.: Hemmungen der Lust. Neue Konzepte der Psychosexualtherapie. Enke, Stuttgart, 1981. Th.-Verz.: 2400

1336 Sjølund, A.: Gruppenpsychologische Übungen. Ein Arbeitsbuch mit Begleitmaterial. Beltz, Weinheim, 1983. Th.-Verz.: 1078

1337 Skynner, A.C.R.: Die Familie. Handbuch der Familientherapie. Fischer, Frankfurt, 1981 (TB-Nr. 6729). Th.-Verz.: 850

1338 Slavson, S.R.: Einführung in die Gruppentherapie von Kindern und Jugendlichen. Vandenhoeck & Ruprecht, Göttingen, 1972[2]. Th.-Verz.: 1078

1339 Slavson, S.R.: Analytische Gruppentherapie. Theorie und praktische Anwendung. Fischer, Frankfurt, 1977. Th.-Verz.: 115, 1085

1340 Slavson, S./Schiffer, M.: Gruppenpsychotherapie mit Kindern. Ein Arbeitsbuch. Vandenhoeck & Ruprecht. Göttingen, 1975. Th.-Verz.: 1078

1341 Sloane, R.B./Staples, F.R. et al.: Analytische Psychotherapie und Verhaltenstherapie. Enke, Stuttgart, 1981. Th.-Verz.: 1740, 2055, 2850

1342 Smith, M.J.: Sage Nein ohne Skrupel. Rowohlt, Reinbek, 1977. Th.-Verz.: 1735

1343 Sollmann, U. (Hrsg.): Konzepte und Praxis der Bioenergetischen Analyse. Synthesis, Essen, 1984. Th.-Verz.: 430

1344 Somendra: Energie und Transformation. Sannyas, Meinhard-Schwebda, 1983. Th.-Verz.: 2185

1345 Sommer, G./Ernst, H. (Hrsg.): Gemeindepsychologie. Therapie und Prävention in der sozialen Umwelt. Urban & Schwarzenberg, München, 1977. Th.-Verz.: 1000

1346 Sommer, G./Kommer, B. & D./Malchow, C./Quack, L.: Gemeindepsychologie. In: Handbuch der Psychologie, Bd. 8/2. Halbb., Klinische Psychologie. Hogrefe, Göttingen, o.J., p. 2913-2979. Th.-Verz.: 1000

1347 Sozialarbeit und Therapie. Neue Praxis, Sonderheft. Luchterhand, Neuwied, 1978. Th.-Verz.: 480, 1635, 2455

1348 Sozialpsychiatrie (Stichwort). In: Asanger, R./Wenninger, G. (Hrsg.): Handwörterbuch der Psychologie. Beltz, Weinheim, 1980, p. 436-445. Th.-Verz.: 2450

1349 Sozialtherapie (Stichwort). In: Asanger, R./Wenninger, G. (Hrsg.): Handwörterbuch der Psychologie. Beltz, Weinheim, 1980, p. 451-454. Th.-Verz.: 2455

1350 Sozialtherapie (Stichwort). In: Benesch, H.: Wörterbuch zur klinischen Psychologie, dtv, München, 1981 (TB-Nr. 3243), Bd. 2, p. 285-289. Th.-Verz.: 2455

1351 Spazier, D./Bopp, D.: Grenzübergänge. Psychotherapie der kollektiven Praxis. Suhrkamp, Frankfurt, 1975

1352 Speads, C.: Atmen. Eine illustr. Anleutung zur natürlichen Atmung. Kösel, München, 1983 Th.-Verz.: 220

1353 Specht, F./Spittler, H.D.: Wie Berater helfen. Integration und Kombination von Methoden. in der Erziehungsberatung. Vandenhoeck & Ruprecht, Göttingen, 1982. Th.-Verz.: div. Th.

1354 Speck, R./Attneave, C.: Die Familie im Netz sozialer Beziehungen. Lambertus, Freiburg, 1976. Th.-Verz.: 1750

1355 Speer, E.: Das Erlebnis als klinische Aufgabe in der ärztlichen Praxis, o.O., o.J. Th.-Verz.: 1445

1356 Speer, E.: Der Arzt der Persönlichkeit, o.O., o.J. Th.-Verz.: 1445

1357 Speer, E.: Die Liebesfähigkeit, o.O., 1935. Th.-Verz.: 1445

1358 Speer, E. (Hrsg.): Kritische Psychotherapie. Vorträge der 8. Lindauer Psychotherapiewoche. Lehmann, München, 1959. Th.-Verz.: 1445

1359 Sperber, M.: Individuum und Gemeinschaft. Versuch einer sozialen Charakterologie. Klett-Cotta, Stuttgart, 1978 (Ullstein, TB-Nr. 39023). Th.-Verz.: 1195

1360 Sperling, et al.: Die Mehrgenerationen-Familientherapie. Vandenhoeck & Ruprecht, Göttingen, 1982. Th.-Verz.: 1625

1361 Spiegel, R./Aebi, H.J.: Psychopharmakologie. Kohlhammer, Stuttgart, 1981. Th.-Verz.: 1925

1362 Spiegel-Rösing, J./Petzold, H. (Hrsg.): Die Begleitung Sterbender. Theorie und Praxis der Thanatotherapie. Junfermann, Paderborn, 1985. Th.-Verz.: 2680

1363 Spieltherapie (Stichwort). In: Benesch, H.: Wörterbuch zur klinischen Psychologie, dtv, München, 1981 (TB-Nr. 3243), Bd. 2, p. 290-302. Th.-Verz.: 2470-2480

1364 Spolin, V.: Improvisationstechniken für Pädagogik, Therapie und Theater. Junfermann, Paderborn, 1984

1365 Sprachtherapie (Stichwort). In: Ar-ti-ku-la. Zeitschrift der Sprachbehinderten Selbsthilfe, Berlin e.V., 17/79. c/o: H. Strätz, Kottbuser Damm 67, 1000 Berlin 61. Th.-Verz.: 2495

1366 Sprengler, M.: Wilhelm Reich - Arthur Janov. Ein Vergleich ihrer Werke. Dissertation, Universität Würzburg, 1982. c/o: R. Sprengler, Keesburgerstr. 37, 8700 Würzburg. Th.-Verz.: 490, 1845, 2015, 2805, 2810

1367 Sri Aurobind: Handbuch des Integralen Yoga. Mirapuri, Planegg, 1984. Th.-Verz.: 1615, 2905

1368 Stadtler, K.F.: Hypnosetherapie. Ihre Wirkungsweise und Heilmöglichkeiten an Körper und Seele. Ariston, Genf, 1980. Th.-Verz.: 1135-1160

1369 Stalmann, R. (Hrsg.): Kindlers Handbuch Psychologie. Kindler, München, 1982. Th.-Verz.: div. Th.

1370 Stangl, A. & M.L.: Das Entspannungsprogramm. Heyne, München, 1978 (TB-Nr. 4595). Th.-Verz.: div. Th.

1371 Stangl, A. & M.L.: Lebenskraft. Econ, Düsseldorf, 1978. Th.-Verz.: 770, 1615

1372 Stangl, M.L.: Die Welt der Chakras. Praktische Übungen zur Seinserfahrung. Econ, Düsseldorf, 1984 (TB-Nr. 20022). Th.-Verz.: 1615, 2905

1373 Stangl, M.L. & A.: Hoffnung auf Heilung. Seelisches Gleichgewicht bei schwerer Krankheit. Econ, Düsseldorf, 1984 (TB-Nr. 20035). Th.-Verz.: 1490

1374 Stankovic, P.J.: Psychoanalyse durch musikalische Psychotherapie. In: Psycho, 6,11/80, p. 594-601. Th.-Verz.: 1685, 1690, 2055

1375 Stationäre Psychotherapie (Stichwort). In: Benesch, H.: Wörterbuch zur klinischen Psychologie, dtv, München, 1981 (TB-Nr. 3243), Bd. 2, p. 315-318

1376 Stavemann, H.: Meine Gedanken machen mich krank. Hogrefe, Stuttgart, 1982. Th.-Verz.: 1380, 2190

1377 Stein, A.: Sozialtherapeutisches Rollenspiel. Diesterweg, Frankfurt, 1984

1378 Stein, R.: Inzest und Liebe. Der Verrat an der Seele in der Psychotherapie. Bonz, Fellbach-Oeffingen, 1981. Th.-Verz.: 2055

1379 Steiner, C.: Überarbeitete Prinzipien der radikalen Psychiatrie. In: Psychologie und Gesellschaftkritik, 3 (9/10)/79, p. 241-257. Th.-Verz.: 2175

1380 Steiner, C.: Wie man Lebenpläne verändert. Junfermann, Paderborn, 1982. Th.-Verz.: 2750

1381 Steiner, R.: Spirituelle Psychologie. Grundbegriffe einer anthropologischen Seelenkunde. Freies Geistesleben, Stuttgart, 1984. Th.-Verz.: 140

1382 Steinfeld, L.: Das andere Leben. Die Welt der inneren Bilder. Patmos, Düsseldorf, 1979. Th.-Verz.: div. Th.

1383 Stekel, W.: Die Technik der analytischen Psychotherapie. Huber, Bern, 1938. Th.-Verz.: 55, 2055

1384 Stekel, W.: Wilhelm Stekels Aktive Psychoanalyse. Huber, Bern, 1980. Th.-Verz.: 55, 2055

1385 Steller, M.: Sozialtherapie statt Strafvollzug. Hain, Köln, 1977. Th.-Verz.: 1495, 1525, 2455

1386 Stephanos, S.: Analytisch-psychosomatische Therapie. Huber, Bern, 1973. Th.-Verz.: 2055

1387 Stevens, B./Rogers, C.R. et al.: Von Mensch zu Mensch. Möglichkeiten sich und anderen zu begegnen. Junfermann, Paderborn, 1983. Th.-Verz.: 1035, 1050, 1340

1388 Stevens, J.O.: Die Kunst der Wahrnehmung. Kaiser, München, 1978[4]. Th.-Verz.: 1050

1389 Stevenson, J.: Reinkarnation. Der Mensch im Wandel von Tod und Wiedergeburt. Aurum, Freiburg, 1976. Th.-Verz.: 2275

1390 Stiefvater, E.W./Ilse, R.: Chinesische Atemlehre und Gymnastik. Haug, Ulm, 1962. Th.-Verz.: 220

1391 Stierlin, H.: Das Tun des einen, ist das Tun des anderen. Surhkamp, Frankfurt, 1976 (TB-Nr. 313). Th.-Verz.: 850, 1115

1392 Stierlin, H.: Von der Psychoanalyse zur Familientherapie. Theorie und Klinik. Klett-Cotta, Stuttgart, 1980[2]. Th.-Verz.: 850, 1115

1393 Stierlin, H.: Delegation und Familie. Beiträge zum Heidelberger familiendynamischen Konzept. Suhrkamp, Frankfurt, 1981. Th.-Verz.: 850, 1115

1394 Stierlin/Rücker-Embden et al.: Das erste Familiengespräch. Theorie, Praxis, Beispiele. Klett-Cotta, Stuttgart, 1980[2]. Th.-Verz.: 850, 1115

1395 Stierlin, H./Wirsching, M./Weber, G.: Familientherapeutische Fortbildung und Supervision in Heidelberg. Kontext, Konzept, Praxis. In: Familiendynamik 5,4/80, p. 305-322. Th.-Verz.: 850, 1115

1396 Stockert, M. (Hrsg.): Ambulante Psychotherapie für Kinder und Jugendliche. Jugend & Volk, München, 1974

1397 Stössel, J.: Psychopharmaka. Die verordnete Anpassung. Piper, München, 1973. Th.-Verz.: 1925

1398 Stokvis, B./Langen, D.: Lehrbuch der Hypnose. Karger, Basel, 1965[2]. Th.-Verz.: 1135-1160

1399 Stollberg, D.: Seelsorge durch die Gruppe. Praktische Einführung in die gruppendynamisch therapeutische Arbeitsweise. Vandenhoeck & Ruprecht, Göttingen, 1975[3]. Th.-Verz.: 1078, 1875

1400 Stollberg, D.: Lernen, weil es Freude macht. Eine Einführung in die Themenzentrierte Interaktion. Kösel, München, 1982[2]. Th.-Verz.: 2685

1401 Stolze, H.: Psychotherapeutische Aspekte einer konzentrativen Bewegungstherapie. In: Speer, E. (Hrsg.): Kritische Psychotherapie, Lehmann, München, 1959. Th.-Verz.: 1460

1402 Stolze, H.: Selbsterfahrung und Begegnung mit dem anderen durch konzentrative Bewegungstherapie. In: Petrilowitsch, N. (Hrsg.): Die Sinnfrage in der Psychotherapie. Wissenschaftliche Buchgesellschaft, Darmstadt, 1972. Th.-Verz.: 1460

1403 Stolze, H.: Die konzentrative Bewegungstherapie. Grundlagen und Erfahrungen, Mensch und Leben. Berlin, 1984. Th.-Verz.: 1460

1404 Strasser, W.: Heilen mit Lebensenergie. Rebirthing als psychotherapeutische Methode. Psychologische Fachbuchhandlung, München, 1984. Th.-Verz.: 2230

1405 Strobel, W./Huppmann, G.: Musiktherapie. Grundlagen, Formen, Möglichkeiten. Hogrefe, Göttingen, 1978. Th.-Verz.: 1685, 1690

1406 Strömbach, R./Fricke, P./Koch, H.B.: Supervision. Protokoll eines Lernprozesses. Christophorus, Freiburg, 1975

1407 Strotzka, H.: Einführung in die Sozialpsychiatrie. Rowohlt, Reinbek, 1965 (TB-Nr. 214). Th.-Verz.: 2455

1408 Strotzka, H. (Hrsg.): Psychotherapie. Grundlagen, Veffahren, Indikationen. Urban & Schwarzenberg, München, 1978[2]. Th.-Verz.: div. Th.

1409 Strotzka, H.: Der Psychotherapeut im Spannungsfeld der Institutionen. Urban & Schwarzenberg, München, 1980

1410 Strotzka, H.: Psychotherapie und Tiefenpsychologie. Ein Kurzlehrbuch. Springer, Berlin, 1982. Th.-Verz.: div. Th.

1411 Stucke, W.: Die Balint-Gruppe. Deutscher Ärzte Verlag, Köln, 1982. Th.-Verz.: 310

1412 Süchtigkeit (Stichwort). In: Herrmann, T./Hofstätter, P.R. (Hrsg.): Handbuch psychologischer Grundbegriffe. Kösel, München, 1977, p. 474-482. Th.-Verz.: 625, 2515

1413 Süllwold, L./Ziegler, B.: Jugend und Rauschmittel. Prävention, Therapie und Rehabilitation. In: Rehabilitation, 23/70. Th.-Verz.: 625, 2515

1414 Suggestionsverfahren (Stichwort). In: Benesch, H.: Wörterbuch zur klinischen Psychologie, dtv, München, 1981 (TB-Nr. 3243), Bd. 2, p. 332-344. Th.-Verz.: 270, 275, 1915, 1950, 2035, 2350

1415 Sullivan, H.S.: Das psychotherapeutische Gespräch. Fischer, Frankfurt, 1976 (TB-Nr. 6313). Th.-Verz.: 1275, 1285

1416 Sullivan, H.S.: Die interpersonale Theorie der Psychiatrie. Fischer, Frankfurt, 1983 (TB-Nr. 7326). Th.-Verz.: 1275, 1285

1417 Sury, K.v.: Wörterbuch der Psychologie und ihrer Grenzgebiete. Walter, Freiburg, 1974[4]

1418 Suzuki, S.: Zen-Geist, Anfänger-Geist. Unterweisungen in Zen-Meditation. Theseus, Zürich, 1984. Th.-Verz.: 1615, 2915

1419 Svensson, A.: Die Marathon-Methode nach Bach und Stoller. In: Gruppendynamik 4/72, p. 407-422. Th.-Verz.: 1590

1420 Svoboda, T.: Das Hypnose-Buch. Individuelle Anwendungsformen für Selbsthilfe und therapeutische Praxis. Kösel, München, 1984. Th.-Verz.: 1135-1160

1421 Szasz, T.: Der Mythos der Psychotherapie. Europa, Wien, 1982

1422 Szondi, L.: Schicksalsanalytische Therapie. Huber, Stuttgart, 1963. Th.-Verz.: 2580

1423 Taeni, R.: Latente Angst. Das Tabu der Abwehrgesellschaft. Association, Hamburg, 1976. Th.-Verz.: 2015, 2805

1424 Taeni, R.: Fühlen als Therapie. Association, Hamburg, 1979. Th.-Verz.: 2015, 2805

1425 Taeni, R.: Das Angst-Tabu und die Befreiung. Rowohlt, Reinbek, 1981 (TB-Nr. 7426). Th.-Verz.: 2015, 2805

1426 Täschner, K.L.: Therapie der Drogenabhängigkeit. Ein Handbuch. Kohlhammer, Stuttgart, 1983. Th.-Verz.: 625, 2515

1427 Tarachow, S.: Einführung in die Psychotherapie. Klett-Cotta, Stuttgart, 1979

1428 Tart, C.T. (Hrsg.): Transpersonale Psychologie. Walter, Freiburg, 1978. Th.-Verz.: 1615, 2760

1429 Tart, C.T.: Spirituelle Erfahrungen sind gefährlich - aber unsere einzige Chance (Interview). In: Psychologie Heute, 1/83, p. 56-65. Th.-Verz.: 2760

1430 Tausch, A.M.: Gespräche gegen die Angst. Rowohlt, Reinbek, 1981. Th.-Verz.: 1035, 1340, 1490, 2680

1431 Tausch, R. & A.M.: Gesprächspsychotherapie. Hogrefe, Göttingen, 1981[8]. Th.-Verz.: 1035, 1340

1432 Taylor, P.: Die Magie des Moshe Feldenkrais. In: Warum, 8/82, p. 56-62. Th.-Verz.: 365

1433 Teirich, H.R.: Gezieltes und ungezieltes Verleihen von Büchern als psychotherapeutische bzw. psychohygienische Maßnahme. Ein Beitrag zur sog. Bibliotherapie. In: Psychotherapie und medizinische Psychologie, 12/62, p. 21-30. Th.-Verz.: 400

1434 Teschler, W.: Das Polarity-Handbuch. Eine praktische Einführung in die harmonisierende und heilende Energie-Massage. Edition Schangrila, Haldenwang, 1984. Th.-Verz.: 1970, 1975, 2250

1435 Teschler, W.: Das Polarity Fußbuch. Eine praktische Einführung in die energetische Sprache der Füße. Edition Schangrila, Haldenwang, 1985. Th.-Verz.: 1970, 1975, 2250

1436 Thanatologie (Stichwort). In: Benesch, H.: Wörterbuch zur klinischen Psychologie, dtv, München, 1981 (TB-Nr. 3243), Bd. 2, p. 46-49, p. 52-53. Th.-Verz.: 2680

1437 Therapeutisches Gespräch, Das ... Beitrag zur Ausgestaltung einer anthroposophisch orientierten Psychotherapie. Bd. 2. Fachbuchhandlung für Psychologie, Frankfurt, 1981. Th.-Verz.: 140

1438 Therapie ist Leben. Sneha, Margarethenried, 1982. Th.-Verz.: 2185

1439 Thie, J.F.: Gesund durch Berühren. Touch for Health. Sphinx, Basel, 1983. Th.-Verz.: 2730

1440 Thirleby, A.: Das Tantra der Liebe. Ullstein, Berlin, 1982 (TB-Nr. 20221). Th.-Verz.: 1615, 2400, 2665

1441 Thomas, K.: Meditation in Forschung und Erfahrung, in weltweiter Beobachtung und praktischer Anleitung. Stuttgart, 1973. Th.-Verz.: 1615

1442 Thorne, F.C.: Eklektische Psychotherapie. In: Petzold, H. (Hrsg.): Methodenintegration in der Psychotherapie. Junfermann, Paderborn, 1982, p. 135-160. Th.-Verz.: 665

1443 Thorsen, P.: Methoden und praktische Anwendung der Hypnose. Bauer, Freiburg, 1961. Th.-Verz.: 1135-1160

1444 Tietze, H.G.: Kräfte der Hypnose. Heyne, München, 1980 (TB-Nr. 4679). Th.-Verz.: 1135-1160

1445 Tietze, H.G.: Das schöne Selbstbild entdecken. In: Warum, 9/82, p. 18-21. Th.-Verz.: 95

1446 Tietze, H.: Heilung durch Hypnose. Gondrom, Kaiserslautern, 1983. Th.-Verz.: 1135-1160

1447 Tietze, H.: Botschaften aus dem Mutterleib. Pränatale Eindrücke und deren Folgen. Ariston, Genf, 1984. Th.-Verz.: 1885, 1995

1448 Tietze, H.: Imagination und Symboldeutung. Wie innere Bilder heilen und vorbeugen helfen. Ariston, Genf, 1984

1449 Tilmann, K.: Die Führung zur Meditation. Ein Werkbuch. 2 Bde. Benziger, Köln, 1976[7]. Th.-Verz.: 1615, 1720

1450 Tilmann, K.: Übungsbuch zur Meditation. Mit Schallplatte. Benziger, Köln, 1976[3]. Th.-Verz.: 1615, 1720

1451 Tisserand, R.B.: Aroma-Therapie. Heilung durch Duftstoffe. Bauer, Freiburg, 1982. Th.-Verz.: 190

1452 Titze, M.: Lebensziel und Lebensstil. Grundzüge der Teleoanalyse nach A. Adler. Pfeiffer, München, 1979. Th.-Verz.: 1195, 2675

1453 Titze, B. & M.: Individualpsychologische Familienberatung und Familientherapie. In: Integrative Therapie, 3/82, p. 216-232. Th.-Verz.: 850, 1195

1454 Tochtermann, W.: Der Arzt als Arznei. Die Persönlichkeit des Arztes als Heilfaktor in der Psychotherapie. Dustri, Remscheidt, 1955

1455 Toman, W.: Familienkonstellationen. Beck, München, 1980[3]. Th.-Verz.: 850

1456 Toman, W./Egg, R. (Hrsg.): Psychotherapie. Ein Handbuch. 2 Bde. Kohlhammer, Stuttgart, 1985. Th.-Verz.: div. Th.

1457 Transaktionsanalyse seit Eric Berne. 3 Bde. Institut für Kommunikationstherapie, Berlin, 1979 ff. Th.-Verz.: 2750

1458 Transpersonale Psychotherapie. In: Integrative Therapie 3/84, Themenheft. Th.-Verz.: 2760

1459 Treichler, R.: Die Entwicklung der Seele im Lebenslauf. Stufen, Störungen und Erkrankungen des Seelenlebens. Freies Geistesleben, Stuttgart, 1982[2]. Th.-Verz.: 140

1460 Tress, W.: Psychotherapeutische Verläufe. Enke, Stuttgart, 1983

1461 Trüb, H.: Heilung aus der Begegnung. Eine Auseinandersetzung mit der Psychologie C.G. Jungs. Klett-Cotta, Stuttgart, 1978. Th.-Verz.: 125, 1125, 1415

1462 Trumpp, R.: Aktive Bewegungstherapie bei inneren Erkrankungen. Hippokrates, Stuttgart, 1950. Th.-Verz.: 45, 375

1463 Trungpa, C.: Feuer trinken, Erde atmen. Die Magie des Tantra. Köln, 1981. Th.-Verz.: 1615, 2400, 2665

1464 Tscheulin, D.: Lernziel Therapeutisches Basisverhalten. In: Birtsch, V./Tscheulin, D. (Hrsg.): Ausbildung in klinischer Psychologie und Psychotherapie. Beltz, Weinheim, 1980

1465 Tscheulin, D. (Hrsg.): Beziehung und Technik in der klientenzentrierten Therapie. Beltz, Weinheim, 1983. Th.-Verz.: 1035, 1340

1466 Tulku, T.: Psychische Energie durch inneres Gleichgewicht. Wege zu höherem Bewußtsein, Selbstheilung und Meditation. Aurum, Freiburg, 1979. Th.-Verz.: 220, 1510, 1615

1467 Tulku, T.: Selbstheilung durch Entspannung. Körper- und Atemübungen, Selbstmassage und Meditationstechniken. Scherz/Barth, München, 1981[2] / Heyne, 1984 (TB-Nr. 7255). Th.-Verz.: 220, 1510, 1615

1468 Tulku, T.: Der verborgene Geist der Freiheit. Sphinx, Basel, 1985. Th.-Verz.: 220, 1510, 1615

1469 Uexküll, T.v.: Grundfragen der psychosomatischen Medizin. Rowohlt, Reinbek, 1958

1470 Uexküll, T.v. (Hrsg.): Lehrbuch der psychosomatischen Medizin. Urban & Schwarzenberg, München, 1981[2]

1471 Ullmann, J.F. (Hrsg.): Hypnose und Suggestibilität. Bd. 1: Empirische Grundlagen, Bd. 2: Theoretische Modelle und Konzepte. Stuttgart, 1971/72. Th.-Verz.: 1135-1160

1472 Ullrich, R./Ullrich de Muynck, R.: Das Assertive-Trainings-Programm (ATP). Pfeiffer, München, 1980[3] / Psychologie Heute, 10/75, p. 33ff. Th.-Verz.: 2850

1473 Van der Hart, O. (Hrsg.): Abschiednehmen. Abschiedsrituale in der Psychotherapie. Pfeiffer, München, 1982. Th.-Verz.: div. Th.

1474 Varga, G.v.: Das Psychosynthese-Modell der Psyche. In: Zeitschrift für humanistische Psychologie, 2-3/78, p. 34ff. Th.-Verz.: 430, 1050, 2135

1475 Varga, G.v.: Eine Chance für dich selbst. Teil A: Handbuch I, Teil B: Handbuch II. Fachbuchhandlung für humanistische Psychologie, W. Flach, Frankfurt, 1983. Th.-Verz.: 430, 1050, 2135

1476 Veelken, L.: Einführung in die Identitätstherapie. Vorschläge für die Praxis identitätsentfaltender Jugendarbeit. Enke, Stuttgart, 1978. Th.-Verz.: 1170

1477 Verbrugh, H.S.: Wiederkommen. Erfahrungen des Vorgeburtlichen und der Reinkarnationsgedanke. Freies Geistesleben, Stuttgart, 1982. Th.-Verz.: 140, 2275

1478 Verhaltensmodifikation (Stichwort). In: Herrmann, T./Hofstätter, P.R. et al. (Hrsg.): Handbuch psychologischer Grundbegriffe, Kösel, München, 1977, p. 520-527. Th.-Verz.: 2830

1479 Verhaltenstherapie (Stichwort). In: Benesch, H.: Wörterbuch zur klinischen Psychologie, dtv, München, 1981 (TB-Nr. 3243), Bd. 2, p. 379-430. Th.-Verz.: 1380, 2850

1480 Verny, T.: Das Seelenleben des Ungeborenen. Rogner & Bernhard, München, 1981. Th.-Verz.: 1885, 1995

1481 Verny, T./Kelly, J.: Das Seelenleben des Ungeborenen. Ullstein, Berlin, 1985 (TB-Nr. 34167). Th.-Verz.: 1885, 1995

1482 Vivekananda, Swami: Jnana-Yoga, Bd. I u. II. Freiburg, 1973. Th.-Verz.: 2905

1483 Vivekananda, Swami: Karma-Yoga und Bhakti-Yoga. Freiburg, 1983. Th.-Verz.: 2905

1484 Vivekananda, Swami: Raja-Yoga. Freiburg, 1983. Th.-Verz.: 2905

1485 Völger, G. (Hrsg.): Rausch und Realität. Drogen im Kulturvergleich. 3 Bde. Rowohlt, Reinbek, 1983. Th.-Verz.: 625, 1925, 2515

1486 Völgyesi, F.A.: Hypnotherapie und psychosomatische Probleme. Stuttgart, 1950. Th.-Verz.: 1135-1160

1487 Völgyesi, F.A.: Schutz-, Hypnose-, Schlaf-Hemmungen und die zunehmenden Perspektiven der aktiven Psychotherapie. In: Speer, E. (Hrsg.): Die Vorträge der 2. Lindauer Psychotherapiewoche. Stuttgart, 1952, p. 210-216. Th.-Verz.: 1135-1160

1488 Völgyesi, F.A.: Menschen- und Tierhypnose. Füssli, Zürich, 1963. Th.-Verz.: 1135-1160

1489 Völkner, M.: Fuß- und Handreflexzonenmassage. Völkner, Heidelberg, 1981. Th.-Verz.: 2250

1490 Vogler, P.: Physiotherapie. Thieme, Stuttgart, 1968. Th.-Verz.: 1940

1491 Vopel, K.: Selbstakzeptierung und Selbstverantwortung. Interaktionsspiele zur Persönlichkeitsentwicklung. 3 Bde. Isko-Press, Hamburg, 1979. Th.-Verz.: div. Th.

1492 Vopel, K.: Handbuch für Gruppenleiter. Zur Theorie und Praxis der Interaktionsspiele. Isko-Press, Hamburg, 1980. Th.-Verz.: 1078

1493 Vopel, K.: Anwärmspiele in Lern- und Arbeitsgruppen. Experimente für die Anfangsphase. Isko-Press, Hamburg, 1982. Th.-Verz.: 1078

1494 Vopel, K.: Materialien für Gruppenleiter. 3 Bde. Isko-Press, Hamburg, 1982. Th.-Verz.: 1078

1495 Vopel, K./ Kirsten, R.E.: Kommunikation und Kooperation. Ein gruppendynamisches Trainingsprogramm. Pfeiffer, München, 1980[4]. Th.-Verz.: 1078

1496 Vopel, K./ Vopel, R.: Ich und Du. Kommunikationstraining für Partner. Isko-Press, Hamburg, 1977. Th.-Verz.: div. Th.

1497 Vossen, A.J.M.: Selbstwerden in menschlichen Beziehungen. Christophorus, Freiburg, 1975. Th.-Verz.: 1035, 1340

1498 Vrojlik, W./Dijkema, M.F./Timmermann, G.: Gesprächsmodelle. Burckhardus, Freiburg, 1974

1499 Waal, N./Grieg, A./Rasmussen, M.: Die Diagnose der Respiration. c/o: Jürgen Voigt, Kottbusser Damm 79, 1000 Berlin 61. Th.-Verz.: 220, 1845, 2810

1500 Wachtel, P.: Psychoanalyse und Verhaltenstherapie. Ein Plädoyer für ihre Integration. Klett-Cotta, Stuttgart, 1981. Th.-Verz.: 2055, 2850

1501 Wadulla, A.: Bewußt atmen - besser leben. Irisiana, Haldenwang, 1981[3]. Th.-Verz.: 220

1502 Wächter, H.M.: Das katathyme Bilderleben nach Leuner. KB-Institut (AGKB), Göttingen, 1977[2]. Th.-Verz.: 1310

1503 Wagner-Simon, T./Benedetti, G.: Sich selbst erkennen. Modelle der Introspektion. Vandenhoeck & Ruprecht. Göttingen, 1982

1504 Waldmann, H./Zander, W. (Hrsg.): Zur Therapie der Drogenabhängigkeit. Vandenhoeck & Ruprecht. Göttingen, 1975. Th.-Verz.: 625, 2515

1505 Walen, S.R./Diguiseppe, R./Wessler, R.L.: RET-Training. Einführung in die Praxis der Rational-Emotiven-Therapie. Pfeiffer, München, 1982. Th.-Verz.: 1380, 2190

1506 Walsh, R./Vaughan, F. (Hrsg.): Psychologie in der Wende. Barth, München, 1985. Th.-Verz.: 2760

1507 Walter, H.J.: Gestalttheorie und Psychotherapie. Steinkopf, Darmstadt, 1977 (UTB 677). Th.-Verz.: 1050

1508 Watson, D./Tharp, R.: Einübung in Selbkontrolle. Grundlagen und Methoden der Verhaltensänderung. Pfeiffer, München, 1978[3]. Th.-Verz.: 1380, 2850

1509 Watzlawick, P.: Die Möglichkeit des Andersseins. Zur Technik der therapeutischen Kommunikation. Huber, Stuttgart, 1975. Th.-Verz: 615, 1390, 1865

1510 Watzlawick, P./Fisch: Lösungen. Huber, Stuttgart, 1975[2]. Th.-Verz.: 615, 1390, 1865

1511 Watzlawick, P./Weakland (Hrsg.): Interaktion. Huber, Stuttgart, 1980. Th.-Verz.: 615, 1390, 1865

1512 Watzlawick, P./Beavin/Jackson: Menschliche Kommunikation. Huber, Stuttgart, 1974[4]. Th.-Verz.: 615, 1390, 1865

1513 Waxweiler, R.: Psychotherapie im Strafvollzug. Weinheim, 1980. Th.-Verz.: 1495, 1525, 2455

1514 Weakland, J.H./Herr, J.J.: Beratung älterer Menschen und ihrer Familien. Praxis der angewandten Gerontologie. Huber, Stuttgart, 1984. Th.-Verz.: 1020, 1025

1515 Weber, M.: Mit sich selbst in Einklang kommen. Eine Einführung in die Gestalttherapie mit praktischen Übungen. Herder, Freiburg, 1983 (TB-Nr. 941). Th.-Verz.: 1050

1516 Weber, W.: Wege zum helfenden Gespräch. Gesprächspsychotherapie in der Praxis. Reinhardt, München, 1981[5]. Th.-Verz.: 1035, 1340

1517 Weeks, G./L'Abate, L.: Bibliographie über paradoxe Methoden in der psychotherapeutischen Behandlung von Familiensystemen. In: Familiendynamik, 4/79, p. 185-189. Th.-Verz.: 850, 1855, 1865

1518 Wehr, G.: C.G. Jung und R. Steiner. Konfrontation und Synopse. Klett, Stuttgart, 1982. Th.-Verz.: 125, 140, 1415

1519 Weinberger, S.: Klientenzentrierte Gesprächsführung. Ein Lern- und Trainingsprogramm. Beltz, Weinheim, 1980. Th.-Verz.: 1035, 1340

1520 Weisbach, C./Eber-Götz, M./Ehresmann, S.: Zuhören und Verstehen. Rowohlt, Reinbek, 1979. Th.-Verz.: 1035, 1340

1521 Weiser, C. & T.: Mit-Gefühl-Spiele (n). Anweisungen für Übungen mit Partnergruppen. Christopherus, Freiburg, 1975. Th.-Verz.: 1078, 2385

1522 Wendt, C.F.: Psychotherapie im abgekürzten Verfahren. Springer, Berlin, 1949. Th.-Verz.: div. Th.

1523 Wendt, H.: Die neuen Mythen der Sexualität. In: Psychologie Heute, 5(8)/78, p. 42-49. Th.-Verz.: 2400

1524 Wendt, H.: Integrative Sexualtherapie. Pfeiffer, München, 1979. Th.-Verz.: 2400

1525 Wendtland, W./Hoefert, H.W.: Selbstsicherheitstraining. Müller, Salzburg, 1976

1526 Wesiack, W.: Psychoanalyse und praktische Medizin. Grundzüge der Neurosenlehre, Psychotherapie und psychosomatischen Medizin. Klett-Cotta, Stuttgart, 1980. Th.-Verz.: 2055

1527 Westmeyer, H.N./Hoffmann, N. (Hrsg.): Verhaltenstherapie. Grundlegende Texte. Hoffmann & Campe, Hamburg, 1977. Th.-Verz.: 1380, 2850

1528 Westphal, R.: Kreativitätsfördernde Methoden in der Beratungsarbeit. Richter, München, 1984

1529 Wexberg, E.: Individualpsychologie. Hirzel, Stuttgart, 1975. Th.-Verz.: 1195

1530 Wiesenhütter, E.: Therapie der Person. Hippokrates, Stuttgart, 1969. Th.-Verz.: 2055

1531 Wiesenhütter, E.: Blick nach drüben. Selbsterfahrung im Sterben. Furche, Hamburg, 1974. Th.-Verz.: 2680

1532 Wieser, S.: Psychotherapie und Sozialtherapie des Alkoholismus. In: Kisker, K.P. et al. (Hrsg.): Psychiatrie der Gegenwart. Berlin, 1972[2], Bd. II, p. 433-468. Th.-Verz.: 625, 2515

1533 Wild-Missong, A./Teuwsen, E.: Psychotherapeutische Schulen im Gespräch. Müller, Salzburg, 1978. Th.-Verz.: div. Th.

1534 Wild-Missong, A.: Neuer Weg zum Unbewußten. Focusing als Methode klientenzentrierter Psychoanalyse. Müller, Salzburg, 1984. Th.-Verz.: 910

1535 Will, H.: Die Geburt der Psychosomatik. Georg Groddeck, der Mensch und Wissenschaftler. Urban & Schwarzenberg, München, 1984.

1536 Willi, J.: Die Zweierbeziehung. Rowohlt, Reinbek, 1978[9]. Th.-Verz.: 850, 1385, 1850

1537 Willi, J.: Therapie der Zweierbeziehung. Rowohlt, Reinbek, 1978. Th.-Verz.: 850, 1385, 1850

1538 Willi, J.: Koevolution. Die Kunst geminesamen Wachsens. Rowohlt, Reinbek, 1985. Th.-Verz.: 850, 1385, 1850

1539 Williams, S.K.: Durch Traumarbeit zum eigenen Selbst. Die Jung-Senoi-Methode. Ansata, Interlaken, 1984. Th.-Verz.: 125, 1415, 2780

1540 Willke, E.: Tanz-Erfahrung jenseits der Sprache. In: Psychologie Heute 5,7/78, p. 14-25. Th.-Verz.: 2670

1541 Willms, H.: Musiktherapie bei psychotischen Erkrankungen. Fischer, Stuttgart, 1975. Th.-Verz.: 1685, 1690

1542 Willms, H.: Musik und Entspannung. Fischer, Stuttgart, 1977. Th.-Verz.: 1685, 1690

1543 Wilson, A./Beck. L.: Farbtherapie. Farben als Schlüssel zur Seele und Mittel der Heilung. Scherz/Barth, München, 1984. Th.-Verz.: 510, 865

1544 Wiltschko, J./Köhne, F.: Vom dumpfen Gefühl zur klaren Empfindung. Focusing. In: Psychologie Heute, 3/84, p. 22-27. Th.-Verz.: 910

1545 Winau, R./Rosemeier, H.P. (Hrsg.): Tod und Sterben. De Gruyter, Berlin, 1984. Th.-Verz.: 2680

1546 Windels, J.: Eutonie mit Kindern. Kösel, München, 1984. Th.-Verz.: 770

1547 Winnicott, D.W.: Die therapeutische Arbeit mit Kindern. Kindler, München, 1973. Th.-Verz.: 1740, 2055, 2480, 2500

1548 Winnicott, D.W.: Vom Spiel zur Kreativität. Klett-Cotta, Stuttgart, 1979². Th.-Verz.: 2480, 2500

1549 Winnicott, D.W.: Bruchstücke einer Psychoanalyse. Klett-Cotta, Stuttgart, 1982. Th.-Verz.: 1740, 2055

1550 Winnicott, D.W.: Von der Kinderheilkunde zur Psychoanalyse. Fischer, Frankfurt, 1983 (TB-Nr. 4249). Th.-Verz.: 1740, 2055

1551 Wippich, J.: Begegnung. Arbeitsgrundlagen des personzentrierten Handelns und Neurolinguistischen Programmierens. Selbstverlag Wippich, Weissenau, 1983. Th.-Verz.: 1765

1552 Wirsching, M./Stierlin, H.: Krankheit und Familie. Konzepte, Forschungsergebnisse, Therapie. Klett-Cotta, Stuttgart, 1982. Th.-Verz.: 850, 1115

1553 Wirth, M.: Yoga als Form transpersonaler Psychotherapie. In: Integrative Therapie 3/84, p. 273-280. Th.-Verz.: 2760, 2905

1554 Wittkowski, J.: Tod und Sterben. Ergebnisse der Thanatopsychologie. Quelle & Meyer, Heidelberg, 1978 (UTB 766). Th.-Verz.: 2680

1555 Wittling, W. (Hrsg.): Handbuch der klinischen Psychologie. 6 Bde. Spez. Bd. 2: Psychotherapeutische Interventionsmethoden. Bd. 5: Therapie gestörten Verhaltens. Hoffmann & Campe, Hamburg, 1980. Th.-Verz.: div. Th.

1556 Wittling, W.: Überblick über die in der psychologischen Behandlung angewandten psychotherapeutischen Interventionstechniken unter besonderer Berücksichtigung ihrer Wirksamkeit in der Krankenhilfe. In: Report Psychologie, 3/82, p. 24-34, p. 55-57. Th.-Verz.: div. Th.

1557 Wittmann, L.: Verhaltenstherapie und Psychodynamik. Therapeutisches Handeln jenseits der Schulengrenzen. Beltz, Weinheim, 1984. Th.-Verz.: 1380, 2850

1558 Wöbcke, M.: Rauschmittelmissbrauch. Prävention und Therapie. Kösel, München, 1977. 625, 2515

1559 Wölpert, F.: Sexualität-Sexualtherapie-Beziehungsanalyse. Urban & Schwarzenberg, München, 1983. Th.-Verz.: 2400

1560 Wolberg, L.R.: Kurzzeit-Psychotherapie. Thieme, Stuttgart, 1983. Th.-Verz.: div. Th.

1561 Wolff, H.: Jesus als Psychotherapeut. Jesu Menschenbehandlung als Modell moderner Psychotherapie. Radius, Stuttgart, 1979². Th.-Verz.: 1875

1562 Wolfgart, H. (Hrsg.): Orff-Schulwerk und Therapie. Marhold, Berlin, 1975. Th.-Verz.: 1835

1563 Wolpe, J.: Praxis der Verhaltenstherapie. Huber, Bern, 1972. Th.-Verz.: 2850

1564 Wood, R.S.: Das ist Primärtherapie. Fachbuchhandlung für Psychologie, Frankfurt, 1979. Th.-Verz.: 2015, 2805

1565 Wormser, R.: Sensitiv-Spiele. Eine Anleitung zum Selbermachen. Goldmann, München, 1980² (TB-Nr. 10689). Th.-Verz.: 2385, 2400

1566 Wronsky, S./Kronfeld, A.: Sozialtherapie und Psychotherapie in den Methoden der Fürsorge. Heymann, Berlin, 1932. Th.-Verz.: 2455

1567 Wunderlich, S.: Die expliziten Modelle Bandlers und Grinders von den Strukturen therapeutischen Handelns. Unveröffentlichte Diplomarbeit, Psychologisches Institut III, Hamburg, 1981. Th.-Verz.: 1765

1568 Wyss, D.: Beziehung und Gestalt. Entwurf einer anthropologischen Psychologie und Psychopathologie. Vandenhoeck & Ruprecht, Göttingen, 1973. Th.-Verz.: 130, 135, 1740, 2055

1569 Wyss, D.: Mitteilung und Antwort. Untersuchungen zur Biologie, Psychologie und Psychopathologie von Kommunikation. Vandenhoeck & Ruprecht, Göttingen, 1976. Th.-Verz.: 130, 135

1570 Wyss, D.: Die tiefenpsychologischen Schulen von den Anfängen bis zur Gegenwart. Vandenhoeck & Ruprecht, Göttingen, 1977[5]. Th.-Verz.: 1740, 2055

1571 Wyss, D. et al.: Der Kranke als Patient. Lehrbuch der anthropologisch-integrativen Psychotherapie. 2 Bde. Vandenhoeck & Ruprecht. Göttingen, 1982. Th.-Verz.: 130, 135

1572 Yablonsky, L.: Synanon. Selbsthilfe der Süchtigen und Kriminellen. Klett-Cotta, Stuttgart, 1975. Th.-Verz.: 625, 1495, 1525, 2515, 2545

1573 Yablonsky, L.: Psychodrama. Die Lösung emotionaler Probleme durch das Rollenspiel. Klett-Cotta, Stuttgart, 1981[2]. Th.-Verz.: 2070

1574 Yalom, J.D.: Gruppenpsychotherapie. Grundlagen und Methoden. Kindler, München, 1975. Th.-Verz.: 1078

1575 Yesudian, S.: Hatha-Yoga. Übungsbuch. München, 1971. Th.-Verz.: 2905

1576 Zander, E.: Zur Janovschen Urschrei-Therapie. In: Nervenarzt, 46/75, p. 328-331. Th.-Verz.: 2015, 2805

1577 Zander, E.: Die Janovsche Urschrei-Therapie. In: Psychologie des 20. Jh., Zürich, 1977, Bd. 10, p. 1004-1007. Th.-Verz.: 2015, 2805

1578 Zaro, J.S./Barach, R. et al. (Hrsg.): Einführung für angehende Psychotherapeuten. Enke, Stuttgart, 1980

1579 Zeig, J.K. (Hrsg.): Meine Stimme begleitet sie überall hin. Ein Lehrseminar mit M.H. Erickson. Klett-Cotta, Stuttgart, 1985. Th.-Verz.: 1160

1580 Zerner, J.M.: Alt werden. In: Psychologie Heute, 11/84, p. 38-47. Th.-Verz.: 1025

1581 Ziegler, A.J.: Morbismus. Von der besten aller Gesundheiten. Bonz, Fellbach-Oeffingen, 1981. Th.-Verz.: 125, 1415

1582 Zielke, M.: Laienpsychotherapeuten in der klientenzentrierten Gesprächspsychotherapie. Müller, Salzburg, 1979. Th.-Verz.: 1035, 1340

1583 Zilbergeld, B.: Männliche Sexualität. DGVT, Tübingen, 1984[3]. Th.-Verz.: 2400

1584 Zimmer, D. (Hrsg.): Die therapeutische Beziehung. Edition Psychologie, Weinheim, 1983. Th.-Verz.: div. Th.

1585 Zinker, J.: Gestalttherapie als kreativer Prozess. Junfermann, Paderborn, 1982. Th.-Verz.: 1050

1586 Zuchtriegel, L.: Selbst Bewußt Sein. Übungen und Spiele zur Selbsterfahrung für Paare, Gruppen und Einzelpersonen. Schangrila, Haldenwang, 1985. Th.-Verz.: 1078

1587 Zürcher, W.: Alternative Heilmethoden bei Krebs. Bauer, Freiburg, 1982

1588 Zuk, G.H.: Familientherapie. Interventionen und therapeutische Prozesse. Lambertus, Freiburg, 1980. Th.-Verz.: 850

1589 Zulliger, H.: Heilende Kräfte im kindlichen Spiel. Klett-Cotta, Stuttgart, 1979[6]. Th.-Verz.: 2270, 2480

5.2 Literatur, nach Psychotherapien geordnet

Dieses Kapitel soll es dem Benutzer ermöglichen und erleichtern, Literatur zu dem/den ihn interessierenden Verfahren zu finden. Die psychotherapeutischen Verfahren der Kap. 2.1/2.2 werden hier alphabetisch (mit ihrer Kennziffer in Klammern) aufgeführt, wobei hinter jedem Verfahren die Nummern der zugehörigen Literaturangaben genannt sind. Die genauen bibliogaphischen Angaben sind unter dieser Kennzahl in Kap. 5.1 zu finden.

Therapie:	Literaturnummer:
Abhidhamma (10)	410
Ablationshypnose (11)	741 742
Aggressionstherapie (25)	58 60 61
AGMAP: Ambulante, gruppenzentrierte, multimodal-integrierte analytische Psychotherapie (30)	273
Aktionsanalyse (40)	1
Aktive Bewegungstherapie (45)	1462
Aktive Psychoanalyse (55)	528 1383 1384
Aktive Psychotherapie (60)	426 427
Aktive Technik / Aktive Analyse (65)	377
Alexandertechnik (90)	82
Alpha-Training (95)	419 1445
Analytische Familientherapie (110)	285 1089 1147
Analytische Gruppenpsychotherapie (1I5)	23 24 25 26 28 32 42 89 256 273 398 587 588 589 590 1083 1237 1240 1249 1339
Analytische Spieltherapie (120)	736 737 739 1308
Analytische Therapie (125)	14 22 281 282 353 354 385 396 412 523 546 554 683 684 685 686 689 760 778 884 1461 1518 1539 1581
Anthropologisch-Integrative Psychotherapie (130)	217 218 1568 1569 1571
Anthropologische Psychotherapie (135)	183 184 1568 1569 1571
Anthroposophische Therapie (140)	171 581 582 583 648 761 793 1381 1437 1459 1477 1518
Antipsychiatrie (145)	188 512 676 802 803 804 805 1087
Arbeitstherapie (175)	10 40 564 597 675 1277
Aroma-Therapie (190)	1451
Atemtherapien (220)	51 127 197 207 233 240 327 341 509 611 623 633 638 688 754 809 823 824 860 883 919 968 984 1022 1025 1026 1109 1241 1262 1272 1315 1352 1390 1466 1467 1468 1499 1501

Therapie:	Literaturnummer:
Atemtherapie (225)	271 272
Atemtherapie (230)	445
Atemtherapie (235)	460 461 515
Atemtherapie (240)	273 945
Ausdruckstherapie (260)	747 1306
Autogenes Training (265)	293 326 438 562 625 741 746 968 969 974 1177 1221 1280 1281
Autohypnose (270)	826 1414
Autohypnotische Technik (275)	1414
Aversionstherapie (290)	1102 1133
Bach-Blütentherapie (305)	56 1224 1225
Balint-Gruppen (310)	69 70 71 72 73 749 872 873 1185 1411
Basic-Id (315)	815 817
Behavioral Rehearsal (340)	815
Bemächtigungstherapie (345)	271 273
Beschäftigungstherapie (360)	10 40 564 597 675 1277
Bewegungserziehung zur Verbindung von Geist und Körper (365)	368 369 370 726 727 728 1194 1432
Bewegungstherapie (375)	726 727 728 1462
Bewegungstherapie (376)	726 727 728
Bewegungstrance (380)	726 727 728
Beziehungsanalyse (385)	100
Bibliotherapie (400)	731 830 1062 1075 1076 1433
Bildbewußtsein (410)	556 557
Bildstreifendenken (420)	135
Bioenergetische Analyse (430)	93 287 706 707 863 864 865 866 867 868 869 870 871 1179 1180 1181 1182 1196 1272 1304 1307 1343 1474 1475

Therapie:	Literaturnummer:						
Biofeedback-Therapie (440)	148	149	150	179	249	491	646
	784	828	919	1324			
Biorhythmik (455)	39						
Body Mind (465)	947						
Casework (480)	1032	1347					
Centering (485)	978	979					
Charakteranalyse (490)	162	433	1124	1125	1126	1127	1128
	1129	1366					
Chromotherapie (510)	325	896	1151	1234	1543		
Conjoint Family-Therapy (540)	1206	1207	1208				
Core-Therapie (545)	1070						
Creative Therapy (560)	717						
Daseinsanalyse (575)	146	147	173	174	246	612	
Dehypnotherapie (580)	102						
Direct Body-Touch-Therapy (595)	201	204					
Direkte Psychoanalyse (605)	1178						
Direktive Therapie (610)	426	427	1178				
Double Bind-Therapy (615)	88	1509	1510	1511	1512		
Dramatherapie (620)	386	1053					
Drogentherapie (625)	3	13	95	144	168	219	304
	305	306	307	380	424	576	578
	619	631	661	697	701	801	806
	843	855	1051	1068	1108	1184	1228
	1230	1256	1412	1413	1426	1485	1504
	1532	1558	1572				
Dynamische Atemtherapie (630)	1086						
Dynamische Psychiatrie (635)	23	24	25	26	27	28	29
Dynamische Psychotherapie (640)	311						
Ehetherapie (655)	1198						
Eklektische Psychotherapie (665)	441	1442					
Elektroschlaftherapie (670)	1242						

Therapie:	Literaturnummer:					
Eltern-Kind-Spieltherapie (685)	970						
Eltern-Kind-Therapie (690)	970						
Encounter-Gruppentherapie (705)	361	1168	1290	1291			
Erumpierungstherapie (750)	747	1306					
EST-Training (760)	1143						
Eutonie (770)	12	462	732	1371	1546		
Existentielle Phänomenologie (775)	404	512	802	803	804	805	
Existenzanalyse (785)	114	115	146	147	612		
Existenzièlle Analyse (790)	921	922	923				
Experiencing (795)	121						
Experiential Therapy (800)	121						
Expression Corporelle (810)	308	1321					
Fair-Fight-Kommunikationstherapie (820)	58	60	61				
Familienkonfrontation (825)	529						
Familienrekonstruktion (840)	1206	1207	1208				
Familien-Skulptur (845)	1206	1207	1208				
Familientherapie (850)	18	20	21	31	32	63	78
	88	100	126	176	177	208	209
	211	212	224	227	238	239	242
	253	286	292	303	312	340	358
	362	372	442	529	545	547	548
	549	571	577	627	642	681	701
	702	703	709	802	803	804	827
	833	834	849	850	880	914	930
	935	940	953	970	985	1016	1021
	1023	1039	1071	1105	1121	1136	1149
	1150	1189	1198	1206	1240	1246	1247
	1255	1266	1286	1316	1328	1337	1391
	1392	1393	1394	1395	1453	1455	1517
	1536	1537	1538	1552	1588		
Farbtherapie (865)	325	896	1151	1234	1543		
Feeling Therapy (870)	200	567					
Feministische Therapie (875)	163	330	351	411	429	713	1193
Flooding (900)	84						

Therapie:	Literaturnummer:
Focusing (910)	450 451 452 1534 1544
Fokaltherapie (925)	891
Frauentherapie (935)	163 330 351 411 429 713 1193
Freizeittherapie (945)	1264
Frostig-Programm (950)	428
Fühl- und Schreitherapie (955)	232
Funktionale Integration (960)	368 369 370
Funktionelle Entspannung (970)	122 431 432 743 1175 1176
Fuss-Reflexologie (975)	112 248 1199 1200
Gefühlstherapie (990)	567
Gemeindepsychologie (1000)	188 448 449 714 771 1345 1346
Gereohygiene (1020)	1049 1514
Gerontotherapie (1025)	195 831 832 1049 1060 1061 1103 1104 1105 1514 1580
Gesprächspsychotherapie (1035)	15 38 52 121 137 141 142 169 170 221 257 400 454 455 469 516 530 604 667 783 903 935 1027 1028 1161 1162 1163 1164 1165 1166 1167 1168 1169 1170 1171 1387 1430 1431 1465 1497 1516 1519 1520 1582
Gestalt-Familientherapie (1040)	242 709
Gestalttherapie (1050)	110 198 222 242 613 662 674 705 706 709 861 900 901 986 987 988 1000 1033 1034 1035 1036 1037 1038 1044 1051 1056 1060 1061 1077 1106 1158 1159 1160 1174 1179 1180 1181 1182 1196 1272 1327 1387 1388 1474 1475 1507 1515 1585
Gestaltungstherapie (1055)	7 145 224 413 421 904 1044 1096
Gestufte Aktivhypnose (1060)	294
Gordon-Familientraining (1070)	479 480

Therapie:	Literaturnummer:						
Gruppendynamik und Gruppentherapie (1078)	23	24	25	26	37	42	57
	89	164	167	182	194	199	241
	296	366	372	373	398	400	401
	422	488	514	518	519	520	536
	576	587	588	589	590	600	616
	632	690	720	730	735	777	785
	792	799	800	810	833	875	939
	940	943	960	961	962	995	1064
	1103	1113	1144	1148	1174	1191	1192
	1198	1205	1210	1211	1237	1252	1267
	1277	1296	1312	1319	1325	1336	1338
	1340	1399	1492	1493	1494	1495	1521
	1574	1586					
Gruppentherapie, analytische (1085)	23	24	25	26	28	32	42
	89	256	273	398	587	588	589
	590	1083	1237	1240	1249	1339	
Hakomi-Methode (1100)	796						
Hand Dynamics (1106)	87						
Heidelberger Schule der Familientherapie (1115)	1391	1392	1393	1394	1395	1552	
Heileurhythmie (1120)	171						
Heilung aus der Begegnung (1125)	1461						
Holonomische Integration (1131)	505						
Hypnotherapien (1135-1160)	75	76	136	235	270	294	347
	348	397	494	495	512	543	650
	742	776	807	826	924	929	1042
	1218	1219	1238	1242	1263	1282	1368
	1398	1420	1443	1444	1446	1471	1486
	1487	1488	1579				
Identitätstherapie (1170)	1476						
Imaginationstherapie (1180)	815	816					
Individualpsychologie (1195)	5	6	8	34	36	185	186
	301	302	303	601	658	704	835
	963	1111	1112	1116	1134	1258	1359
	1452	1453	1529				
Initiatische Therapie (1205)	313	314	315	317	318	319	320
	321	322	617	971	1156	1157	1269
Integrative Familientherapie (1230)	1206	1207	1208				
Integrative Körperpsychotherapie (1235)	133	297	298				

Therapie:	Literaturnummer:						
Integrative (Bewegungs-) Psychotherapie (1240)	729	746	1044	1059			
Intensive Psychotherapie (1265)	426	427					
Interaktionelle Verhaltenstherapie (1270)	489						
Interaktionistische Psychotherapie (1275)	1117	1415	1416				
Interpersonale Psychiatrie (1285)	1117	1415	1416				
Interventionsgerontologie (1290)	831	832					
Intuitive Methode (1295)	1131						
Italienische Schule der Familientherapie (1305)	1316						
Katathymes Bilderleben (1310)	194	843	844	845	846	847	1186
	1502						
Klientenzentrierte Familientherapie (1335)	52						
Klientenzentrierte Gesprächspsychotherapie (1340)	15	38	52	121	137	141	142
	169	170	221	257	400	454	455
	469	516	530	604	667	783	903
	935	1027	1028	1161	1162	1163	1164
	1165	1166	1167	1168	1169	1170	1171
	1387	1430	1431	1465	1497	1516	1519
	1520	1582					
Klientenzentrierte Spieltherapie (1345)	1259	1260					
Körperbewußtsein (1350)	133	266	279	323	365	513	696
	705	706	711	715	755	797	848
	947						
Körperzeichnen als Selbstwahrnehmung (1355)	266	279	365	513	696	711	715
	755						
Körperzentrierte Psychotherapie (1360)	133	266	279	365	513	696	711
	715	755	796	797			
Kognitive Ärgerkontrolle (1365)	357	371					
Kognitive Attributionstherapie (1370)	357	371	539	540	541	1098	1099
Kognitive Psychotherapie (1375)	33	103	137	269	357	371	383
	393	539	540	541			
Kognitive Verhaltenstherapie (1380)	33	103	137	189	269	284	333
	334	357	371	383	393	395	539
	540	541	620	628	630	659	693
	712	767	814	815	889	916	928
	1098	1099	1140	1197	1287	1299	1300
	1376	1479	1505	1508	1527	1557	1563

Therapie:	Literaturnummer:						
Kollusionstherapie (1385)	1147	1536	1537	1538			
Kommunikationstherapie (1390)	88	253	391	656	759	894	895
	991	1296	1509				
Kommunikative Familientherapie (1395)	88	991	1509	1510	1511	1512	
Kommunikative Psychotherapie (1400)	757	991					
Komplexe Psychologie (1415)	14	22	281	282	353	354	385
	396	412	523	546	554	683	684
	685	686	689	760	778	884	1461
	1518	1539	1581				
Konfrontationsverfahren (1420)	225						
Konfrontative Therapie (1425)	225						
Konstitutionstherapie (1440)	47						
Kontaktpsychologie (1445)	1355	1356	1357	1358			
Konzentrative Bewegungstherapie (1460)	107	486	729	740	1401	1402	1403
Konzentrative, Integrative Bewegungsübungsverfahren (1470)	107						
Kreative Aggression (1475)	57						
Kreativitätstraining (1480)	1044						
Kreativ- und Gestaltungstherapie (1485)	1044						
Krebspsychotherapie (1490)	776	840	842	927	1329	1330	1373
	1430						
Kriminalpsychologie (1495)	261	435	467	473	773	782	862
	890	972	1011	1110	1122	1123	1313
	1385	1513	1572				
Kum Nye (1510)	1466	1467	1468				
Kunsttherapie (1515)	7	158	413	421	570	654	747
	769	904	1096	1275	1276		
Kunsttherapie, analytische (1520)	7	158	224	413	421	654	747
	769	904	1096	1275	1276		
Kustodialtherapie (1525)	261	435	467	473	773	782	862
	890	972	1011	1110	1122	1123	1313
	1385	1513	1572				
Lambanotherapie (1530)	271	273					
Life-Energy-Therapy (1545)	1195	1196					

Therapie:	Literaturnummer:
Logotherapie (1550)	360 402 403 404 405 406 407 408 409 781 876 877
Lozanov-Methode (1560)	138 1015
LSD-Psychotherapie (1565)	434 503 505 506 512 631 843 936 987 988
Maltherapie (1585)	7 158 413 421 570 654 747 769 904 1096 1275 1276
Marathon-Encounter (1590)	1419
Meditative Krebstherapie (1605)	776 840 842 927 1373
Meditationsverfahren (1615)	2 92 120 152 154 155 159 165 166 179 187 210 217 230 234 298 299 313 314 315 316 318 319 321 324 343 344 364 457 482 491 504 522 538 556 557 560 584 638 711 755 762 769 775 776 813 824 841 851 879 883 897 898 905 906 907 910 919 920 925 926 931 932 933 934 968 973 976 988 989 999 1010 1014 1022 1056 1118 1135 1155 1173 1183 1187 1217 1227 1229 1231 1278 1298 1367 1371 1372 1418 1428 1440 1441 1449 1450 1463 1466 1467 1468
Mehrgenerationstherapie (1625)	1360
Metamorphosetherapie (1630)	902 1199 1200
Milieu-Therapie (1635)	255 593 595 714 734 946 1063 1073 1347
Motologie (1660)	726 727 728
Multimodale Verhaltenstherapie (1665)	815 817
Musiktherapien (1685, 1690)	16 117 123 195 206 228 263 264 275 280 423 424 446 517 531 532 552 558 622 647 652 758 794 825 857 858 980 981 996 997 1018 1019 1055 1065 1066 1067 1075 1079 1080 1081 1084 1085 1142 1148 1190 1215 1221 1275 1276 1285 1292 1293 1294 1295 1296 1374 1405 1541 1542
Namen-Therapie (1705)	274

Therapie:	Literaturnummer:						
Narkoanalyse (1710)	220	936					
Naturale Meditation (1720)	379	1449	1450				
Nein-Sage-Therapie (1735)	376	1342					
Neo-Analyse (1740)	349	374	375	417	425	426	427
	447	634	992	1030	1139	1144	1145
	1146	1147	1153	1204	1251	1279	1283
	1284	1341	1547	1549	1550	1568	1570
Neokatharsis (1745)	377						
Netzwerk-Interventions-Therapie (1750)	1354						
Neuentscheidungstherapie (1760)	481						
Neurolinguistisches Programmieren (1765)	75	76	77	78	227	288	494
	495	1551	1567				
Neuro-visuelles-Training (1775)	555						
Nichtdirektive Spieltherapie (1790)	54	113	470				
Ökotherapie (1810)	1256						
Onirotherapie (1820)	416						
Orff-Musiktherapie (1835)	1008	1009	1562				
Orgontherapie (1845)	93	162	287	336	415	1124	1125
	1126	1127	1128	1129	1179	1180	1181
	1182	1196	1366	1499			
Paartherapie (1850)	238	1198	1277	1536	1537	1538	
Palo Alto-Schule der Familientherapie (1855)	1517						
Paradoxe Intention (1860)	74	75	76	78	88		
Paradoxe Therapie (1865)	74	1509	1510	1511	1512	1517	
Parts Party (1870)	1206	1207	1208				
Pastoralpsychologie (1875)	443	524	563	783	836	1302	1399
	1561						
Perinatale Psychologie (1885)	483	485	510	573	1239	1245	1447
	1480	1481					
Personale Psychotherapie (1905)	156						
Personale Psychotherapie (1910)	156	609	610				

Therapie:	Literaturnummer:					
Persuasionstherapie (1915)	309	1414					

Therapie							
Persuasionstherapie (1915)	309	1414					
Pharmakotherapie (1925)	9	258	260	289	379	387	503
	534	666	843	851	854	936	987
	988	1068	1090	1256	1271	1361	1397
Physiotherapie (1940)	9	248	1490				
Placebotherapie (1950)	1414						
Poesie-Therapie (1965)	1055	1062	1075	1076			
Polarity-Energy Balancing (1970)	478	655	1434	1435			
Polarity Therapy (1975)	478	655	1434	1435			
Positive Imagination (1976)	893						
Positive Psychotherapie (1980)	1039	1040	1041				
Postural Integration (1990)	755	1020					
Pränatale Therapie (1995)	483	484	485	511	573	902	1199
	1200	1239	1245	1447	1480	1481	
Primärtherapie (2015)	201	468	512	668	669	670	671
	672	673	886	1100	1101	1366	1423
	1424	1425	1564	1576	1577		
Progressive Muskelentspannung (2025)	132						
Progressive Relaxation (2030)	132						
Protreptik (2035)	780	1414					
Psychic Massage (2045)	267						
Psychoanalyse (2055)	42	43	62	69	70	71	72
	73	100	105	109	114	115	122
	173	212	231	243	252	311	363
	398	417	418	447	466	492	493
	496	497	498	499	500	501	502
	528	542	587	588	589	590	636
	687	750	778	811	855	941	967
	983	1023	1030	1083	1085	1088	1089
	1111	1139	1204	1237	1251	1307	1341
	1374	1378	1383	1384	1386	1500	1526
	1530	1547	1549	1550	1568	1570	
Psychokybernetics (2060)	893						
Psychodelische Psychotherapie (2065)	505						

Therapie:	Literaturnummer:						
Psychodrama (2070)	337	456	966	1047	1048	1053	1072
	1074	1573					
Psychoimaginationstherapie (2085)	1323						
Psycholyse (2100)	289	379	936				
Psychoorgastische Therapie (2110)	180	181					
Psychoperistaltische Selbstregulation (2115)	180	181					
Psychophysische Umerziehung (2120)	637	638	911	912	1007		
Psychosynthese (2135)	49	50	157	378	836	1474	1475
Psychotonik (2155)	197	460	461	515			
Puppen- und Schauspieltherapie (2170)	1057	1097					
Radikale Psychiatrie (2175)	580	603	1379				
Radix-Gefühlserziehung (2180)	975	1317					
Rajneesh-Therapy (2185)	1344	1438					
Rational-Emotive-Therapie (2190)	189	283	284	333	334	395	620
	628	712	1299	1300	1376	1505	
Rationale Verhaltenstherapie (2200)	916						
Rationalpsychagogik (2205)	994						
Realitätstherapie (2215)	463	464					
Rebirthing (2230)	512	886	899	993	1120	1220	1404
Reflektorische Atemtherapie (2245)	207						
Reflexzonentherapie (2250)	112	902	1199	1200	1434	1435	1489
Reine Spieltherapie (2270)	1589						
Reinkarnationstherapie (2275)	993	1220	1389	1477			
Reizüberflutungstherapie (2280)	84						
Rhythmik (2300)	729						
Rhythmisch-Musikalische Erziehung (2305)	612	729					
Rolfing (2320)	677	755	1305				
Samadhi-Isolations-Tank (2325)	851	1013					

Therapie:	Literaturnummer:
Sanfte Geburt (2330)	512 818 819 820 821 822 823 1001 1002 1003
Selbstbehauptungstraining (2345)	376 1314
Selbsthypnose (2350)	826 1414
Selbstinstruktionstraining (2355)	928
Selbstkontrolle (2360)	391 693
Selbstsicherheitstraining (2365)	391 1314
Selbstverbalisationstherapie (2370)	928
Sensitivity-Training (2385)	1118 1249 1291 1277 1521 1565
Sensory Awakening (2390)	1118 1209 1291
Sensory Awareness (2395)	200 848 1118 1209 1291
Sexualtherapien (2400)	19 30 41 80 214 457 522 537 596 655 692 694 695 708 710 751 834 848 864 866 913 977 1004 1005 1107 1121 1179 1180 1181 1182 1257 1270 1318 1322 1326 1333 1334 1335 1440 1463 1523 1524 1559 1565 1583
Sophrologie (2435)	4
Sozialpsychiatrie (2450)	116 172 1348
Sozialtherapie (2455)	191 251 255 291 372 383 437 467 471 473 576 599 629 714 734 773 782 855 915 972 1011 1060 1063 1069 1073 1089 1110 1122 1123 1289 1313 1347 1349 1350 1385 1407 1513 1566
Spielalternative (2470)	118 1236 1363
Spieldiagnostik (2473)	559 1236 1363
Spieltherapie (2475)	113 470 719 1236 1363
Spieltherapie (2480)	101 113 469 719 736 737 739 744 856 1236 1274 1308 1363 1547 1548 1589
Sportpsychotherapie (2490)	1152
Sprachtherapie (2495)	525 1154 1365

Therapie:	Literaturnummer:						
Squiggle-Technik (2500)	1547	1548					
Suchttherapie (2515)	3	13	95	144	168	219	304
	305	306	307	380	424	576	578
	619	631	661	697	701	801	806
	843	855	1051	1068	1108	1184	1228
	1230	1256	1412	1413	1426	1485	1504
	1532	1558	1572				
Sukzessive Familientherapie (2520)	1206	1207	1208				
Superlearning (2525)	138	1015					
Synanon (2545)	1572						
Synchrone Beobachtungs-Behandlung (2550)	164						
Systemische Therapie (2570)	253	526	527				
Systemtherapie (2571)	253	521	527				
Scheidungstherapie (2575)	277						
Schicksalsanalyse (2580)	1422						
Schlaftherapie (2590)	1242						
Schöpferische Psychosynthese (2600)	66	67	68				
Schreibbewegungstherapie (2605)	579						
Schreitherapie (2615)	232						
Strukturale Familientherapie (2635)	527	953	954	955			
Strukturierte Lerntherapie (2655)	474	693					
Tactilisation in der Breitbandbehandlung (2660)	815						
Tantra (2665)	30	457	522	692	977	1440	1463
Tanztherapie (2670)	196	536	550	626	740	888	1273
	1321	1540					
Teleoanalyse (2675)	301	302	303	601	1111	1116	1452
Thanato-Psychologie (2680)	310	331	338	434	459	477	505
	506	507	568	624	641	649	653
	664	665	698	705	753	786	787
	788	789	790	791	1012	1082	1137
	1362	1430	1436	1531	1545	1554	
Themenzentrierte Interaktion (2685)	243	363	783	1400			

Therapie:	Literaturnummer:						
Therapeutisches Theater (2695)	651	1053					
Tomatis-Methode (2725)	512						
Touch for Health (2730)	1439						
Training in emotional freedom (2745)	815						
Transaktionale Analyse (2750)	55	128	129	130	202	203	339
	340	481	566	662	663	738	765
	1119	1172	1235	1380	1457		
Transaktionale Familientherapie (2755)	340						
Transpersonale Psychologie (2760)	187	465	504	507	553	637	691
	718	755	762	763	764	908	909
	911	912	1007	1155	1195	1227	1428
	1429	1458	1506	1553			
Transzendentale Meditation (2765)	35	160	161	584	746	973	999
	1278						
Traumtherapie (2780)	175	223	439	440	614	925	1320
	1539						
Urschrei-Therapie (2805)	201	468	512	668	669	670	671
	672	673	1100	1101	1366	1423	1424
	1425						
Vegetotherapie (2810)	93	162	287	336	415	1124	1125
	1126	1127	1128	1129	1179	1180	1181
	1182	1366	1499	1564	1576	1577	
Verbale Verhaltenstherapie (2820)	33	391	393	488	539	540	541
	1069						
Verhaltensanalyse (2825)	33	83	391	393	488	539	540
	541	1069	1287				
Verhaltensmodifikation (2830)	33	83	359	391	393	488	539
	540	541	1069	1478			
Verhaltensprobe (2835)	33	391	393	488	539	540	541
	815	1069					
Verhaltenstherapeutische Paar- und Familientherapie (2840)	33	391	393	488	539	540	541
	1069						
Verhaltenstherapeutisches Rollenspiel (2845)	33	391	393	488	539	540	541
	1069						

Therapie:	Literaturnummer:						
Verhaltenstherapie (2850)	33	269	359	391	393	488	539
	540	541	693	767	806	814	815
	881	1069	1102	1133	1140	1274	1287
	1309	1341	1472	1479	1500	1508	1527
	1557						
Verhaltenstrainingprogramm zum Aufbau sozialer Kompetenz (2855)	33	371	488	539	540	541	1069
Vipassana (2865)	476						
Visualisieren (2870)	444						
Yoga (2905)	53	229	265	560	561	688	711
	859	919	976	1229	1367	1372	1483
	1484	1553	1575				
Zen-Meditation (2915)	120	187	234	276	315	316	343
	344	364	919	1014	1173	1183	1418
Diverse Therapien	119	125	143	250	355	356	458
	565	569	575	608	618	639	640
	657	716	721	722	723	724	725
	733	752	756	766	768	772	774
	795	798	808	839	852	853	874
	887	917	918	944	948	950	956
	958	959	982	990	1006	1045	1046
	1054	1058	1078	1093	1114	1115	1138
	1141	1203	1213	1214	1244	1248	1261
	1331	1332	1353	1369	1370	1382	1408
	1410	1456	1473	1491	1496	1522	1533
	1555	1556	1560	1584			

5.3 Literatur-Extra I

Dieses Kapitel verzeichnet Literatur zu den Hintergründen sowie zu den theoretischen, anthropologischen, philosophischen und weltanschaulichen Zusammenhängen, die den im KPT verzeichneten Verfahren zugrunde liegen — jedoch mit dem Schwerpunkt auf den Verfahren der humanistischen und transpersonalen Psychologie (siehe Einleitung).

Es wird jedoch auch Literatur genannt, die zum Kulturgut der gesamten Menschheit gehört, von der herrschenden Wissenschaft zum größten Teil jedoch ignoriert, abgelehnt oder verdrängt wird. Auch auf die weltweit zu beobachtenden Veränderungen in den Grenzbereichen der sogenannten „harten Naturwissenschaften“ Physik und Biologie, den damit einhergehenden Paradigmenwechsel (T.S. Kuhn) und das sich weltweit entwickelnde neue Bewußtsein weist die hier gekennzeichnete Literatur hin.

Abrezol, R.: Bewußt heilen mit Sophrologie. Ein Wegweiser zu dauerhafter Gesundheit durch ganzheitliche Behandlung des Menschen, Hugendubel, München, 1981

Agee, D.: Edgar Cayce und aussersinnliche Wahrnehmung. Bauer, Freiburg, 1982

Allgeier, K.: Und den Himmel gibt es doch. Die Suche der Menschheit nach dem ewigen Leben. Schönberger, München, 1984

Amrito (J. Foudraine): Baghwan, Krishnamurti, C.G. Jung und die Psychotherapie. Synthesis, Essen, 1985

Anand Margo: Tantra - Weg der Ekstase. Die Sexualität des neuen Menschen. Sannyas, Meinhard-Schwebda, 1982

Anders, F.: Das chinesische Schattenboxen T'ai Chi Ch'uan. Meditation in Bewegung zur Steigerung des Körpergefühls und zur Festigung der Gesundheit. Scherz, München, 1982[4]

Anders, G.: Die Antiquiertheit des Menschen. 2 Bde. Beck, München, 1980[5]

Anderson, W.: Das offene Geheimnis. Der tibetische Buddhismus als Religion und Psychologie. Barth, München, 1981

Aries, P.: Geschichte des Todes. DTV, München, 1982 (TB-Nr. 4407)

Auf ins All. Unsere Zukunft im Weltraum. Sphinx, Basel, 1981

Bach, E.: Blumen, die durch die Seele heilen. Hugendubel, München, 1981[3]

Bahro, R./Foudraine, J./Fromm, E./Holl, A.: Radikalität im Heiligenschein. Zur Wiederentdeckung der Spiritualität in der modernen Gesellschaft. Herzschlag, Berlin, 1985

Bateson, G.: Ökologie des Geistes. Suhrkamp, Frankfurt, 1981

Bateson, G.: Geist und Natur. Eine notwendige Einheit. Suhrkamp, Frankfurt, 1982

Becker, P./Minsel, W.R.: Psychologie der seelischen Gesundheit. Bd. 1: Theorien, Modell, Diagnostik. Bd. 2: Förderung der seelischen Gesundheit. Hogrefe, Göttingen, 1982

Beloff, J. (Hrsg.): Neue Wege der Parapsychologie. Walter, Freiburg, 1980

Benesch, H.: Und wenn ich wüßte, daß morgen die Welt unterginge. Zur Psychologie der Weltanschauungen. Beltz, Weinheim, 1984

Bennett, C.: Zeitreisen. Die Transzendenz von Raum und Zeit. Sphinx, Basel, 1982

Bennett, J.G.: Eine spirituelle Psychologie. Martin, Frankfurt, 1977

Bennett, J.G.: Energien. Matieriell, vital, kosmisch. Martin, Frankfurt, 1977

Bennett, J.G.: Hasard. Martin, Frankfurt, 1979

Bennett, J.F.: Transformation oder die Kunst sich zu wandeln. Ahorn, Soyen, 1982

Bennett, J.F.: Die inneren Welten des Menschen. Martin, Südergellersen, 1984

Bentov, J.: Töne - Wellen - Vibrationen. Qualität und Quantität des Bewußtseins. Dianus-Trikont, München, 1984

Berendt, J.E.: Nada Brahma. Die Welt ist Klang. Insel, Frankfurt, 1983

Bermann, M.: Wiederverzauberung der Welt. Am Ende des Newtonschen Zeitalters. Dianus-Trikont, München, 1985[2]

Bertalanffy, L.v.: Biophysik des Fliessgleichgewichts. Vieweg, Braunschweig, 1953

Birnbaum, R.: Der heilende Buddha. Heilung und Selbstheilung im Buddhismus. Meditationen, Rituale, Basistexte. Barth, München, 1982

Blakeslee, R.R.: Das rechte Gehirn. Das Unbewußte und seine schöpferische Kraft. Aurum, Freiburg, 1982

Blofeld, J.: Die Macht des heiligen Lautes. Die geheime Tradition des Mantra. Barth, München, 1981

Bopp, J.: Wir wollen keine neuen Herren. Streitschrift zu Jugend- und Psychoszene. Eichhorn, Frankfurt, 1982

Buber, M.: Das dialogische Prinzip. Lambert-Schneider, Heidelberg, 1973[3]

Bucke, R.M.: Die Erfahrung des kosmischen Bewußtseins. Aurum, Freiburg, 1975

Bühler, K.: Ausdruckstheorie. Fischer, Stuttgart, 1968

Buttlar, J.v.d.: Der Menschheitstraum. Wissenschaft auf den Spuren der Unsterblichkeit. Fischer, Frankfurt (TB-Nr. 1929)

Buytendijk, F.J.J.: Allgemeine Theorie der menschlichen Haltung und Bewegung. Springer, Berlin, 1956

Buytendijk, F.J.J.: Prolegomena einer anthropologischen Physiologie. Müller, Salzburg, 1967

Capra, F.: Der kosmische Reigen. Scherz/Barth, München, 1981[4]

Capra, F.: Wende-Zeit. Bausteine für ein neues Weltbild. Scherz, München, 1983

Capra, F.: Das Tao der Physik. Die Konvergenz von westlicher Wissenschaft und östlicher Philosophie. Scherz, München, 1984

Capra, F./Dürr, H.P.: Die Wende wird kommen! Wird die Zeit reichen? In: Psychologie Heute, 7/83, p. 28-40

Carr, D.E.: Geheimnisvolle Signale. Das Rätsel der vergessenen Sinne. Fischer, Frankfurt (TB-Nr. 1687)

Castaneda, C.: Die Lehren des Don Juan. Fischer, Frankfurt, 1973 (TB-Nr. 1457)

Castaneda, C.: Eine andere Wirklichkeit. Fischer, Frankfurt, 1973 (TB-Nr. 1616)

Castaneda, C.: Reise nach Ixtlan. Fischer, Frankfurt, 1974 (TB-Nr. 1809)

Casteneda, C.: Der Ring der Kraft. Fischer, Frankfurt, 1976.(TB-Nr. 3370)

Casteneda, C.: Die Kunst des Pirschens. Fischer, Frankfurt, 1981

Casteneda, C.: Das Feuer von innen. Fischer, Frankfurt, 1985

Chorover, S.: Der Mensch ist keine Zahnpastatube: Alles steckt drin und muß nur ausgedrückt werden. In: Psychologie Heute, 8/82, p. 64-69

Chorover, S.: Die Zurichtung des Menschen. Von der Verhaltenssteuerung durch die Wissenschaften. Campus, Frankfurt, 1982

Chorover, S.: Eine neue Art, über die Dinge nachzudenken. In: Warum, 8/82, p. 37-47

Comfort, A.: Heilen - Der Dialog mit dem Menschen. Umschau, Frankfurt, 1982

Cooper, J.C.: Der Weg des Tao. Barth, München, 1981[2]

Cousto: Die kosmische Oktave. Der Weg zum universellen Klang. Synthesis, Essen, 1985

Cramer, G.: Auf der Suche nach der verlorenen Seele. Schamanen bei den Senoi. In: Psychologie Heute, 8/83, p. 64-70

Daliu: Tao der Gesundheit und der Lebensfreude. Fischer, Frankfurt, 1982 (TB-Nr. 3389)

Deker, U./Thomas, H.: Die Chaos-Theorie. Unberechenbares Spiel der Natur. In: Bild der Wissenschaft, 1/83, p. 62-75

Dersee, T. et al.: Der große Wie-lebst-du-denn. Verlagsgesellschaft Gesundheit, Berlin, 1982

Devereux, G.: Normal und Anormal Aufsätze zur allgemeinen Ethnopsychiatrie. Suhrkamp, Frankfurt, 1974

Devereux, G.: Angst und Methode in den Verhaltenswissenschaften. Ullstein, Berlin, 1976 (TB-Nr. 3289)

Dieball, W.: Biotranszendenz. Bauer, Freiburg, 1982

Diener, M.S.: Wege zum Selbst. Spirituelle Weltliteratur. Kurz kommentierte Bibliographie: östliche Heilverfahren, Meditation, Yoga, Zen, Sufi, Schamanismus, Mystik. In: Warum, 11/82, p. 14-24

Diener, M.S. et al. (Hrsg.): Lexikon der östlichen Weisheitslehren. Barth, München, 1985

Donahoe, J.J.: Die Kunst des Träumens. Der Weg zur Entwicklung paranormaler Fähigkeiten. Spinx, Basel, 1981

Dossey, L.: Die Medizin von Raum und Zeit. Sphinx, Basel, 1984

Dürckheim, K.v.: Hara, die Erdmitte des Menschen. München-Planegg, 1951

Dürckheim, K.v.: Die anthropologische Voraussetzung jeglichen Heilens. In: Therapiewoche, 8,6/58

Dürckheim, K.v.: Der Alltag als Übung. Huber, Stuttgart, 1972[4]

Dürckheim, K.v.: Vom doppelten Ursprung des Menschen. Herder, Freiburg, 1976[3] (TB-Nr. 480)

Dürckheim, K.v.: Im Zeichen der großen Erfahrung. Studien zu einer metaphysischen Anthropologie. Barth, München, 1981[2]

Dürckheim, K.v.: Japan und die Kultur der Stille. Barth, München, 1981[7]

Duerr, H.P.: Traumzeit. Über die Grenze zwischen Wildnis und Zivilisation. Syndikat, Frankfurt, 1978

Duerr, H.P.: Sedna oder die Liebe zum Leben. Suhrkamp, Frankfurt, 1984

Duerr, H.P.: Der Weg endet mitten in die Petersilie. In: Psychologie Heute, 2/85, p. 34-40

Duerr, H.:.: Interview mit ... In: Sphinx, 30/85, p. 50-51

Duhm, D.: Angst im Kapitalismus. Kübler, Heidelberg, 1973[2]

Duhm, D.: Der Mensch ist anders. Kübler, Heidelberg, 1975

Duhm, D.: Synthese der Wissenschaft. Der werdende Mensch. Kübler, Heidelberg, 1979

Duhm, D.: Aufbruch zur neuen Kultur. Von der Verweigerung zur Neugestaltung. Umrisse einer ökologischen und menschlichen Alternative. Kösel, München, 1982 / Knaur, München, 1984 (TB-Nr. 3741)

Duhm, D.: Ich bin der Sinn des Lebens. Sozial-Experiment Bauhütte. In: Warum, 8/82, p. 28-34

Duhm, D./Achterberg, B. et al.: Angst - Erfahrung. Erfahrungsberichte, Analysen, Kritik zu 'Angst im Kapitalismus'. Kübler, Heidelberg, 1974

Duhm, D./Ehrenpreis, R./Niklas, J.: Modell einer Lebensalternative. Das Kulturprojekt Bauhütte. Kübler, Heidelberg, 1982

Eliade, M.: Schamanismus und archaische Ekstasetechnik. Suhrkamp, Frankfurt (TB-Nr. 126)

Enomiya, H.M.: Zen-Buddhismus. Bachem, Köln, 1966

Eynern, P.v.: Mensch und Wetter. Heyne, München, 1975

Faust, V.: Biometeorologie. Die Einflüsse von Wetter und Klima auf Gesundheit und Krankheit. Hippokrates, Stuttgart, 1977

Faust, V.: Wetterfühligkeit. Ein Ratgeber für Gesunde und Kranke. Mosaik, München, 1977

Ferguson, M.: Die Revolution der Gehirnforschung. Geheimnisse und Gefahren. Walter, Freiburg, 1981

Ferguson, M.: Interview mit... In: Spinx, 16/82, p. 14-15

Ferguson, M.: Sanfte Verschwörung. Knaur, München, 1984 (TB-Nr. 4123)

Ferguson, M. (Profil). In: Sphinx, 30/85, p. 40-42

Feyerabend, P.: Wider den Methodenzwang. Skizzen einer anarchistischen Erkenntnistheorie. Suhrkamp, Frankfurt, 1977

Feyerabend, P.: Erkenntnis für freie Menschen. Suhrkamp, Frankfurt, 1980 (ES 1011)

Flatischler, R.: Die vergessene Macht des Rhythmus. Synthesis, Essen, 1985

Fleck, L.: Entstehung einer wissenschaftlichen Tatsache. Einführung in die Lehre von Denkstil und Denkkollektiv. Suhrkamp, Frankfurt, 1980

Foerster, H.v.: Erkennen erkennen. Epistemologische Skizzen. Vieweg, Braunschweig, 1983

Frank, M.: Der kommende Gott. Vorlesungen über die neue Mythologie. Suhrkamp, Frankfurt, 1982 (ES 1142)

Gebser, J.: Ursprung und Gegenwart. Gesamtausgabe. 7 Bde. Novalis, Schaffhausen. 1978

Geiler, S.G.: Eine neue Art von Bewußtsein. In: Sphinx, 18/82, p. 10-20

Geyer, H.F.: Physiologie der Kultur. Insel, Frankfurt, 1985

Goble, F.: Die Dritte Kraft. Walter, Freiburg, 1979

Goldstein, K.: Der Aufbau des Organismus. De Munter, Den Haag, 1963

Golowin, S.: Das Reich der Schamanen. Der Eurasische Weg der Weisheit. Sphinx, Basel, 1981

Grenzerfahrungen. Sonderband Psychologie Heute Nr. 7. Beltz, Weinheim, 1984

Groddeck, G.: Psychoanalytische Schriften zur Literatur und Kunst. Fischer, Frankfurt (TB-Nr. 6362)

Grof, S. & C.: Jenseits des Todes. An den Toren des Bewußtseins. Kösel, München, 1984

Gross, H.M.: Biorhythmik. Bauer, Freiburg, 1982

Grossinger, R.: Wege des Heilens. Vom Schamanismus der Steinzeit zur heutigen alternativen Medizin. Kösel, München, 1982

Gruber, E.: Tranceformation. Schamanismus und die Auflösung der Ordnung. Sphinx, Basel, 1982

Gruen, A.: Der Verrat am Selbst. Causa, München, 1984

Guntern, G.: Der Paradigmenwechsel in der Psychotherapie. In: Familiendynamik, 1/80

Haken, H.: Erfolgsgeheimnisse der Natur. Synergetik: Die Lehre vom Zusammenwirken. DVA, Stuttgart, 1982

Halifax, J.: Die andere Wirklichkeit der Schamanen. Barth, München, 1981 / Goldmann, München, 1985 (TB-Nr. 11756)

Hampden-Turner, C.: Modelle des Menschen. Ein Handbuch des menschlichen Bewußtseins. Beltz, Weinheim, 1982

Harner, M.: Der Weg des Schamanen. Ein praktischer Führer zu innerer Heilkraft. Ansata/Bauer, Freiburg, 1979

Hauser, R. & H.: Die kommende Gesellschaft. Pfeiffer, München, 1974

Hawken, P.: Der Zauber von Findhorn. Ein Bericht. Hugendubel, München, 1982

Heim, B.: Elementarstrukturen der Materie. Resch, Innsbruck, 1982

Heisenberg, W.: Physik und Philosophie. Hirzel, Stuttgart, 1978

Heisenberg, W.: Der Teil und das Ganze. Gespräche im Umkreis der Atomphysik. DTV, München (TB-Nr. 903)

Hellpach, W.: Geopsyche. Die Menschenseele unter dem Einfluss von Wetter und Klima, Boden und Landschaft. Enke, Stuttgart, 1977[8]

Hernegger, R.: Psychologische Anthropologie. Von der Vorprogrammierung zur Selbststeuerung. Beltz, Weinheim, 1982

Heubrock, D.: Der Tagtraum als konkrete Utopie. In: Psychologie Heute 7/81, p. 66-72

Heyer, G.R.: Vom Kraftfeld der Seele. Kindler, München (TB-Nr. 2009)

Hill, A. (Hrsg.): Illustriertes Handbuch alternativer Heilweisen. Bauer, Freiburg, 1980

Hintze-Tanner, H.: Zur Gesundung menschlicher Gemeinschaft. Die Dreigliederung des sozialen Organismus. Verein für ein erweitertes Heilwesen e.V., Bad Liebenzell, 1982

Höhne, A.: Die neuen Magier der Gesundheit. Ein Report über Heiler. Schönberger, München, 1984

Hofstadter, D.R.: Gödel, Escher, Bach. Ein endloses geflochtenes Band. Klett-Stuttgart, 1985

Husemann, F.: Das Bild des Menschen als Grundlage der Heilkunst. 3 Bde. Freies Geistesleben, Stuttgart, 1980

Huxley, A.: Die Pforten der Wahrnehmung. Meine Erfahrung mit Meskalin. Piper, München, 1954

Huxley, A.: Himmel und Hölle. Piper, München, 1957

Illies, J.: Zoologie des Menschen. Entwurf einer Anthropologie. DTV, München. (TB-Nr. 1227)

Iyengar, B.K.S.: Licht auf Yoga. Barth, München, 1981[3]

Jaffe, D.T.: Kräfte der Selbstheilung. Klett-Cotta, Stuttgart, 1983

Jantsch, E.: Die Selbstorganisation des Universums. Vom Urknall zum menschlichen Geist. Hanser, München, 1979 / DTV, München (TB-Nr. 4397)

Joy, W.B.: Der Weg der Erfüllung. Die Psychologie der Transformation. Ansata, Interlaken, 1985

Jung, F.: Bausteine für einen neuen Menschen. Über W. Reich und E. Fuhrmann. Edition Moderne, Zürich, 1982

Kämmerer, A.: Die therapeutische Strategie 'Problemlösen'. Aschendorff, Münster, 1983

Kakar, S.: Schamanen, Heilige und Ärzte. Psychotherapie und traditionelle indische Heilkunst. Biederstein, München, 1984

Kakuska, R.: Die Geist-Erfahrer. In: Psychologie Heute 7,8/83

Kakuska, R.: Andere Wirklichkeiten. Dianus-Trikont. München, 1984

Kalweit. H.: Die Entfremdung des Bewußtseins. Das Paradox ist unser Barometer für Erleuchtung. In: Psychologie Heute, 7/82, p. 54-60, 8/82, p. 46-53

Kalweit, H.: Traumzeit und innerer Raum. Die Welt der Schamanen. Scherz/Barth, München, 1984

Kamper, D. (Hrsg.): Abstraktion und Geschichte, Bd. 1. Hanser, München, 1975

Kamper, D. (Hrsg.): Zur Geschichte des Körpers. Bd. 2. Hanser, München, 1976

Kapleau, P.: Die drei Pfeiler des Zen. Lehre, Übungen, Erleuchtung. Barth, München, 1981[5]

Keen, S.: Die Lust an der Liebe. Leidenschaft als Lebensform. Beltz, Weinheim, 1984

Kneissler, M.: Das Anima Prinzip. Schönberger, München, 1984

Kobayashi- T & P.: T'ai Chi Ch'uan. Ein Handbuch zum Selbststudium. Hugendubel, München, 1981

Köhnlechner, M./Sulman, F.G.: Wetterbeschwerden. Klimabedingte Leiden und Erkrankungen, ihre Ursachen und ihre Behandlung. Heyne, München, 1981[2] (TB-Nr. 4718)

Koenig, H.L.: Unsichtbare Umwelt. Wetterfühligkeit, Feldkräfte, Wünschelruteneffekt. Moss, München, 1975

Koob, O.: Gesundheit - Krankheit - Heilung. Grundbegriffe einer menschengemäßen Heilkunst in der Anthroposophie. Fischer, Frankfurt, 1983 (TB-Nr. 5524)

Kramer, J.: Die Leidenschaft der Erkenntnis. Hugendubel, München, 1981

Krippner, S.: Spirituelles Heilen. Zwei Aufsätze zum Phänomen schamanistischer Heilung. Thunder Circle, Dusslingen

Kühleweind, G.: Das Leben der Seele zwischen Überbewußtsein und Unterbewußtsein. Elemente einer spirituellen Psychologie. Freies Geistesleben, Stuttgart, 1983

Kuhn, T.: Die Struktur wissenschaftlicher Revolution. Suhrkamp, Frankfurt, 1976[2] (STW 25)

Kushi, M.: Do - In - Buch. Martin, Frankfurt, 1980

Kwon, J.H.: Zen-Kunst der Selbstverteidigung. Taekwon-Do-Karate. Scherz, München, 1977[3]

Laing, R.D.: Die Stimme der Erfahrung. Erfahrung, Wissenschaft und Psychiatrie. Kiepenheuer & Witsch, Köln, 1983

Lakhovsky, G.: Das Geheimnis des Lebens. Kosmische Wellen und vitale Schwingungen. Wie Zellen miteinander reden. VGM, Essen, 1982

Leary, T.: Exo-Psychologie. Handbuch für den Gebrauch des menschlichen Nervensystems gemäss den Anweisungen der Hersteller. Sphinx, Basel, 1981

Lee, A.: Die Geburt der New Age-Musik. In: Sphinx, 30/85, p. 52-53

Lehmann, E.G.: Menschsein ist Mitsein. Das Selbst und die Phänomenologie des Zwischenmenschlichen in Psychologie und Psychotherapie. Vandenhoeck & Ruprecht, Göttingen, 1983

Leonard, G.: Der Rhythmus des Kosmos. Scherz/Barth, München, 1982[2]

Levi, E.: Transzendentale Magie. Sphinx, Basel, 1975

Lindisfarne, Assoc. (Hrsg.): Antwort der Erde. Beiträge zu einer ganzheitlichen Kultur. Ahorn, Soyen, 1982

Lippe, R. zur: Naturbeherrschung am Menschen. 2 Bde. Suhrkamp, Frankfurt, 1974

Lobo, R. (Hrsg.): Jahrbuch für Yoga. Ostasiatische Meditationstechniken und ihre Anwendung. Du Mont, Köln, o.J.

Luce, G.G.: Körper-Rhythmen. Goldmann, München, 1975

Lockhart, D.: Wer den Wind reitet. Ein westlicher Weg zum Selbst. Diederichs, Köln, 1984

Lüth, P.: Der Mensch ist kein Zufall. Umrisse einer modernen Anthropologie. DVA, Stuttgart, 1982

Lutz, R. (Hrsg.): Bewußtseins-(R)evolution. Veränderungsmodelle. Beltz, Weinheim, 1983

Lutz, P.: Die sanfte Wende. Aufbruch ins ökologische Zeitalter. Kösel, München, 1984

Lysebeth, A.v.: Durch Yoga zum eigenen Selbst. Barth, München, 1981[4]

Mandel, P.: Energetische Terminalpunkt-Diagnose (ETD). Synthesis, Essen, 1985

Marcel, G.: Leibliche Begegnung. In: Kraus, A. (Hrsg.): Leib, Geist, Geschichte. Hüthig, Heidelberg, 1978

Marcuse, H.: Triebstruktur und Gesellschaft. Suhrkamp, Frankfurt, 1980

Martin, B.: Handbuch der spirituellen Wege. Rowohlt, Reinbek, 1985 (TB-Nr. 7909)

Maslow, A.H.: Die Psychologie der Wissenschaft. Neue Wege der Wahrnehmung und des Denkens. Goldmann, München, 1977 (TB-Nr. 11131)

Maturana, H.R.: Erkennen: Die Organisation und Verkörperung von Wirklichkeit. Vieweg, Braunschweig, 1982

May, R.: Antwort auf die Angst. Leben mit einer verdrängten Dimension. DVA, Stuttgart, 1982

Merleau-Ponty, M.: Phänomenologie der Wahrnehmung. De Gruyter, Berlin, 1966

Merleau-Ponty, M.: Das Auge und der Geist. Rowohlt, Reinbek, 1967

Merleau-Ponty, M.: Die Struktur des Verhaltens. De Gruyter, Berlin, 1976

Metzner, R.: Psychospirituelle Transformation. In: Sphinx, 30/85, p. 23-27

Meyer, H.: Astrologie und Psychologie. Eine neue Synthese. Hugendubel, München, 1981

Miller, D.E.: Bodymind. Ein ganzheitliches Gesundheitsbuch. Maier, Berlin, 1981

Müller-Elmau, B.: Heilung durch das Selbst. Vom ganzheitlichen Bewußtsein. Bonz, Fellbach-Oeffingen, 1981

Mylius, C.: Traumjournal. Experiment mit der Zukunft. Fischer, Frankfurt, 1976 (TB-Nr. 1737)

Neue Anthropologie. 7 Bde. DTV, München (TB-Nr. 4069-4074, 4148, 5982)

New Age-Tage, Pressespiegel zu ... 16.11.-18.11.84 Zürich. c/o: Sphinx-Redaktion. Basel

Nieper, H.A.: Revolution in Technik, Medizin und Gesellschaft. Werbestudio Illmer, Osnabrück, 1982

Oeser, E.: Die Selbstvernichtung der Wissenschaft. In: Psychologie Heute, 3/83, p. 46-57

Orban, P.: Psyche und Soma. Über den Prozess der Entstehung und Zerstörung von Körperlichkeit. Akademische Verlagsgesellschaft, o.O. 1981

Ouspensky, P.D.: Bewußtsein und Gewissen. Die Suche nach Wahrheit. Sphinx, Basel, 1980

Pelletier, K.R.: Die neue Medizin. Gesundheit durch Vermeidung von Stress. Fischer, Frankfurt, 1982

Pelletier, K.R.: Unser Wissen vom Bewußtsein. Eine Verbindung westlicher Forschung und östlicher Weisheit. Kösel, München, 1982

Pelletier, K.R.: Gesund leben - gesund sein. Kösel, München, 1984

Pestalozzi, H.A.: Nach uns die Zukunft. Von der positiven Subversion. Goldmann, München, 1983

Pflüger, P.M. (Hrsg.): Die Wiederentdeckung des Leibes. Bonz, Fellbach-Oeffingen, 1981

Pietschmann, H.: Das Ende des naturwissenschaftlichen Zeitalters. Zsolnay, Wien, 1980

Pöppel, E.: Lust und Schmerz. Severin & Siedler, Berlin, 1982

Prigogine, J.: Vom Sein zum Werden. Piper, München, 1980

Prigogine, J./Stengers, J.: Dialog mit der Natur. Neue Wege naturwissenschaftlichen Denkens. Piper, München, 1981

Psychologie der Zukunft (Kongress 1980), Veranstalter: A. Keyserling. Interviews durchgeführt von W. Gross: Capra, F. In: Warum, 4/81, p. 24-29. Callicott, P. In: Warum, 5/81, p. 28-29. Frager, R. In: Warum, 8/81, p. 50ff. Grof, S. In: Warum, 3/81, p. 24-30. Houston, J. In: Warum, 5/81, p. 25-27. Keyserling, A. In: Warum, 5/81, p. 20-24

Raknes, O.: Wilhelm Reich und die Orgonomie. Fischer, Frankfurt, 1973 (TB-Nr. 6225)

Rees, M.: Anfang und Ende der Welt begreifen. In: Psychologie Heute, 6/81, p. 62-69

Reich, W.: Äther, Gott und Teufel. Nexus. Frankfurt, 1982

Reich, W.: Menschen im Staat, Nexus, Frankfurt, 1982

Rhine, J.G./Pratt, J.G.: Parapsychologie, Grenzwissenschaft der Psyche. Francke, Bern, 1962

Riedl, R./Kreuzer, F. (Hrsg.): Evolution und Menschenbild. Referate und Diskussionen eines Symposiums, Salzburg 1982. Hoffmann & Campe, Hamburg, 1983

Riemann, F.: Die Fähigkeit zu lieben. Kreuz, Stuttgart, 1982

Robinson, L.W.: Rückschau und Prophezeiungen. Edgar Cayces Bericht vom Ursprung und von der Bestimmung des Menschen. Bauer, Freiburg, 1982^2

Rogers, C.: Psychologie des Friedens. In: Warum, 9/82, p. 27-32

Roszak, T.: Mensch und Erde. Auf dem Weg zur Einheit. Ahorn, Soyen, 1982

Roszak, T.: Das unvollendete Tier. Eine neue Stufe in der Entwicklung des Menschen. Rowohlt, Reinbek, 1985 (TB-Nr. 7913)

Rubin, Z.: Wie grausam ist der April. In: Psychologie Heute, 4/80, p. 16-18

Rudhyar, D.: Von humanistischer zu transpersonaler Astrologie. Hugendubel, München, 1982^2

Rudhyar, D.: Die Magie der Töne. Musik als Spiegel und Medium der Bewußtseinsentfaltung. Scherz/Barth, München, 1984

Samples. B.: Der Geist von Mutter Erde. Ganzheitlichkeit und Planetares Bewußtsein. Sphinx, Basel, 1984

Sartre, J.P.: Bewußtsein und Selbsterkenntnis. Rowohlt, Reinbek, 1973

Satory, G. & T.: Heilung von innen. Gesund werden als geistiger Vorgang. Freiburg, 1978

Scheffer, M.: Bach-Blütentherapie. Hugendubel, München, 1980

Schipperges, H.: Am Leitfaden des Leibes. Zur Anthropologie und Therapeutik F. Nietzsches. Klett, Stuttgart, 1975

Schlippe, A.v./Essen, S.: Die Familienperspektiven überschreiten. Überlegungen von Familientherapeuten zu gesellschaftlichen Prozessen. In: Integrative Therapie, 3/82, p. 233-250

Schönberger, M.: Verborgener Schlüssel zum Leben. Barth, München, 1981

Scholz, R./Schubert, P. (Hrsg.): Körpererfahrung. Die Wiederentdeckung des Körpers: Theater, Therapie und Unterricht. Rowohlt, Reinbek, 1982 (TB-Nr. 7480)

Schwenk, T.: Das sensible Chaos. Freies Geistesleben, Stuttgart, 1980

Seattle, Häuptling...: Wir sind ein Teil der Erde. Rede des Indianer-Häuptlings Seattle an den amerikanischen Präsidenten 1855. Walter, Freiburg, 1982

Seifert, J.: Das Leib-Seele-Problem in der gegenwärtigen philosophischen Diskussion. Wissenschaftliche Buchgesellschaft, Darmstadt, 1979

Sheldrake, R.: Das schöpferische Universum. Die Theorie des morpho-genetischen Feldes. Meyster, München, 1984

Sheldrake, R.: Morphogenetische Felder. In: 2000, Magazin für den Menschen von morgen, 1/85, p. 16-19

Siegel, R.K.: Castanedas Privatapotheke. In: Völger, G. (Hrsg.): Rausch und Realität. Drogen im Kulturvergleich. 3 Bde. Rowohlt, Reinbek, 1982 (TB-Nr. 34006)

Smuts, J.C.: Die holistische Welt. Metzner, Berlin, 1938

Stevenson, J.: Reinkarnation. Der Mensch im Wandel von Tod und Wiedergeburt. Aurum, Freiburg, 1976

Sugrue, T.: Edgar Cayce. Sein Leben. Hugendubel, München, 1981

Sulmann, F.G.: Psyche und Hormon. Huber, Bern, 1960

Tart, C.T.: Spirituelle Erfahrungen sind gefährlich - aber unsere einzige Chance. In: Psychologie Heute, 1/83, p. 56-65

Teegen, F.: Ganzheitliche Gesundheit. Rowohlt, Reinbek, 1983

Teilhard de Chardin, P.: Gesamtwertk. 10 Bde. Walter, Freiburg, 1979 ff.

Teilhard de Chardin, P.: Der Mensch im Kosmos. Beck, München, 1981 (DTV-Bd. 1732)

Teilhard de Chardin, P.: Die Entstehung des Menschen. DTV, 1982 (Bd. 1755)

Teilhard de Chardin, P.: Das Tor in die Zukunft. Kösel, München, 1984

Thakkur, C.G.: Ayurveda. Die indische Heil- und Lebenskunst. Bauer, Freiburg, 1982

Toben, B.: Raum-Zeit und erweitertes Bewußtsein. Synthesis, Essen, 1984

Tohei, K.: Das Ki Buch. Kriskeitz, Weidenthal, 1980

Tohei, K.: Kiatsu. Kriskeitz, Weidenthal, 1980

Tohei, K.: Ki im täglichen Leben. Kriskeitz, Weidenthal, 1980

Trautmann, W.: Naturwissenschaftlicher bestätigen Re-Inkarnation. Fakten und Denkmodelle. Walter, Freiburg, 1983

Trevelyan, G.: Eine Vision des Wassermann-Zeitalters. Gesetze und Hintergründe des New Age. Goldmann, München, 1984 (TB-Nr. 14001)

Trüb, H./Buber, M.: Heilung aus der Begegnung. Klett-Cotta, Stuttgart, 1971[3]

Trungpa, C.: Das Spiel der Illusionen. Irisiana, Haldewang, 1980

Tulku, T.: Ruhig und klar. Hugendubel, München, 1980

Tulku, T.: Raum, Zeit, Erkenntnis. Scherz, München, 1983

Urban, H.J.: Übernatur und Medizin. Tyrolia, Innsbruck, 1946

Urban, H.J.: Über-Bewußtsein (Cosmic Consciousness). Tyrolia, Innsbruck, 1950

Varela, F.: Die Biologie der Freiheit. Interview. In: Psychologie Heute, 9/82, p. 82-93, 12/82, p. 4

Verbrugh, H.S.: Wiederkommen. Erfahrungen des Vorgeburtlichen und der Reinkarnationsgedanke. Freies Geistesleben, Stuttgart, 1982

Villoldo, A./Dychtwald, K. (Hrsg.): Millennium. Wege ins dritte Jahrtausend. Sphinx, Basel, 1984

Vivelo, F.R.: Handbuch der Kulturanthropologie. Klett-Cotta, Stuttgart, 1981

Völger, G. (Hrsg.): Rausch und Realität. 3 Bde. Rowohlt, Reinbek, 1982 (TB-Nr. 34006)

Wagner, W.: Reizende Erde. Elektromagnetische Felder in unserer Umwelt und ihre Wirkung auf den Menschen. Dokumentation. c/o: Die Grüne Kraft, Werner Pieper, 6941 Löhrbach

Wagner-Simon, T./Benedetti, G. (Hrsg.): Sich selbst erkennen. Modelle der Introspektion. Vandenhoeck & Ruprecht, Göttingen, 1982

Wahlert, G. & H.: Was Darwin noch nicht wissen konnte. Die Naturgeschichte der Biosphäre. DTV, München (TB-Nr. 1619)

Wallace, A./Henkin, B.: Anleitung zum geistigen Heilen. Synthesis, Essen, 1985

Walsh, N./Vaughan, F. (Hrsg.): Psychologie in der Wende. Grundlagen, Methoden und Ziele der Transpersonalen Psychologie. Eine Einführung in die Psychologie des neuen Bewußtseins. Scherz/Barth, München, 1985

Walsh, R.: Überleben. Sphinx, Basel, 1985

Wassner, R.: Magie und Psychotherapie. Reimer, Berlin, 1984

Watson, L.: Der unbewußte Mensch. Umschau, Frankfurt, 1979

Watson, L.: Geheimes Wissen. Das Natürliche des Übernatürlichen. Fischer, Frankfurt, 1981 (TB-Nr. 2029)

Watts, A.: Im Einklang mit der Natur. Kösel, München, 1981

Watts, A.: Psychotherapie und östliche Befreiungswege. Kösel, München, 1981

Watts, A.: Zeit zu leben. Erinnerungen eines heiligen Barbaren. Barth, München, 1981[3]

Watts, A.: Der Lauf des Wassers. Einführung in den Taoismus. Suhrkamp, Frankfurt, 1982

Watts, A.: Kreative Meditation. Sphinx, Basel, 1982

Watts, A.: Die Natur des Menschen. Sphinx, Basel, 1983

Watts, A.: Die sanfte Befreiung. Moderne Psychologie und östliche Weisheit. Goldmann, München, 1985 (TB-Nr. 14005)

Watts, A.: Dies ist es. Über Zen und spirituelle Erfahrung. Rowohlt, Reinbek, 1985 (TB-Nr. 7908)

Watts, A./Govinda, A.: Die Kunst der Kontemplation. Aurum, Freiburg, 1979[2]

Watzlawick, P. et al. (Hrsg.): Die erfundene Wirklichkeit. Wie wissen wir, was wir zu wissen glauben? Piper, München, 1981

Watzlawick, P.: Wie wirklich ist die Wirklichkeit? Piper, München, 1982[9] (TB-Nr. SP 174)

Wehr, G.: C.G. Jung und R. Steiner. Konfrontation und Synopse. Klett, Stuttgart, 1972

Weizsäcker, C.F. v.: Der Garten des Menschlichen. Beiträge zur geschichtlichen Anthropologie. Fischer, Frankfurt, 1980 (TB-Nr. 6543)

Weizsäcker, C.F.v.: Die Einheit der Natur. DTV, München, 1981 (TB-Nr. 10012)

Weizsäcker, C.F.v./Gopi Krishna: Biologische Basis der Glaubenserfahrung. Barth/Scherz, München, 1974

Wertheimer, M.: Produktives Denken. Kramer, Frankfurt, 1964[2]

Wex, M.: Weibliche und männliche Körpersprache als Folge patriarchalischer Machtverhältnisse. c/o: Frauenliteraturvertrieb, H. Fees, Haeberlinstrasse 4, 6000 Frankfurt 50

Wilber, K.: Halbzeit der Evolution. Eine interdisziplinäre Darstellung der Entwicklung des menschlichen Geistes. Scherz/Barth, München, 1984

Willke, H.: Systemtheorie. Grundfragen der neueren Systemtheorie. Fischer, Stuttgart, 1982

Wilson, C.: Das Okkulte. März, Berlin, 1982

Wilson, R.A.: Der sinnvolle Zufall. In: Psychologie Heute, 1/85, p. 37-43

Wirth, M.: Was macht Mutter Teresa neben LSD-Forscher Stanislav Grof? Weltkonferenz der International Transpersonal Association in Bombay/Indien. In: Warum, 5/82, p. 26-31, 6/82, p. 62-64

Zukav, G.: Die tanzenden Wu-Li-Meister. Rowohlt, Reinbek, 1985 (TB-Nr. 7910)

Zurfluh, W.: Quellen der Nacht. Ansata, Interlaken, 1983

5.4 Literatur-Extra II

Dieses Kapitel verzeichnet kursorisch Literatur, Nachschlagwerke und Führer durch den psychotherapeutischen und psychosozialen Bereich.

Da die Neuauflage des KPT erweitert und verbessert werden wird, sind wir für Vorschläge und Anregungen zu diesem Kapitel durch die Benutzer dankbar.

BDP (Hrsg.): Beratungsführer Baden-Baden. BDP, Bonn, 1984

Bundesministerium für Jugend, Familie und Gesundheit (Hrsg.): Psychosoziale Beratung. Ehe-, Familien- und Lebensberatung. Familienplanungsberatung. Sozialberatung. Schwangerschafts- und Schwangerschaftskonfliktberatung. Sexualberatung. Erziehungsberatung. Erziehungsberatungsstellen in der BRD - ihre Leistungen, ihre Träger, ihre Anschriften. c/o: Bundeszentrale für gesundheitliche Aufklärung, Köln, 1975

Bundesministerium für Jugend, Familie und Gesundheit (Hrsg.): Drogenberatung wo? Verzeichnis der Beratungsstellen und Behandlungseinrichtungen für Drogenabhängige in der BRD

Der grosse Wie-lebst-du denn. Buch für Selbsthilfe, Selbstorganisation und Patientenrecht. 17 Bereiche Patientengruppen und Vereinigungen, 800 Adressen in der BRD, Österreich, Schweiz, Kontakte zu 5000 regionalen Selbsthilfegruppen. Berliner Verlagsgesellschaft, Berlin, 1982

Der rote Faden zur Lebenshilfe. Katalog 1983/84. 2 Bde. Süddeutschland u. Norddeutschland. Büchergarten, Oldenburg, 1984

DGVT (Hrsg.): Psychosoziale Arbeitsgemeinschaften. Ein Überblick über die Entwicklung. DGVT, Tübingen, 1979[2]

Goetz: Spirituelle Gemeinschaften in aller Welt. Die 200 größten und wichtigsten New Age-Gruppen und Adressen etc. Mandala, Klingelbach, 1984

Hamburger Psychoführer 1982/83. Falk-Verlag, Eppendorfer Weg 174, 2000 Hamburg, 20

Langensee, D. (Hrsg.): Psycho-Führer für das Rhein-Main-Gebiet. Langensee, Frankfurt, 1983

Lehnert, R. (Hrsg.): Psycho-Führer. Edition Eisbrecher, Karlsruhe, 1981

Psychosoziale Arbeitsgemeinschaften (BRD). In: Warum, 4/81, p. 22-23

Rechtsinformation. Broschüre. c/O: Selbsthilfe Psychiatrie Hamburg e.V., Bundesstrasse 22a, 2000 Hamburg 13

Reimer, F./Lorenzen, D.: Verzeichnis von Behandlungseinrichtungen für psychisch Kranke. Enke, Stuttgart, 1979

Schelp, B./Koch, K.H. (Hrsg.): Spirituelles Adressbuch. 500 Selbstdarstellungen und Adressen. Büchergarten, Oldenburg, 1984

Schmitt, G.: Sozialtherapeutische Anstalten. Bonn, 1977[2]

Senator für Gesundheit, Soziales und Familie (Hrsg.): Hilfe durch Selbsthilfe. Selbsthilfegruppen in eigener Darstellung. Ein Wegweiser. Berlin, 1982[2]

Sollmann, U.: Therapie mit Drogenabhängigen. Analyse und Kritik der bundesdeutschen Behandlungseinrichtungen von Oldenburg bis München. Achenbach, Giessen, 1974

Sparty, L.: Textverzeichnisse der Rehabilitationseinrichtungen. Reha, Bonn, 1982

Therapiemöglichkeiten in ausgewählten Städten der BRD. In: Warum, 10/75-3/77

Verzeichnis der Rehabilitationskliniken, Krankenanstalten, Kurkliniken, Sanatorien, Müttergenesungsheimen, Heilbäder, Kurorte und das Rettungswesen in der BRD und Westberlin. Reha, Bonn, 1982

Ausbildung in Psychologie (Stichwort). In: Asanger, R./Wenninger, G. (Hrsg.): Handwörterbuch der Psychologie. Beltz, Weinheim, 1980, p. 43

Ausbildung in Psychologie (Stichwort). In: Rexilius, G./Grubitzsch, S. (Hrsg.): Handbuch psychologischer Grundbegriffe. Rowohlt, Reinbek, 1981 (TB-Nr. 6273), p. 104 ff.

Bauer, R.L.: Beruf: Psychologe. Tätigkeit: arbeitslos. In: Psychologie Heute, 8/82, p. 72-77

Berufsbestimmung (Stichwort). In: Benesch, H.: Wörterbuch zur klinischen Psychologie, dtv, München, 1981, Bd. 1, p. 135-140

Berufspraxis von Psychologen (Stichwort). In: Rexilius, G./Grubitzsch, S. (Hrsg.): Handbuch psychologischer Grundbegriffe. Rowohlt, Reinbek, 1981 (TB-Nr. 6273), p. 140ff.

BDP (Hrsg.): Mitgliederverzeichnis. BDP, Bonn, 1982

BDP (Hrsg.): Informationen zu Kassenabrechung, Gebührenordnung, berufsethische Verpflichtungen, Schweigepflicht, Ausbildung zum Psychologisch-Technischen-Assistenten (PTA). BDP, Bonn

BDP: Stellungnahme des BDP zum Entwurf eines Gesetzes über den Beruf des Psychotherapeuten (Psychotherapeutengesetz). BDP, Bonn

BDP (Hrsg.): Leitsätze psychologischer Gesundheitspolitik. BDP, Bonn, 1983

BDP: Berufsständische Probleme, Ausbildung, Gerichtsurteile etc. In: Report Psychologie, div. Hefte. BDP, Bonn.

Bieling, G.: Psychologische Behandlung im Rahmen freiberuflicher Praxis. c/o: Autor, Bopserwaldstrasse 18, 7016 Gerlingen

Birtsch, V./Tscheulin, D. (Hrsg.): Ausbildung in klinischer Psychologie und Psychotherapie. Beltz, Weinheim, 1980

Bock, T.: Eine Chance vertan? Stand der Diskussion um das Psychotherapeutengesetz. In: Sozialpsychiatrische Information, 1979, p. 59-73

Bouwman, A./Schlippe. A.v.: Die Psychotherapieszene in der BRD. Ein Überblick über Ausbildungsmöglichkeiten. Universität Osnabrück, Abt. klin. Psych., 1982

Cramer, M.: Die psychosoziale Versorgung in der BRD. In: Psychologie Heute 2/81, p. 37-43, 3/81, p. 50-56, 4/81, p. 48-53, 5/81, p. 72-75

Deutsche Gesellschaft für Soziale Psychiatrie (DGSP): Recht und Psychiatrie. Psychiatrie-Verlag, Rehburg-Loccum

DGVT (Hrsg.): Gesundheitspolitische Aspekte der klinischen Psychologie. Sonderheft III/1978. DGVT, Tübingen

DGVT (Hrsg.): Richtlinien zur Arbeit und Aus- und Weiterbildung in der DGVT. DGVT, Tübingen, 1978

DGVT/DGSP/GWG (Hrsg.): Hilfe nur auf Krankenschein? Stand der Diskussion um die Neuordnung der ambulanten Versorgung. 1978 (über jede der o.g. Gesellschaft)

Fachstudienführer Psychologie 10. Teil A: Studium und Beruf. Teil B: Dokumentation der Ausbildungseinrichtungen. Grafenau, 1979

Verzeichnis der Sonderkindergärten, Sonderschulen, Werkstätten für Behinderte, Ausbildungseinrichtungen in der BRD und Westberlin, Reha, Bonn, 1982

5.5 Literatur-Extra III

Dieses Kapitel verzeichnet überblickartig Literatur zu folgenden Themen:

- Aus-, Fort- und Weiterbildung des Psychologen/Psychotherapeuten
- Berufsbild des Psychologen/Psychotherapeuten
- Ethische und rechtliche Probleme bei der Berufsausübung
- Standespolitik
- Kassenabrechnung
- Heilpraktikerprüfung
- Gesundheitspolitik
- Psychosoziale Versorgung

Literatur zum jeweils neuesten Stand in den genannten Gebieten ist über den BDP in Bonn zu beziehen.

Freitag, H.O./Heiland, C.P.: Berufsausübungskontrolle über Psychotherapeuten. Kammermodell und Alternativen. Bochum, 1978

Freitag, H.O./Heiland, C.P.: Zur psychologischen Behandlung durch nicht-ärztliche Psychotherapeuten. Rechtswissenschaftliche Gutachten (Auftraggeber: DGVT/GWG). Tübingen/Köln, 1978

Gleiss, J./Seidel, R./Abholz, H.: Soziale Psychiatrie. Zur Ungleichheit in der psychiatrischen Versorgung. Fischer, Frankfurt, 1973 (TB-Nr. 6511)

Hockel, M.: Heilpraktikerlösung? Argumentation gegenüber Ordnungsämtern und Gerichten. In: Report Psychologie, 1/83, p. 3-5

Hoffmann, U. et al.: Gruppenpraxis und Gesundheitszentrum. Campus, Frankfurt, 1982

Karasch, J.: Zu viele Psychologen für zu wenig Stellen. In: Psychologie Heute, 8/82, p. 80-81

Keupp, H./Zaumseil, M. (Hrsg.): Die gesellschaftliche Organisierung psychischen Leidens. Zum Arbeitsfeld klinischer Psychologen. Suhrkamp, Frankfurt, 1978 (STW 246)

Kinder- und Jugendlichenpsychotherapeut, Analytischer. Blätter zur Berufskunde 2 II B 31. Bertelsmann, Bielefeld / Bundesanstalt für Arbeit, Nürnberg

Klinische Psychologie (Stichwort). In: Rexilius, G./Grubitzsch, S. (Hrsg.): Handbuch psychologischer Grundbegriffe. Rowohlt, Reinbek, 1981 (TB-Nr. 6273), p. 531ff.

Kohlscheen, G./Henkel, D.: Ausbildung und Berufsbild des klinischen Psychologen in der Diskussion. In: Psychologie Heute, 4/75, p. 44-50

Kühne, H.H./Schwaiger, H.: Zum Resultat der Heilbehandlung durch Psychologen. Huber, Bern, 1976

Kunsttherapeut, Ausbildung zum ... Blätter zur Berufskunde 2 II A 29. Bertelsmann, Bielefeld / Bundesanstalt für Arbeit, Nürnberg

Lieber ein Spatz in der Hand ... Die Berufs- und gesundheitspolitische Strategie des BDP. In: Psychologie Heute 8/83, p. 44-47

Linder, W./Martin, K.D.: Wie man sich sein Psychologie-Studium einklagen kann. In: Psychologie Heute 9/82, p. 12-14

Mengert, P.: Rechtsmedizinische Probleme in der Psychotherapie. Lang, Frankfurt, 1980

Müller, C.W.: Wie Helfen zum Beruf wurde. Beltz, Weinheim, 1982

Oehlmann, J./Röder, K.: Irrtänzer. Erfahrungen aus der psychologischen Berufspraxis. Focus, Giessen, 1982

Ottersbach, H.G.: Der Professionalisierungsprozess in der Psychologie. Berufliche Strategien der Psychotherapieverbände. Beltz, Weinheim, 1980

Peters, F.E.: Kleine Geschichte des Psychotherapierechts in der BRD. Daten, Deskriptoren, Fundstellen. In: Report Psychologie, 1/83, p. 17-19

Peters, F.E.: Zur Rechtmäßigkeit der Heilkunde aus Übung durch Diplom-Psychologen. In: Report Psychologie, 3/82, p. 61-63

Praxis für die helfenden Berufe, Ansätze einer neuen ... Verlagsgesellschaft Gesundheit, Gneissenaustrasse 2, Mehringhof, 1000 Berlin, 61.

Psychologe, Ausbildung zum ... Blätter zur Berufskunde, 3 II B 01. Bertelsmann, Bielefeld / Bundesanstalt für Arbeit, Nürnberg

Psychologie, 10 Thesen zur Kritik tradtioneller ... c/o: Fachschaftsrat Psychologie, Universität Konstanz, Giessberg, 7750 Konstanz, 1978

Psychotherapeut, Ausbildung zum ... Blätter zur Berufskunde 3 II C 01. Bertelsmann, Bielefeld / Bundesanstalt für Arbeit, Nürnberg

Psychotherapeutengesetz: Entwurf eines Gesetzes über den Beruf des Psychotherapeuten. Bundesdrucksache. Ministerium für Jugend, Familie und Gesundheit, Bonn

Psychotherapeutische Zusatzausbildung. In: Uni, 2/82, p. 17-22

Rauschfleisch, U.: Nach bestem Wissen und Gewissen. Die ethische Verantwortung in Psychologie und Psychotherapie. Verlag für Medizin. Psychologie, Göttingen, 1982

Schumacher, D. & J.: Rechtliche Probleme der Psychotherapieausübung. In: Wittling, W. (Hrsg.): Handbuch der klinischen Psychologie. Bd. 6, Kap. 7. Hoffmann & Campe, Hamburg, 1980

Sind Psychologen Ärzte oder Heilpraktiker? Diskussion. In: Bild der Wissenschaft, 9/77, p. 121-141

Walia, S.: Sich optimal verkaufen - die neue Selbsterfahrung. In: Psychologie Heute, 8/82, p. 77-79

Weidner, V.: Psychologische Behandlung und Krankenkassen. Rechtsgutachten. Asgard, St. Augustin, 1977

Wienand, M.W.: Psychotherapie, Recht und Ethik. Konfliktfelder psychologisch-therapeutischen Handelns. Beltz, Weinheim, 1982

Wittchen, H.U./Kokoschka, K./Fichter, M./Winkler, B.: Zur Situation der Fort- und Weiterbildung im Bereich der Psychotherapie. In: Report Psychologie, 4/79, p. 11-27

Wittling, W. (Hrsg.): Handbuch der klinischen Psychologie. Bd. 6, Kap. 6. Hoffmann & Campe, Hamburg, 1980

Zielke, M.: Ausbildung und Supervision von Laientherapeuten. In: Birtsch, V.D./Tscheulin, D. (Hrsg.): Klinische Psychologie und Psychotherapie in Lehre und Studium. Beltz, Weinheim, 1979

Zillmer, H.: Psychologen im Beruf. Methodischer Entwurf zur Analyse von Bedingungen und Formen der Anwendung psychologischen Fachwissens. Beltz, Weinheim, 1980

6. Zeitschriften

In diesem Kapitel sind sowohl Zeitschriften genannt, die sich mit Psychotherapie im allgemeinen beschäftigen, als auch solche, die sich mit speziellen psychotherapeutischen Verfahren befassen.

Darüber hinaus werden jedoch auch Zeitschriften aufgeführt, die sich mit Psychotherapie im weitesten Sinne, mit Menschen- und Weltbildern (Anthropologien) sowie mit „neuer“ Wissenschaft und neuem Bewußtsein beschäftigen. Dieses Kapitel steht mit Kap. 5.1 und Kap. 5.3 in Zusammenhang.

AA-Nachrichten. Erscheint monatlich seit 1974 (1. Jhg.). AA-Verlag, Neusiedl/See (Österr.)

Ärztliche Praxis und Psychotherapie. Literas, Wien

AHP-Newsletter (Association for Humanistic Psychology). c/o: AHP, German Chapter, D. Strasburg (Präsident), Kaiser Friedrich-Strasse 11, 6200 Wiesbaden

Analytische Psychologie. Zeitschrift für analytische Psychologie und ihre Grenzgebiete. Erscheint seit 1969. Karger, München

Argument, Das ... Div. Sonderhefte u. Regul. Nr. Erscheint seit 1959. Argument, Berlin

Atem und Mensch. Zeitschrift für Atempflege, Entspannung und aktuelle Grenzgebiete. Erscheint vierteljährlich.

Bodhi Baum. Zeitschrift für Buddhismus. Erscheint seit 1979

Brain/Mind-Bulletin (dt. Ausgabe). Neue Erkenntnisse aus Forschung und Wissenschaft. Erscheint seit 1983. In: Sphinx-Magazin.

Crisis. Internationale Zeitschrift für Selbstmord- und Krisenstudien. Erscheint halbjährlich. Verlag für Psychologie, Hofrefe, Göttingen

Daseinsanalyse. Phänomenologische Anthropologie und Psychotherapie. Erscheint seit 1984 (1. Jhg.) vierteljährlich. S. Karger G.m.b.H., Postfach 1724, 8034 Germering/b. München

Der grüne Zweig. Die grüne Kraft, Werner Pieper, 6941 Löhrbach

Der Mensch guten Willens. Zeitschrift für Cosmopsychologie. Erscheint vierteljährlich. Cosmopsychologischer Verlag. Lauchringen

Die Wolken sterben. Zeitschrift über das Werk von Wilhelm Reich und dessen aktuelle Bedeutung. Erscheint unregelmäßig seit 1981 (1. Jhg.). c/o: Kurt Nane Jürgensen Verlag, 8000 München 1

Die Arche. Erscheint halbjährlich seit 1983. Schweizerische Gesellschaft für Ganzheitliche Heilkunde. Postfach 2236, CH-3001 Bern

Drogalkohol. Erscheint vierteljährlich seit 1975. Schweizer Fachstelle für Alkoholprobleme (SFA). SFA, Postfach 1063, CH-1001 Lausanne

Drogen-Report. Drogen-Bekämpfung, -Therapie, -Rehabilitation. Erscheint 6 x jährlich + 2 Sonderh. seit 1980 (1. Jhg.). Daytop-print, Belgradstrasse 87, 8000 München 40

Durchblick zur Gegenwart der Zukunft. Magazin für Bewußtseinswandel und praktisches Tun. Erscheint vierteljährlich. Durchblick, Seyffertstrasse 46, 7000 Stuttgart 1

Dynamische Psychiatrie. Internationale Zeitschrift für Psychiatrie und Psychoanalyse. Erscheint seit 1967. Pinel, Berlin

Emotion. Wilhelm-Reich - Zeitschrift für Triebenergie, Charakterstruktur, Krankheit und Gesellschaft. Erscheint halbjährlich seit 1980. Wilhelm Reich-Institut Berlin (Hrsg.). Edition Pléjaden, Berlin 36

Eranos-Jahrbuch. Insel, Frankfurt

Erfahrungswissenschaftliche Blätter. Erscheint vierteljährlich. Psychophysikalische Gesellschaft, Klarastrasse 22, 8000 München

Experimentelle und klinische Hypnose. Erscheint seit 1983 (1. Jhg.). c/o: Deutsche Gesellschaft für Hypnose e.V. Geschäftsstelle. Dr. W. Bongartz, Bielefelderstrasse 9, 4930 Detmold

Familiendynamik. Interdisziplinäre Zeitschrift für Praxis und Forschung. Erscheint seit 1975. Klett-Cotta, Stuttgart

Fragmente. Schriftenreihe zur Psychoanalyse. Erscheint seit 1981. c/o: Wissenschaftliches Zentrum II (für Psychoanalyse, Psychotherapie und psychosoziale Forschung). Gesamthochschule Kassel, Gottschalkstrasse 26, 3500 Kassel

Gestalt Theory. An International Multidisciplinary Journal. Official Journal of the Society for Gestalt Theory and its Applications (GTA). K. Guss/M. Sader/M. Stadler/H.J. Walter (Hrsg.). Erscheint vierteljährlich seit 1982. Westdeutscher Verlag, Postfach 5829, 6200 Wiesbaden 1

Gorgo. Zeitschrift für archetypische Psychologie und bildhaftes Denken. Erscheint halbjährlich seit 1979. Bonz, Fellbach-Oeffingen

Gruppendynamik. Zeitschrift für angewandte Sozialwissenschaft. Erscheint seit 1969. Klett-Cotta, Stuttgart

Gruppen-Gespräche. V.O.S.A., Steppach

Gruppenpsychotherapie und Gruppendynamik. Beiträge zur Sozialpsychologie und sozialen Praxis. Vandenhoeck & Ruprecht, Göttingen

GWG-Info. Gesellschaft für wissenschaftliche Gesprächspsychotherapie. GWG, Werder Strasse 20, 5000 Köln 1

Hologramm. Magazin für den ganzen Menschen. Erscheint vierteljährlich. Vlg. B. Martin, Auf der Höhe 10. 2121 Südergellersen

Humanistische Psychologie, Zeitschrift f. Erscheint seit 1978. Deutsche Gesellschaft für humanistische Psychologie (DGHP), Eschweiler

Humus. Schriften, Bilder und Zeichen für Herz, Hand und Hirn. Erscheint unregelmäßig seit 1979. Alte Schmiede, 6941 Löhrbach/Odenwald

Hypnos. Fachzeitschrift für Autogenes Training und Hypnose. Erscheint 3-4 x jährlich seit 1983. Institut für Autogenes Training, Biofeedback und Hypnosetherapie. J. & T. Miller, Singenbergstrasse 6, CH-9001 St. Gallen

Hypnose und Kognition. Zeitschrift für die Grundlagen und klinische Anwendung von Hypnose und kognitiver Psychologie. Erscheint halbjährlich seit 1984. Milton Erickson Gesellschaft für klinische Hypnose (MEG), Tal 18, 8000 München 2

Integrative Therapie. Zeitschrift für Verfahren der Humanistischen Psychologie und Pädagogik. Erscheint vierteljährlich seit 1975 (1. Jhg.). Junfermann, Paderborn

Jahrbuch der Psychoanalyse. Erscheint seit 1960. Frommann-Holzboog, Stuttgart

Jahrbuch für Psychologie, Psychotherapie und medizinische Anthropologie. Erscheint seit 1960. Freiburg/München

Jahrbuch für Psychologie und Psychotherapie. Würzburg

Jahrbuch für verstehende Tiefenpsychologie und Kulturanalyse. Erscheint seit 1981. Europa-Verlag, München

Kind und Umwelt. Beiträge zur analytischen Kinder- und Jugendlichen-Psychotherapie. Erscheint 3 x jährlich. Bonz, Fellbach-Oeffingen

Kraftfeld. Zeitung für Zukunftsbildner. Erscheint vierteljährlich seit 1984. c/o: Aktionsgemeinschaft ÖSU. Forum Wien, Rudolfsplatz 6, A-1010 Wien oder: Kraftfeld Längenfeld, Mariahelferstrasse 77, A-1060 Wien

Kritische Psychotherapie. Erscheint seit 1959. München

Kunst und Therapie. Zeitschrift zu Fragen der ästhetischen Erziehung. Erscheint unregelmäßig seit 1982 (1. Jhg.). c/o: Seminar für Kunst und Werkerziehung an der Universität Köln, Gronewaldstrasse 2, 5000 Köln 41

Liebe. Magazin für Sein & Bewußtsein. Erscheint 6 x jährlich seit 1984. Volksverlag, Linden

Materialien zur Psychoanalyse und analytisch orientierten Psychotherapie. Vandenhoeck & Ruprecht, Göttingen

Mensch, Natur, Gesellschaft. Zeitschrift zur internationalen wissenschaftlichen und kulturellen Verständigung. Erscheint 3 x jährlich. Solaris-Verlag, Schneeburggasse 39, A-6020 Innsbruck

Middle Earth (New Age-Magazin). Erscheint 4 x jährlich seit 1976. Irisiana Verlag, Wengener Strasse 8, 8961 Haldenwang

Miteinander Leben lernen. Zeitschrift für Tiefenpsychologie, Gruppendynamik und Gruppentherapie. Erscheint seit 1976 (1. Jhg.). Verlag für Tiefenpsychologie, Berlin 19

Mitteilungsblätter. Deutsche Meru-Gesellschaft, Am Berg 2, 2516 Bissendorf 2

Musiktherapeutische Umschau. Forschung und Praxis der Musiktherapie. Erscheint seit 1980. Fischer, Stuttgart

Neue Praxis. Erscheint vierteljährlich. Sonderhefte. Luchterhand, Neuwied

Neues aus der Transaktions-Analyse. Erscheint vierteljährlich seit 1977, Themenhefte. c/o: DGTA, Burgkirch/Alz

Neue Zeit. Zeitung für Gesellschaft, Kultur und Bewußtsein. Erscheint 2 - monatlich seit 1985. Verlag Neue Zeit, Ringstrasse 53, 2300 Kiel 1

Partnerberatung. Zeitschrift für Ehe-, Familien- und Sexualtherapie. Erscheint vierteljährlich seit 1976 (1. Jhg.). Katzmann, Tübingen

Praxis der Psychotherapie und Psychosomatik. Erscheint seit 1955. Springer, Heidelberg

Psyche. Zeitschrift für Psychoanalyse und ihre Anwendungen. Erscheint monatlich seit 1947. Klett-Cotta, Stuttgart

Psycho. Psychiatrie und Medizin. Psychologie für die Praxis. Diagnostik, Therapie, Pharmakologie, Somatik, Soziotherapie. Erscheint seit 1975. Perimed, Erlangen

Psychoanalyse. Praxisbezogen, Kontrovers, Interdisziplinär. Erscheint seit 1980. Bonz, Fellbach-Oeffingen

Psychologie Heute. Erscheint monatlich seit 1974. Beltz, Weinheim

Psychologie & Gesellschaftkritik. Erscheint 3-4 x jährlich seit 1977. c/o: Initiative kritischer Psychologen e.V., Hagelmannsweg 3 b, 2900 Oldenburg

Psychosozial. Erscheint halbjährlich. Rowohlt, Reinbek

Psychotherapie, Psychosomatik, Medizin, Psychologie. Organ der Allgemeinen Ärztlichen Gesellschaft für Psychotherapie. Erscheint seit 1950. Thieme, Stuttgart

Psychotronik. Zeitschrift für Grenzfragen von Bewußtsein, Energie und Materie. Forschungsinstitut für Psychotronik. Berlin, 1976-79

Psy-Report. Info-Dienst für den psychosozialen Bereich. Erscheint 6 x jährlich seit 1984. c/o: Psy-Report, Gesandtenstrasse 10, 8400 Regensburg

Rajneesh Times, The ... (dt. Ausg.). Erscheint wöchentlich seit 1983. The Rajneesh Times, dt. Ausgabe, Brüsseler Strasse 54, 5000 Köln 1

Rehabilitation. Deutsche Gesellschaft zur Förderung der Rehabilitation. Aachen

Report Psychologie. Erscheint seit 1974. BDP, Heilsbachstrasse 22, 5300 Bonn 1

Sensus-Kommunikation. Zeitschrift für humanistische Psychologie. Erscheint 4-6 x jährlich seit 1978 (1. Jhg.). Enthält Programm-Kalender über Therapien, Kurse, Fortbildung. W. Flach, Altkönigstrasse 10, 6000 Frankfurt 1

Sexualpädagogik und Familienplanung. Zeitschrift der Pro Familia. Erscheint seit 1973. Holtzmeyer, Braunschweig

Sozialpsychiatrische Informationen. Erscheint seit 1970. Psychiatrie-Verlag, Rehburg-Loccum

Sozialpsychologie und Gruppendynamik. Zeitschrift der psychologischen Gesellschaft für Persönlichkeits- und Organisationsentwicklung. c/o: Sekretariat, Floriangasse 50/18. A-1080 Wien

Sphinx. Erscheint vierteljährlich seit 1978. Sphinx-Verlag, Postfach, CH-4003 Basel

Sprache-Stimme-Gehör. Zeitschrift für Kommunikationsstörungen. Erscheint vierteljährlich. Thieme, Stuttgart

Suchtgefahren. Forschung, Therapie, Prophylaxe. Deutsche Hauptstelle gegen die Suchtgefahren (DHS) (Hrsg.). Erscheint vierteljährlich seit 1983 (1. Jhg.). c/o: Neuland-Verlagsgesellschaft m.b.H., Adenauer Allee 45, 2000 Hamburg 1

Supervision. Materialien für berufsbezogene Beratung in sozialen, pädagogischen und therapeutischen Arbeitsfeldern. Erscheint 2 x jährlich seit 1982. Akademie für Jugendfragen, Hoppengarten 20, 4400 Münster

System ubw. Zeitschrift für klassische Psychoanalyse. Erscheint seit 1984. Ahrimann-Verlag, Freiburg

Trans. Magazin für therapeutische Kultur. Erscheint unregelmäßig seit 1981 (1. Jhg.). Kaiser, München

Transpersonale Psychologie, Zeitschrift für... Erscheint 2 x jährlich seit 1982 (1. Jhg.). Verlag für Transpersonale Psychologie. Postfach 608, 7800 Freiburg

Treffpunkte. Monatsschrift für Gemeindepsychiatrie. Erscheint 10 x jährlich seit 1975. Mit Sonderheften. c/o: Frankfurter Verein für soziale Heimstätten e.V. Reha-Werkstatt Rödelheim, Biedenkopfer Weg 40, 6000 Frankfurt 90

Trendwende. Monatliche Dokumentation über Bewußtsein und Gesellschaft im Umbruch. B. & J. Uebel (Hrsg.), Solingen

Unbequeme Nachrichten. Erscheint mind. 4 x jährlich seit 1981. SSK-Beschwerdezentrum, Liebigstrasse 25, 5000 Köln 30

Verhalten. Zeitschrift für das wissenschaftliche Studium des menschlichen Verhaltens. Erscheint seit 1979. Mohr, Rengsdorf

Verhaltensmodifikation. Erscheint 4 x jährlich. AVM-Verlag, L. Sorger, Am Landeskrankenhaus, A-5020 Salzburg

Verhaltenstherapie und psychosoziale Praxis. Mitteilungen der DGVT. Erscheint vierteljährlich seit 1969. DGVT, Friedrichstrasse 5, 7400 Tübingen

Warum. Erscheint monatlich. Theobald & Sondermann, Hamburg, 1975-1982

Wege. Erscheint vierteljährlich. Aviva, W. Dahlberg, Kobbachstrasse 12, 6000 Frankfurt 50

Wege zum Menschen. Erscheint monatlich. Vandenhoeck & Ruprecht, Göttingen

Wilhelm Reich-Blätter. Mitteilungsblätter der Wilhelm Reich Studiengruppe. Erscheint 3-6 x jährlich seit 1975 (1. Jhg.). B. Laska, Postfach 1604, 8500 Nürnberg 1

Zeitschrift für experimentelle und klinische Hypnose. Erscheint seit 1984 (1. Jhg.). c/o: Deutsche Gesellschaft für Hypnose (DGH), St. Stephansplatz 35, 7750 Konstanz

Zeitschrift für Gruppenpädagogik mit Spiel-Pädagogik. Fachzeitschrift für soziales Lernen, Gruppenpsychologie und Interaktionspädagogik. Erscheint seit 1975. Akademische, Wiesbaden

Zeitschrift für Individualpsychologie, Erscheint seit 1975. Reinhardt, München

Zeitschrift für Klinische Psychologie, Psychopathologie und Psychotherapie. Erscheint vierteljährlich. Alber, Freiburg

Zeitschrift für Medizinische Psychologie. Erscheint 3 x jährlich seit 1972. Vandenhoeck & Ruprecht, Göttingen

Zeitschrift für Parapsychologie und Grenzgebiete der Psychologie. Erscheint vierteljährlich. Aurum, Freiburg

Zeitschrift für personenzentrierte Psychologie und Psychotherapie. Erscheint vierteljährlich seit 1982. Beltz, Weinheim

Zeitschrift für Psychosomatische Medizin und Psychoanalyse. Erscheint vierteljährlich. Verlag für Med. Psychol., Göttingen

Zeitschrift für Psychotherapie und medizinische Psychologie. Erscheint seit 1961. Thieme, Stuttgart

Zeitschrift für Sozialpsychologie und Gruppendynamik. Wien

Zeitschrift für systematische Therapie. Erscheint 4 x jährlich seit 1983 (1. Jhg.). Redakt.: Jürgen Hargens, Norderweg 14, 2391 Meyn

Zero. Magazin für ganzheitliche Bewußtseinsmodelle. Zero, Rheinberg

Zukunftsforschung. Organ der schweiz. Vereinigung für Zukunftsforschung (SZF). Dr. G. Kocher, Brunnenwiesli 7, Ch-8810 Horgen

2000. Das Magazin für den Menschen von morgen. Erscheint seit 1985 (1. Jhg.). Hesemann-Verlag, Göttingen

Zwischenschritte. Beiträge zu einer morphologischen Psychologie. Erscheint halbjährlich seit 1982. c/o: Arbeitskreis Morphologische Psychologie e.V., Postfach 41 02 73, 5000 Köln 41

7. Cassetten- und Plattenprogramme zur Verwendung in der Psychotherapie

Dieses Kapitel nennt in alphabetischer Reihenfolge Hersteller bzw. Lieferanten von solchen Programmen, die sich zur Verwendung in der Psychotherapie eignen. Unter dem Firmennamen wird hinter der Abkürzung „angeb. Progr." (angebotene Programme) der Bereich genannt, für den die angebotenen Programme verwendbar sind; in einigen Fällen werden auch genaue Programmtitel genannt. Da sich das Spektrum der lieferbaren Programme ständig ändert, empfiehlt es sich, bei den Herstellern bzw. Lieferanten Kataloge anzufordern.

Avitas-Verlag G.m.b.H.
angeb. Progr.: Autogenes Training u.a.
Postfach
8400 Regensburg

Aviva
angeb. Progr.: Abendländische Esoterik, Buddhismus, Christliche Mystik, Ganzheitliche Wissenschaft, Heilung und Gesundheit, Humanistische Psychologie, Indianische Tradition, Integrale Philosophie, Keltentum, Musik, Schamanismus, Spirituelle Kunst, Sufismus, Taoismus, Transpersonale Psychologie, Vedanta, Yoga, Zen
Dr. W. Dahlberg
Tel. 069-511555
Kobbachstrasse 12
6000 Frankfurt 50

Hermann Bauer-Verlag K.G.
angeb. Progr.: Atmung, Autogenic-Cassetten-Programm (ACP): Tiefenentspannung (Unter- und Oberstufe), Depression, Entspannung, Hemmungen, Körperübungen, Meditation, Mentales Training, Bauer-Ton-Programm, Relax-Sounds (2 Cassetten), Schlaf, Visualisierung u.a.
Tel. 0761-7082
Postfach 167
Kronenstrasse 2-4
7800 Freiburg/Brsg.

Benziger-Verlag G.m.b.H.
angeb. Progr.: Meditation (Buch und 2 Platten) von K. Tilmann
Tel. 02203-1002-36
Kölner Strasse 284
5000 Köln 90

J.F. Bergmann Verlag
angeb. Progr.: Binder, H.: Gesundheit durch durch Entspannung. Binder, H.: Suggestive Schlaftherapie. Branovic-Halhuber, C.: Nichtraucher-Training (Platte). Dockweiler, J.: Ab morgen keine mehr - Raucherentwöhnung. Eberlein, G.: Autogenes Training (2 Platten).
Tel. 089-5803023
Agnes Bernauer-Platz 8
8000 München 21

Big Sur Recordings
angeb. Progr.: Feldenkrais-Übungen
USA-93920 Big Sur / California

Bohmeier, Johanna & Co.
Verlag und Versand
Tel. 030-3443008
Quedlinburger Str. 2
1000 Berlin 10

E. Braun-Verlag
angeb. Progr.: Dogs, W.: Dynamische Psychotherapie
Tel. 0203-29458
Postfach 10 04 03
Mercatorstrasse 2
4100 Duisburg

G.F. Brinks
angeb. Progr.: Psychologische Cassettenprogramme auf Anfrage
Haynstrasse 13
2000 Hamburg 20

D. Christmann / M. Wahl
angeb. Progr.: Mentales Training mit Musik, Trainingsprogramme: Irrationale Ängste, Prüfungsvorbereitung, Stress.
Bismarckstrasse 37
6600 Saarbrücken

Coué-Vereinigung
angeb. Progr.: Autosuggestive Verfahren, Meditation
CH-Zürich

H. Degner
Institut für funktionelle Psychologie
angeb. Progr.: Chakrameditation, Lichtmeditation, Meditation, Rebirthing, Tiefenentspannung
Tel. 089-535834
St. Pauls-Platz 4
8000 München 2

Edition Neptun
angeb. Progr.: Autogenes Training, Dürckheim, Meditation, New Age Music, Yoga
Tel. 089-2718354
Elisabethstrasse 10
8000 München 40

R. Estermann
angeb. Progr.: Angst, Autogenes Training, Depression, Stress, Yoga
Tel. 062-351566
CH-4652 Winznau

Fachbuchhandlung für Psychologie
W. Flach K.G.
angeb. Progr.: Rauber, M. / Heer, K.: Sensitivitätstraining und Meditation.
Varga, G. von: Reise zu dir selbst (Meditations- und Lernprogramm nach Methoden der TA, Gestalt, NLP, Psychosynthese)
Tel.: 069-724926
Altkönigstrasse 10
6000 Frankfurt 1

G. Fischer-Verlag G.m.b.H. & Co. K.G.
angeb. Progr.: Autogenes Training (Intensivkurs: 2 Cassetten). Kleinsorge, H.: Selbstentspannung - Autogenes Training (Trainingsheft und 3 Platten). Kleinsorge/Klumbies: Technik der Hypnose für Ärzte (Buch und Platte).
Tel.: 0711-455038
Postfach 72 01 43
Wollgrasweg 49
7000 Stuttgart 72

Ganesh Press
angeb. Progr.: Meditation, Relax-Music, Therapieprogramme
Kirchstrasse 81
CH-2540 Grenchen

M. Gollub
Cassettenvertrieb
angeb. Progr.: Atemtherapie (J. Selby), Entspannungsprogramme, Ganzheitliches Sehtraining
Postfach 37 03 23
1000 Berlin 37

Herder-Verlag G.m.b.H. & Co.
angeb. Progr.: Verzeichnis von Filmen, Platten und Cassetten zu V.E. Frankl's Logotherapie (in: Sinn-voll heilen, Taschenbuch-Nr. 1156, p. 156-159), Freiburg 1984
Tel. 0761-27171
Hermann Herder-Strasse 4
7800 Freiburg

Institut für Bio-Dynamik
W. Keller
angeb. Progr.: Autogenes Training, Meditation
Tel. 07221-22775
Markgraf Christoph-Strasse 12
7570 Baden-Baden

Institut für kooperative Psychologie
angeb. Progr.: Alpha Training
Tel. 089-1575613
Waisenhausstrasse 19
8000 München 19

Junfermannsche Verlagsbuchhandlung
angeb. Progr.: Der erfahrbare Atem (2 Cassetten zum gleichnamigen Buch von I. Middendorf).
Tel. 05251-34034-36
Postfach 18 40
Imadstrasse 40
4790 Paderborn

J. Lehmanns Verlag
angeb. Progr.: Schaetzing, E.: Die Hypnosetechnik. Schmitz, K.: Hypnose-Therapie
8000 München

Rudi Lehnert, Edition Eisbrecher
angeb. Progr.: Bibliotherapie, Progressive Muskelentspannung, Textmeditation
Tel. 0721-36288
Lebrechtstrasse 22
7500 Karlsruhe-Rüpurr

Bruno Martin-Verlag
angeb. Progr.: J.G. Bennett u.a.
Tel. 04135-414
Auf der Höhe 10
2121 Südergellersen

U. Masshöfer
angeb. Progr.: 10 Cassetten a 90 Minuten zu Veetman: Creative Entspannung und Fantasie
Tel. 089-2010222
Baaderstrasse 79
8000 München 5

R. Masters & J. Houston
angeb. Progr.: Imaginative Verfahren, Psychophysische Unerziehung
P.O. Box 600
USA-10970 Pomona / N.Y.

MVG-Moderne Verlagsgesellschaft m.b.H.
angeb. Progr.: ACP-Programm: Fantasy-Sounds, Meditation, Nature Sounds, Relax-Sounds, Tiefenentspannung
Tel. 08191-125-1
Postfach 17 61
Justus von Liebig-Strasse 1
8910 Landsberg/Lech

P. Orban
angeb. Progr.: Imaginative Verfahren (Die Reise des Helden, Phantasiereisen)
Eduard Rüppell-Str. 3
6000 Frankfurt

J.Pfeiffer- Verlag G.m.b.H. & Co. KG.
angeb.Progr.:
Beck, A.T./ Young, G.E.: Erstinterview bei einer depressiven Klientin (Cass.Nr. 5007)
Birbaumer,N./ Zimmer, D.: Hypnose und Autosuggestion als Selbstkontrollverfahren bei Schmerzzuständen (Cass.Nr. 5017)
Bootzin, R.R.: Verhaltenstherapeutische Behandlung von Schlafstörungen (Therapeuten-Cass. Nr. 5013/ Klienten- Cass. Nr. 5014)
Buchkremer, G.: Raucherentwöhnungstherapie (Cass.Nr. 5022)
Crombach- Seeber, B.und G.: Gesprächsführung bei der Exploration sexueller Inhalte (cass.Nr.5026)
Echelmeyer, L./ Zimmer, D.: Entspannungstraining auf der Basis der Progressiven Muskelentspannung (Cass. Nr. 5015)

Ellis, A.: Praxis der Rational-Emotiven-Therapie (Cass.-Nr. 5003 / 2 Cassetten)
Goldfried, M.R.: Behandlung von Phobien durch klassische und kognitive Verhaltenstherapie (Cass.-Nr. 5011 / 5012)
Haag, G. / Gerber, D.: Die Behandlung von Migräne (Cass.-Nr. 5025)
Hautzinger, M.: Kognitive Therapie bei Depressionen (Cass.-Nr. 5006)
Hoffmann, M.: Diagnostik und Therapieplanung bei der Rational-Emotiven-Therapie (Cass.-Nr.: 5002)
Kline, M.V.: Hypnose-Induktion (Cass.-Nr. 5021)
Kockott, G. / Fahrner, E.M.: Behandlung von Sexualstörungen in der Gruppe (Cass.-Nr. 5010)
LoPiccolo, J.: Verhaltenstherapie bei Sexualstörungen (Cass.-Nr. 5009)
Lazarus, A.: Praxis der Multimodalen Verhaltenstherapie (Cass.-Nr. 5001)
Mahoney, M.: Therapeutische Richtlinien zur Behandlung von Übergewicht (Cass.-Nr. 5023)
Mahoney, M.: Aktives Körpertraining (Cass.-Nr. 5024 / 3 Cassetten)
Möller, C. von: Kognitive Therapie bei einer depressiven Klientin (Cass.-Nr. 5005)
Pohlmeier, H.: Umgang mit selbstmordgefährdeten Patienten (Cass.-Nr. 5008)
Reiss, M. / Bartling, G.: Verhaltenstherapeutisches Programm zur Veränderung von Essgewohnheiten (Cass.-Nr. 5016)
Schwartz, G.E.: Das Gehirn als Gesundheitsüberwachungssystem (Cass.-Nr.: 5018)
Schwarzt, G.E.: Stressbewältigung durch Entspannung und Meditation (Cass.-Nr. 5019)
Stroebel, E.F.: Biofeedback und Schmerz (Cass.-Nr. 5020)
Wolfe, J.: Selbstsicherheitstraining für Frauen (Cass.-Nr. 5004)

Tel. 089-2603036
Herzogspitalstrasse 5
8000 München 2

Prana-Haus
angeb. Progr.: G. Ritter: Psycho-Yoga (3 Cassetten). O. Schellenbach: Mentales Training (3 Cassetten)
Postfach 167
7800 Freiburg

Psychosysteme
angeb. Progr.: Meditation, Tiefenentspannung
Postfach 90 01 08
2100 Hamburg 90

Ringier-Verlag G.m.b.H.
angeb. Progr.: Aktive Tiefenentspannung, Meditation, Raucherentwöhnung, Sexuelle Bewußtheit, Schlankwerden u.a.
Tel. 089-769920
Ortlerstrasse 8
8000 München 70

Rowohlt-Verlag G.m.b.H.
angeb. Progr.: Simonton, O.C.: Wieder gesund werden (Krebspsychotherapie, Cassette zu gleichnamigem Buch) u.a.
Tel 040-72721
Postfach 13 49
Hamburger Strasse 17
2057 Reinbek

Sannyas-Verlag
angeb. Progr.: Meditation, Tiefentherapie
Tel. 05651-70217
Schloss Wolfsbrunnen
3446 Meinhard-Schwebda

Sphinx-Buchhandlung
angeb. Progr.: Atemtraining, Autogenes Training, Meditation, Mentales Training (O. Schellenbach), Progressive Relaxation (Jacobson) u.a.
Nadelberg 37
CH-4051 Basel

Synthesis-Verlag
S. Gerken
angeb. Progr.: G. Bayer: Ent-Hypnotisierung (7 Cassetten zu gleichnamigem Buch).
R. Flatischler: Die vergessene Macht des Rhythmus (3 Cassetten a 90 Minuten).
Tel. 0201-718870
Lutterbecks Busch 9
4300 Essen

Stangl, A., Dr. & Stangl, M.L.
angeb. Progr.: Eutonie
6121 Rothenberg/Odenwald

Horst Staniewski-Verlag
angeb. Progr.: Konzentrative Selbstentspannung nach J.H. Schultz (Lern- und Lehrprogramm: 12 Cassetten)
Tel. 0211-675293
Achenbachstrasse 154
4000 Düsseldorf

Therapy Products International
angeb. Progr.: ACP-Programm (Fantasy-Sounds, Nature-Sounds, Relax-Sounds, Tiefenentspannung), Antiraucherprogramm, Antistressprogramm, Atemübungen, Depression, Körperübungen, Lernen und Gedächtnis, Meditations-Musik, Schlafstörungen, Schlankheit
Tel. 04504-3800
Bahnhofstrasse 5
2401 Ratekau/Lübeck

Transmitter
angeb. Progr.: F. Capra, S. Golowin, T. Leary, J.C. Lilly
Alte Medienschmiede
6941 Löhrbach

Troeger, M.A.
angeb. Progr.: Angst, Depression, Schlaflosigkeit, Stress u.a.
Postfach 12 72
6940 Weinheim

Twele, F.
PSP-Programme
angeb. Progr.: Angst, Autogenes Training, Schlaf
Postfach 30 54 23
2000 Hamburg 36

Ulrich-Verlag
angeb. Progr.: Anti-Angst-Training, Meditation
Hindenburgstrasse 33 / 633
8360 Deggendorf

Verlag für angewandte Psychologie
K.G. Hinkelmann,
angeb. Progr.: Alpha-Tiefenentspannung, Raucher, Superlearning
Tel. 0421-591154
Donaustrasse 54
2800 Bremen 1

Universal
angeb. Progr.: Hypnose
Postfach 21 11
2350 Neumünster

F.G. Wagner-Verlag
angeb. Progr.: Entspannung, Meditation, Schlafstörungen, Yoga
Postfach 41 10 69
7500 Karlsruhe 41

Wolfrom
angeb. Progr.: Entspannung, Suggestion u.a.
Postfach 165 w
6805 Heddesheim

8. Cassetten- und Plattenverzeichnis: Musik zur Meditation und Entspannung

Die hier verzeichneten Cassetten und Platten stellen eine mögliche Auswahl dar; selbstverständlich ist diese Liste sowohl erweiter- als auch veränderbar. Wir haben Musiken ausgewählt, die wir selbst anwenden bzw. in Einzel- oder Gruppentherapien unterstützend einsetzen. In den meisten Fällen ist die ganze Cassette oder Platte zu Meditation und Entspannung geeignet, in einigen Fällen sind es lediglich einzelne Titel, die sich eignen. Da es Meditationsformen gibt, die mit tiefer Ruhe oder auch mit Energetisierung einhergehen, sind die Musiken entsprechend auszuwählen.

Zuerst wird der Komponist/die Gruppe/der Interpret genannt, dann der Titel der Cassette/Platte und schließlich die Bezugsquelle. Wo wir es ermitteln konnten, haben wir in Klammern hinter dem Titel die Plattennummer und -firma angegeben. Diese Erzeugnisse können in jedem Plattengeschäft bestellt werden. Für Cassetten und Platten, die nicht in jedem Plattenladen erhältlich sind, haben wir die Bezugsquellen angegeben. Die genaue Anschrift des Herstellers/Lieferanten ist im Anhang zu diesem Kapitel zu finden. In einigen Fällen war es uns nicht möglich, den Hersteller oder Lieferanten zu ermitteln; auch hier bitten wir um die Mithilfe der Benutzer des KPT.

Wie bei den Cassettenprogrammen empfiehlt es sich, Kataloge anzufordern, da sich das Angebot ständig verändert.

Andrews, Joel:
"Violet Flame"
"Locrian Invocation"
"Mother of Pearls"
Bezugsquelle: Musica

Ashram-Musik
Bezugsquelle: SNEHA

Bauchtanz-Musik
Bezugsquelle: Martin, Transmitter

Berendt, J.E.:
"Nada Brahma - Die Welt ist Klang"
(zu gleichnamigem Buch)
Bezugsquelle: Wega

Bernhard, Dhyan:
"Gezeiten"
Bezugsquelle: Sannyas

Between:
"And the waters opened"
"Contemplation"
"Dharana"
"Stille über der Zeit"
Bezugsquelle: Wergo

Between & Hamel, P.M.:
"Einstieg"
Bezugsquelle: Wergo

Brainticket:
"Adventure" LP BT 80-1
"Brainticket" LP 270 07001
"Psychonaut" LP 220 07021
"Voyage" LP BT 80-2
Bezugsquelle: Seefeldt

Carlos, Walter:
"Sonic Seasoning"
Bezugsquelle: CBS - S 67267

Détrée, Robert C.:
"Architectura Celestis"
Bezugsquelle: Wergo

Deuter (= Chaitanya Hari):
"Aum" (Kuckuck 009)
"Celebration" (Kuckuck 040)
"Cicade" (Kuckuck)
"Ecstasy" (Kuckuck 044)
"Flowers of Silence/Sea and Silence" (SNEHA)
"Haleakala" (Kuckuck 042)
"Like the wind in the trees/Orange tree" (SNEHA)
"Meditationsmusik" (SNEHA)
"Silence is the answer" (SNEHA)
"Tea from an empty cup/Riding the bull" (SNEHA)

Dürckheim, K. von:
Reden, Vorträge, Meditationen
Bezugsquelle: Aviva

Electronic Music
Bezugsquelle: Transmitter

Fantasy-Sounds I-II
Bezugsquelle: Therapy Products & Moderne Verlagsgesellschaft (MVG)

Flackus, E. / Fink, S.:
"Meditationen"
Bezugsquelle: J.F. Bergmann-Verlag, München

Garrison, Michael:
"In the regions of Sunreturn"
Bezugsquelle: Windspell-Records

Glass, Philip:
"Glassmuseum" (RGM 1001)
"Glassworks" (CBS 73640)
"Koyaanisqatse" (Island 205 626-320)
"Music in 12 Parts" (Virgin CA-2010)
"The Photographer" (CBS 73684)

Govinddas:
"Just a glimpse"
Bezugsquelle: Sannyas

Grosskopf, Harald:
"Synthesist"
Bezugsquelle: Sky Records

Gurdjeff:
Reden, Vorträge etc.
Bezugsquelle: Transmitter

Hamel, Peter Michael
"And the Waters opened" (Wergo)
"Aura" (SNEHA)
"Bardo" (SNEHA)
"Colours of Time" (Kuckuck 046)
"Contemplation" (Wergo)
"Dharana" (Wergo SM 1011)
"Einstieg" (Wergo SM 1001)
"Hesse Between Music" (Wergo SM 1015)
"Nada" (Wergo SM 1013)
"Other Voices, other Rooms" (Calig CAL 17009)
"Stille über der Zeit" (Wergo SM 1023)
"Transition"

Hamido:
"Songs of my Heart"
Bezugsquelle: Sannyas

Halpern, Steve:
"Comfort-Zone"
"Spectrum-Suite"
"Starborn-Suite"
"Zodiac-Suite"
Bezugsquelle: Aura, Musica

Hinze, Chris:
"Flute and Mantras - I"
Bezugsquelle: Keytone KYT 703

Hoenig, Michael:
"Departure from the Northern Wasteland"
Bezugsquelle: Warner Bros. BSK 3152

Horn, Paul:
"Inside the Great Pyramid"
"Inside II" (Epic KE 31600)

Indische Ashram-Musik
Bezugsquelle: SNEHA

Japanese Bambou-Flute, The exotic sounds of...
Bezugsquelle: Olympic OL 6170

Jarrett, Keith:
"G.I. Gurdjeff - Sacred Hymns" (ECM 1174)
"Hymns - Spheres" (ECM 1086)

Jasos:
"Angelic Music"
"Crystal Love"
"Wave Nr. 1"
Bezugsquelle: Musica

Kalma, Ariel:
"Bindu / The heart and the wave"
"Music for dream and love"
"Open like a flute"
Bezugsquelle: Sannyas

Kitaro:
"Digital" (SNEHA)
"Ki" (SNEHA)
"Oasis" (SNEHA)
"Silk Road" (Kuckuck 051/052)
"Silver Cloud" (Polydor 817560-1)
"Ten Kai" (Spectrum LC 0846 / Wergo)
"Tunhuang" (SNEHA)

Klangwelten:
"Musik zur Meditation"
Bezugsquelle: Knorr

Krishna, Gopi
Bezugsquelle: Aviva

Larkin:
"Ocean / Inner Sanctum"
Bezugsquelle: Musica

Larson, Claude:
"Panorama"
Bezugsquelle: Selected Sound

Leu, H.B. / Bach, J.S.:
"Méditation"
Bezugsquelle: Coué

Meditationsmusik (6 Cassetten)
Bezugsquelle: Sannyas

Meeresrauschen
Bezugsquelle: Estermann

Micus, Stephan:
"Implosions" (ECM Japo 60017)
"Till the end of time" (ECM Japo 60026)

Monk, Meredith:
"Songs from the hill"
Bezugsquelle: Wergo SM 1022

Mundigl, J.O.:
"Elektronische Musik"
Bezugsquelle: ...

Music-Mantras
Bezugsquelle: Sphinx

Nature Sonds I-III
Bezugsquelle: Therapy Products und Moderne Verlagsgesellschaft (MVG)

New Age:
"Transformation"
"Transmission"
Bezugsquelle: Prana

Nishant, Anand
"Flutes"
Bezugsquelle: Sannyas

Obertonmusik
Bezugsquelle: Aviva

Peschko, Michael:
Synthesizer Music & Relax-Music
Bezugsquelle: Peschko

Pink Floyd:
"Meddle" (EMI-Harv 1C072/04917)
"More" (EMI-Col 1C072/04096

Popul Vuh:
"Hosianna Mantra" (SNEHA)
"In the gardens of Pharao / Aquire"
(CEL 008/009)
"Tantric Songs" (SNEHA)

Ramjoué, Michael:
"Seelenreise"
Bezugsquelle: ...

Reich, Steve:
"Music for 18 Musicans" (ECM 1129)
"Tehillim" (ECM 1215)

Relax-Music-I
Bezugsquelle: Kraus

Relax-Sounds I/II
Bezugsquelle: Therapy Products und Moderne Verlagsgesellschaft (MVG)

Riley, Terry:
"A rainbow in curved air" (CBS 64564)
"Descending Moon Shine" (SNEHA)
"Happy Ending" (CBS)
"Shri Camel" (CBS 73929)
"The Persian surgery Dervishes"
(Shandar Paris 835902)

Roedelius, Achim:
Bezugsquelle: Transmitter

Rother, Michael:
"Flammende Herzen"
Bezugsquelle: Sky Records

Rypdal, Terje:
"After the rain" (ECM 1083)
"Descendre" (ECM 1144)
"Waves" (ECM 1110)
"When ever it seems to be far away" (ECM 1045)

Salminen, David:
"From the silence"
Bezugsquelle: Martin

Seattle, Rede des Indianerhäuptlings S. an den amerikanischen Präsidenten, 1855:
"Vielleicht weil ich ein Wilder bin"
Bezugsquelle: Wundertüte

Siddharta-Band:
"Es"
Bezugsquelle: Sannyas

Soft Machine:
"III - Moon in June"
Bezugsquelle: CBS 64080

Sri Chinmoy:
"Aspiration-Delight"
"Echo Querflöte"
"Meditation-Sea"
"The source of music"
Bezugsquelle: Sri Chinmoy

Sufi-Musik
Bezugsquelle: Martin, Sphinx

Schnitzler, Conrad
Bezugsquelle: Transmitter

Schöner, Eberhard:
"Bali Agung" (SNEHA)
"Meditation" (Kuckuck 059)
"Trance-Formation" (EMI-Elektr. 1 C/064-32526)

Schröder, Robert:
"Floating Music"
Bezugsquelle: IC Records

Schulze, Klaus:
"Bodylove" (Metronom)
"Irrlicht" (Metronom)
"Mirage" (Brain 60040)
"Moondawn" (Isadora)
"Time" (Brain)
"Trancefer" (IC Records)

Schwab, Siegfried:
"Meditation"
Bezugsquelle: Melosmusik GS 701

Tangerine Dream:
"Encore" (Virgin Records)
"Phaedra" (Virgin Records)
"Rubricon" (Virgin Records)
"Sorcerer" (MCA 62085)

Third Ear Band:
"Alchimie" (EMI)
"4 Elements" (Harvest)

Vangelis:
"Ingnatio" (Barclay)
"La fête sauvage" (Polydor)
"Opera Sauvage" (Polydor)
"Spiral" (RCA)

Vetter, Michael:
"Overtones, Voice and Tambura"
Bezugsquelle: Wergo

Vollenweider, Andreas:
"Behind the gardens, behind the wall, under the tree" (CBS 85545)
"Caverna Magica" (CBS 25265)

Weber, Eberhard:
"Fluid rustle" (ECM 1137)
"The colours of Chloe" (ECM 1042)
"The following morning" (ECM 1084)

Winston, George:
"Autumn"
"December"
"Winter into Spring"
Bezugsquelle: Windham Hill Records

Wolff & Hennings:
"Tibetan Bells"
Bezugsquelle: SNEHA

Yokoyama, Katsuya:
"Zen"
Bezugsquelle: Wergo

Yuasa, Fujiro (Fujizan):
"Ufer zum Frieden" (mit 12 Dias)
Bezugsquelle: TVD 7701

Zamfir, Georges & Cellier, M.:
"Flûte de Pan et Orgue"
Bezugsquelle: Festival GU-FLD-550

Zen-Meditation, Music for ...
Bezugsquelle: Verve 2332-052

Aquarius-Verlag G.m.b.H.
Tel. 06105-76089
Postfach 205
Frankfurter Landstrasse 8-10
6082 Mörfelden-Walldorf

Aquarius-Versand
Zornstrasse 1
6520 Worms

Argo-Verlagsservice
Tel. 07021-46098
Fuchsweg 105
7312 Kirchheim-Teck

Atelier Knorr bei Sydow
Adenauerplatz 7
4050 Mönchengladbach 1

Aura-Versand
W.H. Müller
Postfach 60 61 49
2000 Hamburg 60

Buchhandlung Wrage
Tel. 040-455240
Schlüterstrasse 4
2000 Hamburg 13

Gassert, P.
Libanonstrasse 22 A
7000 Stuttgart 1

Kraus, U.
Inderstorfer Strasse 60
8000 München 21

Mandala
Esoterische Buchhandlung
Tel. 069-292207
Kirchnerstrasse 4
6000 Frankfurt

Mandala
Versand- und Fachbuchhandlung
Tel. 040-454606
Rutschbahn 7
2000 Hamburg 13

Marxen, J.
Helmstedter Strasse 169
3300 Braunschweig

Meistersinger Musikproduktion
Tel. 09191-80808
Bambergerstrasse 4
8550 Forchheim

Mirapuri-Verlag
Tel. 089-8596088
Elisabethweg 34
8033 Planegg

Perlinger-Verlagsgesellschaft m.b.H.
Tel. 05332-4521
Brixentalerstrasse 6
A-6300 Wörgl

Peschko, M.
Postfach 30 02 46
5060 Bergisch-Gladbach 1

SNEHA
Zentrum für Individual- und Sozialtherapie e.V.
Tel. 08764-426
8051 Margarethenried 6

Sri Chinmoy-Verlag
CH-8002 Zürich

Urania G.m.b.H.
Tel. 08104-7853
Rudolf Diesel-Ring 26
8029 Sauerlach

9. Filme zur Psychotherapie

Die hier verzeichneten Hersteller/Lieferanten bieten Filme oder Video-Aufzeichnungen zu den verschiedensten Therapieformen und von den unterschiedlichsten Therapeuten zum Kauf oder zur Ausleihe an. Eine weit größere Zahl an Ausbildungs-, Lehr- und Trainingsfilmen ist über die in Kap. 4.1 genannten Ausbildungsinstitute (teilweise auch über deren Mutter-Institute in USA etc.) zu beziehen; es lohnt sich, dort anzufragen.

Unter dem Stichwort „Angebot“ werden entweder lieferbare Filmtitel oder Themen, zu denen Filme vorliegen, genannt.

Aquarius-Versand
Postfach 94 71
6520 Worms 1
Angebot: Filme/Video zu diversen Therapien

Atlantis
Neuchâtel / S.A.R.L.
Angebot: Filme/Video zu Hagal Yoga, Runen-Yoga-System der Germanen

Center Foundation
Director of Education and Training
7165 Sunset Boulevard
Los Angeles / Calif. (USA) 90046
Angebot: Filme/Video zu Feeling Therapy
(J. Hart/J. Binder/R. Corriere)

Estermann-Seminare
Tel. 062-351566
CH-4652 Winznau
Angebot: Filme/Video zu Hatha-Yoga I u. II (H. Urfer), Moderne Hypnosetechnik (H. Scharl), Reflexzonentherapie (E. Modersohn), Reflexzonentherapie (H. Urfer), Reinkarnationstherapie (H. Scharl), Touch for health I u. II

Initiative gegen Strafvollzug e.V.
Heino Geveke
Tel. 0561-66393
Kaupertweg 10
3500 Kassel
Angebot: Filme/Video zu 'Andere Wege in der Drogenpolitik' (38 Min.)

Institut für den wissenschaftlichen Film
z. Hd. Herrn Pils
Nonnenstieg 72
3400 Göttingen
Angebot: Filme/Video zur klinischen Psychologie. Katalog

Institut für Systemwissenschaften
Tel.: 028-237359
Postfach 523
Rhonesandstrasse 24
CH-3900 Brig/VS
Angebot: Filme/Video zu Familientherapie und Systemtherapie

Manitou Programs Inc.
J.D.S. Center, 49th Floor
Minneapolis/MN 55402
Angebot: Filme/Video zu Familientherapie
(V. Satir)

Mediasync Corpor.
P.O. Box 486
Del Mar /Calif. 92014
Angebot: Filme/Video zu diversen Therapien

Mirapuri-Verlag
Tel. 089-8596088
Elisabethweg 34
8033 Planegg
Angebot: Filme/Video zu Meditation, Yoga, Tanzmeditation, Sri Aurobindo, Auroville

Pongratz, L.J.
Psychologisches Insitut II
Universität Würzburg
Angebot: Filme/Video zu 'Wege zum Menschen' (13 Filme a 45 Min.). Siehe Begleitbuch: Pongratz, L.J./Petzold, H. (Hrsg.): Wege zum Menschen. 2 Bde. Junfermann, Paderborn, 1984

Psychological Films
205 West 20th Street
Santa Anna / Calif. 92706
Angebot: Filme/Video zu diversen Therapien

Psychologie und Gesellschaftkritik, Nr. 22-23/1982, p. 184-190
Angebot: Film-, Verleiherverzeichnis und Besprechungen diverser Filme zur Psychiatrie (Spielfilme, dokumentar. Filme)

Psychotherapeutisches Insitut
Tel. 02275-281
Burg Bergerhausen e.V.
5014 Kerpen
Angebot: Filme/Video: Bausteine zur Gruppenpsychotherapie. Behandlung von Depressionen durch Psychodrama. Lehrfilm, Farbe, 110 Min.

Samadhi-Tank G.m.b.H.
Tel. 02235-74447
Römerstrasse 14
5042 Erftstadt
Angebot: Filme/Video zu Massage u. Tantra

Science and Behavior Books, Inc.
P.O. Box 11457
Palo Alto / Calif. 94306
Angebot: Filme/Video zu Familientherapie
(V. Satir)

Sinnvoll heilen. Herder, Freiburg, 1984 (TB-Nr. 1156), p. 156-159
Angebot: Filme/Video zu Logotherapie
(V.E. Frankl)

Sphinx-Verlag A.G.
Spalenberg 37
CH-4003 Basel
Angebot: Filme/Video zu Yoga. Der klassische Weg zu Anmut und Wohlbefinden. Einführungskurs: Hatha-Yoga (Farbe, 50 Min.). Musik: A. Vollenweider

10. Apparate, Instrumente etc. zur Verwendung in der Psychotherapie

Dieses Kapitel verzeichnet Hersteller oder Lieferanten von Apparaten, Instrumenten etc., wie sie in den verschiedensten psychotherapeutischen Verfahren verwendet werden.

Unter dem Stichwort „Angebot" wird das jeweils lieferbare Programm genannt. Es empfiehlt sich, Kataloge und Preislisten anzufordern, da es hier häufig zu Veränderungen kommt.

Heinz Albrecht Instrumenten G.m.b.H. & Co.
Angebot: Psychotechnische und medizinische Geräte
Tel. 089-525088
Augustenstrasse 79
8000 München 2

Aqua-Therm
Angebot: Wasserbetten
Tel. 01-3915647
Dufourstrasse 66
CH-8702 Zollikon

Aqua-Therm
Angebot: Wasserbetten
Tel. 01-2519021
Asylstrasse 11
CH-8030 Zürich

Bantz-Biomed K.G.
Angebot: Biofeedbackgeräte
Tel. 02208-4211
Schellenberg 23
5216 Niederkassel 1

Electric Power
Ulrike Werner
Angebot: Biofeedbackgeräte
Bahrenfelder Strasse 136
2000 Hamburg 50

E.M.A.
Psychotechnika Vertrieb
Angebot: Auskunft auf Anfrage
Postfach 212 - E 1
6457 Maintal 2

Freihold, Konstanze & Fischer, Jürgen
Angebot: Bauanleitung für Orgon-Akku und Orgon-Shooter. Kauf und Miete
Tel. 030-4533555
Brüsselerstrasse 33
1000 Berlin 65

Füllhase, Peter, Dipl. Ing.
Psychotronic
Angebot: Psychotechnische Geräte
Tel. 05221-62995 / 0521-84690
Am Bruche 28
4800 Bielefeld 1

Hilber, Hans W.
Psychologische Praxis
Angebot: Samdhi-Tanks
Tel. 01-2026225
Dreikönigstrasse 37
CH-8002 Zürich

Hofmann (Schreinerei)
Angebot: Massagetische aus Holz, Koffermodelle
Brunnenstrasse 2
8600 Bamberg-Bug

Hogrefe, C.J., Dr.
Apparatezentrum
Angebot: Biofeedbackgeräte, GSR-Geräte, Stroboskope, Tachistoskope, VT-Geräte u.a.
Tel. 0551-54044
Rohnsweg 25
3400 Göttingen

IATH
Angebot: Biofeedbackgeräte, Massagestuhl
Postfach 10 53
Singenbergstrasse 6
CH-9001 St. Gallen

Institut für Biodynamik
W. Keller
Angebot: Biofeedbackgeräte
Tel. 07221-22775
Markgraf Christoph-Strasse 12
7570 Baden-Baden

Irmisch, A., Dipl. Ing.
Angebot: Biofeedbackgeräte
Tel. 0711-463556
Libanonstrasse 43a
7000 Stuttgart 1

Jakel, K.U., Dr.
Andragogic Co. Ltd.
Angebot: Liegen und Tische für Hypnose
Postfach 22 05
4006 Erkrath 2

Karras, D., Dipl.-Psych.
Angebot: Traumwecker
Cunostrasse 58
1000 Berlin 33

Kuck
Elektronik für Psychologie und Medizin
Angebot: Biofeedbackgeräte, Biosysteme, Computer
Tel. 08031-1575
Stollstrasse 8
8200 Rosenheim

Mackensen, Ch.
Therapeutische Geräte
Angebot: Bioenergetische Rollen, Massage-Bänke, Massageroller
Tel. 0561-887550
Fiedlerstrasse 156
3500 Kassel

Maus-Electonik
Angebot: Biofeedbackgeräte, Biosignalsysteme, Reizdarbietungsgeräte u.a.
Tel. 0621-666360
Siegfriedstrasse 8
6700 Ludwigshafen

MFB - Gesellschaft für medizinische Feedbackgeräte G.m.b.H. - Abt. V
Angebot: (Atem-) Feedbackgeräte
System rbf 5000
Tel. 0551-46438/76974
Nonnenstieg 42 / Geismarlandstrasse 101
3400 Göttingen

Natic
Naturwissenschaftlich - Technische Instrumenten und Komponenten G.m.b.H.
Angebot: Biofeedbackgeräte, Computer, Reizgeräte, Software, Teletrainer, Testgeräte u.a.
Tel. 089-6422958
Harthauserstrasse 21
8000 München 90

Psychophysiologische Entspannungsgeräte G.m.b.H.
Ewald Martin
Angebot: Samadhi-Tanks
Tel. 02235-72818
Römerstrasse 14
5042 Erftstadt-Lechenich

Hugo Sachs-Elektronik K.G.
Angebot: Diagnosegeräte für Neurologen
Postfach 9
7801 March-Hugstetten

SATEM
Angebot: Psychoscop PY-2
Tel. 0911-363991
Kleinreuther Weg 68
8500 Nürnberg 10

Science Trading
Handelsgesellschaft für wissenschaftliche Geräte m.b.H.
Angebot: Biofeedbackgeräte
Tel. 069-5970101
Glauburgstrasse 95
6000 Frankfurt 18

SOM - Biofeedback
Angebot: Biofeedbackgeräte, Biorecorder, Relaxo-Trainer
Tel. 07184-2130
Ober-Mettelbach 7
7157 Murrhardt 3

Sommerer, A.
Angebot: Biofeedbackgeräte
Tel. 08121-1456
Hubertusstrasse 3
8011 Forstinning

Schwa-Medico. Medizinische Apparate G.m.b.H.
Angebot: Biofeedbackgeräte, Kirlian-Photographie, Magnet-Therapie
Tel. 07621-61512
Zum Schlattberg 7
7851 Binzen

Weber, H. - Naturmöbel
Angebot: Atemschemel, Bioenergetischer Hocker, Massage-Tische, Meditations-Bänke u.a.
Tel. 08179-382
Postfach 26
8196 Beuerberg

Wörlein G.m.b.H. & Co. K.G.
Angebot: Biofeedbackgeräte, "Relaxomat"
Tel. 09103-8294/8552
Hindenburgstrasse 37
8501 Cadolsburg

11. Wichtige Adressen, Organisationen etc.

Die hier verzeichneten, ausgewählten Adressen erscheinen uns aus den folgenden Gründen wichtig:

1. Hier können weitere Auskünfte bezüglich Aus-, Fort- und Weiterbildung eingeholt werden.

2. Über diese Adressen besteht die Möglichkeit an zusätzliche Literatur (speziell über einige Verfahren) zu gelangen.

3. Diese Anschriften können in Beratung, Therapie und sonstiger psychosozialer Versorgung an Rat- und Hilfesuchende weitergegeben werden.

4. Die genannten Quellen können als Grundlage für Forschung, Kommunikation und „Vernetzung" des psychosozialen Bereichs dienen; darüber hinaus kann der Berater/Therapeut sich dort selbst beraten oder weiterhin informieren lassen.

Zur Erweiterung und Verbesserung dieses Kapitels bitten wir abermals um die Mithilfe der Benutzer des KPT.

AGENS
Vereinigung für geistiges Heilen
3260 Rinteln/Weser

Anonyme Alkoholiker (AA)
Zentralstelle
Tel. 0209-206736
Postfach 144
4650 Gelsenkirchen

Anti-Drogen-Verein Berlin
Tel. 030-6935036
Zossenerstrasse 56-58
1000 Berlin 61

Arbeitsgemeinschaft "Selbsthilfegruppen
Stuttgart-Mittlerer Neckar"
Gebhard Roese
Tel. 0711-7352336
Nestroyweg 20
7000 Stuttgart 80

Arbeitsgruppe "Alternative Psychotherapie"
8999 Scheidegg/Allgäu

Bauhütte e.V.
Tel. 07629-227
Schwand 8
7861 Tergernau-Schwand

Beratungsstelle für Initiativen, Selbsthilfe-
gruppen und alternative Gruppen (IBSI)
Fakultät für Pädagogik der Universität
Postfach 86 40
4800 Bielfeld 1

Dachverband Psychosozialer Hilfsvereinigungen
e.V.
Tel. 0228-632646
Postfach 71 69
Thomas Mann-Strasse 49a
5300 Bonn 1

Deutsche Akademie für Entwicklungs-Rehabili-
tation
Dr. J.M. Pachler
Tel. 089-7255071/78
Lindwurmstrasse 131
8000 München 2

Deutsche Arbeitsgemeinschaft für Psycho-
onkologie
Psychoonkologischer Dienst
Krankenhaus Schwabing
Kölner Platz 1
8000 München 40

Deutsche Arbeitsgemeinschaft Selbsthilfegruppen
Tel. 0642-7022478
Friedrichstrasse 28
6300 Giessen

Deutsche Gesellschaft für Gestalttherapie und
Kreativitätsforschung (DGGK)
Berufsverband der Gestalttherapeuten in der BRD
Tel. 0211-622255
Brehmstrasse 9
4000 Düsseldorf

Deutsche Gesellschaft für soziale Psychiatrie
(DGSP)
Tel. 05031-3048
3050 Wunstorf 1

Deutsche Gesellschaft für sozialwissenschaft-
liche Sexualforschung (DGSS)
Tel. 0211-354591
Gerresheimer Strasse 20
4000 Düsseldorf 1

Deutsche Hauptstelle gegen Suchtgefahren e.V.
Tel. 02381-25855
Postfach 13 69
Westring 2
4700 Hamm 1

Deutsche Psychopädisch-Psychotherapeutische
und Sozialmedizinische Gesellschaft e.V.
Ingo Würtl
Tel. 040-6437564
Sandstrasse 38
2000 Hamburg 71

Deutscher Paritätischer Wohlfahrtsverband e.V.
(DPWV)
Wilhelm Polligkeit-Institut
Heinrich Hoffmann-Strasse 3
6000 Frankfurt 71

Emotions Anonymous (EA)
Kontaktstelle
Tel. 0511-320315
Eichstrasse 45
3000 Hannover

Erfassungsstelle für (Selbst-) Morde durch
psychiatrische Behandlung (ESPB)
Heinz Klust
Nollendorfstrasse 20
1000 Berlin 30

Fachverband Drogen und Rauschmittel e.V.
Tel. 0511-325023
Prinzenstrasse 2
3000 Hannover 1

Gemeinschaft für geistige Entfaltung e.V.
Hammstrasse 22
8000 München 45

Gesellschaft für Gestalttheorie und ihre
Anwendungen e.V. (GTA)
Universität Bremen
Ulla Lohmann (MZH)
Bibliothekstrasse
2800 Bremen 33

Gesellschaft für psychosomatische Therapie e.V.
(GPT)
Stettiner Strasse 120
4000 Düsseldorf 13

Gesellschaft für psychosoziale Vorsorge e.V.
Tel. 0911-468336
Regensburger Strasse 35
8500 Nürnberg 30

Gesellschaft zur Verbesserung der Situation
psychisch Kranker (GVPK)
Tel. 030-3532041
Kufsteiner Strasse 10
1000 Berlin

Goetz
Spirituelle Gemeinschaften in aller Welt
- Die 200 größten und wichtigsten New Age
Gruppen mit Adressen -
Büchergarten, Oldenburg, 1984

International Directory of Psychologists
Psychologenverzeichnis
Pawlik, K. (Hrsg.)
Kontaktadresse:
Dipl.-Psych. M. Hockel
Beltweg 16
8000 München 40

Institut für angewandte Kinesiologie
Lesch, M. & Schatz, A.
Tel. 0761-35969
Johanniterstrasse 11
7800 Freiburg

Internationale Gesellschaft für Biometeorologie
Dr. S.W. Tramp
Oegstgeest
NL-Leiden / und
Dr. W.H. Weihe
Kantonsspital
CH-8000 Zürich

Kommission für Verstöße der Psychiatrie gegen
Menschenrechte e.V.
Hans Schilffarth
Tel. 089-534428
Lindwurmstrasse 29
8000 München 2

Kontakt und Informationsstelle für Selbsthilfe-
gruppen (KISS)
Gausstrasse 21
2000 Hamburg 50

Lebenshilfe, Der rote Faden zur ...
Gruppen, Literatur, Organisationen, Rezensionen,
Therapieangebote, Veranstaltungen etc.
Band 2: Süddeutschland / Band 3: Norddeutschland
Büchergarten, Oldenburg, 1984

Ring Deutscher Gemeindepsychologen (RDGP)
Kölner Strasse 28
5500 Trier

Schweizer Fachstelle für Alkoholprobleme (SFA)
Postfach 10 63
CH-1001 Lausanne

SUN
Schutzbund für Untergebrachte in Nervenkliniken
Franz Josef-Strasse 14
8000 München 40
Kontaktadressen:
Rechtsanwalt A. Thorbecke
Tel. 089-392004
Dipl.-Psych. H. Jungfer
Tel. 089-132038

Test- und gutachtenpsychologische Beschwerde-
und Beratungsstelle an der Universität Oldenburg
Prof. Dr. S. Grubitzsch
Fachbereich 5
Postfach 25 03
2900 Oldenburg

Zentralinstitut für seelische Gesundheit
Tel. 0621-17031
Postfach 59 70
Käthe Kollwitz-Strasse 15
6800 Mannheim 25

Zentralstelle für psychologische Information
und Dokumentation (ZPID)
Universität Trier
Tel. 0651-7161/716221
Postfach 38 25
Schneidershof
5500 Trier

12. Ausbildungsordnung — Kurzinformationen

Aufgrund sehr unterschiedlicher Informationen mußten wir uns auf vier Kategorien beschränken, die dem Leser einen groben Überblick erlauben:

— Ausbildungsangebot

— Voraussetzungen (bei vielen Instituten sind Ausnahmen möglich)

— Dauer der Ausbildung

— Kosten der Ausbildung

Es konnten nur die Ausbildungsinstitute berücksichtigt werden, die uns Informationen zu ihrer Ausbildungsordnung zur Verfügung stellten. Institute, die lediglich Workshops oder Seminare zu bestimmten Themen anbieten, sind hierbei nicht berücksichtigt.

ANNASTIFT e.V.
Orthopädisches Rehazentrum
"Berufsfachschule für Beschäftigungs- und Arbeitstherapie"
Heimchenweg 1-7
3ooo Hannover 61 (Kleefeld)
Tel.: o511- 5354-662

Ausb.:
in Beschäftigungs-und Arbeitstherapie

Vorauss.:
Realschule oder gleichwertiger Abschluß Hauptschule und 2jährige, abgeschlossene Berufsausbildung/ 3monatiges Praktikum

Dauer: 3 Jahre

Kosten: auf Anfrage

ARBEITSGEMEINSCHAFT FÜR KATATHYMES BILDERLEBEN UND IMAGINATIVE VERFAHREN IN DER PSYCHOTHERAPIE
Friedländer Weg 3o
34oo Göttingen
Tel.: o551-46754

Ausb.:
Weiterbildung zum KB-Therapeuten /Weiterbildung im Katathymen Bilderleben für Ärzte zum Zusatz "Psychotherapie"

Vorauss.:
psychotherapeutisch vorgebildete Ärzte/ nichtärztliche Psychoanalytiker/klinisch tätige Dipl.Psych./analytisch ausgebildete Kinder- und Jugendlichentherapeuten

Dauer: ca. 2-3 Jahre (berufsbegleitend)

Kosten: auf Anfrage

AUSBILDUNGSFORUM FÜR ANALYTISCHE UND KLINISCHE KUNSTTHERAPIE MÜNCHEN A.K.T

Volkartstr. 16
8ooo München 19
Tel.: o89- 16865o

Ausb.:
in Analytischer und Klinischer Kunsttherapie

Vorauss.:
offen für Psychologen/Pädagogen/Künstler und Ärzte, sowie für qualifizierte Personen aus den helfenden Berufen, die Gestaltungs-und/ oder beschäftigungstherapeutisch, kunstpädagogisch oder analytisch-therapeutisch tätig sind. Laien mit nachweisbarem künstlerischen Werdegang und therapeutischer Vorerfahrung

Dauer: 4 Jahre (berufsbegleitend)

Kosten: ca. 13ooo DM

Dr.EDWARD BACH CENTRE
GERMAN OFFICE - Mechthild Scheffler-

Eppendorfer Landstr. 32
2ooo Hamburg 2o
Tel.: o4o-461o41

Ausb.:
in Bach-Blüten-Therapie

Vorauss.:
für Ärzte/ Heilpraktiker und interessierte Laien/ Lektüre des Buches "Scheffer. Bach-Blütentherapie" und erste Erfahrungen mit den Bach-Blüten-Essenzen

Dauer: 2-3 Wochenendseminare

Kosten: ca.29o.-DM - ca. 35o.-DM

BERUFSFACHSCHULE FÜR BESCHÄFTIGUNGS- UND ARBEITSTHERAPEUTEN AN DER DIANA-KLINIK

(Staatlich anerkannte Ersatzschule)

Postfach 124o
3118 Bad Bevensen

Ausb.:
in Beschäftigungs- und Arbeitstherapie

Vorauss.:
abgeschl. Berufsausbildung oder gleichwert. oder Hauptschulabschluß mit abgeschl. Berufsausbildung (mind.2 Jahre)
Kenntnisse in Maschinenschreiben/ 3monatiges Praktikum in der Beschäftigungstherapie

Dauer: 3 Jahre

Kosten: auf Anfrage

DER OFFENE KREIS
Am Wiesental 46
43oo Essen 1
Tel.: o2o1-422o29

Ausb.:
Fortbildungskurse in nicht-direktiver Gruppenleitung

Vorauss.:
Personen, die mit Menschen im pädagogisch-therapeutischem und organisatorischem Bereich arbeiten

Dauer: 4 Blöcke (1 Jahr)

Kosten: 2oo.-DM Einführungswochenende
38o.-DM pro Block

DEUTSCHE ARBEITSGEMEINSCHAFT FÜR JUGEND- UND EHEBERATUNG E.V. (DAJEB)
-Bundesgeschäftsstelle-
Alte Münchner Str. 45b, 2. Eingang
8o43 Unterföhring
Tel.: o89-95o3121

Ausb.:
Weiterbildung zum Ehe-,Familien- und Lebensberater

Vorauss.:
abgeschl. Ausbildung als Arzt, Jurist, Psychologe, Sozialarbeiter, Sozialpädagoge, Theologe oder gleichwertiges.
Alter mind. 25 Jahre, nicht über 45 Jahre

Dauer: 2,5 bis 4 Jahre (berufsbegleitend)

Kosten: wird für jeden Kurs neu berechnet
ca. 2ooo.-DM bis 3ooo.-DM

DEUTSCHER ARBEITSKREIS FÜR KONZENTRATIVE BEWEGUNGSTHERAPIE
Bei der Fruchtschranne 2
74oo Tübingen
Tel.: o7o71-26422

Ausb.:
in Konzentrativer Bewegungstherapie

Vorauss.:
Ausbildung und Berufserfahrung in Fächern wie Medizin, Psychologie, Pädagogik, Sozialpädagogik, Krankengymnastik und verwandten Berufen
-Selbsterfahrung in einer anderen, vom DAKBT anerkannten, psychotherapeutischen Methode (2 J.)
-persönliche Erfahrung mit der KBT (mind.3o St.)

Dauer: auf Anfrage

Kosten: auf Anfrage

DEUTSCHE GESELLSCHAFT FÜR ÄRZTLICHE HYPNOSE UND AUTOGENES TRAINING
c/o Dr.E.Schäffgen
Brüderkrankenhaus
5471 Saffig
Tel.: o2625-3112o

Ausb.:
in autogenem Training und ärztlicher Hypnose

Vorauss.:
abgeschlossenes Studium der Medizin (auch auf Anfrage)

Dauer: 3 Kurse zu je 8 Doppelstunden im Abstand von einem 1/2 Jahr

Kosten: auf Anfrage

DEUTSCHE GESELLSCHAFT FÜR HYPNOSE E.V.
-Geschäftsstelle-
Bielefelderstr. 9
493o Detmold
Tel.: o5231-2o92o

Ausb.:
Fort- und Weiterbildung in klinischer Hypnose

Vorauss.:
abgeschlossenes Studium in Medizin oder Psychologie

Dauer: ca.3 Jahre (berufsbegleitend)

Kosten: auf Anfrage

DEUTSCHE GESELLSCHAFT FÜR INDIVIDUALPSYCHOLOGIE E.V. (DGIP)
Ruffinistr. 1o
8ooo München 19
Tel.:o89-1688o68

Ausb.:
A) Kinder- und Jugendlichentherapeut (DGIP)
B) Individualpsychologischer Berater
C) Psychoanalytiker (DGIP)

Vorauss.:
A) Arzt,Dipl.Psych. pädagogische und soziale Berufe mit Hochschul-/Fachhochschulabschluß
B) soziale und beratende Berufe mit abgeschl. Hoch-oder Fachhochschulabschluß mit Berufserfahrung
C) Arzt, Dipl. Psych./ 3 Jahre Berufspraxis

Dauer:
A) 5 Jahre (berufsbegleitend)
B) 6 Semester (berufsbegleitend)
C) 5 Jahre (berufsbegleitend)

Kosten: auf Anfrage

DEUTSCHE GESELLSCHAFT FÜR PASTORALPSYCHOLOGIE E.V.
Bismarckstr. 8
33oo Braunschweig
Tel.: o531-335364

Ausb.:
A) Aus- und Fortbildung in Seelsorge
B) Ausb. zum Supervisor/in
C) Ausb. zum Seelsorgeberater/in

Vorauss.: auf Anfrage

Dauer:
A) 12 Wochen bzw.2x6 Wochen (berufsbegleitend)
B) ca.36 Wochen Grundausb. und 3o Wochen Aufbauausbildung
C) ca.36 Wochen Grundausb. und 3o Wochen Aufbauausbildung

Kosten: auf Anfrage

DEUTSCHES INSTITUT FÜR RATIONAL-EMOTIVE THERAPIE (DIRET)
Kölner Str. 1
4o48 Grevenbroich
Tel.: o2181-3o27

Ausb.:
in Rational-Emotiver Therapie

Vorauss.:
abgeschl.Studium in Psychologie oder Nachweis als Examenskandidat in Psych.
Anerkennung als Facharzt für Psychiatrie
Zugang zu praktischer Tätigkeit mit Klienten

Dauer: ca. 3 Jahre (berufsbegleitend)

Kosten: ca. 4ooo.-DM

DEUTSCHE GESELLSCHAFT FÜR VERHALTENSTHERAPIE
-Geschäftsstelle-
Friedrichstr. 5
74oo Tübingen
Tel.: o7o71-32697

Ausb.:
Weiterbildung in Verhaltenstherapie

Vorauss.:
abgeschlossene Ausbildung in einem Beruf der psychosozialen Versorgung (Arbeitskreis:offen für alle Interessierten)

Dauer: ca. 3 Jahre (berufsbegleitend)

Kosten: für Mitglieder der DGVT kostenlos
Nichtmitglieder zahlen einen Ausbildungsbeitrag in Höhe des Mitgliedsbeitrages

---

FOCUSING-INSTITUT
Flutgraben 19
53oo Bonn 3
Tel.: o228-443995

Ausb.:
Weiterbildung in Focusing

Vorauss.:
für Psychotherapeuten und Berater mit abgeschlossener Grundausbildung in einem psychotherapeutischen Verfahren

Dauer: ca. 24o Stunden (berufsbegleitend)

Kosten: auf Anfrage

FRITZ-PERLS-AKADEMIE
Wefelsen 5 (Beversee)
56o9 Hückeswagen
Tel.: (Auskunft) o6131-677o91
Ausb.
Fort-und Weiterbildung zum Paartherapeuten (auf der Grundlage integrativer Gestalt-Therapie

Vorauss.:
Abschluß einer sozialtherapeutischen Berufsausbildung

Dauer: ca. 3 Jahre (auch berufsbegleitend)

Kosten: auf Anfrage

GESELLSCHAFT FÜR ANALYTISCHE GESTALTPSYCHO - THERAPIE IN DEUTSCHLAND E.V.
Oberwäldele 12
8985 Hirschegg
Tel.: o8329-6898

Ausb.:
in Analytischer Gestaltpsychotherapie (DAGPID)

Vorauss.:
Realschulabschluß,abgeschl.bzw.begonnene Ausb. im medizinischen Bereich z.B.Krankenschwester, Pfleger,Arzt/ im pädagogisch-sozialen Bereich z.B.Sozialpäd.,Lehrer,Dipl.Psych.u.a.

Dauer: 3 Jahre (berufsbegleitend)

Kosten: auf Anfrage

GESELLSCHAFT FÜR ANALYTISCHE GRUPPEN-DYNAMIK E.V. (GAG)
Rankestr. 4
8ooo München 4o
Tel.: o89-3o53o5

Ausb.:
A) in Partnerschafts-und Familientherapie
B) Analytische Gruppendynamik/Gruppen-dynamiker/Gruppenleiter der GAG

Vorauss.:
A) Psycho-und sozialtherapeutisch Tätige, die entweder in Institutionen arbeiten oder bereits eigenverantwortlich Psychotherapie durchführen
B) abgeschl. Ausbildung in Psychologie, Medizin,Soziologie,Pädogogik,Sozial-arbeit,Theologie,Jura oder längere praktische Tätigkeit im sozialen Bereich

Dauer:
A) 3 Jahre
B) ca. 4 Jahre

Kosten:
A) ca. 64oo.-DM
B) ca. 47oo.-DM plus Kosten für Selbster-fahrungsgruppe,Einzelanalyse und Einzel-Supervision

---

GESELLSCHAFT FÜR BERUFSPÄDAGOGIK (Träger)
Ausbildung im:
INSTITUT FÜR BERUFSPÄDAGOGIK AN DER DOROTHEA C. ERXLEBEN SCHULE
(Staatlich anerkannte Lehranstalt für Beschäftigungs-und Arbeitstherapie)
Allee 1o
358o Fritzlar
Tel.: o5622-5756

Ausb.:
Zusatzqualifikation Soziotherapeut

Vorauss.:
handwerkliche Ausbildung und abgeschl. geisteswissenschaftliches Studium

Dauer: 26 Wochen

Kosten: auf Anfrage

GESELLSCHAFT FÜR BIOENERGETISCHE ANALYSE m.b.H. gemeinnützig
Regerstr. 12
48oo Bielefeld 1
Tel.: o521-65117

Ausb.:
in Bioenergetischer Analyse

Vorauss.:
psychotherapeutisch tätige Ärzte,klinische Psychologen,praktizierende Psychotherapeuten, Kenntnis der englischen Sprache

Dauer: 4 Jahre (25 Tage im Jahr)

Kosten: 12o.-DM pro Tag (Einzeltherapie und Supervision ca. 13o Stunden:85-1oo.-DM pro Stunde) Aufnahmeinterviev 12o.-DM

GESELLSCHAFT FÜR KOGNITIVE VERHALTENSTHERAPIE UND RET E.V.
Osterkamp 58
2ooo Hamburg 7o
Tel.: o4o-6565186

Ausb.:
in Kognitiver Verhaltenstherapie KVT
in Rational-Emotiver Therapie RET

Vorauss.:
für Personen,die auf dem psychosozialen Sektor arbeiten - verschiedene theoretische und prak-tische Vorauss.-
Hoch-bzw.Fachhochschulabschluß in Psychologie, Pädagogik,Medizin,Sozialpäd. u.ä.
Vorauss. für Abschluß mind. 2 Jahre psycho-therapeutische Praxis

Dauer: ca. 3,5 Jahre

Kosten: auf Anfrage

GESTALT-INSTITUT FRANKFURT A.M.E.V.
Waldschmidtstr. 37
6ooo Frankfurt 1 Tel.: o69-433481

Ausb.:
Fortbildung in Gestalttherapie

Vorauss.:
Mindestalter 25 Jahre/ offen für alle Interessenten

Dauer: ca. 3 Jahre (berufsbegleitend)

Kosten: 996o.-DM

GRIEBL, GÜNTER (SARITO)
GRIEBL, SILVANA (SAMADHI)
Parzivalstr. 23
8ooo München 4o
Tel.: o89-36437o

Ausb.:
zum Qualified Rebirther

Vorauss.:
offen für alle Interessierten/ bes.geeignet für Ärzte,Psychotherapeuten,Hebammen,Drogen-berater,Seelsorger und Psychologen
(mind. 1o Rebirthing-Einzelsitzungen ,ein Beratungsgespräch)

Dauer: 33 Tage innerhalb eines Jahres

Kosten: 395o.-DM (Einzelsitzung 15o.-DM, Beratungsgespräch 75.-DM)

GRUPPENZENTRUM IM KRAICHGAU
Weilerer Str. 62
692o Sinsheim-Reihen
Tel.: o7261-61523

Ausb.:
in New Identity Process

Vorauss.:
mind. 1 Jahr Berufspraxis als Therapeut

Dauer: 2-4 Jahre

Kosten: auf Anfrage

GESTALT TRAINING SERVICE-RHEINLAND GTS
Barbara Witecy
Austr. 36
534o Bad Honnef
Tel.: o2224-76364

Ausb.:
in Gestalttherapie

Vorauss.:
offen für alle Interessierten,die im sozialen Bereich tätig sind

Dauer: 3-4 Jahre

Kosten: ca.4ooo.-DM pro Jahr

HOORWALD-INSTITUT
Dr.G.Fries
Hoorwaldstr. 4o
59o9 Burbach
Tel.: o2736-3729

Ausb.:
A) Therapie und Ausbildung Non-Stop Kurzzeit-verfahren NLP (neurolinguistisches Program-mieren)
B) Humanistisches Therapie-und Trainingsprogramm "East meets West"
C) Weiterbildung in Körperpsychotherapie

Vorauss.:
A/B) offen für alle Interessierten
C) Ärzte,Dipl. Psychologen,Dipl.Pädagogen,Dipl. Sozialarbeiter,Dipl.Soz.Pädagogen,Sport-und Gymnastiklehrer in psychosozialen Institu-tionen

Dauer:
A) ohne zeitliche Begrenzung
B) 2 Jahre (12 Wochenende)
C) ca. 2 Jahre

Kosten: auf Anfrage

INSTITUT FÜR ATEMTHERAPIE,ATEMUNTERRICHT UND GANZHEITLICHES HEILEN
Veronika Langguth,Dipl.Ing.Helge Langguth
Postweg 23
6124 Beerfelden-Falken-Gesäß
Tel.: o6o68-2172

Ausb.:
zum Atemtherapeuten

Vorauss.:
Mindestalter 25 Jahre / 2 Kurse à 5 Tage

Dauer: 2,5 Jahre (ganztägig)

Kosten: 62o.-DM pro Monat

INSTITUT FÜR ATEMTHERAPIE UND ATEMUNTERRICHT
-Prof. Ilse Middendorf-
Victoria-Luise-Platz 9
1ooo Berlin 3o
Tel.: o3o-243858

Ausb.:
zum Atempädagogen/-therapeuten (Pneopäde)

Vorauss.:
Mindestalter 26 Jahre
empfohlener 5-Tage Grundkurs

Dauer: 2,5 Jahre

Kosten: 649,8o.-DM pro Monat (incl.Mw.St.)

INSTITUT FÜR BIOENERGETISCHE ANALYSE RHEINLAND E.V.
Elsa Brändström Str. 2
51oo Aachen
Tel.: o241-1511o1

Ausb.:
in Bioenergetischer Analyse

Vorauss.:
abgeschl. Ausbildung als Psychotherapeut,Arzt, Psychologe,Heilpraktiker.
englische Sprachkenntnisse

Dauer: 4 Jahre

Kosten: ca. 4oo.-DM pro Monat (incl.Unterkunft und Verpflegung während der Workshops)

INSTITUT FÜR INTEGRATIVE GESTALTTHERAPIE WÜRZBURG (IGW)
Theaterstr. 2/II
87oo Würzburg
Tel.: o931-522o7 (1o-12 Uhr)

Ausb.:
A) in Gestaltpsychotherapie
B) in Gestaltberatung
C) berufsbezogene Gestaltfortbildung

Vorauss.:
A) abgeschl. Studium in Medizin,Psychologie im Beruf tätig Mindestalter 26 Jahre
B) abgeschl. Studium als Sozialarbeiter,Soz.-Pädagoge,Dipl. Pädagoge,klinischer Seelsorger,Eheberater,Psychagoge,Heilpäd. im Beruf tätig, Mindestalter 26 Jahre
C) Angehörige psychosozialer Berufe und künstlerische Berufe wie bildende Künstler, Musiker,Kunsterzieher etc./ Naturwissenschaftlich-technische Berufe, Selbstständige und Arbeitnehmer, tätig im Beruf, abgeschl. Berufsausbildung, Mindestalter 26 Jahre

Dauer:
A) 4 Jahre (berufsbegleitend)
B) mind. 3 Jahre (berufsbegleitend)
C) 2 Jahre (berufsbegleitend)

Kosten: pro Ausbildungstag 9o.-DM,Prüfungsgebühr 2oo.-DM (plus Einzeltherapie für A und B, Kosten nach Absprache)
--wird vom Arbeitsamt als förderungswürdige Maßnahme anerkannt und bezuschußt--

---

INSTITUT FÜR MUSIKTHERAPIE
-Johanna v.Schulz-
Am Hegewinkel 86
1ooo Berlin 37
Tel.: o3o-813331o

Ausb.:
in Musiktherapie für Gruppen- und Einzeltherap.

Vorauss.:
musikalische Vorkenntnisse

Dauer: 6-8 Semester

Kosten: 11o.-DM monatlich

INSTITUT FÜR PERSONENZENTRIERTE PSYCHOLOGIE IPP Heidelberg
Hainbuchenstr. 2o
6936 Schönbrunn
Tel.: o6272-723

Ausb.:
A) Grundausbildung in Gesprächspsychotherapie
B) Zusatzausbildung in Gesprächspsychotherapie
C) Ausbildung in Gesprächsführung

Vorauss.:
A) Dipl. Psychologe,Dipl.Pädagoge,Theologe, Sozialarbeiter,abgeschl.med.Studium
B) Absolvierung der Grundausbildung
C) alle Personen aus psychosozialen Berufen

Dauer:
A) 1,5 Jahre
B) mind. 3 Jahre (berufsbegleitend)
C) 1,5 Jahre

Kosten:
A) 26oo.-DM
B) auf Anfrage
C) 26oo.-DM

(ab 1986 int.Ausbildungsgruppen in Personenzentrierter Psychologie in Zusammenarbeit mit dem Center for Studies of the Person, La Jolla, Kalifornien)

INSTITUT FÜR PSYCHOANALYSE,PSYCHOTHERAPIE UND PSYCHOSOMATIK BERLIN E.V.
Helgoländer Ufer 5
1ooo Berlin 21
Tel.: o3o-3934858

Ausb.:
Weiterbildung zum Psychoanalytiker/psychoanalytischer Psychotherapeut

Vorauss.:
Ausbildung als Arzt oder Dipl. Psychologe

Dauer: 5 Jahre (berufsbegleitend) Lehranalyse

Kosten: auf Anfrage

INSTITUT FÜR PSYCHODRAMA UND FIGURATION
Spitzackerstr. 17
CH - 441o Liestal
-Dr.J.-P. Gonseth
Tel.: o61-913638 (vorm.)

Ausb.:
Figurative Verfahren (Figuratives Psychodrama)
A) Leiter
B) Therapeut

Vorauss.:
A) Sozialarbeiter,Pädagogen,Seelsorger,Psychagogen (Weiterbildung für Angehörige von Pflegeberufen und paramedizinische Berufszweige)
B) Ärzte, Psychologen

Dauer: 4-5 Jahre (berufsbegleitend)

Kosten: ca. 12-15ooo SF

INSTITUT FÜR PHASISCHE FAMILIENTHERAPIE IPF
Adolfstr. 14
62oo Wiesbaden
Tel.: o6121-3o4975

Ausb.:
in Phasischer Familientherapie

Vorauss.:
Ärzte, Psychologen, Psychotherapeuten, Dipl. Pädagogen, Sozialarbeiter mit abgeschl. Studium

Dauer: 3 Jahre (berufsbegleitend)

Kosten: ca.6ooo.-DM plus Unterkunft und Verpflegung

I.S.A.
Postfach 25o531
463o Bochum
Tel.: o234-7o7o11

Ausb.:
Bioenergetisch-analytische Fortbildung

Vorauss.:
für Sozialarbeiter, Psychologen und Lehrer

Dauer: 1 Jahr (berufsbegleitend)

Kosten: auf Anfrage

C.G.JUNG-INSTITUT ZÜRICH
Hornweg 28
87oo Küsnacht (CH)
Tel.: o1-91o5323

Ausb.:
Psychoanalytiker für Erwachsene und Kinder (nach C.G.Jung)

Vorauss.:
Mindestalter 26 Jahre, akademischer Grad, abgeschl. Studium, Berufserfahrung
--für Kinderanalyse: abgeschl. akademisches Studium oder Examen an Lehrerseminaren, heilpädagogischen Ausbildungsstätten oder Schulen für soziale Arbeit, 2-3 Jahre Berufserfahrung mit Kindern oder Jugendlichen

Dauer: 4-5 Jahre

Kosten: für Alleinstehende ohne Unterhaltspflichten ca.793oo - 1143oo SF (bei 3 Jahren)
-für jedes zusätzliche halbe Jahr ca 9ooo - 132oo SF (incl. Lebenshaltungskosten)

L R S -ZENTRUM AN DER UNIVERSITÄT ESSEN UND HELGA BREUNINGER GMBH (GEMEINNÜTZIGE STIFTUNG)
Scheidstr. 98a
43oo Essen

Ausb.:
Aus-und Weiterbildung in der Diagnose und Behandlung (chronifizierter) schulischer Lern- und Leistungsstörungen, insbesondere mit der Symptomatik LRS

Vorauss.:
für Pädagogen, Schulpsychologen, Psychotherapeuten und Kinderärzte

Dauer: auf Anfrage

Kosten: auf Anfrage

MORENO INSTITUT FÜR PSYCHODRAMA, SOZIOMETRIE UND GRUPPENPSYCHOTHERAPIE GMBH
Uhlandstr. 8
777o Überlingen/ Bodensee
Tel.: o7551-62816

Ausb.:
A) Psychodrama-Assistent
B) Psychodrama-Leiter
C) Psychodrama-Therapeut

Vorauss.:
Mindestalter 22 Jahre
A) abgeschl. Berufsausbildung im psychosozialen Bereich, Krankenschwester/Pfleger, Beschäftigungstherapeut
B) Soziologen, Sozialarbeiter, Sozialpädagogen, Theologen u.a.Akademiker
C) Mediziner und Psychologen

Dauer:
A) ca.2 Jahre (berufsbegleitend)
B) ca.4-5 Jahre (berufsbegleitend)
C) ca.4-5 Jahre (berufsbegleitend)

Kosten: auf Anfrage

MÜNCHNER FAMILIENKOLLEG
Mühlstr. 6
8o63 Egenburg
Tel.: o8134-363 / o89-133748

Ausb.:
Fort-und Weiterbildung in System-und wachstumsorientierter Familientherapie

Vorauss.:
abgeschl. Studium in Psychologie, Sozialpädagogik, Medizin / 2 Jahre Berufspraxis, Möglichkeit zur praktischen Arbeit mit Familien

Dauer: ca 3 Jahre (berufsbegleitend)

Kosten: max. 8ooo.-DM
--bei Förderung durch das Arbeitsamt oder (in Bayern) durch das Staatsministerium für Arbeit und soziale Ordnung max.5ooo.- bis 6ooo.-DM

PARTNERSYNTHESE
MICHAEL CÖLLEN
Jungfrauenthal 16
2ooo Hamburg 13
Tel.: o4o-483393

Ausb.:
in Paartherapie, Partnersynthese auf der Grundlage Integrativer Gestalttherapie

Vorauss.:
eigene intensive Partnererfahrung, Grundausbildung als Berater oder Therapeut, praktische berufliche Erfahrung mit Einzel- und Paarberatung

Dauer: 2 Jahre

Kosten: auf Anfrage

PRO FAMILIA
DEUTSCHE GESELLSCHAFT FÜR SEXUALBERATUNG UND FAMILIENPLANUNG E.V.
Cronstettenstr. 3o
6ooo Frankfurt/M
Tel.: o69-55o9o1

Ausb.:
in Partnerschafts-und Sexualberatung

Vorauss.:
abgeschl. Ausbildung als Arzt, Jurist, Psychologe, Sozialarbeiter, Sozialpädagoge, Theologe oder gleichwertiges.
Mindestalter 25 Jahre, höchstens 45 Jahre kontinuierliche Teilnahme an Selbsterfahrung (mind. 6o Stunden, nicht länger als 3 Jahre zurückliegend)

Dauer: ca. 2 Jahre (berufsbegleitend)

Kosten: ca. 25oo.-DM

PSYCHOLOGISCHER ARBEITSKREIS FÜR AUTOGENES TRAINING UND PROGRESSIVE RELAXATION
Helmut Brenner
Klinik am Lietholz/Lipperland
49o2 Bad Salzuflen
Tel.: o5222-622367

Ausb.:
Fortbildung von AT-Kursleitern

Vorauss.:
Dipl.Psychologe mit Fortbildung(6o Stunden) als AT-Grundkursleiter oder Arzt mit entsprechender Aus-und Fortbildung

Dauer: auf Anfrage

Kosten: auf Anfrage

PSYCHOLOGISCHE PRAXIS
DETLEF KARRAS
Cunastr. 58
1ooo Berlin 33
Tel.: o3o-8248354

Ausb.:
in Verhaltenstherapie (Zusatztitel "Klinischer Psychologe")

Vorauss.:
für Krankenhauszulassung abgeschl. Ausbildung als Arzt oder Dipl. Psychologe

Dauer: 2-3 Jahre (berufsbegleitend)

Kosten: pro Jahr ca. 2ooo.- bis 28oo.-DM

RIETHENBERGHAUS
6312 Laubach-Wetterfeld
Tel.: o64o5-3366

Ausb.:
in Gestalt-Bioenergie

Vorauss.:
offen für alle an Humanistischer Psychologie Interessierten

Dauer: 3 Jahre (berufsbegleitend)

Kosten: ca.8ooo.- bis 9ooo.-DM

SCHERER,KARL
Plassenburgstr. 7
8ooo München 9o
Tel.: o89-6888o4

Ausb.:
zum Atemlehrer für Intuitives Atmen und Rebirthing

Vorauss.:
mind. 1o Einzel-oder Gruppensitzungen bei Karl Scherer und ein persönliches Gespräch

Dauer: 2 Jahre

Kosten: ca 45oo.-DM (incl. Unterkunft und Verpflegung während der Kursblöcke von je 1o Tagen 2x im Jahr)

SCHULE SCHLAFFHORST-ANDERSEN FÜR ATMUNG UND STIMME
(staatlich anerkannte Berufsfachschule)
Jugenddorf Bad Neundorf
Bornstr. 2o
3o52 Bad Neundorf
Tel.: o5723-3123

Ausb.:
als Atem-,Sprech- und Stimmlehrer

Vorauss.:
Mindestalter 18 Jahre,höchstens 4o Jahre Schulabschluß Sekundarstufe I, möglichst Sekundarstufe II/ einjähriges Praktikum in einer sozialpädagogisch oder pflegerischen Einrichtung / Aufnahmeprüfung

Dauer: 3 Jahre

Kosten: pro Seminar 546o.-DM / Lehrmittelkosten pro Sem. 2oo.-DM/ Aufnahmegebühr 5o.-DM/ Prüfungsgebühr 12o.-DM

STUDIENGEMEINSCHAFT FÜR NATURHEILKUNDE UND PSYCHOTHERAPIE
Fuchstanzweg 19
6236 Eschborn 2
Tel.: o6173-66628

Ausb.:
Gesundheitsberater (als Basisstudium)
A) Heilpraktiker
B) Praktischer Psychologe
C) Astrologie, Baubiologie, Ernährungsberater, Fußreflextherapeut, Lymphtherapeut

Vorauss.:
offen für alle Interessierten

Dauer:
A) 1 Jahr
B) 3o Abende
C) nach Absprache
Gesundheitsberater: 2 x 1 Woche

Kosten:
A) 36oo.-DM
B) 18oo.-DM
C) nach Absprache
Gesundheitsberater: 14oo.-DM

STUTTGARTER GESELLSCHAFT FÜR BIOENERGETISCHE ANALYSE
Bildäckerstr. 2
7441 Kohlberg

Ausb.:
Weiterbildung zum Bioenergetischen Analytiker (keine rechtliche Legitimation zur Ausübung eines Heilberufes)

Vorauss.:
Ausbildung als Psychotherapeut, Arzt,Dipl. Psychologe (auch andere psychosoziale Berufe) Englischkenntnisse

Dauer: 4 Jahre (berufsbegleitend)

Kosten: 35oo.- bis 4ooo.-DM pro Jahr für Workshops und Seminare incl. Unterkunft und Verpflegung/ Aufnahmegespräche,Einzel-Lehrtherapie und Supervision 8o.- bis 11o.-DM pro Stunde

---

THERAPIEZENTRUM MITTE
Burghäuser Str. 12
8725 Arnstein-Altbessingen
Tel.: o9728-633

Ausb.:
zum Gruppenleiter (Basis-Training und für Encounter- und Selbsterfahrungsgruppen)

Vorauss.:
Auswahlseminar bzw. therapeutisches Feriencamp

Dauer: 2-3 Jahre (Grund-und Aufbaukurs)

Kosten: Auswahlseminar 36o.-DM / therapeutisches Feriencamp 35o.-DM / Grundkurs 158o.-DM

TRANSFORMATIONS-SEMINARE
KARL EVERDING
Denisweg 185
6ooo Frankfurt/M 8o
Tel.: o69-39255o

Ausb.:
A) Reinkarnationstherapeut
B) Gruppenleiter (Transformationstraining)

Vorauss.:
A) Teilnahme an 6 Transformations- oder Reinkarnations-Wochenendseminaren est- Training, est-Kommunikationsworkshop
B) 3 Transformationsseminare u.a.

Dauer:
A) 1-3 Jahre (individuell unterschiedlich)
B) 2 Jahre

Kosten:
A) nach Länge der Ausbildung (auf Anfrage)
B) ca. 25oo.-DM

WEITERBILDUNGSSTÄTTE FÜR PSYCHIATRISCHE FACHKRANKENPFLEGE
am Psychiatrischen Landeskrankenhaus Weißenau
Weingartshofer Str. 2
798o Ravensburg-Weißenau
Tel.: o751-6o11

Ausb.:
Weiterbildung für psychiatrische Fachkrankenpflege

Vorauss.:
abgeschl. Ausbildung als Krankenschwester / - pfleger oder Kinderkrankenschwester
3 Jahre Berufspraxis (1 Jahr davon in der Psychiatrie)

Dauer: 2 Jahre

Kosten: auf Anfrage (unter bestimmten Voraussetzungen gewähren die Arbeitsämter Leistungen im Rahmen der individuellen Fortbildung und Umschulung)

WIPPICH, JÜRGEN DIPL.PSYCH.
Psych. Landeskrankenhaus Weißenau
798o Ravensburg
Tel.: o751-64717/ 6o1519 (19-21 Uhr)
o751-6o1521 (8-12 Uhr)

Ausb.:
Fort-und Weiterbildung in komplexer Psychotherapie (Erickson)
Neurolinguistisches Programmieren/ Selbstorganisation

Vorauss.:
für Personen, die in der psychosozialen Versorgung helfend tätig sind

Dauer: auf Anfrage (Wochenendseminare)

Kosten: 29o.-DM pro Wochenende
(Ermäßigung für Paare, Studenten bei Buchung der gesamten Ausbildung)

W I R T H
-Büro für Europa-
Oststr. 5
519o Stolberg
Tel.: o24o2-29321

Ausb.:
Aus-und Fortbildung in Individualpsychologie (A.Adler)
A) Marriage,Family and Child Educator (MFCE)
B) Individual-Marriage-Family and Child Counselor (IMFCC)
C) Individual- and Group Psychotherapist (IGP)
D) Neo-Analyst oder Child and Adolescent-Analyst (NA / CAA)

Vorauss.:
A) Intersse am Menschen und der Individualpsychologie
B) abgeschl. Studium in einem sozialen oder pädagogischen Beruf mit Graduierung
C) Ausbildung als Arzt, Dipl.Psychologe oder Heilpraktiker
D) Ausbildung als Arzt,Psychologe oder ein WIRTH-Diplom

Dauer: auf Anfrage

Kosten: auf Anfrage

WOLF-BAUWENS, GUIDO DIPL.PSYCH.
Vereinsstr. 42
2ooo Hamburg 6
Tel.: o4o-4399174

Ausb.:
in Gestalttherapie

Vorauss.:
Englischkenntnisse

Dauer: 3 Jahre (berufsbegleitend)

Kosten: ca.3ooo.-DM pro Jahr plus Nebenkosten

ZENTRUM FÜR GANZHEITLICHE BEZIEHUNGEN
Gustav-Freytag Str.19
62oo Wiebaden
Tel.: o6121-395o6

Ausb.:
zum Rebirther und Gruppenleiter

Vorauss.:
1o private Rebirthing-Sitzungen bei einem Rebirther
Teilnahme an einem GBI (Ganzheitliches-Beziehungs-Intensiv / Selbsterfahrungsgruppe mit 3 Wochenend- und 1o Abendseminaren)
körperliche und geistige Gesundheit

Dauer: 2 Jahre

Kosten: 8ooo.-DM

Forschung Psychologie

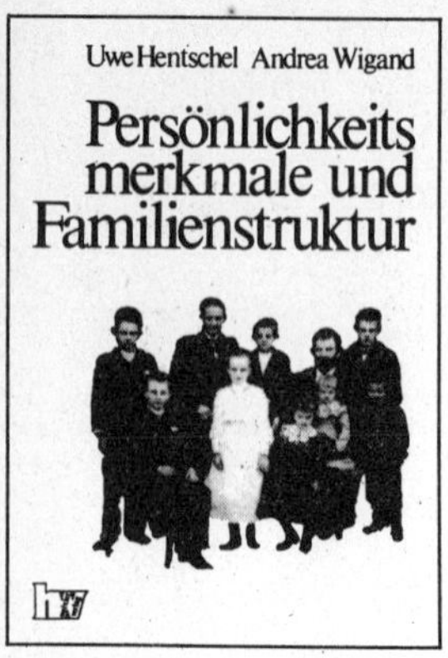

Uwe Hentschel u. Andrea Wigand (Hrsg.): *Persönlichkeitsmerkmale und Familienstruktur*

188 Seiten, 70 Abb. und Tabellen, 38,– DM ISBN 3-924321-01-9

Der Schwerpunkt dieses Buches liegt auf einer detaillierten Analyse des Zusammenhangs von Familie und Persönlichkeitsentwicklung des Einzelnen.

Die Zusammenstellung der Beiträge ist das Ergebnis einer internationalen Kooperation. Der schwedische Professor *Gudmund Smith* und sein Mitarbeiter vom Psychologischen Institut der Universität Lund beschäftigten sich mit dem Einfluß psychischer Probleme der Mutter auf die Entwicklung des Kindes. Es wird dabei auch der Frage nachgegangen, inwieweit eine schon im pränatalen Stadium negative Einstellung der Mutter zu ihrem Kind später Auswirkungen zeigt.

Dr. *Nodar Sardshveladse,* Leiter einer Forschungsgruppe für psychosoziale Familienprobleme am Usnadze Institut für Psychologie in Tiflis, stellt in seinem Beitrag ein neuartiges projektives Verfahren vor, das „Monologische Interview". Die Ergebnisse dieses Verfahrens liefern Aufschlüsse über das Verhältnis zu relevanten Bezugspersonen, vor allem zu den Familienmitgliedern, aber auch zu der eigenen Person. Durchführung und Auswertung des Verfahrens sowie schlußfolgernde Bewertungen daraus ableitbarer Beziehungsmuster werden an zwei Fallbeispielen erläutert.

Professor Dr. *Uwe Hentschel* und seine Mitarbeiterin *Ulrike Hickel* vom Psychologischen Institut der Universität Mainz stellen einen Ansatz zur Beschreibung familiärer Probleme vor, der neue Aspekte der Familiendiagnostik aufzeigt. Die von ihnen angewandten Untersuchungsmethoden von „Papier- und Bleistiftverfahren", z.B. in Form des Semantischen Differentials, bis hin zu provozierten Familiendiskussionen, werden durch ausführliche Fallstudien in ihrer konkreten Anwendbarkeit verdeutlicht.

In der Arbeit von Dr. *Annegret Overbeck* und ihren Koautoren aus der Abteilung Medizinische Psychologie der Universität Gießen werden die Sprechinteraktionen von 20 Familien, die an einem therapeutischen Erstinterview teilgenommen haben, analysiert. Dabei wird das individuelle Redeverhalten in Abhängigkeit von Ereignissen der Interaktion betrachtet; weiterhin ermöglicht die Zusammenfassung von Trilogien Aussagen über bestimmte Systeme in der Familie.

In dem Beitrag von *Karin Perinelli* und *Gerd Overbeck,* Professor für psychosomatische Medizin und Psychotheraphie an der Universität Frankfurt, wird die Therapie einer Familie mit einem Colitis-kranken Kind in ihrem Behandlungsverlauf und dem Ablauf der familiendynamischen Prozesse während der Theraphiestunden zunächst beschreibend dargestellt. Die therapeutisch erzielten Veränderungen in der Familieninteraktion werden mit Hilfe eines neu entwickelten Familienbeurteilungsbogen eingeschätzt.

Einleitung und Schlußbemerkung des Buches sollen dem Leser helfen, die Beiträge in einen allgemeintheoretischen Rahmen einzuordnen. Sie umfassen ferner den Versuch, vom heutigen Stand der Forschung aus Perspektiven der verschiedenen Ansätze aufzuzeigen.